Johann Weigert

Pflegestandards - Altenpflege

Für Mitarbeiter der stationären und ambulanten Altenpflege

Brigitte Kunz Verlag

Postfach 2147, 58021 Hagen

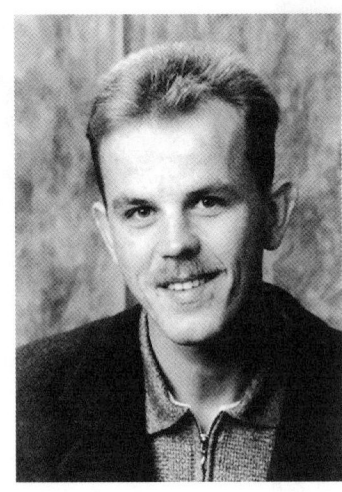

Autor:

Johann Weigert, Kiel

Lehrer für Alten- und Krankenpflege, 1990 - 1994 Schulleiter einer staatlich anerkannten Altenpflegeschule in Kiel, seit dem 01.07.1994 als Heimleiter beim DRK, Kreisverband Kiel e.V. tätig. Darüber hinaus als Dozent und Fortbilder in der Altenarbeit tätig.

1. Auflage 1996
1. unveränderter Nachdruck 1998

© 1998   **Brigitte Kunz Verlag, Postfach 2147, 58021 Hagen**

Satz: Brigitte Kunz Verlag, Hagen
Druck: Thiebes Druck, Hagen

ISBN 3-89495-059-5

Inhaltsverzeichnis:

Inhaltsverzeichnis:

Vorwort

Seit vielen Jahren bewegt mich der Gedanke, verschiedene pflegerische Maßnahmen zu standardisieren und übersichtlich geordnet darzustellen. Durch viele Diskussionen und Anregungen seitens meiner Altenpflegeschüler/innen im Laufe der letzten Jahre und Mitarbeiter in der Altenpflege, wurde ich dazu motiviert, dieses vorliegende Buch zu schreiben als Arbeitshilfe für die tägliche Berufspraxis.

Auch wenn ich das Rad nicht neu erfinden kann, die Pflege - gerade die Altenpflege - unterliegt stets einem Wandel von Veränderung und Neuanpassung. Somit richtet sich das Buch an alle zukünftigen und aktiven in der Altenpflege tätigen Mitarbeiter.

So verschieden die Gesichter der Pflege auch sein können, die bewohner- und zuwendungsorientierte Pflege, ist nicht nur ein Schritt sondern ein möglicher Weg, wenn wir es wollen und auch zulassen können und zwar auch dann, wenn das Pflegeversicherungsgesetz sich nur auf gesetzlich bestimmte Funktionen beschränkt!

In diesem Zusammenhang bedanke ich mich für die freundliche Förderung durch meine Kreisgeschäftsführung Frau Anne Gräfin von Schlieffen.

Mein besonderer Dank richtet sich ebenfalls an Herrn Peter Hinrichs, der durch vielseitige Anregungen, wertvolle Beiträge dazu geleistet hat.

Auch möchte ich mich bei der aktiven Unterstützung durch meine engagierte Pflegedienstleiterin, *Frau Sabine Romig* ganz herzlich bedanken, die mich immer wieder motiviert hat, weiter zu machen.

Mein Dank gilt auch meinen Mitarbeitern im DRK, Alten- und Pflegeheim in Kiel, insbesondere Frau Christel Boeckmann, die mich während der Fortentwicklung und Konkretisierung der Standards begleitet haben und ihre Erfahrung im Umgang mit Standards an mich vertrauensvoll herangetragen haben. Ein Danke schön, auch an den Brigitte Kunz Verlag, der mein Werk abgerundet hat!

Ich wünsche Ihnen liebe Leserinnen und Leser viel Freude und Erleichterung durch dieses Werk in Ihrer pflegerischen Kompetenz und bedanke mich im voraus für jede konstruktive Kritik, die mich über den Brigitte Kunz Verlag erreicht.

Dieses Buch möchte ich meinen Kindern, Nadja Katharina und Patrick Renè mit einer liebevollen Umarmung widmen.

Kiel, im April 1996   Johann Weigert

Einleitung

1.0 „Profession - Altenpflege"

Die ständige Zunahme betreuungs- bzw. pflegebedürftiger alter Menschen stellt alle Trägerschaften der ambulanten und stationären Altenhilfe und vor allen Dingen die **Mitarbeiter** vor schwierige Probleme und Aufgaben, die tagtäglich gelöst werden müssen.

Insbesondere erfährt die ambulante Pflege und Betreuung bedingt, z.B. durch die eingeführte soziale Pflegeversicherung (*Sozialgesetzbuch XI*) derzeit ihren wohl größten Aufschwung, in ihrer pflegerischen Dienstleistung und Kompetenz.

Die Umstellungen der Kostendarstellung und Leistungserbringung erfolgt in den stationären Pflegeeinrichtungen ab dem 01.07.1996 *(Inkrafttreten der 2. Stufe des SGB XI)*.

Nach dem Pflegeversicherungsgesetz sind die Einrichtungsträger verpflichtet, nach dem aktuellsten Stand den wissenschaftlich-pflegerischen „Künsten" und Erkenntnissen die pflegerische Dienstleistung durchzuführen.

Die Pflege entwickelt sich immer mehr zu einer absoluten Herausforderung beruflicher Professionalität!

Auch gesellschaftlich ist eine Veränderung des Altenbildes erkennbar, und so erhält die Altenpflege ihren notwendigen, jahrelang gesuchten, wichtigen und etablierten Stellenwert.

Es besteht Einigkeit darüber, daß sich die Pflege und Betreuung alter Menschen inmitten einer Umbruchsituation und Neuorientierung befindet und daß die Altenpflege auf gar keinen Fall weiterhin an der Krankenpflege-Domäne festhalten wird.

Vielmehr ist es so, daß sich der Altenpflegeberuf als eigenständiger, sozialpflegerischer Beruf in die Berufslandschaft etablieren und sich orientieren wird, auch wenn derzeit noch ein Bundesaltenpflegegesetz fehlt, das bei der Umsetzung der Ziele durchaus hilfreich sein könnte.

Jeder Mitarbeiter in der Pflege, hat mittlerweile im Zuge seiner Beruflichkeit, seine ureigene Strategie für die Pflege entwickelt, um in bestimmten Situationen so, oder so zu reagieren oder zu handeln.

1.1 Der Bewohner als Kunde

In vielen Einrichtungen werden neue Modelle und Konzepte einer menschenwürdigen, altersgerechten und finanzierbaren Betreuung alter Menschen entwickelt und diskutiert.

Auch müssen seit dem Pflegeversicherungsgesetz die Pflegeleistungen nachweisbar und transparent durchgeführt werden. Dabei leisten viele Institutionen eine hervorragende Arbeit. Leider sind diese konzeptionellen Bemühungen und Bestrebungen oft nur den unmittelbar Beteiligten bekannt oder allenfalls im regionalen Umfeld einer Trägerschaft.

Viele Institutionen richten dabei ihr Bestreben ganz plakativ „kundenorientiert" aus. Der Begriff „kundenorientiert" ist eine neue Bezeichnung, die sich im Rahmen der Pflegeversicherung so entwickelt hat. So ist die Pflegeeinrichtung verpflichtet, die Pflegebedürftigen entsprechend dem Versorgungsauftrag zu versorgen.

Unter „Kundenorientierung" will man in der Altenpflege verstehen, daß sämtliche Dienstleistungen im Interesse des Bewohners und zukünftigen Kunden durchgeführt werden.

Wenn beispielsweise ein Bewohner die Verpflegung im Heim nicht in Anspruch nehmen möchte, so kann er zukünftig andere Alternativen wählen. Wenn ein Bewohner eine PEG hat, so können ihm nicht die Verpflegungskosten in Rechnung gestellt werden, da er diesen Service nicht in Anspruch genommen hat.

Der Bewohner wird zukünftig zum Kunden, der seine pflegerischen Dienstleistungen kritisch auswählen und begutachten wird.

Die Pflegeversicherung läßt die Bewohner somit zu Kunden werden, die bestimmte pflegerische Dienstleistung „einkaufen" können.

1.2 Qualitätssicherung

Durch das Pflegeversicherungsgesetz gewinnen die Qualitätssicherungen, Qualitätsüberprüfungen und Steuerungssysteme *(sog. Qualitätsmanagementsysteme kurz: QMS)* in der Altenpflege immer mehr an Bedeutung. Es entstehen vielerorts Qualitätszirkel, die bestimmte Dienstleistungen genau schriftlich festlegen und überprüfen. Nur was schriftlich konzeptionell erarbeitet worden ist, hat auf Dauer seine Gültigkeit und ist für jeden nachvollziehbar!

Nur eine Qualität, die schriftlich nachweisbar und definiert ist, kann gesichert und stets kontrolliert werden! Pflegestandards sind definiert und jederzeit nachprüfbar als auch veränderbar!

Durch das Pflegeversicherungsgesetz muß die Qualität in einer Pflegeeinrichtung entsprechend den Bedürfnissen des Kunden abgestimmt und ständig gesichert werden. Pflegestandards sichern die Qualität, um Pflegequalität zu beschreiben. Pflegestandards zeigen gegenüber den Kostenträgern die verschiedenen Leistungsangebote auf und können eine Grundlage für Vertragsverhandlungen bilden.

Ausführungen sind hierzu in der Qualitätssicherungsvereinbarung und in dem Verfahren zur Durchführung von Qualitätsprüfungen *(§ 80 SGB XI)* enthalten. So sind die Pflegeeinrichtungen verpflichtet, die zu erbringenden Pflegeleistungen auf der Grundlage der Grundsätze und Maßstäbe für die Qualität und Qualitätssicherung einschl. des Verfahrens zur Durchführung von Qualitätsprüfungen zu erbringen. Die Qualitätsvereinbarung nach § 80 SGB XI schreibt vor, ein geeignetes Pflegedokumentationssystem vorzuhalten. Die Pflegedokumentation ist sachgerecht und kontinuierlich zu führen und muß z.B. die Pflegeanamnese, die Pflegeplanung, den Pflegebericht, Angaben über den Einsatz von Pflegehilfsmitteln und Angaben über durchgeführte Pflegeleistungen beinhalten. In der Dokumentation muß der lückenlose Verlauf und Stand des Pflegeprozesses ablesbar sein. Die Pflegeleistungen sind in einem Leistungsnachweis aufzuzeigen, dabei können Pflegestandards hilfreich sein.

Das Leistungsprofil umfaßt:

*   Qualitätsprüfungsverfahren,
*   Grundsätze und Maßstäbe für die Qualität und
*   die Qualitätssicherung.

Diese Rahmenverträge der Pflegeleistungen, sowie die Abgrenzung zwischen den allgemeinen Pflegeleistungen, den Leistungen bei Unterkunft und Verpflegung und den Zusatzleistungen und die Qualitätsmaßstäbe, sind bundeseinheitlich und verbindlich für alle Pflegekassen und zugelassenen ambulanten, teilstationären und vollstationären Leistungserbringer der Einrichtungen.

Vertragspartner zum Inhalt der Rahmenverträge nach § 75 Abs. 1 SGB XI und Qualitätsmaßstäbe § 80 SGB XI ist die Bundesvereinigung der kommunalen Spitzenverbände Köln, die Spitzenverbände der Pflegekassen, die Bundesarbeitsgemeinschaft der überörtlichen Träger der Sozialhilfe, Karlsruhe und den Vereinigungen der Träger der Pflegeeinrichtungen auf Bundesebene. Die Pflegeversicherung ist keine „Rund-um-Versorgung", sondern nur eine Teilabsicherung, ein sog. Zuschuß für den Pflegebedürftigen. Das Maß des Notwendigsten darf dabei nicht überschritten werden. Hier stellt sich die Frage: „Was ist das Maß an Notwendigem?"

In dem Zusammenhang der Qualitätssicherung wird versucht, in der Altenarbeit, ein Qualitätsmangement-Sicherungssystem nach der DIN-ISO-NORM 9000 ff. einzuführen, die die Kundenorientierung postuliert.

Danach werden alle Dienstleistungen im Heim, von der Küche angefangen, bishin zur Wäscherei, Hausdienst, Pflege, Verwaltung, Betriebswirtschaft, Mitarbeiterführung usw. hochwertig geleistet, und können jederzeit durch verschiedene Meßinstrumente überprüft *(Qualitätszirkel)* und korrigiert werden.

Fehlermeldungen im System werden schriftlich erfaßt und sofort zum Wohle des Kunden behoben.

Ziel der Qualitätssicherung ist, daß viele Einrichtungen bestrebt sind, ihre verschiedenen Dienstleistungen so hochwertig wie möglich, unter wirtschaftlichen Gesichtspunkten anzubieten, um sich somit auch von anderen Trägern abzugrenzen.

Durch die Pflegeversicherung ist die Wettbewerbs-/ und Konkurrenzfähigkeit zwischen den stationären und ambulanten, teilstationären Pflegeeinrichtungen enorm größer geworden. Bei der Realisierung gilt stets der Grundsatz: „niedrige Preise zu möglichst hoher Qualität", also kostendeckend anzubieten!

Qualitätsgeleitetes Handeln ist für viele Einrichtungen elementar und oberste Maxime geworden.

Die Umsetzung der DIN-ISO-NORM in der Altenhilfe kommt den Zielen der Pflegeversicherung sehr nahe und fordert die Einrichtungen gerade zu auf, Dienstleistungen hochwertig und vielfältig anzubieten. Damit wird die notwendige Abgrenzung zu anderen Anbietern geschaffen und die gewünschte Öffnung des Pflegemarktes erreicht.

Der Kunde kann, sofern er dies möchte, sogenannte Zusatzleistungen in Anspruch nehmen. Diese Zusatzleistungen müssen dann aus seiner eigenen Tasche finanziert werden.

Wenn nach der DIN-ISO-NORM 9000 ff. gearbeitet wird, können die Einrichtungen das Ziel einer Zertifizierung verfolgen. Die Zertifizierung ist ein Gütesiegel-/ Merkmal und zeichnet eine Einrichtung für qualitative Leistungen aus. Sie versichert dem Kunden, kontinuierliche Qualität, die ständig überprüft wird. Sie ist aber nur für eine bestimmte Zeit gültig und muß daher immer wieder neu erworben werden. In der freien Marktwirtschaft ist die DIN-ISO-NORM seit vielen Jahren üblich und bekannt.

1.3 Pflege(n) bedeutet Teamarbeit

Bei den Konzeptarbeiten mag nun allerdings häufig der Eindruck entstehen, daß dieses „Spezialwissen" und konzeptionelle Bestreben, unter keinen Umständen nach „außen" gelangen darf und somit festgehalten werden könnte.

Pflegen bedeutet aber Teamarbeit und kann nur im Team effizient, geplant, zielorientiert und „kundenorientiert" durchgeführt werden!

Bedingt durch die pflegerischen Einzelarbeiten ist es häufig so, daß die Pflegenden insbesondere in Grenzsituationen häufig zu einem einzelnen Pionier werden. In dieser Pionierarbeit versucht die einzelne Pflegekraft, in dem Wirrwarr von Pflegetechniken und Pflegeprinzipien nicht unterzugehen, da konkrete Handlungsanweisungen oder Steuerungssysteme in der Pflegepraxis häufig fehlen.

Die Ängste des Loslassens, am Althergebrachten und Altbewährten festzuhalten, kann durchaus verstanden werden. Diese Verlustängste, dieses Unbehagen der Pflegenden etwas zu verlieren, was man sich mühevoll in den Jahren aufgebaut hat, ist auch sehr schwer !

Aber, ist nicht das Leben und - gerade die Altenpflege - ein Kontinuum zwischen Loslassen und Festhalten?

Und gibt uns nicht jedes Loslassen die Chance, neues kennenzulernen und neue Wege zu gehen?

Neue Wege müssen in der Altenarbeit allein schon deshalb gegangen werden, um die Position des Leistungsberechtigten -also der Heimbewohner / unserer zukünftigen Kunden, zu stärken und zu bekräftigen.

Es kann nicht mehr sein, daß dogmatisch, patriarchalisch über die Köpfe der Betroffenen hinweg festgelegt wird, welche Therapien und pflegerische Hilfen wohl angezeigt sind, was gut, schlecht, falsch oder richtig sein mag.

Die bundesweiten und länderspezifischen, sowie unterschiedlichen Altenpflegeschulen, versuchen dabei seit langer Zeit eine Orientierung in der Altenpflegepraxis zu geben. Aber die hierzulande unterschiedlichen Ausbildungsordnungen und Strukturen bringen mit sich, daß unterschiedliches theoretisches und praktisches Wissen und Sichtweisen in der Pflegepraxis aufeinanderprallen und ein „Theorie-Praxis-Gefälle" für den Schüler und viele andere entsteht.

Die mittendrin stehenden, hochmotivierten Altenpflegeschüler/innen erhoffen sich zunächst in der Pflegepraxis ihr Fachwissen wiederzufinden, um ihr er-/und gelerntes Wissen umsetzen zu können. Sie entdecken auf ihrer „Entdeckungsfahrt" Pflegekräfte, denen häufig konkrete Orientierungshilfen und tätigkeitsorientierte Pläne fehlen. So kann es durchaus sein, daß Schüler in einem Praktikumseinsatz fünf verschiedene Vorgehensweisen der Dekubitusversorgung erfahren und erleben.

Dadurch erscheint häufig die Pflegelandschaft für den Schüler und für den Laien, als individuelles und regionales Durcheinander. Durch diese Ist-Situation werden die Altenpflegeschüler/innen zu „Pflegedetektiven" und zu „Pflegepolizisten."

Die Gruppe der Pflegedetektiven versucht die „kleinen" Pflegefehler aufzudecken, und die andere Gruppe der Pflegepolizisten versucht in mühevoller Kleinstarbeit, neues und aktuelles Wissen in die Praxis zu transferieren und festzuhalten.

Die Medizintechnik, die seit langer Zeit in die Alten- und Pflegeheime Einzug genommen hat, ob wir sie dort haben wollen oder auch nicht, ist mittlerweile auch dort nicht mehr wegzudenken und leistet dabei ihren wichtigen Beitrag. Der Einzug gewisser Medizintechniken ist leider nunmal auch in der Altenpflege notwendig geworden, um medizinischen Bedürfnissen und Notwendigkeiten der Menschen auch im Alter zu entsprechen. Diese Maßnahmen verfolgen auch im Alter das Ziel, eine Krankheit zu lindern oder gar zu beheben.

Die Altenpflege erfordert ein Denken in komplexeren und größeren Zusammenhängen, was aber nicht heißen darf, daß wir weiterhin an medizinischen Modellen festhalten sollen.

Alle in der Altenpflege Tätigen, sollten bestrebt sein, sich klar gegenüber anderen Berufsgruppen zu positionieren. Denn was wir zukünftig brauchen werden, ist eine emanzipierte, professionelle und selbstbewußte sowie pflegetheoretisch geleitete Pflege, die nicht mehr weiterhin bereit ist, die Probleme anderer zu bagatellisieren oder falsche Harmonie auszustrahlen.

Mit den Veränderungsprozessen sind heute neue Anforderungen an die Altenpflege gestellt und ihr neue Aufgaben zugewiesen worden, die mit dem karitativen Modell der Pflege als „weibliche Liebestätigkeit" nichts zu tun haben.

Was wir heute brauchen ist eine Pflegekraft, die versucht, in größeren Zusammenhängen zu denken und zu handeln und sich an *den „Aktivitäten und existentiellen Erfahrungen des Lebens"* (*AEDL`s -Konzept*) orientiert.

Die AEDL`s sind die Aktivitäten existentieller Erfahrungen des täglichen Lebens und nehmen Abstand davon, die Augen auch weiterhin vor aktuellen oder potentiellen Bewohnerproblemen zuzumachen.

Um die pflegerische Komplexität zu erfassen ist es wichtig geworden bisherige Begriffe wie Grund- und Behandlungspflege zu ändern. Der Ausdruck Grundpflege soll durch den Terminus „direkte" Pflege und Behandlungspflege durch die „indirekte" Pflege ersetzt werden.

Pflegende brauchen bei ihrer täglichen Arbeit eine *einheitliche Sprache für Pflegebegriffe*, ein Pflegemodell sowie *Pflegerichtlinien* (*z.B. Standards*), um eine bestimmte Vorstellung und Arbeitsorientierung in ihrer Arbeits- und Ablauforganisation zu haben. Wir pflegen nicht aus dem Bauch heraus, intuitiv oder überlassen gar die Pflege mehr oder weniger dem Zufallsprinzip (*auch wenn es manchmal den Anschein dazu hat*) sondern wir Handeln aus Profession.

Die Pflege muß sich an gewisse Grundsätze halten, nach Plänen, die heute in der Altenpflege nicht mehr wegzudenken sind.

Die emotionale Pflegearbeit kommt aus ihrer Zufälligkeit und Unverbindlichkeit heraus. Altenpflege ist dem Menschen nicht „in die Wiege" gelegt worden sondern muß qualifiziert erlernt und eingeübt werden. Dazu sind weder „Liebe" noch die „weiblichen Tugenden" erforderlich oder nötig sondern Professionalität.

Im Sinne der sozialen Pflegeversicherung muß nun versucht werden, die Pflege nach den AEDL`s zu erfassen, um anschließend pflegeplanerisch vorgehen zu können. Den pflegeplanerischen Vorgehensweisen, den individuellen Lebensgewohnheiten und Grundbedürfnissen des Menschen, kommen somit eine immer wichtigere Bedeutung zu. Die Pflegestandards können dabei hilfreich sein. In ihnen werden beispielsweise die Pflegeziele benannt sowie die Maßnahmen detailliert beschrieben:

Bewohnerproblem:	Pflegeziel:	Maßnahmen:
Bewohner hat eine trockene Mundschleimhaut und Borkenbildung;	Für Wohlbefinden und Erhaltung einer intakten geschmeidigen Mundschleimhaut sorgen.	s. Standard: „Mund I"
Bewohner hat Schmerzen beim Schlucken, trockenen Mund, eine fehlende Speichelsekretion und Nasenflügelatmung;	Anregung der Speichelsekretion sowie beschwerdefreies Ein- und Ausatmen.	s. Standard: „Mund II" s. Standard: „Nasenpfl."

Wenn wir den Anspruch eines Qualitätsmanagement-Systems einer konkreten, planenden Pflege erfüllen wollen, dann müssen wir spätestens jetzt anfangen, Pflegestandards einzuführen, um individuelle Pflege im Sinne des Bewohners - des Kunden - mit ihm abzustimmen, zu erfassen, qualitativ und einheitlich durchzuführen sowie nachweisbar zu machen.

Durch diese Pflegetransparenz wird verhindert, daß z.B. der Bewohner die sich täglich ändernde Dekubitusversorgung als „pflegerisches Wechselbad" empfindet.

Die angemessene, notwendige, planende Pflege und Betreuung von Bewohnern durch „qualitätsgeleitetes Planen, theoriegeleitetes Handeln und Arbeiten - stärkere Kundenorientiertheit- und „AEDL`s-Orientierung" stehen im Mittelpunkt der Pflegestandards. Zukünftig müssen wir anderen gegenüber Rechenschaft abgeben, über die geleistete qualitative Pflege. Hier wird auch die Frage auftauchen, wer, wie, wann, wo und warum wurde diese Pflege geleistet.

Aufgrund dieser Veränderungstendenzen ist die Einführung von Pflegestandards im Bereich der stationären, teilstationären und ambulanten Altenpflege elementar und notwendig als auch unverzichtbar geworden.

Um die Pflege nach dem Pflegeversicherungsgesetz durchzuführen, bietet es sich an, sich an dem Pflegemodell von Monika Krohwinkel (*AEDL`s*) zu orientieren, wie dies z.B. auch durch das Kuratorium Deutscher Altershilfe empfohlen wurde.

Die Pflegestandards können nach den pflegerischen Dienstleistungen entsprechend den Leistungskomplexen zugeordnet werden, als Arbeitsgrundlage für die Pflegenden genommen werden, als Qualitätszirkel dienen und zur Qualitätsüberprüfung verwendet werden! Arbeitsinhalte werden in einer Pflegeeinrichtung durch Pflegestandards für alle transparent und somit auch greifbar.

Pflegestandards stehen nicht im Gegensatz oder gar in Polarität zu einer individuellen Pflege, sondern die Voraussetzungen für eine bewohnerorientierte Pflege wird mit Hilfe von Pflegestandards geschaffen. Die Art der pflegerischen Leistungserbringung, die vom „Kunden" bestimmt war, darf nicht inhaltlich und zeitlich vom einzelnen Mitarbeiter allein abhängig gemacht werden. Die inhaltlichen Vorgaben und Grundsätzlichkeiten sind in einem Standard genau festgelegt. Die mangelhafte Information oder ein unzureichendes Verständnis hinsichtlich der Inhalte und des Aufbaus von Pflegestandards führt bei den Pflegekräften häufig dazu, das Standards den Eindruck einer 08/15-Pflege erwecken. Hier wird deutlich, wie umfassend und flexibel zugleich ein Standard im Arbeitsalltag sein muß, um ihn akzeptieren zu können. Ziel von Pflegestandards ist es, daß der Bewohner eine bestimmte pflegerische Maßnahme, ein definiertes Grundleistungsangebot kontinuierlich und immer auf die gleiche Art und Weise, an seinen Bedürfnissen orientiert erhält. Die Individualität des Bewohners und der Pflege wird nicht durch die Stimmung oder Meinung der Pflegemitarbeiter bestimmt oder durch das Zufallsprinzip, sondern bezeichnet die Bedürfnisorientierung des Bewohners! Es kann nicht im Interesse des Bewohners sein, daß jede Pflegekraft nach eigener Fasson macht, was sie für richtig oder falsch empfindet. Allein der Bewohner als Kunde entscheidet hier, welche angebotenen Leistungen er in Anspruch nehmen möchte. Die Pflegestandards sind Bestandteil der Pflegedokumentation und Pflegeplanung. Dadurch dienen sie der Arbeitserleichterung, da sie den alltäglichen Schreibaufwand reduzieren, z.B. durch Abkürzungen und handschriftliche Ergänzungen im Standard. Bei der richtigen Vorgehensweise sind Pflegestandards eine echte Entlastung bei dennoch genauer Leistungsbeschreibung und sie vereinfachen wesentlich die Pflegeplanung. Der Einsatz der Pflegestandards empfiehlt sich um so mehr, da der Medizinische Dienst (*MDK*) in seinen Pflegeerhebungsbögen für die Pflegekassen, genau diese Bereiche begutachten *wird (Körperpflege, Mobilität, Ernährung und hauswirtschaftliche Versorgung)*. Nach diesen gesetzlich bestimmten Funktionen wird eine Einstufung durch ein Gutachten des Medizinisches Dienstes unter Einbeziehung der behandelnden Hausärzte vorgenommen. Zusätzlich legen die Pflegeeinrichtungen die für die Begutachtung erforderliche Pflegedokumentation vor und erteilen die im Zusammenhang mit der Begutachtung erforderlichen Auskünfte. Die Entscheidung über das Vorliegen einer Pflegebedürftigkeit und die Pflegestufe trifft die Pflegekasse.

Die Bereiche der Zuordnung und Einstufung erfolgt auf der Grundlage der AEDL`s nach M. Krohwinkel, wobei folgende Kostenträger voneinander strikt unterschieden werden müssen:

1. *Pflegekasse*: „Direkte" Pflegehandlungen nach der entsprechenden Pflegestufe in den vorgegebenen 21 Bereichen der Körperpflege, Ernährung, Mobilität, hauswirtschaftliche Versorgung und medizinische Leistungen (*Behandlungspflege bis zu einer bestimmten Höchstgrenze im stationären Bereich*).

2. *Kunde/Bewohner trägt die sog. Hotelkosten*: Unterkunft, Verpflegung und Zuwahlleistungen sind als Grundleistungen im Leistungsangebot im Heimvertrag festgeschrieben;

3. *Sozialhilfeträger*: evtl. Unterkunft, Verpflegung, evtl. medizinische Leistungen, wenn die eigenen Mittel des Kunden nicht ausreichen;
4. *„Indirekte" Pflegehandlungen* (*Behandlungspflege*): Krankenkassen im ambulanten Bereich;

Für die Gewährung von Leistungen nach dem Pflegeversicherungsgesetz werden die pflegebedürftigen Personen in eine der drei Pflegestufen eingeordnet:

Pflegestufe 1 (*erhebliche Pflegebedürftigkeit nach SGB XI*):
Sind Personen, die bei der Ernährung, Körperpflege oder der Mobilität für wenigstens zwei Verrichtungen aus einem oder mehreren Bereichen mindestens einmal täglich der Hilfe bedürfen und zusätzlich mehrfach in der Woche Hilfen bei der hauswirtschaftlichen Versorgung brauchen.

Pflegestufe II (*Schwerpflegebedürftigkeit nach SGB XI*):
Dies sind Personen, die bei der Ernährung, Körperpflege oder der Mobilität mindestens dreimal täglich zu verschiedenen Tageszeiten Hilfe brauchen und zusätzlich mehrfach in der Woche Hilfen benötigen bei der hauswirtschaftlichen Versorgung.

Pflegestufe III (*Schwerstpflegebedürftigkeit nach SGB XI*):
Hierunter sind Personen zu verstehen, die bei der Ernährung, Körperpflege oder Mobilität täglich rund um die Uhr, auch nachts, Hilfe benötigen und zusätzlich mehrfach in der Woche Hilfen brauchen bei der hauswirtschaftlichen Versorgung.
Bei der Einstufung der Pflegebedürftigkeit wird der wöchentliche Zeitaufwand zugrunde gelegt.

Ziele der Pflegestandards:

1. Der Bewohner als Kunde erwartet qualitativ hochwertige pflegerische Kompetenz und ein Grundleistungsangebot.
2. Teamgeist wird gefordert, durch einheitliche Richtlinien, die für alle Beteiligten verbindlich sind;
3. Der Bewohner erhält seine Pflege „kundenorientiert" und qualitativ nachweisbar;
4. Die Pflegemaßnahmen können aufgrund der Pflegestandards effizienter geplant, überprüft und durchgeführt werden;
5. Pflegestandards geben den Pflegekräften eine Orientierung an die Hand und sind somit handlungsorientiert, ähnlich einer Richtschnur;
6. Der Bewohner kann sich für einen Maßnahmenkomplex entscheiden, der dann immer auf die gleiche Art und Weise als auch gezielt und abgestimmt durchgeführt wird.
7. Pflege kann durch Standards gesteuert und überprüft werden.

8. Pflege kann nach Standards den Auszubildenden in der Altenpflege gezeigt und dadurch verinnerlicht werden;
9. Der Pflegeplan wird von allen eingehalten, da die Standards die Grundlage für das Handeln sind (*Kontrollmechanismus mit Rückkoppelungseffekt*);
10. Die Pflegeplanung kann zielorientiert geschrieben werden, da die Standards verschiedene Pflegeziele anbieten;
11. Pflegestandards sind arbeitserleichternd und zeitsparend;
12. Pflegestandards können als Zuordnungshilfe bei den pflegerischen Dienstleistungen in die Bereiche der „indirekten" (*Behandlungspflege/Mitarbeit bei ärztlicher Diagnostik und Therapie*) und „direkten" (*Grundpflege*) Pflegehandlungen verwendet werden.

Pflegestandards wollen nicht die individuelle pflegerische Kompetenz und Freiheit der Pflegekräfte auf ein Minimum reduzieren. Pflegestandards erfordern vielmehr eine stetige Weiter- und Fortentwicklung, um den Bedürfnissen der Bewohner zu entsprechen! Pflegestandards sind somit „bedürfnisorientiert und zuwendungsorientiert"!

Nachtrag:
In der **stationären Altenpflege** (*Pflegeeinrichtung*) werden die Kosten der Behandlungspflege (*„indirekte" Pflegeleistungen*) und andere medizinische Hilfeleistungen von der Pflegekasse bis zu einer Höchstgrenze getragen!
In der **ambulanten Altenpflege** wird die Behandlungspflege hingegen von den jeweiligen Krankenkassen getragen (*„Verordnung häuslicher Krankenpflege"*) Zur Feststellung der Pflegebedürftigkeit dienen allerdings nur die gesetzlich bestimmten Funktionen wie: Körperpflege, Ernährung, Mobilität und hauswirtschaftliche Versorgung. Dabei darf der gesetzlich vorgegebene Höchstbetrag nicht überschritten werden. Sollte der Höchstbetrag überschritten werden, müssen die zusätzlich entstehenden Kosten vom Bewohner oder in Ausnahmefällen vom Sozialhilfeträger übernommen werden.
Alle pflegerischen Leistungen müssen gemäß SGB XI mit Datum, Uhrzeit und Handzeichen festgehalten werden, getrennt nach der Grundpflege (*Körperpflege, Ernährung und Mobilität*), der hauswirtschaftlichen Versorgung und der Behandlungspflege (*„indirekte" Pflegeleistung*).

21 Leistungskomplexe

der gewöhnlichen, regelmäßig wiederkehrenden Verrichtungen im Ablauf des täglichen Lebens, im Sinne der Pflegeversicherung für den stationären und ambulanten Pflegedienst

Leistungskomplex *der „Körperpflege"*	Inhalt	Beispiel
1. - 7. Leistungskomplex: Sieben allgemeine Bereiche der Körperpflege, je nach Pflegebedürftigkeit: 1. Waschen; 2. Duschen; 3. Baden; 4. Zahnpflege; 5. Kämmen; 6. Rasieren; 7. Darm und Blasenentleerung.	**Kleine Morgen-/Abendtoilette mit Aufstehhilfe** • Hilfe beim Aufsuchen oder Verlassen des Bettes; • An-/Auskleiden; • Teilwaschen; • Mundpflege und Zahnpflege; • Kämmen. *Haarewaschen sowie das Schneiden von Fingernägeln sind keine täglich anfallenden Verrichtungen. Die Zahnpflege umfaßt auch die Mundpflege. Das Rasieren umfaßt auch die damit zusammenhängende Haut- und Gesichtspflege.*	Herr ...., benötigt Hilfe beim Aufstehen und beim Zubettgehen. Er wird aus- und angezogen. Bei der Körperpflege braucht Herr .... eine Anleitung und tlw. eine direkte Unterstützung. Die Zahn- und Prothesenpflege erfolgt mit Unterstützung. Herr .... braucht keine Hilfe beim Frisieren seiner Haare und dennoch wird dieser Leistungskomplex ausgewählt, da er in den anderen angebotenen Dienstleistungen in diesem Leistungskomplex 1 eine Unterstützung bzw. Anleitung für die Ausführung seiner Lebensaktivitäten braucht!
Leistungskomplex: *siehe oben!* **Zeitorientierung: 20 Minuten**	**Kleine Morgen-/Abendtoilette** ohne Aufstehhilfe • An-/Auskleiden; • Teilwaschen; • Mundpflege und Zahnpflege; • Kämmen.	Herr .... kann alleine das Bett verlassen. Herr .... erhält Hilfe beim Waschen am Waschbecken, Aus- und Ankleiden. Am Abend wird er mit Unterstützung wieder ausgezogen und erhält Hilfe beim Waschen vor dem Zubettgehen.
Leistungskomplex: *siehe oben!* **Zeitorientierung: 45 Minuten**	**Große Morgen-/Abendtoilette mit Aufstehhilfe** • Hilfe beim Aufsuchen oder Verlassen des Bettes; • An-/Auskleiden; • Waschen/Duschen/Baden; • Rasieren; • Mund-, Zahn- und Prothesenpflege; • Kämmen.	Herr .... kann ohne Hilfe sein Bett nicht verlassen, braucht vollständige Hilfe, so wie die Dienstleistungen im Leistungskomplex 1 angeboten werden. Alle prophylaktischen Maßnahmen, zur Verhinderung von Sekundärerkrankungen müssen kontinuierlich und nachweisbar durchgeführt werden, auch wenn Prophylaxen nicht einzeln abgerechnet werden können (*z.B. die Dekubitusprophylaxe u.s.w.*). Entscheidend für die Auswahl dieses Leistungskomplexes ist die Körperpflege, die vollständig durchgeführt werden muß sowie die Aufstehhilfe um das Bett etc. zu verlassen.

Fortsetzung nächste Seite

Leistungskomplex der „Körperpflege"	Inhalt	Beispiel
Leistungskomplex: *siehe oben!*	**Große Morgen-/Abendtoilette** ohne Aufstehhilfe • An-/Auskleiden; • Waschen/Duschen/Baden; • Rasieren; • Mund- und Zahnpflege; • Kämmen.	Herr .... liegt im Bett und es muß eine komplette Körperpflege sowie das An- und Ausziehen übernommen werden. Das Bett kann er ohne fremde Hilfe verlassen sowie ohne Probleme gehen und stehen.
Leistungskomplex: *siehe oben!*	**Darm- und Blasenentleerung** • An-/Auskleiden: • Hilfen/Unterstützung bei der Blasen- und/oder Darmentleerung: • Teilwaschen.	Die Toilette oder der Toilettenstuhl bzw. das Steckbecken *(oder andere Hilfsmittel)* werden für Herrn .... vorbereitet. Dann muß er dorthin begleitet werden *(oder die Pflegekraft kommt in das Zimmer zu Herrn .... und bringt die Hilfsmittel mit)* und ihm wird beim An- und Auskleiden geholfen. Nach der Ausscheidung erfolgt eine Intimpflege nach Standard: „Intim.".

Leistungskomplex der „Ernährung"	Inhalt	Beispiel
8. - 9. Leistungskomplex: Bereiche der Ernährung, je nach Pflegebedürftigkeit: 8. Mundgerechtes Zubereiten der Nahrung; 9. Aufnahme der Nahrung;	**Hilfe und Unterstützung bei der Nahrungsaufnahme** • Mundgerechte Zubereitung der Nahrung; • Hilfe beim Essen und Trinken, *Umgang mit Besteck;* • Hygiene im Zusammenhang mit der Nahrungsaufnahme. *Zur mundgerechten Zubereitung und zur Aufnahme der Nahrung gehören alle Tätigkeiten, die zur unmittelbaren Vorbereitung dienen und die die Aufnahme von fester oder flüssiger Nahrung ermöglichen.*	Das Essen wird für Herrn .... mundgerecht vorbereitet und er erhält aufgrund seiner Einschränkungen in seiner *Motorik (oder geistigen Fähigkeit)* eine entsprechende pflegerische Unterstützung bei der Nahrungsaufnahme *(Eßhilfe).* Auch ist es so, daß er entsprechende Trinkhilfen benötigt, da er ein normales Glas nicht mehr mit seinen Händen halten kann. Nach der Nahrungsaufnahme müssen ihm die Hände und der Mund gewaschen werden. Eine Mundpflege nach Standard: „Mund I" wird ebenfalls durchgeführt.

Fortsetzung nächste Seite

21 Leistungskomplexe

Leistungskomplex *der „Ernährung"*	Inhalt	Beispiel
Leistungskomplex: *siehe oben!*	**Sondenkost bei implantierter Magensonde (*PEG*)** • Aufbereitung der Sondennahrung; • Verabreichung der Sondenkost. ⇒ kein Verbandwechsel für die PEG!	Herr .... hat eine Schlucklähmung und könnte von daher eine perkutane endoskopisch kontrollierte Gastrostomie oder eine nasoenterale Verweilsonde bekommen. Die Pflegekräfte verabreichen ihm die verordnete flüssige Nährlösung durch eine Sonde in den Magen. Die Nährlösung (*z.B. bei einer PEG*) muß in den Nutrimaternährungsbeutel gefüllt werden, die Pumpe muß entsprechend der Durchlaufgeschwindigkeit (*in ml*) eingestellt und angestellt werden. Nach der Nahrungsaufnahme muß alles wieder entsorgt werden.
Leistungskomplex: *siehe oben!*	**Zubereitung einer sonstigen Mahlzeit in der Häuslichkeit des Pflegebedürftigen (*2 - 3 mal täglich*)** • Zubereitung; • Spülen; • Reinigen des Arbeitsbereiches.	Für Herrn .... wird eine Mahlzeit hergerichtet und anschließend das Geschirr gespült und der Arbeitsbereich in der Küche gereinigt. Die Zubereitung einer warmen Mahlzeit kann 2 - 3 mal täglich erfolgen. Die Mahlzeit muß dann entsprechend Herrn ....s Bedürfnissen vorbereitet werden (*auspacken, warm machen etc.*).

Leistungskomplex *der „Mobilität"*	Inhalt	Beispiel
10. - 15 Leistungskomplex: Bereiche der Mobilität je nach Pflegebedürftigkeit: 10. Aufstehen und Zubettgehen; 11. An- und Auskleiden; 12. Gehen; 13. Stehen; 14. Treppensteigen; 15. Verlassen und Wiederaufsuchen der Wohnung.	**Lagern/Betten** • Bettmachen /-richten; • Lagerung/Mobilisation. *Unter Gehen ist das Bewegen im Zusammenhang mit den Verrichtungen im Bereich der Körperpflege, der Ernährung und der hauswirtschaftlichen Versorgung zu verstehen. Auch Stehen und Treppensteigen kommen nur im Zusammenhang mit diesen Verrichtungen in Betracht. Beim Verlassen und Wiederaufsuchen der Wohnung sind nur solche Verrichtungen außerhalb der Wohnung bei der Begutachtung zu berücksichtigen, die für die Aufrechterhaltung der Lebensführung zu Hause unumgänglich sind und das persönliche Erscheinen des Pflegebedürftigen zwingend notwendig machen.*	Das Bett von Herrn .... wird gemacht/bezogen und er wird aufgrund seiner Einschränkungen in der Aktivität „sich bewegen" entsprechend gelagert. Herr .... möchte im Speisesaal (*Küche*) frühstücken und wird von einer Pflegekraft dorthin gebracht.

Fortsetzung nächste Seite

Leistungskomplex *der „Mobilität"*	Inhalt	Beispiel
Leistungskomplex: *siehe oben!*	**Hilfestellung beim Verlassen und Wiederaufsuchen der Wohnung** • An-/Auskleiden im Zusammenhang mit dem Verlassen oder Wiederaufsuchen der Wohnung; • Treppensteigen.	Herr .... möchte gerne auf der Terrasse sitzen, kann aber die Treppenstufen nicht ohne Hilfe einer Pflegekraft steigen. Beim Ankleiden einer Jacke etc. wird ihm geholfen und die Wegstrecke zur Terrasse wird gemeinsam mit einer Pflegekraft bewältigt. Die Pflegekraft gibt ihm die notwendige Sicherheit und Anleitung auf dem Weg dorthin.
Leistungskomplex: *siehe oben!*	**Hilfestellung beim Verlassen und Wiederaufsuchen der Wohnung** Begleitung bei allen Aktivitäten (*z.B. Behördengänge*), bei denen das persönliche Erscheinen erforderlich ist.	Herr .... muß dringend zur Krankenkasse um seinen Ausweis zu verlängern. Er wird zu Hause abgeholt, zur Krankenkasse gebracht und wieder nach Hause begleitet.

Leistungskomplex *der „hauswirtschaftlichen Versorgung"*	Inhalt	Beispiel
16. - 21. Leistungskomplex: Bereiche der Mobilität, je nach Pflegebedürftigkeit: 16. Einkaufen; 17. Kochen; 18. Reinigen der Wohnung; 19. Spülen; 20. Wechseln und Waschen der Wäsche und Kleidung; 21. Beheizen.	**Beheizen der Wohnung** • Beschaffen und Entsorgung des Heizmaterials; • Heizen. *Das Einkaufen umfaßt, z.B. auch den Überblick, welche Lebensmittel wo eingekauft werden müssen, Kenntnis des Wertes von Geld, Kenntnis der Genieß- bzw. Haltbarkeit von Lebensmitteln. Zum Kochen gehört auch das Vor- und Zubereiten der Bestandteile der Mahlzeiten. Das Reinigen der Wohnung beschränkt sich auf den allgemein üblichen Lebensbereich. Das Waschen und Reinigung der Wäsche bezieht sich auf die gesamte Wäsche und Pflege der Bekleidung. Das Beheizen umfaßt die Beschaffung und Entsorgung des Heizmaterials.*	Es muß Heizöl besorgt werden oder regelmäßig Öl in einen Ölofen eingefüllt werden.

Fortsetzung nächste Seite

21 Leistungskomplexe

Leistungskomplex *der* „hauswirtschaftlichen Versorgung"	Inhalt	Beispiel
Leistungskomplex: *siehe oben!*	**Reinigung der Wohnung** • Reinigen des allgemein üblichen Lebensbereiches; • Trennung und Entsorgung des Abfalls.	Das Schlaf- und Wohnzimmer wird gereinigt, da Herr .... sich dort aufhält.
Leistungskomplex: *siehe oben!*	**Wechseln und Waschen der Wäsche und Kleidung** • Wechseln der Wäsche; • Pflege der Wäsche und Kleidung *(z.B. auch Bügeln etc.)*; • Einräumen der Wäsche.	Die Wäsche für Herrn .... wird gewaschen, gebügelt und in die vorgesehenen Schränke sortiert.
Leistungskomplex: *siehe oben!*	**Einkaufen** • Erstellen eines Einkaufs- und Speiseplans; • Das Einkaufen von Lebensmitteln, sonstigen notwendigen Bedarfsgegenständen der Hygiene und hauswirtschaftlichen Versorgung; • Unterbringung der eingekauften Gegenstände in der Wohnung.	Für Herrn .... muß nach seinen Bedürfnissen (*Erfordernissen*) eingekauft werden. Die eingekauften Lebensmittel werden entsprechend untergebracht bzw. gelagert, je nach Genieß- und Haltbarkeit.
Leistungskomplex: *siehe oben!*	**Zubereitung einer warmen Mahlzeit in der Häuslichkeit des Pflegebedürftigen** (*nicht bei Essen auf Rädern*) • Kochen; • Spülen; • Reinigen des Arbeitsbereiches.	Es wird für Herrn .... eine warme Mahlzeit hergerichtet. Danach muß das Geschirr gespült und alle Arbeitsflächen in der Küche gesäubert werden.

Standard-Nr.: 01	Abkürzung: **Absg./Mu./Na.**	Bezeichnung: **Absaugen durch Mund und Nase** (*Behandlungspflege*)

Das Absaugen mit Hilfe eines Absaugkatheters von Sekreten, z.B. bei einem Lungenödem oder bei Erbrochenem, aus Mund- und Rachenraum, ist bei Bewohnern dann erforderlich, wenn sie nicht mehr aus eigener körperlicher Kraft abhusten können. Für den Bewohner ist diese Maßnahme sehr belastend und viele Bewohner leiden unter Todesängsten. Darüber hinaus haben die Bewohner sehr häufig Atemnot, Würgereiz und Erstickungsangst beim Einführen des Einwegabsaugkatheters. Das Absaugen von Sekret findet ausschließlich im Mund- und Rachenraum statt und darf nur nach strikter ärztlicher Anordnung mit einem Absauggerät und Absaugkatheter durchgeführt werden. Vor Beginn der Maßnahme ist das Festlegen der einzuführenden Länge des Absaugkatheters (*Entfernung: Nasenspitze bis zum Ohrläppchen*) unbedingt erforderlich. Das Absaugen ist immer von zwei Pflegekräften durchzuführen, da der Bewohner sehr einfühlend und begleitend beruhigt werden muß. Wenn der Bewohner unter Atemnot leidet, muß sofort das Fenster geöffnet werden und atmungsunterstützende Maßnahmen eingeleitet werden. Trotz dieser für den Bewohner lebensbedrohlichen Situation, müssen die Pflegekräfte Ruhe und Sicherheit ausstrahlen.

Pflegeziele:
- Mund- und Rachenraum von Sekreten befreien;
- Atemwegsinfektionen verhindern;
- Verhinderung einer Aspiration;
- Freihalten und Freimachen der Atemwege.

Vorbereitung:	Durchführung:	Bemerkungen:	Komplikationen:
<ul><li>Absauggerät;</li><li>Steril verpackte Einmalabsaugkatheter mit kurzgewinkelter Spitze; die Größe des Absaugkatheters ist nach Charrière, je nach Viskosität des Sekretes, der abzusaugenden Sekretmenge und Sekretbeschaffenheit zu wählen (*10, 12, 14 Charr. usw.*). Je größer die Charriére-Angaben, desto größer ist der Durchmesser des Absaugkatheters.</li><li>Absaugzwischenstück mit seitlicher Öffnung, um den Sog zum Absaugen herstellen zu können;</li><li>Nierenschale halbgefüllt mit Aqua destillata oder Leitungswasser zum Durchspülen und Anfeuchten des Absaugkatheters;</li><li>Mundpflegeset, s Standard: „Mund I" und zur Nasenpflege, s. Standard: „Nasenpfl.";</li></ul>	1. Bewohner zum Absaugen vorbereiten: Bequeme, atmungsunterstützende Oberkörperhochlagerung im Bett durchführen und beruhigend auf den Bewohner eingehen. Das Handtuch wird als Bett- und Bekleidungsschutz auf den Brustkorb gelegt. Während des Absaugens stets beruhigend und einfühlsam auf den Bewohner einwirken! Die Fenster sind bei einer bestehenden Atemnot zu öffnen und beengende Kleidung muß sofort geöffnet werden. Vor Beginn der Maßnahme ist eine hygienische Händedesinfektion durchzuführen und die Einmalhandschuhe müssen angezogen werden.	Vor dem Einführen des Absaugkatheters muß die Länge von Nasenspitze zum Ohrläppchen des Bewohners ermittelt werden. Der Absaugkatheter darf niemals tiefer eingeführt werden! Desinfektionslösung lt. Hygieneplan in die Sekretflasche füllen - 1 x tgl., bei Bedarf entleeren und erneuern. *Bei Tracheostoma:* Katheter über das Stoma ohne Sog vorsichtig in die Trachea einführen - **aseptisches** Vorgehen beachten! Zügig arbeiten da der Absaugvorgang niemals länger als einen Atemzug andauern darf.	1. Schleimhautverletzungen oder Rachenhinterwandverletzungen durch zu starke und zu dicke Absaugkatheter; 2. Blutungen; 3. Auslösen von Erbrechen durch Reizung der Rachenhinterwand; 4. Auslösen eines Stimmritzenkrampfes (*Laryngospasmus*) durch Reizung des Kehlkopfes bei zu tiefem Einführen des Absaugkatheters (*sehr selten!*).

Fortsetzung nächste Seite

Standard-Nr.: 01	Abkürzung: Absg./Mu./Na.	Bezeichnung: Absaugen durch Mund und Nase

Vorbereitung:	Durchführung:	Bemerkungen:	Komplikationen:
• Sekretflasche $^1/_3$ (ca. *30 ml*) mit geeignetem Desinfektionsmittel füllen; • Absauggerät anschließen und anschalten, um die Funktionsfähigkeit überprüfen zu können; • Einmalhandschuhe; • Abwurfsack; • Nierenschale mit Zellstoff; • Handtuch.	2. Absaugzwischenstück mit dem Absaugschlauch verbinden. 3. Mit der linken Hand die Katheterhülle im Ansatzbereich aufreißen. Katheter mit dem Absaugschlauch und mit dem Absaugzwischenstück verbinden. Absauggerät einschalten und Aqua dest. durch den Absaugschlauch durchlaufen lassen. Absaugkatheterspitze in der Nierenschale mit dem befindlichen Aqua dest. anfeuchten. 4. Mit der rechten Hand die Katheterspitze vorne stabil halten. Die linke Hand muß den Absaugschlauch halten. ***Werden Mund und Nase abgesaugt, wird mit dem Mund begonnen:*** 5. Bewohner bitten, den Mund zu öffnen. Die zweite Pflegekraft beruhigt und leitet den Bewohner die gesamte Zeit zur Mitarbeit (*z.B. zum ruhigen Ein- und Ausatmen*) an. 6. *Mundhöhle:* Katheter ohne Sog einführen (*1. Katheter ohne Anschluß an die Absaugvorrichtung einführen, direkt nach Einführung wieder anschließen. 2. Öffnung am Fingertip vom Absaugzwischenstück geöffnet lassen*) und erst in der Mundhöhle den Sog nach korrekter Plazierung durch Fingertip am Absaugzwischenstück herstellen. Katheter langsam mit leichter Drehbewegung zurückziehen. Vorsichtig versuchen in einem Arbeitsvorgang soviel Sekret wie möglich abzusaugen. ***- Kein „Herumstochern in der Mundhöhle, denn der Katheter ist kein Tiefbohrer!"***	Die Vitalfunktionen (*Blutdruck, Puls, Atmung, Bewußtseinslage und Hautdurchblutung*) müssen sehr engmaschig überprüft, kontrolliert und dokumentiert werden. *Beachte folgende Standards:* „Atmung", „Augpfl.", „Einrbg.", „Erbre.", „Infekt.", „Inhalat.", „Kp-Allg.", „Mund I", „Nasenpfl.", „Sauerst.", „Trinken" und „Vitalktr.".	siehe oben

Fortsetzung nächste Seite

Standard-Nr.: 01	Abkürzung: Absg./Mu./Na.	Bezeichnung: Absaugen durch Mund und Nase

Vorbereitung:	Durchführung:	Bemerkungen:	Komplikationen:
siehe oben	7. *Nasenbereich:* Anheben der Nasenspitze und Einführen des Absaugkatheters parallel zum Nasenboden evtl. leichte Drehung bei Kontakt der Spitze mit der Rachenhinterwand, danach weiteres Vorschieben. Durch Anheben der Nasenspitze steht die Nasenöffnung senkrecht. Dadurch wird der Zugang zum unteren Nasengang erleichtert. 8. Ggf. den Absaugvorgang mit neuem Katheter bei erhöhter Viskosität wiederholen, bis die Mund- und Atemwege von Sekretansammlungen frei sind. Vor jedem erneuten Einführen, ist der Absaugkatheter mit Aqua dest. durchzuspülen! 9. *Nach Beendigung:* Bei Beendigung des Absaugvorganges den Absaugkatheter um die behandschuhte Hand wickeln und den Einmalhandschuh darüberstülpen. Material im Abwurfsack entsorgen. Absaugschlauch mit Aqua dest. gründlich durchspülen und Gerät abschalten. Sekretflasche entleeren und mit Absaugzwischenstück desinfizieren und reinigen. Hände desinfizieren und Mundpflege, s. Standard: „Mund I" und „Nasenpfl." durchführen. 10. Bewohnerwünsche erfragen und weiterhin atmungsunterstützende und sekretolytische Maßnahmen (*ggf. nach ärztlicher Anordnung*), s. Standard: „Atmung" durchführen.	siehe oben	siehe oben

Dokumentation: Die durchgeführte behandlungspflegerische „indirekte" Pflegemaßnahme ist im Pflegedurchführungsblatt festzuhalten. Krankenbeobachtungen und sonstige Veränderungen (*Blutungen, Hautfarbe, Aussehen und Sekretbeimengungen, Atmung, Vitalfunktionen etc.*) sind im Berichteblatt deskriptiv (*beschreibend*) einzutragen. Bei Veränderungen muß der Arzt sofort informiert werden!
In stationären Pflegeeinrichtungen wird die Behandlungspflege über die Pflegekassen finanziert.
Im ambulanten Bereich erfolgt die Abrechnung von behandlungspflegerischen Leistungen (*ärztliche Verordnung häuslicher Krankenpflege*) über die Krankenkassen.

Qualifikation: Altenpfleger/in.

| *Standard-Nr.: 02* | Abkürzung: **Ankl./Auskl.** | Bezeichnung: **Ankleiden/Auskleiden von Bewohnern** (*Grundpflege*) |

Dieser Standard bezieht sich auf das Ankleiden oder die Anziehhilfe von Bewohnern, z.B. nach der Körperpflege und/oder Darm- und/oder Blasenentleerung. Sich „Kleiden" ist eine soziale und elementare Lebensaktivität, denn eine gepflegte Erscheinung und gepflegte einwandfreie Bekleidungshygiene wird in den meisten Kulturen als positiv und angenehm anerkannt. Die Bekleidung eines Menschen hat nicht nur die Aufgabe, den Körper zu schützen, z.B. zur Wärmeerhaltung, sondern die Bekleidung spiegelt auch wichtige Aspekte von Kultur und Tradition wider und ist somit auch eine Art „nonverbaler Kommunikation". Wenn ältere Menschen aufgrund ihrer Pflegebedürftigkeit nicht mehr in der Lage sind, sich umzukleiden, an- und/oder auszukleiden, muß diese direkte Pflegehandlung von Pflegekräften übernommen werden. Dies soll auf die Art und Weise durcheführt werden, wie der Bewohner es tun würde, wenn er die nötige Kraft dazu hätte.

Bei der Auswahl der Bekleidung muß grundsätzlich der Bewohner vorher befragt werden, was er gerne anziehen möchte. Am Vorabend den Bewohner fragen und mit ihm die Kleidung gemeinsam vorbereiten und aussuchen. Es sind Eigentumsverhältnisse und Witterungsverhältnisse streng zu beachten. Die Mitentscheidung des Bewohners bei der Auswahl seiner Kleidung, gibt ihm die Möglichkeit, eigenverantwortlich und selbstbestimmt zu handeln und zu entscheiden („*alpha-Position", durch Wiedererlangen von Aufgaben*). Lebensgewohnheiten, Wünsche, Kälteempfinden (*ältere Menschen frieren sehr leicht und ziehen sich deshalb häufig wärmer an, als die Umgebungstemperatur ist!*), Behinderungen, Pflegeprobleme, Mobilität und andere Einschränkungen (*z.B. Stomaanlage, Katheterschlauch, Sonden, Körperprothesen*), müssen beim An- und Auskleiden berücksichtigt

werden. Die Bekleidungsauswahl kann von verschiedenen Ursachen abhängig gemacht werden, z.B. Juckreiz, starkes Schwitzen, Hemiplegie (*Halbseitenlähmung*), Thrombose usw. Bei dem An- und Auskleiden von Bewohnern gilt der Grundsatz: „Soviel Unterstützung wie unbedingt nötig ist!" Diese Tätigkeiten sollen für den Bewohner auf aktivierende Art und Weise durchgeführt werden und seine Mobilität fördern. Bei der Übernahme dieser Tätigkeit, aufgrund der Pflegebedürftigkeit des Bewohners, kommen u.U. noch weitere hauswirtschaftliche Tätigkeiten, wie z.B. das Wechseln und Waschen der Wäsche und Kleidung, die Pflege der Wäsche und Kleidung, auch das Bügeln, kleine Ausbesserungsarbeiten und das Einräumen der Wäsche für eine Woche in Betracht (*hauswirtschaftliche Versorgung!*).

Pflegeziele:

- Gepflegte Erscheinung der Kleidung;
- Wohlbefinden des Bewohners;
- Bewohner soll sich selbständig (*mit Unterstützung*) an- und/oder auskleiden;
- Bekleidung soll in einem einwandfreien und hygienischen Zustand sein;
- Die Bekleidung soll witterungsgerecht, ausreichend für den Bewohner und intakt sein.

Grundsätzliches:

Wenn möglich den Bewohner selbst entscheiden lassen, welche witterungsgerechte Kleidung er am Tage anziehen möchte. Falls er dies nicht kann, sollte ihm die Pflegekraft als Berater zur Seite stehen.

Wenn der Bewohner nicht in der Lage sein sollte sich zu äußern, müssen die Pflegekräfte, die für ihn zweckmäßige, passende Kleidung aussuchen. Hier können die Angehörigen oder Bekannte des Bewohners miteinbezogen werden. Eine sinnvolle und individuelle systematische Reihenfolge nach den Wünschen des Bewohners beim An- und Auskleiden ist dabei einzuhalten. Die Kleidungsstücke sind griffbereit in der richtigen Anziehreihenfolge hinzulegen.

Verschmutzte oder defekte Kleidung ist sofort auszusortieren und in die Schneiderei (*Nähstube*) oder Wäscherei zu geben. Bei Bewegungseinschränkungen, z.B.: Hemiplegiker müssen zum An- und Auskleiden auf einem Stuhl mit gerader Rückenlehne sitzen, niemals auf der Bettkante (*Gleichgewichtsstörungen*!). Bei einer Halbseitenlähmung ist besonders darauf

zu achten, daß das An- oder Auskleiden strikt in einer sinnvollen Reihenfolge erfolgt und die Kleidungsstücke im Gesichtsfeld des Bewohners nach seinen Wünschen vorbereitet und hingelegt werden. Immer zuerst die hemiplegische Seite ankleiden und die gesunde Körperseite zuerst ausziehen! Hier können Hilfsmittel zum Erlangen der Selbständigkeit eingesetzt werden.

In stationären Pflegeeinrichtungen empfehlen sich bei der Übernahme der Wäschereinigung, Webnamen in die Bekleidung einzunähen, dies erleichtert das Wiederauffinden der Bekleidung des Bewohners im Hause und schließt Verwechslungen aus.

Es ist darauf zu achten, daß der Bewohner seine zu ihm gehörende Bekleidung erhält und nicht Bekleidung von Verstorbenen usw. oder aus der sog. Nachlaßkammer. Die Bekleidung des Menschen, hat viel mit der eigenen individuellen Identität zu tun!

Fortsetzung nächste Seite

Standard-Nr.: 02	Abkürzung: Ankl./Auskl.	Bezeichnung: Ankleiden/Auskleiden von Bewohnern

An- und Auskleiden bei einem immobilen Bewohner:	An- und Auskleiden bei einem mobilen Bewohner:

An- und Auskleiden bei einem immobilen Bewohner:

1. Vor dem An- und Auskleiden den Bewohner von dieser direkten Pflegeleistung informieren, Fenster und Türen schließen, für eine angenehme Raumtemperatur und evtl. für Sichtschutz sorgen. Beachtung der persönlichen Intimsphäre des Bewohners. Den Bewohner während des Anziehens immer miteinbeziehen, ansagen welches Kleidungsstück an-/ausgezogen wird, zur Mithilfe auffordern und Bewegungsanreize zum Aufstehen aus dem Bett geben. Vor dem An- und Auskleiden ist dem Bewohner ein Toilettengang anzubieten oder eine Inkontinenzpflege durchzuführen. Das Zubettgehen und Auskleiden erfolgt nach den Wünschen des Bewohners in Abstimmung mit der Ablauforganisation des Hauses, denn: „Auch der Spätdienst hat ein Recht auf Arbeit!" Wärmeverlust jeglicher Art muß unbedingt verhindert werden. Bewohner immer anleiten beim An- und Auskleiden aktiv mitzuhelfen, soweit er dies auch kann: „fordern ohne zu überfordern!"
2. Der Bewohner soll eine bequeme, sichere Sitzhaltung einnehmen, z.B. auf einem Stuhl mit gerader Rückenlehne. Wenn keine Gleichgewichtsstörungen vorliegen, kann der Bewohner auch auf der Bettkante *(sicher!)* zum Ankleiden sitzen.
3. Wenn der Bewohner nicht frei sitzen kann und dabei sehr unsicher ist, erfolgt das Ankleiden im Bett bei einer Flachlagerung des Bettes. Hier ist vorher das Bett auf Arbeitshöhe für die ausführende Pflegekraft zu stellen *(rückenschonende Arbeitshaltung)*. Die ausgesuchten Kleidungsstücke werden in Reichweite des Bettes gelegt.
4. Bewohner wird zu Beginn eines jeden neuen Handgriffs informiert und unter Berücksichtigung seiner Ressourcen zur Mithilfe aufgefordert.
5. Wenn der Bewohner im Bett liegen sollte und weder sitz-, steh- noch gehfähig ist, muß die Unter- und Oberbekleidung im Bett, bei einer Flachlagerung des Bettes an- oder ausgezogen werden. Hierzu wird der Bewohner im Bett entsprechend zur Seite *(90 Grad Seitenlagerung)* hin- und herbewegt, siehe z.B. Standard „Pfleg./Apop. II.".

6. Ankleiden im Bett:

Ist der Bewohner nicht in der Lage sich aufzurichten, wird er zunächst in die linke 90 Grad Seitenlagerung gebracht. Das Unterhemd wird dann auf der halben, nach oben gerichteten Körperseite über Brust und Rücken gezogen. Anschließend wird der Bewohner in die rechte 90 Grad Seitenlagerung gedreht. Jetzt wird das Unterhemd über die nach oben gerichtete Körperhälfte vollständig angezogen. Wieder in der Rückenlage wird, wenn nötig, die Inkontinenzeinlage, Netzhose, dann die Unterhose, Strumpfhose und der Rock bei Frauen, die Strümpfe und lange Hose bei Männern, von den Füßen *(beinwärts)* bis zu den Knien und Oberschenkeln hochgezogen. Wenn der Bewohner in der Lage ist, seine Beine im Bett aufzustellen, um das Gesäß / Becken anzuheben, werden die Kleidungsstücke nacheinander über Gesäß und Bauch hochgezogen. Ist der Bewohner nicht in der Lage das Becken anzuheben, so ist die linke und rechte 90 Grad Seitenlagerung zum Hochziehen der Bekleidung zu wählen, wobei die Kleidung jeweils halbseitig und nacheinander *(erst links dann rechts)* hochgezogen wird.

An- und Auskleiden bei einem mobilen Bewohner:

1. Der Bewohner wird zum An- und Auskleiden nur beratend angeleitet. Siehe auch Vorgehensweise: „An- und Auskleiden bei einem immobilen Bewohner"
2. Die vom Bewohner gewünschte Kleidung in einer sinnvollen und individuellen Reihenfolge vorbereiten, z.B. auf dem Bett, der Couch oder auf dem Stuhl ablegen. Den mobilen Bewohner auf Wunsch beim Ankleiden alleine im Zimmer lassen.
3. Reihenfolge:
   - a) Unterbekleidung,
   - b) Oberbekleidung,
   - c) Ableitungen etc. versorgen; Durchführung/Anleitung erfolgt in Absprache mit dem Bewohner durch die Pflegekräfte.

4. Beginnend mit der Unterwäsche, evtl. Unterrock, Strümpfe, *Strumpfhosen (evtl. jetzt schon die Schuhe)* Oberbekleidung, Rock oder Hose nur griffbereit bereitlegen.
5. Wenn nötig und erforderlich, ist dem Bewohner Hilfe anzubieten, z.B. beim Zuknöpfen von Knöpfen, Schließen von Klettverschlüssen, Bändern usw. Bei unsicheren Bewohnern, während des Ankleidens im Zimmer bleiben, um nach Anforderungen sofort Hilfe leisten zu können. In dieser abwartenden Position sollen im Zimmer des Bewohners, andere kleine Verrichtungen durchgeführt werden, wie z.B. Waschutensilien wegräumen usw. Denn Hinsehen und ständiges „Bemuttern" verunsichert den Bewohner bald noch mehr und er ist in kürzester Zeit nicht mehr bereit, selbständig diese Tätigkeit durchzuführen. Auch kommt es hierbei schnell zu einem Frustrationskonflikt mit dem Gefühl der Hoffnungslosigkeit.

Ausziehhilfe:

Mit dem Bewohner absprechen, ob Kleidung oder Wäsche für den nächsten Tag bereitgelegt werden soll, verschmutzte Wäsche entsorgen im Wäscheabwurf usw. Die Wäsche ist nach Bunt-, Fein- und Kochwäsche im Wäscheabwurfsack zu sortieren.

Fortsetzung nächste Seite

Standard-Nr.: 02   Abkürzung: Ankl./Auskl.   Bezeichnung: Ankleiden/Auskleiden von Bewohnern

An- und Auskleiden bei einem immobilen Bewohner:	An- und Auskleiden bei einem mobilen Bewohner:
7. *Ankleiden auf einem Stuhl:* Wenn der Bewohner frei auf einem Stuhl oder auf der Bettkante sitzen kann, wird zuerst das Nachthemd ausgezogen. Das Unterhemd überziehen, bei Frauen evtl. Büstenhalter anziehen / lassen. Wird der Bewohner, z.B. wegen einer Stuhl und/oder Harninkontinenz mit einer Inkontinenzeinlage und Netzhose versorgt, muß eine Inkontinenzpflege vor dem Ankleiden durchgeführt werden. Anschließend die Netzhose anziehen, bis zu den Knien hochziehen, Unterhose und Strumpfhose, ebenfalls - bei Männern Strümpfe und anschließend die Hose überstreifen. Feste Schnürschuhe dem Bewohner anziehen, damit er beim Aufstehen nicht wegrutschen kann. Bewohner soll sich anschließend hinstellen, damit die Unterbekleidung hochgezogen werden kann, evtl. eine zweite Pflegekraft zur Hilfe nehmen. Nach dem Hochziehen der Unterbekleidung erfolgt das Anziehen der Oberbekleidung: Bluse, Hemd, Pullover oder Kleid, wenn möglich auch Rock von oben anziehen lassen *(zur Erleichterung, insbesondere bei eingeschränkter Stehfähigkeit des Bewohners)*. Nach dem Anziehen der Oberbekleidung, Bewohner wieder zum Aufstehen (*z.B. aus dem Bett oder Stuhl*) auffordern, evtl. eine zweite Pflegekraft zur Hilfe nehmen, um alle Kleidungsstücke schmerzfrei, korrekt und ohne Einschnürungen am Körper zurechtzuziehen. Es ist auf ordentlichen und korrekten Bekleidungssitz zu achten. 8. Evtl. Ableitungen etc. wieder anschließen und Bewohner nach Wunsch in den Tagesraum fahren oder dorthin begleiten. Das Zimmer entsprechend aufräumen, Bettenmachen, Zimmer lüften usw. 9. Wenn der Bewohner nach dem Ankleiden im Zimmer bleiben möchte, ist darauf zu achten, daß er den Klingelknopf ohne Probleme erreichen kann. **Ausziehhilfe:** Das Ausziehen im Bett oder auf einem Stuhl erfolgt in entgegengesetzter Reihenfolge. Evtl. für den nächsten Tag die neue Kleidung und Wäsche herauslegen, verschmutzte Wäsche in einem Wäscheabwurfsack entsorgen usw.	siehe oben

Beachte beim An- und Auskleiden, je nach Pflegebedürftigkeit des Bewohners noch folgende weitere Pflegestandards:

Standard: „Atmung", Standard: „Augpfl.", Standard: „Bartpfl.", Standard: „Betten I/IV", Standard: „Dekupr.", Standard: „Heben I", Standard: „Hospipr.", Standard: „Inkont.", Standard: „Interpr.", Standard: „Intim.", Standard: „Juckrpfl.", Standard: „Kontrpr.", Standard: „Kp-Wasch.", „Kp-Allg.", „Kp-Bad", „Kp-Du.", „Kp-Haut", „Kp-Versch." und „Kp-wbeck.", Standard: „Mobili. I und II", Standard: „Mund I und II", Standard: „Obstipr.", Standard: „Pfleg./Apop. I" und „Pfleg./Apop. II", Standard: „Pfleg./Diab.", Standard: „Pfleg./Herz", Standard: „Pneupr.", Standard: „Stoma I-III", Standard: „Thrompr.", Standard: „Vitalktr.".

Dokumentation: Die Maßnahme ist im Pflegedurchführungsblatt festzuhalten. Krankenbeobachtungen und sonstige Veränderungen sind im Berichteblatt einzutragen. Der Maßnahmenkomplex gehört zu dem Leistungskomplex im Rahmen der Pflegeversicherung. Zuordnung erfolgt je nach Pflegebedürftigkeit in den Leistungskomplex (*An- und Auskleiden bei der Darm- und Blasenentleerung, Hilfestellung durch An- und Auskleiden im Zusammenhang mit dem Verlassen und Wiederaufsuchen der Wohnung, Treppensteigen und Begleitung bei Aktivitäten, bei denen das persönliche Erscheinen erforderlich ist*). Diese Maßnahme „An- und Auskleiden" ist eine grundpflegerische „direkte" Pflegeleistung.

Qualifikation: Pflegehelfer/in nach Anleitung.

| Standard-Nr.: 03 | Abkürzung: **APS** | Bezeichnung: **Ausbildung zum/zur staatlich anerkannten Altenpfleger/in** |

Der/die Altenpflegeschüler/in wird ausgebildet nach einer Ordnung oder einem Erlaß über die Ausbildungsgänge in der Altenpflege (*Sozialministerium/Kultusministerium*). Bereits Ende der 50er Jahre gab es die ersten Bestrebungen den altenpflegerischen Beruf, zu einer qualifizierten Ausbildung abzusichern. Bis 1984 hat es dann gedauert, bis sich die Arbeits- und Kultusminister über gemeinsame Rahmenbedingungen geeinigt haben. Bis heute gibt es in der Altenpflege kein bundeseinheitliches Altenpflegegesetz. Die Ausbildung ist derzeit länderspezifisch geregelt mit höchst unterschiedlichen Ausbildungsstrukturen und Qualifikationsbildern. Dennoch, der Altenpflegeberuf ist der einzige Beruf, der mit sozialpflegerischer Kompetenz, die Gesamtsituation älterwerdender Menschen in seinen Strukturen berücksichtigt. Ziel der Ausbildung von Altenpflegern/innen ist die Vermittlung von Kenntnissen, Fähigkeiten und Fertigkeiten, die zu einer selbständigen und eigenverantwortlichen Betreuung, Beratung und Pflege alter Menschen in allen Bereichen der Altenhilfe befähigen. Der Beruf erfordert ein besonderes Maß an sozialpflegerischer Fachkompetenz. Dieser Standard kann Altenpflegeschülern und Praxisanleitern helfen und anregen, den Praktikumseinsatz zwischendurch und am Ende des Einsatzes zu besprechen. Grundlage hierfür ist generell der Ausbildungsstand des/der Schülers/in!
Im Sinne des § 71 Abs. 2 Ziff. 1 SGB XI sind Altenpleger/innen Pflegefachkräfte und werden als solche nach übereinstimmender Auffassung von Bund und Ländern anerkannt.

Ausbildungsziele:
- Betreuung und Beratung alter Menschen in ihren persönlichen und sozialen Angelegenheiten sowie Sterbebegleitung;
- Hilfe zur Erhaltung und Aktivierung der eigenständigen Lebensführung;
- Gesundheitspflege, Krankenpflege und Ausführung ärztlicher Verordnungen;
- Pflege und Mitwirkung bei der Behandlung und Rehabilitation kranker, pflegebedürftiger, behinderter und desorientierter alter Menschen;
- Anregung und Anleitung zur Hilfe durch Familie und Nachbarschaft;
- Tätigkeiten in der offenen Altenhilfe.

APS/Name:_____ Ausbildungsjahr:_____ Praktikumseinsatz: von_____ bis_____ Wohnbereich/Station:_____ Anleiter/in/Name:_____

Schüler/in	Praxisanleiter/in
1. Tag *(12.00 Uhr - 14.00 Uhr):* Am ersten Einsatztag, soll der/die Schüler/in um 12.00 Uhr in die Pflegeeinrichtung kommen. Von 12.00 Uhr bis 13.15 Uhr wird ihr/ihm durch den/die Praxisanleiter/in das Haus genau gezeigt und sie/er wird in der Einrichtung allen vorgestellt. Sie/er erhält den Schlüssel für den Umkleideschrank und quittiert dies. Sie/er erhält grundsätzliche Informationen über das Haus und deren Gepflogenheiten, die einzuhalten sind (*Standard: „Pers.Hyg.", Arbeitsablaufplan, Organigramm des Hauses, Standard: „APS" und Verschwiegenheitsverpflichtung*). *Von 13.15 Uhr - 14.00 Uhr:* In dieser Zeit erlebt der /die Schüler/in die erste Übergabe in dem jeweiligen Wohnbereich (*oder der Station*), in dem der/die Schüler/in eingesetzt wird. Auch wird ihm/ihr jetzt die zuständige Schichtleitung vorgestellt! Anschließend hat der/die Schüler/in dienstfrei! **Auf besonderen Wunsch des/der Schülers/in kann auch Dienst nach dem regelrechten Dienstplan des Wohnbereiches am ersten Tag durchgeführt werden!**	Anleiter/in zeigt die Einrichtung und stellt den Schüler überall vor. Schüler/in wird hinreichend informiert und erhält ein Hygieneblatt (*Standard: „Pers. Hyg."*), einen Arbeitsablaufplan des Wohnbereiches (*oder der Station*), ein Organigramm des Hauses, Standard: „APS" und unterschreibt die Verschwiegenheitserklärung. Der Standard: „APS" muß am Ende des Praktikumseinsatzes wieder bei der/dem Praxisanleiter/in abgegeben werden! Schüler/in lernt das Pflegeteam im Wohnbereich kennen. Schüler/in erhält die Gelegenheit mit dem/der Praxisanleiter/in über Wünsche, Ausbildungsstand etc. zu sprechen. Der/die Praxisanleiter/in ist zuständig für den/die Schüler/in während des gesamten Einsatzes!

Fortsetzung nächste Seite

Standard-Nr.: 03	Abkürzung: APS	Bezeichnung: Ausbildung zum/zur staatlich anerkannten Altenpfleger/in

Schüler/in	Praxisanleiter/in
2. Tag - 14. Tag (*Dienst nach dem Dienstplan*): Der /die Schüler/in arbeitet grundsätzlich nur unter Anleitung, Zustimmung und Aufsicht des/der Praxisanleiters/in! Es werden ihm/ihr zunächst die Pflegemaßnahmen gezeigt, erklärt und dann besprochen. Dann erhält der/die Schüler/in die Möglichkeit, das Gezeigte unter Anleitung durchzuführen. Der Ausbildungsstand muß dabei berücksichtigt werden. Am Ende von zwei Wochen finden gemeinsam mit dem/der Schüler/in Auswertungsgespräche über die Ausbildungsfortschritte statt. Die Pflegedienstleitung nimmt an diesem Gespräch teil.	Der/die Schüler/in „läuft die ersten sieben Tage des Einsatzes nur mit" und führt keine eigenständigen Maßnahmen der Pflege durch. Der/die Praxisanleiter/in ist verpflichtet erst die Maßnahmen zu zeigen und zu erklären, und dann vom Schüler unter Aufsicht durchführen zu lassen. Der/die Anleiter/in legt in Absprache mit dem/der Schüler/in und der Pflegedienstleitung den Auswertungstermin im voraus fest. Dieser Termin ist unaufschiebbar!
Ab 15. Praktikumstag: Der/die Schüler/in arbeitet je nach Pflegebedürftigkeit des Bewohners und Kenntnisstand alleine im Bewohnerzimmer.	Der/die Anleiter/in hat dabei eine Kontrollfunktion und Fürsorgepflicht gegenüber dem/der Schüler/in und dem Bewohner!
Nachtdienst und/oder Therapieeinsatz: Fortbildungen:	Dem/der Schüler/in ist es gestattet, auch im Nachtdienst oder in der Therapie tätig zu sein, um bestimmte Tätigkeitsfelder der Altenhilfe kennenzulernen! Der/die Schüler/in kann an allen Fortbildungen im Hause teilnehmen. Die Fortbildungen können sich auch an den Wünschen der Schüler orientieren und als Einzelveranstaltung durchgeführt werden!
Letzter Arbeitstag:	Am letzten Arbeitstag muß der/die Schüler/in den Standard: „APS" dem/der Praxisanleiter/in zurückgeben, und es findet mit dem/der Anleiter/in ein Abschlußgespräch statt. Auch erhält der/die Schüler/in eine schriftliche Abschlußbeurteilung. Der/die Schüler/in wird im gesamten Hause verabschiedet bei einem gemütlichen Beisammensein mit den Bewohnern im Wohnbereich bzw. der Station.

Fortsetzung nächste Seite

Standard-Nr.: 03	Abkürzung: APS	Bezeichnung: Ausbildung zum/zur staatlich anerkannten Altenpfleger/in

Auswertung von dem/der Schüler/in:

Was hat Ihnen bei uns gefallen, welche Gedanken/Anregungen finden Sie für Ihre weitere Pflegeausbildung wichtig und von besonderer Bedeutung? *Schüler/in:*	Wie hat Ihnen unsere Anleitung gefallen und haben Sie sich ernst genommen gefühlt? *Schüler/in:*
Was hat Sie gestört bzw. was hat Ihnen bei uns nicht gefallen? *Schüler/in:*	Haben Sie allgemeine Verbesserungswünsche? *Schüler/in:*
Welche Wünsche haben Sie für Ihre weitere Arbeit? *Schüler/in:*	Wie haben Sie unsere Teamarbeit erlebt? *Schüler/in:*

Dokumentation: Der/die Praxisanleiter/in schreibt eine Beurteilung für den/die Schüler/in und bespricht diese gemeinsam mit dem/der Schüler/in, in Anwesenheit der Pflegedienstleitung. Die Praxisanleitung ist eine „indirekte" Pflegeleistung.

Qualifikation: Altenpfleger/in mit pädagogischer Erfahrung und Zusatzausbildung zum/zur Praxisanleiter/in wäre wünschenswert.

Standard-Nr.: 04	Abkürzung: **Aromath.**	Bezeichnung: **Aromatherapie** *(Grund- und Behandlungspflege)*

Die verschiedenen ätherischen Düfte vermitteln Lebensfreude und Vitalität mit Hilfe der Sinnesorgane. Beeinflußt wird hierbei der Tastsinn *(Massage)*, der Geruchssinn *(duftende Öle)*, das Sehen *(angenehme Umgebung)*, das Gefühl *(wohltuende Atmosphäre)*. Die Duft-Essenzen *(ätherische Öle)* sind flüchtige und wohlriechende Öle und beeinflussen Körper, Geist und Seele. Durch die Aromatherapie und den Einsatz von Duft-Essenzen wird die Geruchswahrnehmung, Gemütsstimmung, Seelenbezogenheit, die Einstimmung und die Vorbereitung sich auf neue Situationen einzulassen oder aber auch die Bereitschaft des „Loslassens" oder „Abschiednehmens" positiv beeinflußt. Die Geruchswahrnehmung ist der einzige Sinn überhaupt, der unmittelbar mit dem limbischen System in Verbindung steht und direkt Nerven, Gefühle und die Seele beeinflußt. So verändert beispielsweise jede Stimmungsschwankung den ureigenen und unverwechselbaren Körpergeruch an dem man sich durchaus wiedererkennen kann. Auch Krankheiten verströmen ihren eigenen Geruch. Welche Bedeutung der Geruchssinn für den Menschen hat, wird insbesondere bei einer Erkältungskrankheit mit angeschwollener Nasenschleimhaut oder „verstopfter" Nase deutlich. Nach der Behandlung einer Erkältungskrankheit sind wir wieder froh, problemlos ein- und auszuatmen, um dabei auch Gerüche wahrzunehmen. Hospitalisierte Menschen verlernen sehr häufig, bewußt Gerüche wahrzunehmen und folgerichtig zu deuten, wie Tannenzapfen, Gras, Blumen usw. Was wäre die Welt nur ohne Gerüche?

Die Aromatherapie ist eine Methode, bewußt Gerüche auf- und wahrzunehmen. Unter dem Begriff Aromatherapie begegnen wir einer Behandlungsmethode, die aromatische Stoffe, insbesondere ätherische Öle, zur Therapie verwendet. Ätherische Öle sind nicht-fettende, pflanzliche Öle, die aus Blüten, Blättern, Rinde, Wurzeln, Harz oder Früchten und Samen bestimmter Heilpflanzen extrahiert werden. Die traditionelle Zubereitung erfolgt durch Destillation mit Hilfe von Wasserdampf, durch Auspressen oder durch Einschneiden der Pflanzen mit anschließendem Auffangen des Saftes oder durch Extraktion. Typisch für ätherische Öle ist, daß sie in Verbindung mit Luft gasförmig und somit flüchtig werden, was ein enorm großes Ausbreitungs- und Durchdringungsvermögen bewirkt. In Wasser lösen sich ätherische Öle nur unbedeutend, leicht dagegen in Alkohol, Äther, Chloroform, Fett und Öl. Diese Lipoidlöslichkeit ermöglicht auch das gute Eindringen durch die unverletzte Haut. Ätherische Öle werden über die Organe abgebaut; viele verlassen über Niere, Lunge, Galle, Schweiß- und Milchdrüsen unverändert den Organismus.

Beispiel: Ein Fußbad mit einem ätherischen Öl, z.B. Wechselbäder mit Rosmarinöl bewirkt, daß Spuren der Essenz bereits innerhalb von 2 Stunden im Urin nachweisbar sind.

Echte naturreine ätherische Öle sind in Reformhäusern oder Apotheken in dunklen lichtundurchlässigen Fläschchen erhältlich *(Firmen: Neuform, Bergland, Prima Vera)*. Ein echtes, naturreines ätherisches Öl ist nicht unbegrenzt haltbar! Der Gesetzgeber schreibt auch vor, daß kosmetische Präparate, wie z.B. auch die ätherischen Öle mit einer Kontrollnummer *(Charge-Bezeichnung)* versehen sein müssen. Produkte, die weniger als 30 Monate haltbar sind, müssen mit einem Ablaufdatum versehen werden. Das Ablaufdatum sowie die Charge-Nummer muß auf dem Flaschenetikett sichtbar festgehalten werden. Das Ablaufdatum und die Charge-Nummer garantieren, daß es sich um ein naturreines, echtes ätherisches Öl handelt.

Maßnahme:	Durchführung
Prophylaktische und therapeutische Anwendung von ätherischen Ölen als innerliche, transdermale und inhalative Maßnahme:	a) Ätherische Öle zur Inhalation, z.B. bei Erkältungs- und Lungenkrankheiten. Auf eine Schüssel mit sehr heißem Wasser werden etwa 10 Tropfen ätherisches Öl gegeben, den Kopf mit einem Handtuch abdecken und tief ein- und ausatmen lassen, s. Standard: „Inhalat.". b) Ätherische Öle zur Raumaromatisierung durch die Verdunstung in einer: *elektrischen Aromalampe:* Hier werden pur 2-5 Tropfen ätherisches Öl **ohne Wasser** in das Schälchen gegeben. Mit dem Reglerknopf kann die Verdunstung eingestellt werden. Das in der Aromalampe befindliche Thermostat reguliert nach vorheriger Einstellung *(„1 oder 2")* die Verdunstungsgeschwindigkeit von dem ätherischen Öl. Das im Schälchen befindliche Öl wird durch die Thermostatregulierung nicht zu heiß und kann somit nicht zerstört werden. Aromalampe sicher und geschützt im Zimmer aufstellen; Verbrennungs- und Brandgefahr ausschließen!

Fortsetzung nächste Seite

Standard-Nr.: 04	Abkürzung: Aromath.	Bezeichnung: Aromatherapie

Maßnahme:	Durchführung
siehe oben	**Duftlampe mit Kerze:** Das dafür vorgesehene Schälchen wird mit Wasser gefüllt; 3-5 Tropfen von dem ätherischen Öl werden in das Schälchen gegeben und die darunter befindliche Kerze wird angezündet. Das Wasser wird dadurch erhitzt und die Flüssigkeit in dem Schälchen verdunstet entsprechend schnell. Bei der Duftlampe muß ausnahmsweise Wasser verwendet werden, da sonst das Öl zu heiß und zerstört wird. Nicht bei unruhigen und verwirrten Bewohnern einsetzen; Verbrennungs- und Brandgefahr ausschließen; c) Ätherische Öle, können zum Einreiben (*Körper- und Massageöle*), oder als Zusätze bei Bädern, Spülungen oder als Zusätze bei verschiedenen feucht-warmen oder kalten Wickeln verwendet werden. Ätherische Öle dabei niemals pur auf der Haut verwenden, immer zuerst mit fetten Pflanzenölen verdünnen. Oft sind 0,3% - 2% Anteil Duftöl schon ausreichend. d) Ätherische Öle zur inneren Einnahme, wobei die orale Tagesdosis von 20 Tropfen (*ca. 1 Gramm*) nicht überschritten werden darf. Zur Einnahme werden 1 - 2 Tropfen, zwei- bis dreimal täglich, von dem ätherischen Öl auf einem Teelöffel mit Honig, aufgelöst in einer Tasse warmen Wassers oder Kräutertee. Die Essenz sollte nicht länger als drei bis vier Wochen hintereinander eingenommen werden. Manche Öle dürfen nur sehr vorsichtig und in geringer Dosierung eingenommen werden. Bei einer ätherischen Kur sollte ein erfahrener Berater zu Rate gezogen werden (*z.B. Heilpraktiker*!).

Entscheidend für die Wirkungsweise ist immer die Berücksichtigung der Eigenheiten jeder einzelnen Pflanze. Obwohl es nicht zwei oder mehrere Pflanzen gibt, die das gleiche ätherische Öl liefern, gibt es doch einige Gemeinsamkeiten, die mehr oder weniger ausgeprägt bei allen Essenzen anzutreffen sind:

– bakterienhemmende bis bakterientötende Wirkung,
– antimykotische Wirkung,
– antivirale Wirkung,
– harmonisierende Wirkung auf das Nervensystem,
– stimulierende Wirkung auf das Endokrinum,
– tonisierende Wirkung (*geschwächter Körper wird gestärkt*),
– psychopharmakologische Wirkung (*auf Geist und Seele*).

Allgemeine Hinweise:

1. Ätherische Öle dürfen nur dann pur auf der Haut angewendet werden, wenn dies auch so vom Hersteller angegeben ist. Manche ätherischen Öle sind stark hautreizend. Da ätherische Öle sich mit Wasser nicht verbinden, müssen für Waschungen natürliche Emulgatoren, die zugleich hautpflegend sind, verwendet werden, z.B. ¼ Liter- 1 Liter H-Milch mit dem ätherischen Öl vermischen und ins Wasser zugeben. Bei Erstanwendungen einen Allergietest wie folgt durchführen: 1 Trpf. von dem Öl in die Ellenbeuge einreiben; wenn innerhalb der nächsten 48 Stunden keine Rötung sichtbar ist, kann das Öl verwendet werden.
2. Immer den Kontakt mit Augen und Schleimhäuten vermeiden.
3. Ätherische Öle kindersicher, kühl und vor Sonneneinwirkung geschützt aufbewahren.
4. Nur reine, natürliche ätherische Öle ohne Zusätze verwenden.
5. Fläschchen nach Entnahme der Tropfen sofort wieder verschließen; luft- und lichtdicht aufbewahren.
6. Angegebene Tropfenzahl nicht übersteigen (*viel hilft nicht viel*!).

Fortsetzung nächste Seite

| Standard-Nr.: 04 | Abkürzung: Aromath. | Bezeichnung: Aromatherapie |

Beispiele für die Verwendung von ätherischen Ölen in der Pflege:

Voll- und Teilbäder:	a) 3 Eßl. *Milchpulver* mit 10 - 15 Tropfen ätherischem Öl (*je nach Art des Öls*) verrühren und in das einlaufende Badewasser geben;
	b) ¼ - 1 Liter *H-Milch* mit dem ätherischen Öl vermischen und ins Badewasser geben. Es kann hier auch ein spezielles Badeöl zur Badpflege mit unterschiedlicher Wirkungsweise verwendet werden, wie z.B. zur Badpflege bei irritierter und gereizter Haut usw. Der Bewohner wird es in jedem Fall danken und als wohltuende als auch entspannende Art aufnehmen. Das Baden dient bei alten Menschen nicht nur der Reinlichkeit und Gepflegtheit, sondern das Baden im Heim hat häufig den entspannenden und wohltuenden Charakter zu erfüllen, bzw. soll das Baden als schönes Erlebnis vom Bewohner empfunden werden, bei all der Technik, die dabei zum Tragen kommt und durchaus Ängste bei dem älteren Menschen auslösen kann.
	c) 5 Eßl. flüssige *Sahne* mit dem Öl mischen und dem Wasser zugeben;
	Die drei oben genannten Bäder eignen sich besonders für trockene Haut.
	d) 4 Eßl. *Honig* mit 10 - 15 Tropfen des ätherischen Öls verrühren, in die Wanne geben und Wasser einlaufen lassen; der Honig wirkt hautpflegend und entzündungshemmend.
	e) *Eigelb* mit dem Öl vermischen und ins Wasser geben;
	f) 4 - 5 Eßlöffel *flüssige Seife* (*nicht duftend und mit hautfreundlichem pH-Wert*) mit 10 - 15 Tropfen ätherischem Öl schütteln und dem Wasser zugeben (*Schaumbad*).
	g) 200 g *Kleie* mit 15 Tropfen ätherischem Öl vermischen, in ein kleines Leinensäckchen oder auch dünnen Waschlappen füllen und in die Badewanne hängen. Die Haut wird milder gereinigt und samtweich, gut zur Pflege von wunder, gereizter und entzündeter Haut.
	h) 1 - 2 Hände voll *Meersalz* (*Reformhaus oder Apotheke*) in ein Schraubglas füllen, mit ca. 8 - 10 Tropfen ätherischem Öl beträufeln, das Glas gut schließen und kräftig schütteln. Das Salz in die Wanne geben und Wasser einlaufen lassen. Mit den Händen immer wieder verrühren, damit das Salz sich auflöst. Badedauer 10 Minuten. Wirkung: entgiftend, reinigend und Immunsystem stärkend. Besonders geeignet sind ätherische Öle aus Lavendel, Zitrone, Wacholder und Eukalyptus.
	i) 2 Kilo *Luvos-Heilerde* (*Vollbad*) mit 10 - 15 Tropfen des ätherischen Öls vermischen und in das Badewasser geben. Badedauer 15 - 20 Minuten, 1 - 2 mal wöchentlich; Wirkung: entgiftend, zirkulationsfördernd, reinigend und umstimmend.

Fortsetzung nächste Seite

Standard-Nr.: 04	Abkürzung: Aromath.	Bezeichnung: Aromatherapie

Beispiele der Hautpflege und Wundbehandlung mit ätherischen Ölen:

Öl:	Wirkung:	Anwendungsmöglichkeit:
Lavendelöl: • Zubereitung aus den Blütenrispen; • klarer, frischer und blumiger Duft.	• beruhigend, ausgleichend; • krampflösend; • schmerzstillend (*besonders stechende Schmerzen und Verbrennungsschmerzen*); • antiseptisch; • parasizid, insektizid.	**abendliches Bad:** 15 Tropfen Lavendelöl mit 2 Eßl. Honig in etwas Milch oder Sahne vermischen; 15 Tropfen Lavendelöl in ca. 200 g Kleie (*gut bei wunder gereizter Haut*) vermischen. Die Badepflege mit Lavendelöl fördert das Einschlafen; beruhigt juckende oder gereizte Haut; pflegt die Haut; lindert rheumatische Schmerzen; löst Muskelverspannungen; krampflösend bei nervösen Herzbeschwerden; herzstärkend; wirkt antiseptisch auf die Luftwege und hustenstillend. *Massageöl:* 100 ml reines Pflanzenöl (*Neutralöl*) mit 10 - 15 Tropfen Lavendelöl vermischen: beruhigt bei Ekzemen, allergischen Hautausschlägen und trockener, juckender Haut; löst Muskelverspannungen und Versteifungen; lindert Sonnenbrand; prophylaktisch bei Hautpilz. Lavendelöl unverdünnt auftragen (*eine Ausnahme s. auch Zitronenöl!*) bei Insektenstichen und Fußpilz (*mittels Watteträger 1 - 2 Tropfen auftragen, dabei die umgebende Haut mit einer Fettcreme schützen*). **Kompressen; Wickel;** *Umschläge:* 5 - 10 Tropfen Lavendelöl mit Wasser (*heiß oder kalt*) oder mit Heilerde vermischen; *Gurgelwasser:* 5 - 8 Tropfen auf 1 Glas Wasser bei Apthen, Mundsoor, Stomatitis. *Aromalampe:* 2 - 5 Tropfen zur „Klärung dicker Luft"; im Schlafzimmer zur Raumaromatisierung; *Innerlich:* 2 - 3 mal täglich 2 - 3 Tropfen auf Zucker oder in Honig langsam im Mund zergehen lassen (*Heilpraktiker fragen!*).
Zitronenöl: • Zubereitung aus der Zitronenschale; • frischer, klarer und zitroniger Duft.	• bakterizid, antiseptisch; • aktiviert Leukozyten; • säureneutralisierend; • antisklerotisch, senkt die Hyperviskosität des Blutes; • venenstärkend; • skorbutwidrig;	Zitronenöl (*Citronella*) als Brustwickel bei Asthma; Wadenwickel bei Fieber, Varizen; Waschungen bei juckender, trockener Haut, Ekzemen, Akne, zum Desinfizieren von Wunden (*unverdünnte Anwendung ist möglich, brennt jedoch, insbesondere an Schleimhäuten!*); kalte Stirnkompressen bei Kopfschmerzen oder fieberhaften Krankheitsbildern; Teilbäder bei infiziertem Ulkus cruris und anderen Wunden. *Massageöl:* 10 - 15 Tropfen in 100 ml Neutralöl vermischt zur Erfrischung; bei gestauter Haut; zur Stärkung des venösen Systems: zusammen mit Zypresse (*zusammenziehend*) 1:1 gemischt hervorragend bei Beschwerden durch Krampfadern, müden schweren und gestauten Beinen; im Sommer bei großer Hitze.

Fortsetzung nächste Seite

Standard-Nr.: 04	Abkürzung: **Aromath.**	Bezeichnung: **Aromatherapie**

Beispiele der Hautpflege und Wundbehandlung mit ätherischen Ölen:

Öl:	Wirkung:	Anwendungsmöglichkeit:
siehe oben	• fördert Konzentrationsfähigkeit, schärft den Verstand, regt klares Denken an.	Zitronenöl unverdünnt auftragen *(eine Ausnahme, siehe auch Lavendelöl!)* bei Insektenstichen: hemmt Juckreiz und mindert Schwellungen. **Wickel; Kompressen;** **Umschläge:** 2 - 8 Tropfen; **Gurgelwasser:** 2 Tropfen auf ½ Glas Wasser bei Erkältung, Halsentzündung, Mundschleimhautentzündung und schlechtem Mundgeschmack. **Aromalampe:** 5 - 10 Tropfen zur Desinfektion der Raumluft. **Innerlich:** 3 mal täglich 2 - 4 Tropfen in Wasser oder Kräutertee zur Anregung der Abwehr, beispielsweise in Grippezeiten, zur Neutralisierung von Magensäure, zur vermehrten Ausscheidung von Harnsäure *(Rheuma, Gicht)*, zur Anregung des roten Blutbildes *(Vitamin-C-haltig)*, bei Nasenbluten u.a.
Rosmarinöl: • Zubereitung aus der blühenden Pflanze; • strenger, kampferartiger Duft.	• stimulierend auf das Zentralnervensystem; • stärkt klares Denken und das Bewußtsein; • stark aufmunternd bei Abgeschlagenheit und Müdigkeit; • herzstärkend und drucksteigernd; • regt Gallenabsonderung- und Entleerung an, dabei krampflösend; • erwärmend, durchblutungsfördernd.	**Vollbad; Teilbad;** **Waschungen:** 2 Tropfen *(Waschung)* bis 25 Tropfen *(Vollbad)*. Rosmarinöl ist besonders morgens geeignet. Für „Morgenmuffel" zum Anregen des Kreislaufs und der Durchblutung, vor Prüfungen, bei kalten, müden und schweren Beinen, bei Muskelschmerzen, Rheuma und Gicht, zur Unterstützung einer medikamentösen Lebertherapie *(heiße Anwendung)*, Brustwickel bei Asthma, Bronchitis oder Grippe, Lähmungsfolgen, Gliederschwäche, Herzbeschwerden und Schwindel. **Massageöl:** 10 - 15 Tropfen Rosmarinöl in 100 ml Neutralöl erhältlich. Zur Rückenmassage, bei unreiner Haut, zur Erwärmung und Durchblutung, bei Muskelschmerzen und Rheuma anwendbar. **Kompressen; Wickel;** **Umschläge:** 5 - 10 Tropfen in Wasser *(heiß oder kalt)* **Aromalampe:** 5 - 8 Tropfen zur Förderung der Konzentration und zum klaren Denken **Innerlich:** 3 mal täglich 2 -3 Tropfen auf Zucker oder in Honig in ein Glas lauwarmes Wasser oder Kräutertee einrühren, langsam trinken. Als Leberschutz, Förderung der Gallenflüssigkeit, bei körperlicher oder geistiger Überbeanspruchung, „Verlust" des Gedächtnisses, chron. Bronchitis, nervösen Herzbeschwerden u.a.

Dokumentation: Vor jeder Anwendung einen Allergietest durchführen und festhalten. Kontraindikationen (z.B. *Epilepsie*) durch den Arzt ausschließen lassen und den Arzt über die Durchführung einer Aromatherapie informieren. Die atemfördernden Maßnahmen sind grundpflegerische „direkte" Pflegeleistungen. Nach ärztlicher Anordnung handelt es sich hier, um behandlungspflegerische „indirekte" Pflegehandlungen.

Qualifikation: Altenpfleger/in.

| Standard-Nr.: 05 | Abkürzung: **Atmung** | Bezeichnung: **Atmungsunterstützende Maßnahmen** *(Behandlungspflege)* |

Die normale Atmung ist ein Zusammenspiel von Ein- und Ausatmung und eine elementare Aktivität im Leben. Ist bei einem Bewohner die Atmung gestört, so kommen verschiedene atmungsunterstützende Maßnahmen und atemerleichternde Lagerungen mit Unterstützung der Atemhilfsmuskulatur zur Anwendung. Die Beobachtung der Atmung, Atemfrequenz, des Atemrhythmus, der Atemqualität (*Tiefe, Geräusche, Gerüche, Schmerzen*) und Atemtechnik gehören zu den pflegerischen Aufgaben. Bei der Beobachtung der Atmung soll der Bewohner nicht merken, daß seine Atmung beobachtet oder seine Atemfrequenz gezählt wird (*ablenken, Vorwand*), da der Mensch seine Atmung willkürlich beeinflussen kann.

Pflegeziele:
- Freie und unbehinderte Atmung;
- Angstminderung und Angstfreiheit;
- Aushustung und Entleerung von Sekreten;
- Verhinderung von Sekundärerkrankungen.

Grundsätzliches:

Probleme und Beschwerden in der Atmung oder gar Atemnot können unterschiedliche Ursachen haben und erfordern ein rasches und zielgerichtetes Handeln. Die Atemnot wird subjektiv vom Bewohner wahrgenommen und zeigt sich objektiv durch eine Zyanose der Akren, durch Unruhe, Angst, Schweißausbrüche, Nasenflügelatmung (*Pneumonie*) und Zittern. Hier ist ein sofortiges Agieren von großer Bedeutung. Alle Vitalwerte sind sofort festzustellen und ggf. ist sofort der Bereitschafts- oder Notarzt (*je nach Einschätzung der vorgefundenen Situation*) zu verständigen.

Leidet der Bewohner unter chronischer Atemnot, chronisch obstruktiven Atemwegserkrankungen oder akut unter einer Erkältungskrankheit, Lungenentzündung und ist die Atemtätigkeit dadurch behindert, sind diese hier genannten Maßnahmen zur Erleichterung der Atemtätigkeit und Unterstützung der Atemhilfsmuskulatur durchzuführen. Der Ist-Zustand des Bewohners und deren Akzeptanz für die verschiedenen Maßnahmen muß dabei stets beachtet werden. Bei verwirrten und unruhigen Bewohnern muß eine geeignete Maßnahme gefunden werden, um diesen Personenkreis nicht zusätzlich zu gefährden. Durch diese Maßnahmen wird in jedem Fall die Atemtätigkeit positiv beeinflußt.

In diesem Zusammenhang muß darauf hingewiesen werden, daß darüber hinaus alle nachfolgenden Standards herangezogen werden können.

Standards: „Absg./Mu./Na."; „Aromath."; „Bilz."; „Einrbg."; „Inhalat."; „Mund I und Mund II"; „Nasenpfl."; „Pneu.-Giebel", „Pneupr."; „Pneupr./Atsk."; „Sauerst."; „Trinken"; „Vitalktr.".

Spezielle atmungsunterstützende und atmungserleichternde Maßnahmen:

1. Die Luftbefeuchtung:

Ein ausreichend hoher Grad an Luftbefeuchtung ist für eine gesunde Atmung wichtig. Die Luft kann durch Luftbefeuchter und inhalative Maßnahmen sehr verbessert werden oder durch feuchte Tücher, die im Raum aufgehängt werden (*nicht über dem Heizkörper, wegen der Keimverschleppung*). Eine hohe Luftfeuchtigkeit ist besonders bei Bewohnern mit offener Mundatmung, wie z.B. bei einer Pneumonie oder bei fieberhaften Erkrankungen wichtig.

2. Atemgymnastik und Atemübung:

Um die Lungenspitzen ausreichend zu belüften, müssen diese Maßnahmen mehrmals am Tag durchgeführt werden. Der Oberkörper sollte vor der Übung aufgerichtet werden und für eine frische Luftzufuhr (*kein Durchzug*) ist zu sorgen. Eine der bekanntesten Methoden ist durch die Nase einzuatmen und mit dem Mund wieder langsam die Luft auszuatmen bei eingesetzter Lippenbremse. Diese Übung soll je nach Ist-Zustand des Bewohners fünfmal wiederholt werden. Auf spielerische Art können Wattebällchen oder das Aufblasen eines Luftballons diese Maßnahme unterstützen. Eine andere sehr effektive Übung ist die Arme beim Einatmen heben zu lassen und beim Ausatmen zu senken.

Fortsetzung nächste Seite

| Standard-Nr.: 05 | Abkürzung: **Atmung** | Bezeichnung: **Atmungsunterstützende Maßnahmen** |

3. Atmungsunterstützende und atmungserleichternde Lagerung:

Die *Oberkörperhochlagerung* im Bett mit einem Kissen unter dem Kopf und die Hochlagerung der Ober- und Unterarme mit einem Kopfkissen erleichtern die Atemtätigkeit. Bei dieser Oberkörperhochlagerung kann der Bewohner seine Atemhilfsmuskulatur problemlos miteinsetzen. Um die angespannte Bauchdecke zu entlasten, kann ein kleines Kissen (*Knierolle*) unter beide Knie gelegt werden. Eine Fußstütze sollte dem Bewohner noch zusätzlich angeboten werden, um ihn vor dem Herunterrutschen im Bett zu schützen.

Die rechte und linke *90 Grad Seitenlagerung* im Bett (*2 stündlicher Wechsel*) ermöglicht eine gute abwechselnde Belüftung der jeweils freiliegenden Lungenhälfte. Der Bewohner wird hierzu im Bett flach gelagert; unter dem Kopf liegt ein kleines Kissen (*nicht unter den Schulterblättern!*). Die Sekrete können sich durch diese Lagerung nicht ansammeln und werden in eine bereitgestellte Nierenschale abgehustet. Entsprechende Lagerungshilfsmittel sind zur Stabilisierung des Rückens, des Ober- und Unterschenkels einzusetzen. Hier ist eine exakte Dekubitusprophylaxe durchzuführen, wegen des aufliegenden erhöhten Druckes, z.B. beim Trochanter major.

Als weitere atmungserleichternde Maßnahme ist die *Dehnlage* als Seitenlagerung zu nennen, die sehr gerne von Bewohnern akzeptiert wird. Dazu wird der Bewohner im Bett flach gelagert, da sonst der Bewohner nachts herunterrutschen kann, wodurch der Thorax stark eingeengt wird und somit eine Pneumonie begünstigt werden kann. Die Dehnlage bezeichnet eine Seitenlagerung im Bett, die ähnlich ist wie bei der 90 Grad Seitenlagerung, nur daß der freiliegende Oberarm durch ein darunterliegendes Kissen hochgelagert wird. Durch die Hochlagerung des Oberarmes wird die Last des Schultergürtels vom Brustkorb gemindert. Zusätzlich kann noch ein kleines Kissen unter die Flanken gelegt werden.

Zur intensiveren Belüftung beider Lungenhälften und Flanken bietet sich die „*Schiffchenlagerung*" oder auch „*V-Lagerung*" im Bett an. Hierzu sind zwei wenig gefüllte Kissen erforderlich. Beide Kissen werden, als sog. „Babykissen" oder schiffchenartig geformt, vorbereitet. Beide Kissen werden so zusammengelegt, daß die Spitzen überlappen. Dieses Überlappen kann unter den Schulterblättern (*Belüftung der Lungenspitzen*) oder unter dem Gesäß (*Belüftung der Flanken*) des Bewohners angebracht werden. Der Kopf wird mit einem kleinen Kissen gestützt. Diese Lagerung kann als Flachlagerung und leichte 20 Grad Oberkörperhochlagerung durchgeführt werden (*Akzeptanz des Bewohners!*).

Um den Brustkorb zu dehnen, kann die sog. „*T-Lagerung*" im Bett durchgeführt werden.

Der Bewohner kann hierbei in eine Oberkörperhochlagerung gebracht oder flach im Bett gelagert werden. Die Atemtechnik wird hierbei insbesondere erleichtert. Dazu sind zwei schmale Kissen erforderlich, die zu einem „Schiffchen" geformt werden und in „T-Form" im Bett des Bewohners angeordnet werden. Das „T" wird im Bett des Bewohners so gelagert, daß sowohl beide Schulterblätter als auch die Wirbelsäule dabei unterstützt werden. Diese Lagerung kann als Flachlagerung und leichte 20 Grad Oberkörperhochlagerung durchgeführt werden (*Akzeptanz des Bewohners!*).

4. Sekretentleerungslage bei Sekretanschoppung:

Hier empfiehlt sich die Quink'sche Hängelage oder auch Bauchlage genannt. Bei bestimmten Erkrankungen können sich insbesondere nachts die Sekrete ansammeln und werden morgens abgehustet. Die Quink'sche Hängelage ist eine Schräglagerung auf dem Bauch quer über die seitliche Bettkante mit gerolltem Kissen unter dem Bauch und Stützung des Oberkörpers. Kopf und Arme werden auf einem Stuhl mit einem kleinen Kissen aufgestützt. Der Bewohner muß entspannt und angstfrei liegen (*2. Pflegeperson!*), damit er abhusten kann; für das Sekret reicht man eine Nierenschale. Diese Maßnahme eignet sich insbesondere bei Bronchiektasen mit morgendlichen „maulvollen" Expektorationen.

5. Medizinische Maßnahmen zur Sekretlösung oder Beseitigung obstruktiver Atemwegserkrankungen:

a. *Sekretolytika* oder *Bronchosekretolytika*:

Sie verändern die physikalischen Eigenschaften des Bronchialsekrets im Sinne einer Verflüssigung, d. h. Reduzierung der Viskosität des Sekrets (*Fluimucil®, Bisolvon®*).

b. *Broncholytika*:

Bewirken eine Schleimhautabschwellung und Broncholyse, d. h. Lockerung der Bronchialmuskulatur (*Berotec®, Alupent®*).

c. *Antibiotika*:

Zur bakteriellen Bekämpfung bei Infektionen oder Entzündungen usw.

d. *Bei akuter Atemnot (Dyspnoe)*:

Euphyllin® 0,24 mg

Wirkung: • Erweiterung der Bronchien,
• Stimulation des Atemzentrums,
• Abnahme des venösen Rückstroms (*Herzentlastung*).

Dokumentation: Veränderungen, Probleme und Beschwerden im Zusammenhang mit der Atmung können lebensbedrohliche Situationen auslösen. Die Atemtechnik und der Atemvorgang muß genau beobachtet werden. Veränderungen, z.B. obstuktiver Art müssen immer im Berichteblatt festgehalten und sofort dem Arzt mitgeteilt werden. Die atemfördernden Maßnahmen sind prophylaktische, grundpflegerische „direkte" Pflegeleistungen. Nach ärztlicher Anordnung handelt es sich hier um behandlungspflegerische „indirekte" Pflegehandlungen.

Qualifikation: Altenpfleger/in.

| Standard-Nr.: 06 | Abkürzung: **Aufn. v. Bew.** | Bezeichnung: **Aufnahme von Bewohnern** |

Zugelassene ambulante und stationäre Pflegeeinrichtungen der Altenhilfe sind offene Institutionen, ein soziales Gebilde in denen Pflegebedürftige ganztägig (*vollstationär*) oder nur tagsüber oder nur nachts (*teilstationär*) untergebracht und verpflegt werden. Bei den Pflegeeinrichtungen handelt es sich um zugelassene Pflegeeinrichtungen, mit denen die Pflegekassen einen Versorgungsvertrag abgeschlossen haben. In dem Versorgungsvertrag sind Art, Inhalt und der Umfang der allgemeinen Pflegeleistungen festgelegt, die von der Pflegeeinrichtung während der gesamten Dauer des Vertrages für die Versicherten nach dem Pflegeversicherungsgesetz zu erbringen sind (*Versorgungsauftrag und Leistungserbringung*). Eine Pflegeeinrichtung ist gekennzeichnet durch Zweckbestimmung (*Auftrag*), Planmäßigkeit, formale Strukturen, Werte, Normen und informelle Strukturen und Gegebenheiten. Die Institutionalisierung kann verstanden werden, als ein Prozeß, eine Typisierung und Herausbildung von Handlungsmustern und Beziehungsmustern. Die Phasen der Institutionalisierung ist die Zeit vor der Heimaufnahme, die Zeit des Heimeinzugs und die Zeit während des Heimaufenthaltes. Der Heimeinzug bedeutet für viele Senioren ein „Loslassen und ein Stück Abschiednehmen" von vertrauter Umgebung und ist für viele ein tiefeinschneidendes und epochales Ereignis. Eine Heimaufnahme stellt für einen älteren Menschen und seine Angehörigen in jedem Fall eine erhebliche psychische, physische und emotionale Belastung und Streßsituation dar. Hieraus können sich u.U. kurz- oder langfristige Pflegeprobleme (*z.B. Inkontinenz, Depressionen, Schlafstörungen, Verwirrtheit, Desorientierung, sozialer Rückzug, psychischer Hospitalismus, usw.*) ergeben. Diese Umstellungsschwierigkeiten innerhalb der Eingewöhnungszeit können ausgelöst werden durch Ängste, vielleicht bevormundet zu werden und kann sich in der Persönlichkeit des älteren Menschen bemerkbar machen durch Mißtrauen, Schock und Ohnmachtsgefühle. Dieses Verhaltensmuster wird insbesondere dann verstärkt, wenn dem alten Menschen erzählt wird, daß er bald wieder nach Hause entlassen wird. Ehrlichkeit, respektvolle Begegnung, Bedürfnisorientierung, Eigenverantwortung, Selbstbestimmung und Offenheit sind das oberste Maxim bei einer Aufnahme in eine Pflegeeinrichtung. Es ist signifikant beobachtbar, daß insbesondere ältere Frauen sehr unter der Heimaufnahme leiden. Primäre Aufgabe der Mitarbeiter/innen in einer Pflegeeinrichtung ist es, den Übergang von der eigenen Wohnung in eine Einrichtung der Altenhilfe und die damit verbundene Krisensituation und Belastungen des älteren Menschen, unter Einbeziehung seiner Angehörigen, so gering wie möglich zu halten. Wünschenswert wäre vor der Heimaufnahme ein Kennenlernen, beispielsweise ein Besuch beim älteren Menschen zu Hause (*oder Krankenhaus*), wenn bekannt ist, daß ein Heimeinzug erfolgen soll. In einem kurzen aufklärenden Erstgespräch wäre die Möglichkeit geschaffen, die vorhandenen und berechtigten Ängste und Sorgen zu besprechen. Oft erfolgt allerdings sehr ad hoc ein nahtloser Übergang vom Krankenhaus in eine naheliegende Pflegeeinrichtung. Da die Stadtteilorientierte-, Gemeinwesen- und Öffentlichkeitsarbeit immer mehr an Bedeutung gewinnt, sollte vor der Heimaufnahme genau geprüft werden, ob der ältere Mensch in seinem gewohnten Umfeld, Stadtteil oder seiner Gemeinde andere Alternativen, wie z.B. ambulante Pflege, Essen auf Rädern etc. in Anspruch nehmen könnte. Erst nach Ausschöpfung aller Möglichkeiten und auf eigenen Wunsch des älteren Menschen, sollte ein Heimeinzug vorgenommen werden (*Prinzip: Vorrang der häuslichen Pflege nach § 3 SGB XI!*). Die Heimaufnahme stellt einen neuen Lebensabschnitt des Menschen dar. Nach § 3 Abs. 2 Bundessozialhilfegesetz (*BSHG*) soll Wünschen von Hilfesuchenden, die sich auf Bewilligung von Sozialhilfe für die Kosten der Unterbringung in einer Pflegeeinrichtung richten, nur entsprochen werden, wenn dies nach den Besonderheiten des Einzelfalles erforderlich ist, weil ambulante Hilfen nicht möglich sind oder nicht ausreichen und wenn mit der gewünschten Pflegeeinrichtung eine Vereinbarung nach § 93 Abs. 2 BSHG besteht. Es muß bei einer Bewilligung von Sozialhilfe zu den Kosten einer Altenheimunterbringung sehr genau geprüft werden, ob gesundheitliche oder soziale Gründe vorliegen, die die Aufnahme in ein Altenheim erforderlich machen. Eine Kostenübernahme durch den Sozialhilfeträger kann nur dann erfolgen, wenn die in § 3 Abs. 2 genannten Besonderheiten des Einzelfalles vorliegen. Eine Pflegeeinrichtung hat stets den Anspruch zu erfüllen, dem alten Menschen ein Zuhause zu geben, einen schönen abwechslungsreichen Lebensabend anzubieten, Leistungen qualitativ, transparent (*Dokumentationssystem*), individuell, bedürfnisorientiert (*nach dem AEDL-Pflegekonzept*) anzubieten und vor allen Dingen beim Wohnen ein Gefühl des „Daheimseins", zu stärken und in den Vordergrund zu stellen. Der Bewohner im Heim ist selbstbestimmt, d.h. Leistungen und Angebote werden mit ihm und/oder seinen Angehörigen abgestimmt, abgesprochen und exakt nach Plänen eingehalten, die wiederum jederzeit für den Bewohner einsehbar sind.

Fortsetzung nächste Seite

| Standard-Nr.: 06 | Abkürzung: Aufn. v. Bew. | Bezeichnung: Aufnahme von Bewohnern |

1.0 Aufnahmegespräch zur Vorbereitung der Heimaufnahme:

Der Erstkontakt und das gegenseitige Kennenlernen dient der Abklärung gegenseitiger Erwartungen und erfolgt durch die Heimleitung /oder Pflegedienstleitung in Anwesenheit der später verantwortlichen Schichtleitung des Wohnbereiches. Hier wird ein sehr ausführliches Gespräch über den Grund der Heimaufnahme geführt, in dem auch mögliche Alternativen angesprochen werden müssen. In einem aufklärenden, beratenden und informierenden Erstgespräch wird die Pflegeeinrichtung mit seinem komplexen Leistungsangebot und sonstiger Angebotspalette kurz aber präzise dargestellt. Die vertrauensvolle Begegnung ist eine der wichtigsten Voraussetzungen, für eine spätere Zusammenarbeit zwischen Bewohner, seinen Angehörigen und der Pflegeeinrichtung. Der Bewohner wird über bestimmte Funktionsabläufe, wie Zimmerreinigung, Essenszeiten, Wäschereinigung, Bestellung und Einnähen von Wäschenamen informiert. Der/die Senior/in erhält die Heiminformationsbroschüre und sonstiges Informationsmaterial. Darüber hinaus wird mit dem Bewohner über die Lage der Pflegeeinrichtung, Verkehrsanbindung, Möglichkeiten der persönlichen Zimmergestaltung, das Mitbringen von Haustieren, Menüwahl und besondere Kostformen gesprochen. Auch wird mit dem Bewohner und seinen Angehörigen über das Abrechnungswesen und die Heimkosten gesprochen.

Vor der Heimaufnahme:

a) Erstkontakt durch die Heimleitung oder Pflegedienstleitung und der zuständigen Schichtleitung, in dem eigenen Zuhause des Bewohners.

b) Wenn ein nahtloser Einzug vom Krankenhaus in die Pflegeeinrichtung erfolgen soll, wird der Bewohner von der Heimleitung oder Pflegedienstleitung und der Schichtleitung im Krankenhaus aufgesucht.

Nach der kurzen mündlichen Vorstellung werden mit dem potentiellen „Kunden" nähere Modalitäten über die vier möglichen Kostenträger zur Übernahme der Heimkosten erörtert:

1. *Hotelkosten*: Verpflegung, Unterkunft, Serviceleistungen bzw. der Wunsch nach Zuwahlleistungen. Die Kostenübernahme erfolgt direkt vom Bewohner.

2. *Pflegeleistungen und hauswirtschaftliche Versorgung*: Übernahme erfolgt nach Prüfung des Medizinischen Dienstes von den Pflegekassen als auch das Verfahren und die Kriterien der Pflegestufenzuordnung. Die Pflegebedürftigkeit und die Gewährung von Leistungen nach dem Pflegeversicherungsgesetz sind abhängig von der Einstufung der Pflegebedürftigkeit. Die Einstufung in eines der drei Pflegestufen erfolgt nach den gesetzlich bestimmten Funktionen. Pflegebedürftig im Sinne des Gesetzes sind Personen, die wegen einer körperlichen, geistigen oder seelischen Krankheit oder Behinderung für die gewöhnlichen und regelmäßig wiederkehrenden Verrichtungen im Ablauf des täglichen Lebens auf Dauer, voraussichtlich für mindestens sechs Monate, in erheblichem oder höherem Maße der Hilfe bedürfen (*§14 §15 SGB XI*). Es werden 3 Pflegestufen unterschieden.

3. *Krankenkassenleistungen*: Heil- und Hilfsmittel sowie der Bereich der indirekten Pflegeleistungen (*Behandlungspflege*), wie ärztliche Behandlungen werden in stationären Pflegeeinrichtungen durch Pflegekassen, bis zu DM 2.800,00 im Monat, übernommen. Im ambulanten Bereich werden die Kosten für Behandlungspflege durch die Krankenkassen übernommen.

4. *Sozialleistungsträger*: Auf Antrag erfolgt u.U. die Übernahme bestimmter Kosten, die von dem Kunden und von der Pflegekasse nicht übernommen werden können. Der Antrag muß bei dem Sozialamt gestellt werden, dort wo der alte Mensch zuletzt auch polizeilich (*Einwohnermeldeamt*) gemeldet gewesen ist.

1.1 Heimbesichtigung:

Nach dem beratenden Informationsgespräch über Hotelkosten, Art, Inhalt und Umfang der Leistungserbringung sowie Leistungsangebote innerhalb der Pflegeeinrichtung soll dem Senioren und seinen Angehörigen eine Heimbesichtigung angeboten werden. In diesem Rundgang soll das zukünftige Zimmer oder die Wohnung, Aufenthaltsräume, Gemeinschaftsräume im Hause, das Badezimmer, die Toiletten, Therapie, der Speisesaal und Garten gezeigt werden. Bestimmte räumliche und sachliche Gegebenheiten sowie bestimmte Hausabläufe und Funktionsabläufe, z.B. Essenszeiten etc. sind ihr/ihm zu erläutern. Nach dem Hausrundgang soll dem zukünftigen Kunden die Möglichkeit gegeben werden, ein paar Tage darüber nachzudenken, ob tatsächlich eine Heimaufnahme erfolgen soll und wann die Aufnahme möglicherweise erfolgen soll. Für Interessierte besteht evtl. die Möglichkeit und Gelegenheit eines Probewohnens.

1.2 Antrag einer Heimaufnahme:

| ⇒ *Falls sich der Kunde für diese Pflegeeinrichtung nach einer Heimbesichtigung entschieden hat und mit der Heimaufnahme einverstanden ist, müssen ihr/ihm folgende Unterlagen zur allgemeinen Information ausgehändigt werden:*

Erledigt am: _____ Handzeichen: _____ | • Die Zimmerbelegung und der Einzugstermin ist mit dem Bewohner *definitiv festzulegen*. Das Zimmer /die Wohnung ist dem Bewohner und seinen Angehörigen unmittelbar danach zu zeigen. Der Einzug in eine Pflegeeinrichtung erfolgt nur im Ausnahmefall an den Wochenenden. Bei einem Einzug in ein Doppelzimmer ist der/die Mitbewohner/in frühzeitig zu informieren und *vorher* in angemessener Art bekannt zu machen.
• Heimordnung mit Beschreibung von Struktur- und Funktionsabläufen, die für ein reibungsloses Miteinander unentbehrlich sind, aushändigen. |

Fortsetzung nächste Seite

Standard-Nr.: 06	Abkürzung: Aufn. v. Bew.	Bezeichnung: Aufnahme von Bewohnern

1.2 Antrag einer Heimaufnahme:

siehe oben	• Merkblatt über die Wäschereinigung aushändigen und Bestellung von Webnamen klären bzw. durch die Hauswirtschaftsleitung veranlassen. • Information des zukünftigen Bewohners und seiner Angehörigen darüber, wann und wie die Zimmerreinigung durchgeführt wird (*Sichtreinigung = Mülleimer entleeren, Waschbecken säubern usw., Grundreinigung = Putzen, Saugen, Möbel säubern, Fenster putzen usw.*). • Heiminformationsbroschüre und sonstiges Informationsmaterial aushändigen. • Biographieblatt als Vordruck aus dem Dokumentationssystem dem Bewohner und/oder seinen Angehörigen aushändigen, mit der Bitte stichwortartig die Lebensgeschichte, biographischen Daten, Gewohnheiten, Vorlieben und Abneigungen aufzuschreiben, um den Bewohner besser kennenzulernen und um die Eingewöhnung und Integration etwas zu erleichtern. • Gespräch darüber, ob eigene Möbel, Gardinen etc. (*Häuslichkeit und Wohlbefinden!*) mitgebracht werden und welche Veränderungen in der Wohnung oder dem Zimmer seitens der Pflegeeinrichtung noch durchgeführt werden müssen. Auch ist hier der Frage nachzugehen, ab wann die Möbel gebracht werden und ob ein Pflege- oder eigenes Seniorenbett mitgebracht werden kann. Verschiedenes Mobiliar kann u.U. (*Ausnahmefall*) auch vom Haus zur Verfügung gestellt werden.

1.3 Verwaltungstechnische Aufgaben vor der Heimaufnahme:

⇒ *Gemeinsam werden mit dem Kunden ein paar Tage vor dem Einzug folgende Unterlagen und Anträge besprochen, ausgefüllt oder beantragt:* *Erledigt am:* _____ *Handzeichen:* _____	• Aufnahmeblatt ist auszufüllen; • Der Heimvertrag mit seinem Leistungsverzeichnis und Zuwahlleistungen wird besprochen und vorbereitet. Der Heimvertrag ist ausgefüllt und unterschrieben durch die Heimleitung am Tag des Einzugs dem Bewohner in zweifacher Ausfertigung zur Unterschrift vorzulegen. Ein Exemplar verbleibt bei dem Bewohner. • Das Pflegegeld muß bei der Pflegekasse beantragt werden. • Es sind Anträge zur Kostenübernahme bei den Sozialleistungsträgern zu stellen. Wenn Sozialhilfe bei einer Aufnahme in den Altenheimbereich in Anspruch genommen werden muß, ist das Sozialamt vor der Aufnahme durch einen ärztlichen Beurteilungsbogen (*personenbezogene Daten, medizinische Diagnosen, soziale Situation, Versorgungssituation und ärztliche Beurteilung*) schriftlich zu unterrichten. • Nach Wunsch erfolgt eine Unterstützung bei den Befreiungsanträgen, z.B.: Telefongebühren, Rundfunkgebühren, Rezeptgebührenbefreiung und Beitragsfreiheit gegenüber der Pflegeversicherung usw. • Nach Wunsch und grundsätzlicher Notwendigkeit: Antrag und Anregung beim Amtsgericht für die Einrichtung einer Betreuung (*§ 1906 Abs. 4 BGB*) mit Nennung der gewünschten Wirkungsbereiche (*§ 1896 Abs. 1 BGB*). Diese Anregung **muß** erfolgen bei freiheitsentziehenden Maßnahmen, wenn der Bewohner keine freie und schriftliche Willenserklärung mehr abgeben kann!

Fortsetzung nächste Seite

Standard-Nr.: 06	Abkürzung: Aufn. v. Bew.	Bezeichnung: Aufnahme von Bewohnern

1.4 Hauswirtschaftliche und haustechnische Aufgaben vor der Heimaufnahme:

⇒ *Gemeinsam mit den verantwortlichen Mitarbeitern/innen werden ein paar Tage vor dem Einzug des Bewohners, folgende hauswirtschaftliche und haustechnische Dinge abgeklärt:*

Erledigt am: _____ Handzeichen: _____

- Klärung mit dem Bewohner und/oder seinen Angehörigen, wann der genaue Einzugstermin und die Übernahme der Wohnung bzw. des Zimmers erfolgen kann und Telefonnummer sowie Ansprechpartner des Wohnbereiches mitteilen.
- Den genauen Einzugstermin zunächst mündlich der Pflegedienstleitung, Schichtleitung des Wohnbereiches, Hauswirtschaftsleitung, Küchenleitung und dem Hausmeister bekanntgeben.
- Mitteilung an die Hauswirtschaftsleitung und den Hausmeister, ob eigene Möbel, Bilder etc. mitgebracht werden und welche Hilfen hierbei, z.B. Aufbau der Möbel, notwendig sind.
- Die Möbel etc. sollen einen Tag vor der Heimaufnahme in der Pflegeeinrichtung eintreffen; Klärung darüber ob der Hausmeister die Möbelstücke etc. aufbauen muß, oder ob etwas an den Wänden angebracht werden soll, z.B. Bilder, Wanduhr, Duschvorhang etc. Mitgebrachte Gegenstände sind grundsätzlich sicher und rutschfest (*Teppiche etc.*) anzubringen bzw. zu befestigen.
- Die angebrachten Gegenstände muß der Bewohner auch erreichen können, z.B. Hängeschränke, Monatskalender etc. Grundsätzlich soll das Zimmer oder die Wohnung mit den Angehörigen wohnlich, heimisch und gemütlich eingerichtet werden.
- Vorherige Abklärung, ob ein Pflegebett vom Hause notwendig ist, oder ob der zukünftige Bewohner sein eigenes Seniorenbett mit in die Pflegeeinrichtung bringen läßt.
- Welche hauswirtschaftliche Hilfe und Unterstützung ist anzubieten und was ist erforderlich, z.B. Gardinen aufhängen, Wäschereinigung organisieren, Wäschenamen (*Webnamen*) bestellen und im Hause einnähen lassen usw.
- Meldung an die Küche, welche Kostform (*Diabeteskost, leichte Kost, passierte Kost*) notwendig und gewünscht wird.
- Wird ein Haustier mitgebracht und wer versorgt das Tier bei dauernder Pflegebedürftigkeit? Hat das Tier einen Impfpaß?
- Am Tag vor dem Heimeinzug und **nach dem Möbelaufbau**, ist das Zimmer oder die Wohnung in einem einwandfreien Zustand zu hinterlassen; Zimmerabnahme oder Wohnungsabnahme erfolgt durch die Heimleitung, in Anwesenheit der Hauswirtschaftsleitung und des Hausmeisters.

2.0 Der Heimeinzug:

⇒ *Am Einzugstag sind folgende Tätigkeiten und Aufgaben durch die Hauswirtschaftsleitung wahrzunehmen:*

Erledigt am: _____ Handzeichen: _____

- Die Hauswirtschaftsleitung stellt als Begrüßungsgeschenk einen Blumenstrauß in das Zimmer.
- Die Hauswirtschaftsleitung legt sichtbar zur Orientierung einen Plan über die Essenszeiten und die letzte Ausgabe der Heimzeitung auf den Tisch des Bewohners. Die Essenszeiten sollen gut lesbar geschrieben sein.
- Durch die Hauswirtschaftsleitung sind zwei Handtücher und zwei Waschlappen in der Naßzelle aufzuhängen, ggf. muß Toilettenpapier in die Toilette des Bewohners gebracht werden.

Fortsetzung nächste Seite

2.0 Der Heimeinzug:

siehe oben	• Das Zimmer oder die Wohnung ist durch die Hauswirtschaftsleitung zu lüften (*kein Durchzug*). • Sie unterstützt den Bewohner beim Auspacken der Koffer (*nach dem Erstgespräch der Schichtleitung*) und ist Ansprechpartner für die weitere Zimmergestaltung und für hauswirtschaftliche Wünsche.
⇒ *Am Einzugstag sind folgende Tätigkeiten und Aufgaben durch die Heim- oder Pflegedienstleitung wahrzunehmen:* *Erledigt am:* _____ *Handzeichen:* _____	• Wenn der Bewohner in die Pflegeeinrichtung kommt - wenn möglich in Begleitung seiner Angehörigen - sollte durch die Heimleitung oder Pflegedienstleitung die Begrüßung stattfinden. Der Bewohner soll das Gefühl bekommen, daß er im Hause auch willkommen ist, um die Distanz zur Einrichtung zu verringern. Der Bewohner wird in sein Zimmer oder in seine zukünftige Wohnung in dem jeweiligen Wohnbereich begleitet. • Dem Bewohner ist der Heimvertrag in zweifacher Ausfertigung durch die Heimleitung unterschrieben und zur Unterschrift des Bewohners, und der Zimmerschlüssel bzw. Wohnungsschlüssel auszuhändigen.

3.0 Die Begleitung beim Einzug und Einleben in der Pflegeeinrichtung:

⇒ *Am Einzugstag sind folgende pflegebezogenen Tätigkeiten und Aufgaben durch die zuständige Schichtleitung in den ersten Stunden wahrzunehmen:*
 	
Erledigt am: _____ *Handzeichen:* _____
	• Es erfolgt unmittelbar nach der Neuaufnahme durch die Heim- und Pflegedienstleitung die Begrüßung durch die Schichtleitung des Wohnbereiches, mit Namen der Person. Die Schichtleitung ist besonders in den ersten Tagen die **Ansprech- und Bezugsperson** für den Bewohner und seinen Angehörigen; Mitbewohner werden in einem Doppelzimmer dem Bewohner vorgestellt. Es wird dem Bewohner etwas zum Trinken angeboten.
	• Die Schichtleitung füllt die Heimanmeldung in zweifacher Ausfertigung für die Verwaltung aus und bestätigt durch die Unterschrift den Heimeinzug innerhalb des Wohnbereiches. Die Anmeldung ist der Verwaltung auszuhändigen. Die Verwaltung leitet die Heimaufnahme zur Kenntnisnahme weiter an die:
	  - Heim- und Pflegedienstleitung;
	  - Hauswirtschaftsleitung;
	  - Therapie;
	  - Küchenleitung;
	  - Hausmeisterei;
	  - Geschäftsstelle.
	• Nach einer vom Bewohner festgelegten Verschnaufpause, ist behutsam und ohne Anstrengung die Toilette und andere wichtige Räumlichkeiten, wie z.B. der Speisesaal dem Bewohner zu zeigen. Das Bedienungselement des Pflegebettes und die Rufanlage ist dem Bewohner zu erklären und praktisch zu demonstrieren. Die Essenszeiten sind anhand des Planes nochmals zu erörtern.
	• Durchführung des Erstgesprächs durch die Schichtleitung. Die Gesprächszeit von 20 Minuten darf hierbei nicht überschritten werden, den Bewohner nicht überfordern und ihm aktiv zuhören.
	• Wäschestift anbieten zur Zeichnung der Bekleidung und behilflich sein bei der Durchführung der provisorischen Beschriftung (*bis die Webnamen eingetroffen sind*).

Fortsetzung nächste Seite

Standard-Nr.: 06	Abkürzung: Aufn. v. Bew.	Bezeichnung: Aufnahme von Bewohnern

3.0 Die Begleitung beim Einzug und Einleben in der Pflegeeinrichtung:

⇒ *Pflegeteam des Wohnbereiches soll die pflegebezogenen Stammdaten in den ersten Tagen im Dokumentationssystem und im Formularwesen des Hauses (des Wohnbereiches) schriftlich sammeln, sortieren und aufnehmen:*

Erledigt am: _____ *Handzeichen:* _____

- Die Dokumentationsmappe und die entsprechenden Dokumentationsblätter sind für den Bewohner anzulegen und zunächst nur die Stammdaten im Informationsblatt zu erfassen. Verordnete Medikation (*mitgebrachte Medikamente*) falls vorhanden, oder Arztbriefe, Überweisungen, Krankengeschichte, Diagnosen vom Bewohner entgegennehmen und später dem Hausarzt aushändigen. Bewohner beobachten und Verhalten aufmerksam beachten: z.B. Bewußtseinslage, Schmerzen, Ernährungszustand, Allgemeinzustand, Hautzustand, Mobilität, Aussehen und Orientierungsvermögen; objektive Daten, z.B. durch Messungen durchführen: Blutdruck, Puls, axillare Körpertemperatur, Blutzucker, Atmung, Größe, Gewicht nach dem Quetelett-Index berechnen. Weitere Informationssammlung sollte sich beziehen auf: Kommunikation, Körperhaltung und Bewegungsmuster, Hörbehinderungen, Sehbehinderungen, geistiger Ist-Zustand, Allergien, Unverträglichkeiten (*wichtig, z.B. bei bestimmten Medikamenten*), Prothesen (*Augen-, Zahn- und Körperprothesen*), Eßgewohnheiten (*Diäten, Vollkost, Schonkost, bestimmte Kostformen und Eßverhalten*), Trinkgewohnheiten, Stuhl-, Urinausscheidung und Schlafgewohnheiten.
- Der Hausarzt und ggf. die Konsiliarärzte werden über den Heimeinzug telefonisch informiert.
- *Das **Dokumentationssystem soll innerhalb von 14 Tagen** vollständig ausgefüllt und angelegt werden. Das Pflegeteam soll eine Pflegeanamnese erstellen und besprechen auf der Grundlage des AEDL-Pflegekonzeptes. Die zwölf Lebensaktivitäten (ATL's) sollen nach „Unabhängigkeit und Abhängigkeit" eingeschätzt und beschrieben werden. Die Nortonscala zur Einschätzung der Dekubitusgefahr ist anzulegen. Eine Pflegeplanung ist nach den Bedürfnissen und der Pflegebedürftigkeit zu erstellen.*
- Die Nachtwache muß am Abend bei der Nachtwachenübergabe über die Neuaufnahme informiert werden. Die Nachtwache soll sich bei dem Bewohner vorstellen. In den ersten Nächten ist besonders auf den Bewohner und seiner Schlafgewohnheiten zu achten und häufiger nach ihm zu sehen. Evtl. Dämmerlicht zur Orientierung ermöglichen.
- Bewohner wird ganz langsam und behutsam mit der neuen und ungewohnten Umgebung und den Gegebenheiten vertraut gemacht. Die Privat- und Intimsphäre wird grundsätzlich berücksichtigt.
- Der Heimbeirat und die anderen Bewohner werden über die Neuaufnahme informiert.
- Der Geburtstag des Bewohners ist im Geburtstagskalender des Wohnbereiches einzutragen und weiter zu geben an die:
  - Küchenleitung (*Geburtstagsessen und Geburtstagskuchen etc.*);
  - Beschäftigungstherapeut/in (*Therapie*);
  - Hauswirtschaftsleitung.
- Die Pflegemitarbeiter sollen evtl. farbige Dauersignale in das Dokumentationssystem kleben, um schnell erkennbar zu machen, wenn z.B. ein Diabetes mellitus oder eine Ernährung mittels implantierter Magensonde vorliegt usw.

Fortsetzung nächste Seite

Standard-Nr.: 06	Abkürzung: Aufn. v. Bew.	Bezeichnung: Aufnahme von Bewohnern

3.0 Die Begleitung beim Einzug und Einleben in der Pflegeeinrichtung:

<table>
<tr>
<td>siehe oben</td>
<td>

- Der Hausmeister soll das Namensschild des Bewohners an der Tür, im Speisesaal (*nach vorheriger Auswahl und Absprache des Sitzplatzes*) am Tisch durch Tischkärtchen und in der Hinweistafel im Eingang anbringen. Am Türnamensschild wird u.U. ebenfalls ein Dauersignal angeklebt, um bestimmte Gegebenheiten des Bewohners kenntlich zu machen (*s.o.*). Die Bedeutung der Dauersignale ist nur den Pflege- und Hausmitarbeitern bekannt.
- Es ist ein Medikamentenfach mit Beschriftung anzulegen.
- Vom Heimbewohner sind noch folgende Unterlagen erforderlich:
  - Krankenversicherungskarte;
  - Rezeptgebührenbefreiungsausweis bei einer Rezeptgebührenbefreiung (*falls vorhanden*). Eine Kopie ist in die Apothekenablage zu legen, mit der die Pflegeeinrichtung zusammenarbeitet.
- Der Standard „**Aufn. v. Bew.**" ist nach Erledigung der Aufgaben wieder in der Verwaltung abzugeben!

</td>
</tr>
</table>

Dokumentation: Bei einer Neuaufnahme muß baldmöglichst ein Dokumentationssystem angefertigt werden. Bei einer Verlegung, z.B. von der Pflegeeinrichtung in ein naheliegendes Krankenhaus, ist ein pflegerisches Verlegungsprotokoll auszufüllen und dem Krankenhaus mitzugeben. Die Kopie verbleibt in der Pflegeeinrichtung. Ansonsten sind Veränderungen und Beobachtungen im Zusammenhang mit der Heimaufnahme im Berichteblatt absolut deskriptiv (*beschreibend*) und wertfrei festzuhalten. Die Heimaufnahme und Ablauforganisation ist eine „indirekte" Pflegehandlung.

Qualifikation: Die Heimaufnahme in dem jeweiligen Wohnbereich erfolgt durch die zuständige Schichtleitung. Die Schichtleitung ist in den ersten Tagen die Bezugs- und Kontaktperson für den Heimbewohner und seine Angehörigen.

Standard-Nr.: 07	Abkürzung: **Augpfl.**	Bezeichnung: **Allgemeine und spezielle Augenpflege** *(Grundpflege)*

Bei alten, pflegebedürftigen und bettlägerigen Bewohner/innen ist grundsätzlich morgens und abends eine *allgemeine Augenpflege* im Rahmen der Körperpflege durchzuführen. Durch verminderten oder fehlenden Augenlidschlag *(insbesondere bei Sterbenden und Fiebernden)* ist die Schutz- und Selbstreinigungsfunktion der Augen gestört.

Häufig kann eine Lichtempfindlichkeit beobachtet werden, und die Bewohner klagen über ein brennendes Gefühl in den Augen. Aufgrund des meist sich entwickelnden unvollständigen Lidschlusses wird die Hornhaut des Augapfels ungenügend angefeuchtet, die Wimpern können miteinander verkleben und die Bewohner können Schmerzen äußern. In diesem Fall ist eine *spezielle Augenpflege* unerläßlich! Darüber hinaus können Keime über die Augen ungehindert eindringen und sich im Auge und menschlichen Organismus verbreiten und dadurch schwere Entzündungen verursachen. Werden diese Ausfälle nicht frühzeitig fachkompetent pflegerisch erkannt und kompensiert, können beim Bewohner schwerwiegende Sehschäden entstehen. Die Brillenpflege und -reinigung muß mit einbezogen werden.

Pflegeziele:
- Reinigung des Auges und/oder den Feuchtigkeitsfilm erhalten;
- Hornhautaustrocknung vermeiden;
- Infektionen vermeiden oder beseitigen.

Material:	Grundsätzliche Vorgehensweisen:
Tablett mit:	**I. Allgemeine Augenpflege:**
1. NaCl 0,9 %ig, Aqua dest., Ringerlösung *oder*	1. Hände der Pflegekraft waschen und hygienische Händedesinfektion durchführen.
2. Kamillenlösung (-*tee*);	2. Mit klarem und lauwarmem Wasser (*Waschlappen*) im Zusammenhang mit der allgemeinen Körperpflege *(s. Standard: „Kp-Wasch.")* morgens und abends die allgemeine Augenpflege *(vom äußeren zum inneren Augenwinkel)* durchführen. Die Wimpern und Augenbrauen dürfen dabei nicht außer acht gelassen bzw. vergessen werden.
3. ES-Kompressen (*steril, 5 cm mal 5 cm*) bei vorhandenen Infektionen *oder*	
4. flusenfreier Waschlappen;	
5. Einmalhandschuhe bei Entzündungen oder Infektionen;	3. Bei geschlossenen Lidern, die Augen immer von außen nach innen, zur Karunkel hin reinigen.
6. 1 Nierenschale als Abwurfschale;	4. Ggf. die Salbenreste vorsichtig entfernen nach Durchführung und Anwendung des Standards: „Augsa./Augtro.".
7. 1 Nierenschale für die Lösung;	
8. flusenfreies Handtuch;	5. Ggf. Augentränenersatzmittel bei trockenen Augäpfeln anwenden nach Standard „Augsa./Augtro.".
9. evtl. Tränenersatztropfen als Augentropfen.	
	6. Bei Augenprothesen, s. Standard „Augpro.".

Fortsetzung nächste Seite

Standard-Nr.: 07	Abkürzung: Augpfl.	Bezeichnung: Augenpflege

Material:	Grundsätzliche Vorgehensweisen:
siehe oben	**II. Spezielle Augenpflege:** 7. Bei Entzündungserscheinungen oder Infektionen der Augen, muß eine spezielle Augenpflege durchgeführt werden. Der Unterschied besteht gegenüber der allgemeinen Augenpflege darin, daß hier besondere Lösungen und Kompressen (*steril*) eingesetzt werden müssen. Mit einem Waschlappen dürfen die Augen nicht gereinigt werden! Es müssen Einmalhandschuhe getragen werden. 8. Mit z.B. 0,9 %iger NaCl Lösung *(oder Kamillenlösung)*, werden die Kompressen in einer Nierenschale getränkt. Im Zusammenhang mit der allgemeinen Körperpflege, s. Standard: „Kp-Wasch.", werden die Augen von außen nach innen morgens, mittags, abends und zwischendurch nach Bedarf gereinigt. Die Wimpern und Augenbrauen müssen ebenfalls mit 0,9 %iger NaCl Lösung *(oder Kamillenlösung)* und Kompressen gereinigt werden. Bei geschlossenen Lidern, die Augen immer vom äußeren zum inneren Augenwinkel reinigen.

1. Pflegeziel: Reinigung des Auges und/oder den Feuchtigkeitsfilm erhalten:

Reinigung des linken Auges bei (I.) allgemeiner und (II.) spezieller Augenpflege:

1. Den Bewohner bequem lagern (*Oberkörperhochlagerung*), s. Standard: „Lageart" und sauberes Handtuch auf den Brustkorb legen;
2. **I. Allgemeine Augenpflege**: Kopf nach **rechts** drehen/lassen und mit klarem und lauwarmem Wasser den Waschlappen anfeuchten. Das linke Auge vom äußeren zum inneren Augenwinkel, mit dem angefeuchteten Waschlappen reinigen, bei geschlossenem Augenlid. Anschließend mit dem Handtuch das Auge von außen nach innen abtrocknen bzw. abtupfen. Danach Kopf wieder in Mittelstellung drehen/lassen und Bewohner auffordern die Augen mehrmals zu öffnen und zu schließen, um noch ablaufendes Wasser mit dem Handtuch entfernen bzw. abtupfen zu können. Anschließend den Kopf nach links drehen/lassen und das rechte Auge (*s.o.*) reinigen.
3. **II. Spezielle Augenpflege:** Einmalhandschuhe anziehen und Kopf nach rechts drehen/lassen. Die erste trockene Kompresse wird in den inneren Augenwinkel (*linkes Auge*) gelegt und mit der angefeuchteten zweiten Kompresse (*s.o. Lösung*) wird das Unterlid etwas heruntergezogen und das Auge von außen nach innen ausgewischt. Die Kompresse im inneren Augenwinkel saugt die abfließende Flüssigkeit auf. Beide gebrauchten Kompressen werden nach der Reinigung in die Nierenschale (*Abwurfschale*) gegeben.

Reinigung des rechten Auges bei (I.) allgemeiner und (II.) spezieller Augenpflege:

1. Den Bewohner bequem lagern (*Oberkörperhochlagerung*), s. Standard: „Lageart" und sauberes Handtuch auf den Brustkorb legen;
2. Kopf nach **links** drehen/lassen und den Vorgang wie bei 2. I Allgemeine Augenpflege, oder 3. II. Spezielle Augenpflege durchführen!

Fortsetzung nächste Seite

Standard-Nr.: 07	Abkürzung: Augpfl.	Bezeichnung: Augenpflege

2. Pflegeziel: Feuchtigkeitsfilm erhalten: | *3. Pflegeziel: Infektionen vermeiden oder beseitigen:*

Nach ärztlicher Anordnung sind Augensalben und/oder Augentropfen, bzw. Tränenersatzmittel in den mittleren Augenbindehautsack *einzubringen (1 Tropfen pro Auge, s. Standard: „Augsa." / „Augtro.")*. Eine Berührung der Tubenspitze mit dem Auge muß unbedingt vermieden werden.	Rötung, Schwellung, Schmerz, lokale Überwärmung, vermehrter oder ausbleibender Tränenfluß und Lichtempfindlichkeit können auf eine Entzündung oder Infektion hinweisen. Wenn die Bewohner über solche oder ähnliche Beschwerden klagen, oder wenn das Pflegepersonal diese Symptome beobachtet, ist ein augenärztliches Konsil unbedingt erforderlich. Die spezielle Augenpflege ist hier unbedingt durchzuführen!

Dokumentation: Die **grundpflegerische allgemeine Augenpflege** gehört zu dem Leistungskomplex im Rahmen der Pflegeversicherung. Zuordnung erfolgt je nach Pflegebedürftigkeit in den Leistungskomplex der Körperpflege (*Kleine/-Große Morgen-/ und Abendtoilette mit oder ohne Aufstehhilfe*). Im Pflegedurchführungsblatt ist die tägliche Körperpflege (*morgens und abends*) zu bestätigen. Augenveränderungen jeglicher Art sind im Berichteblatt einzutragen. Es erfolgt dann ein augenärztliches Konsil und u.U.eine anschließende **behandlungspflegerische spezielle Augenpflege!**

In stationären Pflegeeinrichtungen wird die Behandlungspflege über die Pflegekassen finanziert.

Im ambulanten Bereich erfolgt die Abrechnung von behandlungspflegerischen Leistungen (*ärztliche Verordnung häuslicher Krankenpflege*) über die Krankenkassen.

Qualifikation: Altenpfleger/in und Pflegehelfer/in nach Anleitung.

| Standard-Nr.: 08 | Abkürzung: **Augpro.** | Bezeichnung: **Augenprothesen herausnehmen oder einsetzen** *(Grundpflege)* |

Die Augenprothese ist eine Einzelanfertigung, die für die Augenherstellung individuell hergestellt und angepaßt wird. Zur Augenprothesenherstellung wird z.B. Kryolitglas verwendet. Das ist ein Spezialglas, das in Deutschland seit ca. 1850 in der Glasaugenherstellung bekannt ist. Der Okkularist / Augenpraktiker formt und paßt die Augenprothese individuell an. Bei Zerbrechen der Augenprothese müssen alle Bruchstücke aufgehoben werden, da sie dem Augenpraktiker als Vorlage bei einer Neuanfertigung dienen! Die Augenprothese ist ein hochwertiges Produkt und bedarf sorgfältiger Handhabung und Pflege, damit es bei den Bewohnern zu keinen Augenhöhlenirritationen kommen kann. Vor dem Einsetzen der Augenprothese muß eine Augenpflege nach dem Standard „Augpfl." durchgeführt werden. Häufig verordnet der Augenarzt bei Augenprothesen aus prophylaktischen und/oder therapeutischen Gründen zusätzlich Augentropfen, um die Augenhöhle feucht zu halten (s. Standard „Augsa./Augtro.").

Pflegeziele:
- Bewohner/in soll ständig die Augenprothese tragen, um sich wohlzufühlen;
- Bewohner/in soll eine beschwerdefreie Augenhöhle haben ohne Entzündungszeichen;
- Kratzspuren, Kalkablagerungen oder sonstige Irritationen der Augenprothese unbedingt verhindern.

Die Pflege der Augenprothesen:	Materialien:	Prinzipielle Beachtung bei Augenprothesen:	Einsetzen des Glasauges:	Herausnehmen des Glasauges:
1. Mindestens einmal am Tag die Augenprothese mit lauwarmem Wasser säubern und anschließend mit einem Tupfer abtrocknen. 2. Bei starken Inkrustrationen kann das künstliche Auge ca. 10 Minuten in Kochsalzlösung eingelegt werden (*1 gestrichenen vollen Teelöffel Salz in 500 ml Wasser auflösen, ergibt eine 0,9 %ige physiologische Kochsalzlösung!*). 3. Auch keimtötende Flüssigkeiten können nach Rücksprache mit dem Augenpraktiker oder Augenarzt zur Reinigung verwendet werden.	NaCl 0,9 % ig *o d e r* 1 gestrichenen vollen Teelöffel Salz in 500 ml Wasser auflösen; Weiches Handtuch; Zellstofftupfer, *o d e r* ES-Kompressen (*10 cm mal 10 cm*); Evtl. ärztlich angeordnete Augentropfen.	Bei normalen Prothesen zeigt der kurze Teil zur Nase. Dies muß aber nicht die Regel sein, da viele Prothesen in ihrer Formgebung von diesem Schema abweichen. **Noch einige Hinweise:** 1. Ein abgetragenes Auge verursacht Beschwerden in der Augenhöhle und Entzündungserscheinungen. 2. Die rauh gewordene Oberfläche der Prothese kann die Augenhöhle stark reizen. Erste Anzeichen sind: erhöhter Tränenfluß, die Augenhöhle rötet sich und im weiteren Verlauf kann es zu dickflüssiger, gelblicher Absonderung aus der Augenhöhle kommen.	Hygienische Händedesinfektion; Bewohner angenehm lagern (*Oberkörperhochlagerung*) und sauberes Handtuch vor den Brustkorb legen: 1. Standard „Augpfl." durchführen; 2. Prothese anfeuchten, Bewohner blickt nach unten und das Oberlid wird leicht und vorsichtig angehoben. 3. Daumen und Zeigefinger fassen das Glasauge an und schieben die Augenprothese in die Übergangsfalte des Auges. 4. Bewohner blickt nun nach oben und das Unterlid wird leicht und vorsichtig nach unten gezogen; Augenprothese schiebt sich häufig von alleine in die endgültige Stellung.	Hygienische Händedesinfektion; Bewohner angenehm lagern (*Oberkörperhochlagerung*) und sauberes Handtuch vor den Brustkorb legen: 1. Bewohner blickt nach oben und das Unterlid wird leicht und vorsichtig nach unten gezogen bis der untere Rand der Prothese sichtbar frei liegt. 2. Mit Glasstäbchen oder Zeigefinger unter den Rand der Prothese fassen. 3. Mittelfinger faßt das Glasauge an und schiebt die Prothese vorsichtig und ohne Gewalt heraus.

Fortsetzung nächste Seite

44

| Standard-Nr.: 08 | Abkürzung: Augpro. | | Bezeichnung: Augenprothesen herausnehmen oder einsetzen | |

Die Pflege der Augen-prothesen:	Materialien:	Prinzipielle Beachtung bei Augenprothesen:	Einsetzen des Glasauges:	Herausnehmen des Glasauges:
4. Niemals darf das künstliche Auge über Nacht im Wasserbehälter aufbewahrt werden, da es sonst zu Kalkablagerungen an der Augenprothesenoberfläche kommen kann.	siehe oben	3. Durch das Eindringen von Schmutzpartikelchen kommt es zu Verfärbungen der Oberfläche (*Limbus*) der Augenprothese. 4. Im Laufe der Zeit kann es zu einem Verblassen der eingeschmolzenen Blut- und Fettgewebe kommen. Abnutzung, Verfärbung und Verhärtung sind die Folgen, wenn die Augenprothesen, z.B. länger als zwei Jahre vom Bewohner getragen werden. 5. Bakterienansammlung vermehrt durch Kratzspuren und nach nicht sorgfältiger Reinigung und Abtrocknung der Prothese sowie Kalkablagerungen treten durch Wasserrückstände auf. 6. Sekretrückstände aufgrund schlechten Lidschlusses auf der Hornhaut. Wieder vermehrte Bakterienansammlung und verstärkte Verletzungsgefahr. **Beachte folgende Standards:** • „Augsa./Augtro." • „Augpfl.".	5. Bewohner soll die Augen kurz schließen und wieder öffnen.	siehe oben

Dokumentation: Die grundpflegerische „direkte" Pflegemaßnahme ist im Pflegedurchführungsblatt täglich zu bestätigen. Veränderungen jeder Art sind im Berichteblatt festzuhalten.

Qualifikation: Altenpfleger/in und Pflegehelfer/in nach Anleitung.

| Standard-Nr.: 09 | Abkürzung: **Augsa./Augtro.** | Bezeichnung: **Augentropfen und Augensalben verabreichen** *(Behandlungspflege)* |

Augentropfen und Augensalben werden durch einen Augenarzt angeordnet sowie die Häufigkeit der Verabreichung. Das Einbringen von Augentropfen oder Augensalben bedarf nicht nur einer sorgfältigen, hygienisch einwandfreien Handhabung, sondern auch einer speziell erfahrenen und routinierten Pflegekraft. Neben dem erwünschten therapeutischen Effekt, ist es in der Durchführung das pflegerische Ziel, die Augenmedikamente so zu verabreichen, daß die angeordnete Wirkstoffmenge ohne Kontamination der Tropfenflasche oder Salbentube das zu verabreichende Auge auch erreicht. Es darf zu keiner Verletzung der Hornhaut durch unsachgemäße Verabreichung oder durch zu unruhiges und nervöses Agieren unmittelbar vor dem Auge kommen. Da Augentropfen und Augensalben oft eine Dauermedikation sein können, braucht es eine sorgfältige Anleitung des Bewohners oder seiner Angehörigen, damit der Bewohner diese Maßnahme im Zuge seiner Selbständigkeit eigenverantwortlich vornehmen kann. **Ziel vom „Modell des Lebens" ist es nicht, die Bewohner/innen noch pfle-**geabhängiger zu machen! Angebrochene Augentropfen oder Augensalben müssen sofort mit Datum versehen werden, da diese nur 4 - max. 6 *Wochen (s. lt.* „*Waschzettel*") verwendet werden dürfen! Nach der Anwendung ist es selbstverständlich, daß die Tube bzw. das Fläschchen wieder ordnungsgemäß verschlossen und korrekt aufbewahrt wird. Ein Augenmedikament darf *(auch bei identischer Anordnung)* niemals für verschiedene Bewohner/innen gleichzeitig verwendet werden!

Vorbereitung:
- Augentropfen/-salben (*Medikament!*) nur nach strikter ärztlicher Anordnung verabreichen. Dabei hat jeder Bewohner seine *eigene* Tropfenflasche/Salbentube auf einem Augentropfentablett im Stationszimmer oder in seinem Bewohnerzimmer. Auch bei identischer Anordnung eines Augenmedikamentes, darf es niemals für mehrere Bewohner gleichzeitig dienen!
- Augentropfentablett bestehend aus: 1-2 Zellstofftupfern, Händedesinfektionsmittel und *genauen Tropfenplan*. Die „5 -R-Regel" ist im Umgang mit Medikamenten immer streng einzuhalten!

Beachte: Der vorgegebene Zeitplan und die Tropfhäufigkeit für die Verabreichung von Augenmedikamenten muß genau nach dem Tropfenplan eingehalten bzw. erfragt werden. Sind mehrere Augsa./Augtro. angeordnet, so ist stets zu beachten, daß jedes Medikament erst wirken muß *(ca. 5 Minuten)*, bevor das nächste Augenmedikament verabreicht werden kann. Augentropfen werden immer vor den Augensalben verabreicht!

Pflegeziele:
- Therapeutisches Ziel soll erreicht werden;
- Schmerzlinderung;
- Bewohner/in soll selbständig die Augensalbe/Augentropfen verabreichen können.

Vor- und Nachbereitung	**Durchführung**
Über die Medikamentenverabreichung (*evtl. zu erwartende Begleiterscheinungen, Tageszeit*) sowie über die Verabreichungstechnik und Häufigkeit informieren! Es muß abgeklärt sein, ob auch **beide** Augen mit dem Medikament versehen werden sollen. Die Bewohner sollen sich nach der Verabreichung melden, bei anhaltendem Augenbrennen, bei Rötung, Kopfschmerzen, Schwellungen, Schwindelgefühlen, Übelkeit oder wenn sich Gangstörungen einstellen. Vor der Verabreichung muß auf eine geeignete sowie bequeme Sitz- oder Liegehaltung mit evtl. kleinem Kissen als Stütze geachtet werden.	*Augentropfen:* Es ist die Tropfenflasche mit dem Daumen und Zeigefinger festzuhalten und der Konus nach unten zu halten. Die eigene Hand ist an der Stirn des Bewohners leicht abzustützen, um Bewegungen und Verletzungen am Auge zu verhindern. Flaschen-/ Tubenkonus dürfen weder die Wimpern, noch das Auge unmittelbar berühren! Nur einen Tropfen in den mittleren Bindehautsack des Auges eintropfen lassen und das Unterlid danach langsam wieder loslassen. Den Bewohner auffordern, das Auge leicht zu schließen, damit sich das Medikament auf der Hornhaut und im Bindehautsack langsam und gleichmäßig verteilen kann. Evtl. nach ärztlicher Anordnung das andere Auge ebenfalls tropfen. Darauf achten, daß der Bewohner sein(e) Auge(n) nur schließt, aber nicht zukneift!

Fortsetzung nächste Seite

Standard-Nr.: 09	Abkürzung: Augsa./Augtro.	Bezeichnung: Augentropfen und Augensalben verabreichen

Vor- und Nachbereitung	Durchführung
1. Hygienische Händedesinfektion (*Hände waschen und mit 3 ml Händedesinfektionsmittel die Hände und Unterarme 30 sec. lang einreiben*); 2. Bewohner bitten, den Kopf zu überstrecken und dabei nach oben (*zur Decke*) zu schauen. In dieser Haltung soll der Bewohner einen festen Punkt, z.B. an der Decke betrachten; 3. Mit Hilfe des Tupfers wird das Unterlid leicht und vorsichtig nach unten gezogen, so daß eine leichte und für den Bewohner schmerzlose Bindehautfalte entsteht; 4. Nach der Verabreichung, mit einem Tupfer die überlaufenden Tropfen-/ Salbenreste oder Tränenflüssigkeit unmittelbar taktvoll wegwischen.	*Augensalbe:* Das Unterlid wird dazu heruntergezogen und anschließend wird ein ca. 1 cm langer Salbenstreifen in den Bindehautsack (*von innen nach außen*) eingebracht (*evtl. mit Hilfe eines dafür vorgesehenen Glasstäbchens*). Das Unterlid muß weiterhin festgehalten werden. Den Bewohner auffordern, das Auge vorsichtig und langsam zu schließen, um somit ein Herauspressen der Salbe zu verhindern. Evtl. nach ärztlicher Anordnung auch in das andere Auge die Augensalbe einbringen. Das Medikament wird beim Öffnen des Auges über die Horn- und Bindehaut gleichmäßig verteilt und kann einen Film in den Augen hinterlassen.

Dokumentation: Die behandlungspflegerische „indirekte" Pflegemaßnahme ist im Pflegedurchführungsblatt zu bestätigen. Veränderungen sind im Berichteblatt festzuhalten.

In stationären Pflegeeinrichtungen wird die Behandlungspflege über die Pflegekassen finanziert.
Im ambulanten Bereich erfolgt die Abrechnung von behandlungspflegerischen Leistungen (*ärztliche Verordnung häuslicher Krankenpflege*) über die Krankenkassen.

Qualifikation: Altenpfleger/in und Pflegehelfer/in nach exakter Anleitung.

Standard-Nr.: 10	Abkürzung: **Bartpfl.**	Bezeichnung: **Bartpflege** *(Grundpflege)*

Die Lebensaktivität „sich als Mann oder Frau fühlen und verhalten" ist eine sehr wichtige Aktivität im Leben und abhängig von der Lebensspanne eines Menschen. Körperliche Kraft, äußere Erscheinung, Kleidung und Gepflegtheit sind Spiegelbilder dieser Lebensaktivität im „Modell des Lebens". Das eigene Wohlbefinden wird beim Mann oder bei der Frau genauso geprägt durch eine Bartpflege. Durch vermehrte Hormonausschüttung *(Testeron)* kommt es bei Frauen, insbesondere mit zunehmendem Lebensalter, zu einem Bartwuchs im Gesicht *(Unterkinn, Oberlippe)*. Die damit verbundene Bartrasur *(naß oder trocken)* gehört dann *(wie bei einem Mann)* zu der Grundpflege, bei der Frau 1-2mal wöchentlich dazu. Es ist zwar so, daß nach mehrmaliger Rasur der Bartwuchs zunimmt, dennoch sollte eine Bartrasur in Absprache mit der Bewohnerin durchgeführt werden. Bei einem Mann muß täglich eine Bartrasur oder eine *(Voll-)* Bartpflege durchgeführt werden. Der Bart darf niemals ohne Einwilligung des Bewohners entfernt werden *(sonst, Tatbestand der Körperverletzung)*.

Pflegeziele:
- Gepflegte äußere Erscheinung und Wohlbefinden;
- Hautzustand erhalten / verbessern;
- Keine ungepflegten Barthaare im Gesicht *(Wangen, Kinn und Oberlippe)* haben;
- Sich als Mann oder Frau wohl fühlen und verhalten;
- Gepflegten Bart haben.

Material für eine Bartrasur:	**Durchführung der täglichen** *(bei Männern)* **nassen Bartrasur:**	**Durchführung der trockenen Bartrasur:** *(bei Frauen nach Bedarf!)*	**Grundsätzliches:**
1. Handtuch; 2. Nierenschale; 3. Elektrorasierer bei einem Mann und Pinsel für die Scherkopfreinigung; 4. Lady-shave für eine Frau; 5. Naßrasierer bei einem Mann; 6. Einmalrasierer bei einer Frau; 7. Rasierschaum *(für empfindliche Haut)* und Rasierpinsel bei einem Mann; 8. Rasierwasser-/creme bei einem Mann; 9. Hautpflegecreme insbesondere bei Frauen; 10. Waschlappen; 11. Handspiegel.	1. *Bewohner* informieren, angenehm lagern *(im Bett oder auf dem Stuhl)* und Handtuch über Brust und Hals legen. 2. Nierenschale mit lauwarmem Wasser füllen („Ellenbogenprobe") und Bart mit nassem Pinsel anfeuchten. Den Rasierschaum *(walnußgroß)* in die hohle Hand geben und in den Bart gleichmäßig einmassieren. Der Rasierschaum verwandelt sich während des Einmassierens in einen dichten und cremigen Schaum, dann eine Minute abwarten! 3. Bewohner bitten, den Kopf etwas seitlich zu drehen/lagern. Bei gestraffter Haut vom Wangenknochen bis zum Kinn den Rasierer führen *(immer in eine Richtung)*. Vorgang auf der gegenüberliegenden Seite wiederholen. Rasierer vom Schaum säubern. Ist der Bewohner nicht in der Lage, die Oberlippe zu straffen, mit dem Finger die Nasenspitze mit leichtem Druck etwas nach oben heben und dann von der Nase bis zur Oberlippe vorsichtig rasieren.	1. *Bewohner* informieren, angenehm lagern *(im Bett oder auf einem Stuhl)* und Handtuch über Brust und Hals legen. 2. Den Elektrorasierer anschließen und vor der Rasur auf Funktionsfähigkeit überprüfen. Elektrorasierer mit kreisenden Bewegungen und leichtem Druck entgegen des Bartwuchses des Bewohners führen. 3. Bewohner bitten, den Kopf etwas seitlich zu drehen/lagern. Bei gestraffter Haut vom Wangenknochen bis zum Kinn den Elektrorasierer führen. Vorgang auf der gegenüberliegenden Seite wiederholen. Ist der Bewohner nicht in der Lage, die Oberlippe zu straffen, mit dem Finger die Nasenspitze mit leichtem Druck etwas nach oben heben und dann von Nase bis Oberlippe rasieren. 4. Bewohner bitten, den Kopf nach hinten zu strecken und vom Kehlkopf zum Kinn den Rasierer führen.	1. Bei Männern ist jeden Morgen nach der Grundpflege die Rasur durchzuführen. 2. Bei Frauen empfiehlt sich eine Bartrasur 1 - 2 x pro Woche, je nach Bartwuchs. 3. Brustkorb und Hals mit einem Handtuch abdecken. 4. Immer Haut straffen, sonst Verletzungsgefahr, insbesondere ist bei Diabetikern und bei einer Antikoagulanzientherapie („Marcumarbewohner/innen") auf Blutungen zu achten! 5. Auf Hautveränderungen achten und ggf. dem Arzt melden. 6. Vollbartrasur soll durch einen Friseur erfolgen *(informieren!)*.

Fortsetzung nächste Seite

Standard-Nr.: 10	Abkürzung: Bartpfl.		Bezeichnung: Bartpflege

Material für eine Bartrasur:	Durchführung der täglichen nassen Bartrasur:	Durchführung der trockenen Bartrasur:	Grundsätzliches:
siehe oben	4. Bewohner bitten, den Kopf nach hinten zu strecken und vom Kehlkopf zum Kinn den Rasierer führen. Rasierer vom Schaum und den Barthaaren säubern und den Vorgang wiederholen. 5. Mit der Hand fühlen, ob noch Barthaare vorhanden sind, insbesondere an den kritischen Stellen (*Mundpartien, Falten, s. Standard „Interpr.“*). Dann restlichen Schaum mit feuchtem Waschlappen entfernen. 6. Rasierwasser/-creme oder Hautcreme in die Handfläche träufeln (*nach Wunsch und individueller Gewohnheit*) und leicht klopfend in die Haut einmassieren. Dann ist der Handspiegel dem Bewohner zu reichen. 7. Material entsorgen und Naßrasierer unter fließendem Wasser säubern. Einmalrasierer wegwerfen (*Achtung vor Schnittverletzungen!*) und restliches Material korrekt aufräumen. ***Naßrasur bei Frauen (mit einem Einmalrasierer):*** • Eine Pflegelotion vor der Rasur auftragen, dann mit der Rasur (*wie oben beschrieben*) beginnen. • Kein Rasierwasser auftragen, sondern nach Beendigung der Rasur eine Hautpflegecreme benutzen!	5. Mit der Hand fühlen, ob noch Barthaare vorhanden sind, insbesondere an den kritischen Stellen (*Mundpartien, Falten, s. Standard „Interpr.“*)! 6. Hautcreme in die Handfläche geben und (*nach Wunsch und Gewohnheit*) das Gesicht leicht eincremen. Den Handspiegel der Bewohnerin reichen. 7. Scherkopf über dem Mülleimer mit einem Pinsel säubern und restliches Material aufräumen.	7. Die tägliche Vollbartpflege mit Haarshampoo und Waschlappen durchführen. Anschließend den Vollbart vom Schaum säubern bzw. diesen mit klarem und lauwarmem Wasser ausspülen, abtrocknen und trocken fönen.

Dokumentation: Gemachte Beobachtungen und sonstige Veränderungen sind im Berichteblatt einzutragen *(evtl. Arzt informieren)*. Die grundpflegerische „direkte“ Pflegemaßnahme gehört zu dem Leistungskomplex im Rahmen der Pflegeversicherung *(Rasieren)*. Zuordnung erfolgt je nach Pflegebedürftigkeit in den Leistungskomplex *(Kleine-/ Große Morgen- und Abendtoilette mit oder ohne Aufstehhilfe)*.

Qualifikation: Pflegehelfer/in.

| Standard-Nr.: 11 | Abkürzung: **Betten I** | Bezeichnung: **Betten: Allgemein** *(Grundpflege)* |

Das „Bettenmachen" ist eine alltägliche, häufig durchzuführende pflegerische Aufgabe, die im Laufe der Zeit sehr schnell zu einer typischen Routinetätigkeit im Pflegealltag wird. Während des Bettens ist eine genaue Beobachtung des Bewohners sehr entscheidend und unerläßlich sowie die Durchführung vieler kleinerer Einzeltätigkeiten, die systematisch nach einer gewissen Reihenfolge durchdacht sein müssen. Die Sicherheit, Förderung der Selbständigkeit und das individuelle Wohlbefinden des Bewohners und Schönheit in bezug auf die Auswahl der Bettwäsche steht hierbei absolut im Vordergrund. Der Bewohner sollte bei der Auswahl seiner Bettwäsche ein Mitspracherecht haben und wählen dürfen. Plüschtiere oder Puppen o.ä. im Bett des Bewohners, haben für ihn eine wichtige soziale Bedeutung und dürfen auf gar keinen Fall entfernt werden! Dies setzt genauso eine empathische Fähigkeit voraus, wie eine systematische und planvolle strukturierte Arbeitsablaufgestaltung. Auch wenn häufig das Bewohnerbett ein Spezialbett mit vielen Vorteilen ist, darf niemals ein Krankenhauscharakter entstehen.

Folgende Überlegungen sind während des Bettens von bettlägerigen Bewohnern zu berücksichtigen:

1. Das wichtigste Kommunikationsmittel ist die Sprache und die eigenen Hände. Von daher muß stets eine ehrliche empathische Beziehung gegenüber dem Bewohner aufgebaut werden. Veränderungen und Beobachtungen während des Bettens sind wahrzunehmen, zu registrieren, um diese später dokumentieren zu können oder um angezeigte Maßnahmen einleiten bzw. modifizieren zu können. Also: „Bitte Augen auf und auch mal mit dem Herzen hinhören! Der Standard: „Pers./Hyg." muß vorher beachtet und eingehalten werden.

2. Wenn ein Desinfektionsplan erstellt worden ist, muß überprüft werden, ob eine Desinfektion von dem Bettgestell und der Matratze etc. nach dem Standard: „Betten III" durchgeführt werden soll. Der Bewohner sollte hierzu u.U. aus dem Zimmer gebracht werden und die Fenster sind entsprechend (*Einatmungsdämpfe greifen die Schleimhäute an*!) zu öffnen.

3. Eine rückenschonende Arbeitshaltung ist stets zu beherzigen:
   a) Richtige Ausgangsstellung (*Standfestigkeit, Schrittstellung und Grätschstellung*);
   b) Mit geradem Rücken heben;
   c) Last aus der Hocke aufnehmen und körpernah heben;
   d) Verdrehen der Wirbelsäule beim Heben und Tragen vermeiden;
   e) Die richtige Atemtechnik beachten (*vor dem Anheben der Last einatmen, beim Hochheben der Last den Atem anhalten und beim Absetzen der Last ausatmen*);
   f) Auf geeignetes Schuhwerk achten (*s. Unfallverhütungsvorschriften*);
   g) Mit anderen Pflegekräften abstimmen;
   h) Das Bett ist - wenn möglich - auf Arbeitshöhe zu stellen.

4. Zügiges Arbeiten ist besonders wichtig, damit der Bewohner nicht unnötig belastet wird und unter Umständen zu frieren beginnt. Kooperation zu dem Bewohner fördern. Die Infektionsprophylaxe beginnt bereits mit einer exakten hygienischen Händedesinfektion und hört bei den Maßnahmen der Vermeidung von Staubaufwirbelung und Wechseln von beschmutzter Bettwäsche auf! Schmutzige Bettwäsche oder Inkontinenzeinlagen dürfen niemals auf den Fußboden geworfen werden.

5. Während des Bettens ist auf ein faltenfreies Bettlaken etc. stets zu achten. Evtl. ist der Standard: „Intim.", „Inkont.", „Dekupr." oder „Kp-Wasch." durchzuführen.

6. Auf durchgelegene oder beschmutzte Matratzen, Kopfkissen, Lagerungshilfsmittel o.ä. ist während des Bettens entsprechend zu achten, ggf. muß die Matratze o.ä. nach den Bedürfnissen des Bewohners sofort ausgetauscht werden. Matratzenschoner und Matratzenbezug immer auf Faltenfreiheit kontrollieren und evtl. nachspannen.

7. Frische Bettwäsche (*evtl. bewohnereigene Wäsche und Tagesdecke!*) und alle Materialien für die Prophylaxen sind in das Bewohnerzimmer (*falls erforderlich*) mitzunehmen; der Wäschewagen und Wäscheabwurfsack bleibt vor dem Bewohnerzimmer stehen. Vor Beginn der Maßnahme muß eine hygienische Händedesinfektion durchgeführt werden.

8. Der Bewohner muß je nach dem Grad seiner Pflegebedürftigkeit und seiner eigenen Möglichkeiten in die Maßnahme einbezogen und darf nur dort unterstützt werden, wo er auch tatsächlich Hilfe benötigt. Grundsätzlich ist der Bewohner vor Beginn der Maßnahme entsprechend zu informieren. Die Anwesenheit sollte - wenn möglich - durch einen Anwesenheitsknopf bestätigt werden. Die Türen und Fenster sind vorher zu schließen, evtl. Sichtschutz aufstellen und die Raumtemperatur (*von 23 Grad*) sollte vorher beachtet werden, da alte Menschen manchmal ein verändertes Wärme- und Kälteempfinden zeigen. Ein Stuhl sollte als Arbeitsablage an das Fußende gestellt werden und das Kopf- und Fußteil sollte entsprechend flach gestellt werden. Angehörige können nach Wunsch des Bewohners (*anders ist es im Krankenhaus*) im Zimmer des Bewohners bleiben, z.B. wenn sie den alten Menschen zu Hause bereits gepflegt haben. Voraussetzung dafür ist allerdings, daß der Bewohner ein Einzelzimmer (*Apartment*) bewohnt und keine anderen Gründe dagegen sprechen; denn: „Das Bewohnerzimmer ist die Wohnung des Gepflegten!"

Fortsetzung nächste Seite

| Standard-Nr.: 11 | Abkürzung: Betten I | Bezeichnung: Betten: Allgemein |

9. Alle Lagerungshilfsmittel zur Druckentlastung und/oder Druckverteilung, s. Standard: „Dekupr." sollen entfernt werden und nach der Maßnahme: „Betten" entsprechend wieder eingesetzt werden, nachdem diese nach ihrer Einsatzfähigkeit, Sauberkeit und Effizienz überprüft worden sind. Die Klingel sollte ebenfalls für den Bewohner wieder in erreichbarer Nähe befestigt werden, so daß der Bewohner den Klingelknopf ohne Probleme, Unterstützung und Hilfe alleine erreichen kann.

10. Pflegeplanerische Vorgehensweisen sind zu beachten, sofern eine Pflegeplanung im Zusammenhang mit dem Betten, z.B. Mobilisation im Team für diesen Bewohner erstellt worden ist.

11. Zur nachsorgenden Pflege gehört es, z.B. die Funktionstüchtigkeit von Wechseldruckmatratzen o.ä. zu kontrollieren, die Klingel in Reichweite anzubringen, das Bett wieder festzustellen (Kontrolle!), zu Trinken anzubieten und auf sonstige Wünsche unterschiedlicher Art einzugehen und ständig zu erfragen (wie und zu welcher Zeit soll gebettet werden?). Das Zimmer ist vor dem Verlassen zu lüften, wobei der Bewohner keiner Zugluft ausgesetzt werden darf!

12. Bei Hemiplegikern (z.B. nach einem Apoplex) muß ständig von der betroffenen gelähmten Seite her gearbeitet werden. Alle Handlings erfolgen grundsätzlich von der hemiplegischen Körperseite, um diese Körperhälfte dem Bewohner wieder bewußter werden zu lassen. Viele Bewohner mit einer Hemiplegie zeigen eine Vernachlässigung ihrer gelähmten betroffenen Körperseite. Um ihre Seite aktiv in alle Handlungen und Arbeitsabläufe zu integrieren ist u.a. auch auf eine veränderte Zimmergestaltung, insbesondere Bettstellung zu achten. So müssen alle Gegenstände beispielsweise der Nachtschrank etc., die einen Input bei dem Bewohner provozieren und auslösen können, auf die gelähmte Seite gestellt werden. Ein Bettaufrichter (Bettgalgen) ist zur Anbringung am Bett hier absolut kontraindiziert, da er eine Spastik hervorrufen kann! Aufgrund dieser gefürchteten Gefahr heraus, ist auch ein Bettkasten zur Spitzfußprophylaxe nicht erlaubt!

13. Folgende Standards sollten neben diesem Standard vor Beginn der Maßnahme „Bettenmachen" bekannt sein: „Betten II" / „Betten III" / „Betten IV" / „Dekupr." / „Heben I" / „Heben II" / „Hospipr." / „Inkont." / „Intim." / „Kp-Wasch." und „Pers./Hyg.".

Dokumentation: Gemachte Beobachtungen und sonstige Veränderungen während des Bettens sind im Berichteblatt einzutragen. Die grundpflegerische „direkte" Pflegemaßnahme gehört zu dem Leistungskomplex (Lagern/Betten/Mobilisation) im Rahmen der Pflegeversicherung. Der Bettwäschewechsel gehört zu dem Leistungskomplex (Wechseln und Waschen der Wäsche und Kleidung) im Rahmen der Pflegeversicherung. Diese grundpflegerische „direkte" Pflegemaßnahme ist im Pflegedurchführungsblatt festzuhalten!

Qualifikation: Pflegehelfer/in.

| Standard-Nr.: 12 | Abkürzung: **Betten II** | Bezeichnung: **Betten eines bettlägerigen Bewohners** *(Grundpflege)* |

Das Betten bei erheblicher Schwer- und Schwerstpflegebedürftigkeit, erfordert sehr viel Taktgefühl, Einfühlungsvermögen, Erfahrung und ein geschultes Beobachtungsvermögen, um auch Bewohnerprobleme während der Tätigkeit zu erkennen, falls der Bewohner seine Bedürfnisse nicht mehr verbal zum Ausdruck bringen kann.

Auch wenn das Betten von bettlägerigen Personen eine der häufigsten Tätigkeiten ist, darf nicht dazu übergegangen werden, diese Arbeiten nur an Praktikanten in der Altenpflege abzudelegieren, da ihnen die berufliche Erfahrung noch fehlt und weil sie u.U. den Bewohner nicht so genau kennen können, wie z.B. die langjährigen Mitarbeiter in einem Wohnbereich *(oder einer Station)*.

Vielleicht, so erscheint es häufig, hat sich der Bewohner gerade darauf gefreut, daß seine Bezugspflegekraft die gewohnte Maßnahme durchführen wird, insbesondere bei dem Pflegesystem der Gruppenpflege! Auch kann es sein, daß gerade bei diesem Bewohner eine Pflegeplanung erstellt worden ist, deren Umsetzung für Praktikanten sehr schwierig ist oder die festgelegten Pflegeziele bei den Praktikanten unbekannt sind.

Für schwer- bzw. schwerstpflegebedürftige Bewohner ist das „Betten" von großer Bedeutung, da sie nicht nur nachts sondern auch tagsüber im Bett liegen müssen, und häufig aus eigenem Antrieb keinen eigenen Lagewechsel mehr vornehmen können. Für die Bewohner, die im Bett liegen und gebettet werden müssen, bedeutet diese pflegerische Maßnahme häufig die größtmögliche Chance und Gelegenheit, um ein Gespräch mit den Pflegenden zu führen. Auch werden im Rahmen des „Bettens" häufig von dem Bewohner die Probleme angesprochen und Wünsche geäußert, auf die Pflegende - manchmal unmittelbar danach - eingehen müssen. Man darf niemals die geäußerten Wünsche oder gar Kritiken des Bewohners beim Betten als Pedanterie auffassen oder als persönlichen Angriff gegen seine Fachkompetenz interpretieren, auch wenn der Bewohner bereits zum fünften Mal die Äußerung macht: „Das Kissen liegt nicht richtig!" Hier sollte vielmehr einfühlend der Versuch unternommen werden, mit dem Bewohner mündliche Vereinbarungen zu treffen, die für alle eine Verbindlichkeit besitzen. Denn: „Der Bewohner ist der Kunde und es soll kundenorientiert gearbeitet werden!" Bettlägerige Menschen, so mag der Eindruck manchmal entstehen, werden mit ihrem Schicksal der „Bettlägerigkeit" allzugerne und zu schnell im Pflegealltag „vergessen", obwohl sie gerade die Personengruppe darstellen, die am meisten Pflege und Betreuung durch soziale Kompetenz der Pflegenden benötigen und das nicht nur beim „Bettenmachen!" Deshalb ist es wichtig, nicht nur zum Betten den Bewohner aufzusuchen, sondern auch zwischendurch, um dem Bewohner das Gefühl zu vermitteln, daß er im Heimalltag dazugehört!

Das Betten und ggf. Umbetten von bettlägerigen Menschen sollte grundsätzlich von zwei Pflegekräften durchgeführt werden, insbesondere dann, wenn der Bewohner sich nicht mehr alleine, z.B. auf die Seite drehen kann oder wenn ein Bettwäschewechsel vorgenommen werden muß. Auch ist beim Betten daran zu denken, daß häufig **alle wichtigen Prophylaxen** im Vorgang des Bettens eingebunden und durchgeführt werden müssen. Bewohner, die selbständig einen Lagewechsel vornehmen können, mithelfen und sicher in der Seitenlage bleiben können, sollten durchaus von einer erfahrenen Pflegekraft gebettet werden. Alle Handlings *(Handhabungen)* müssen zielgerichtet, individuell und bewohnerorientiert bzw. „kundenorientiert" durchgeführt werden!

Vor der Durchführung dieser Maßnahme soll eine hygienische Händedesinfektion durchgeführt werden.

Das Betten eines bettlägerigen Bewohners sollte, wenn möglich, von zwei Pflegekräften durchgeführt werden.

Pflegeziele:
- Für ein physisches und psychisches Wohlbefinden im Bett und seiner Umgebung im Zimmer sorgen;
- Bewohner soll Wünsche äußern können und am Vorgang des „Bettens" aktiv mithelfen, wenn er kann;
- Bewohner soll entsprechend seinen Wünschen und Erfordernissen situationsgerecht gebettet werden.

Fortsetzung nächste Seite

Standard-Nr.: 12	Abkürzung: Betten II	Bezeichnung: Betten eines bettlägerigen Bewohners

1. Pflegekraft:	2. Pflegekraft:	Gemeinsames Handeln:	Besonderheiten/Handlungsprinzip:
• Bett auf Arbeitshöhe stellen, sofern dies möglich ist, um rückenschonend arbeiten zu können. Um mit geradem Rücken zu arbeiten, muß das Bett so hoch gestellt werden, daß die Pflegekraft bei aufrechter Körperhaltung die Matratze mit dem Handteller berühren kann; • Toilettengang anbieten; • Vorhandenes *Bettgitter an einer Seite* des Bettes herunterklappen;	• Raumtemperatur beachten (*Heizungsthermostat höher drehen*) und Materialien je nach Erfordernis zusammenstellen und auf einem Stuhl ablegen. Der Stuhl befindet sich am Fußende des Bettes und dient als Arbeitsablage; Wäscheabwurfsack im Zimmer bereitstellen; • Brille, Hörhilfen o.ä. (*Druckstellengefahr*) vor Beginn der Maßnahme entfernen/lassen;	• Nach dem Anklopfen *(3 Sekunden abwarten)* in das Zimmer eintreten und Anwesenheitsknopf betätigen. • Türen und Fenster schließen und für weiteren Sichtschutz sorgen; • Bewohner über die Maßnahme informieren und Einverständnis abwarten (*Notwendigkeit erklären*);	• *Bei vorhandenem Bettgitter:* Ein Bettgitter bedarf grundsätzlich der Genehmigung und Zustimmung des Amtsgerichtes oder einer schriftlichen Einwilligung seitens des Bewohners (*nicht seiner Angehörigen!*). Hierzu ist ein entsprechender schriftlicher Antrag auf Anregung einer Betreuung beim Amtsgericht zu stellen. Zunächst muß durch das Gericht ein Betreuer nach dem Betreuungsgesetz bestellt werden. Der richterlich festgelegte Betreuer (*unterschiedlich nach Aufgabengebieten, z.B. Aufenthaltsbestimmungsrecht, Gesundheit, Vermögen, Postangelegenheiten usw.*) kann nach seiner Zuständigkeit einen Antrag beim Gericht auf freiheitseinschränkende Maßnahmen stellen!
• Kopfende des Bettes etwas flach stellen (*20 Grad*); Bei passiven Bewohnern: Oberkörper mit dem Stützgriff anheben; Bei aktiven Bewohnern: Bewohner soll seinen Oberkörper mit Hilfe eines Bettaufrichters, z.B. „Bettgalgen" anheben;	• Kopfkissen entfernen und ein kleines Nackenkissen dem Bewohner anbieten;	• Bettdecke abdritteln und ablegen; ggf. vorhandene Lagerungshilfsmittel entfernen und auf dem Stuhl am Fußende ablegen; • Bettwäsche nach einwandfreiem Zustand und Sauberkeit kontrollieren, ggf. die benötigte frische Bettwäsche zum Beziehen besorgen, s. Standard: „Betten IV";	• Wenn der Bewohner eine Halbseitenlähmung hat, muß immer von der betroffenen hemiplegischen Seite her gearbeitet werden (*Bobath-Konzept*)! Alle Inputs erfolgen von der betroffenen Seite her, um die hemiplegische Seite in Bewegungsabläufe zu integrieren und somit wieder gezielte Bewegungsabläufe zu schulen! • **Folgende Standards beachten:** „Heben I/II" „Atmung" bei Atemnot oder Herzerkrankungen; „Pfleg./Apop. I/II";

Fortsetzung nächste Seite

Standard-Nr.: 12   Abkürzung: Betten II   Bezeichnung: Betten eines bettlägerigen Bewohners

1. Pflegekraft:	2. Pflegekraft:	Gemeinsames Handeln:	Besonderheiten/Handlungsprinzip:
• Bewohner zu einer Körperseite drehen/lassen, b.B. mithelfen, so daß der Bewohner auf der Seite liegen kann: Hierbei muß die Pflegekraft das davorliegende Bein etwas anwinkeln/lassen und mit der rechten Hand durch das davorliegende Bein zum anderen ausgestreckten Bein an den Oberschenkel fassen und mit der linken Hand das davor liegende Schulterblatt nehmen. Der Bewohner dreht seinen Kopf auf die andere Seite und wird dann unter Zuhilfenahme der Hebelwirkung *(am Oberschenkel)* langsam mit Unterstützung des Oberkörpers zur linken Seite gedreht und vorher werden Ableitungen entsprechend gesichert, wie z.B. Katheter etc.;	• Der Bewohner wird in der linken Seitenlage gestützt und vor allen Dingen entsprechend seiner Lagerung gesichert; • Bewohner kann sich am vorhandenen Bettgitter festhalten;	• Evtl. muß eine Inkontinenz-, Intim- und Katheterpflege sowie weiterführende prophylaktische Maßnahmen nach Standard in diesem Zusammenhang durchgeführt werden; • Muß evtl. das Bett frisch bezogen werden? *(Kontrolle von: Bettlaken, Stecktuch, Kopfkissen, Bettdecke und Lagerungshilfsmitteln, s. Standard: „Betten IV")*;	• Krankenbeobachtung und auf Schmerzäußerungen achten; • **Folgende Standards beachten:** „Kontrpr." „Mobili. I und II" „Vitalktr." „Betten IV" • Sollte der Bewohner in der linken Seitenlagerung frieren *(Gänsehaut, frösteln)*, so muß er sofort zugedeckt werden!
• Inkontinenz-, Intim- und evtl. Katheterpflege nach Standard durchführen;	• Materialien für die Inkontinenz-, Intim- und Katheterpflege vorbereiten und während der Tätigkeit **der ausführenden Pflegekraft** assistieren; • Benötigtes Material nach Durchführung wieder aufräumen;		• **Folgende Standards beachten:** „Dekupr." / „Dekubeh." „Intim." / „Inkont." „Infekt." / „Kath-Pfl." „Interpr." / „Kp-Haut"
• Verschmutztes Steck- und Bettlaken lösen und evtl. zur Mitte der Matratze einrollen. Matratzenbezug und -schoner glätten, ggf. frisches Laken im Bett ausbreiten und unterhalb der Matratze einspannen. Das Stecklaken *(Bettlakenschutz)* ebenfalls an den Seiten unterhalb der Matratze, mittig vom Laken einspannen und in der Mitte beide Laken straffen und glattziehen;	• Kooperative Mitarbeit, Bettlaken und Stecklaken mitglattziehen;	• Zügiges Arbeiten und dabei auf Faltenfreiheit achten;	• Beide Pflegekräfte kümmern sich um das Wohlbefinden des Bewohners und arbeiten kooperativ zusammen; • Für Sicherheit und Wohlbefinden sorgen; • Bettlaken, Stecklaken etc. nur glatt ziehen und Bettkrümel entfernen, nur bei Verschmutzung Bettwäsche erneuern, s. Standard:„Betten IV";

Fortsetzung nächste Seite

Standard-Nr.: 12   Abkürzung: Betten II   Bezeichnung: Betten eines bettlägerigen Bewohners

1. Pflegekraft:	2. Pflegekraft:	Gemeinsames Handeln:	Besonderheiten/Handlungsprinzip:
• Bei Bedarf das vorhandene Bettgitter auf der eigenen Seite wieder anbringen;	• Bettgitter des Bettes auf der eigenen Seite herunterklappen;	• Bewohner informieren und auf die gegenüberliegende Seite vorsichtig drehen/lassen;	
• Bewohner beobachten und für die Mitarbeit loben; Bewohner kann sich am Bettgitter festhalten; • Sollten noch weiterführende Maßnahmen durchgeführt werden, müssen die Materialien nach Standard vorbereitet werden;	• Altes Steck- und Bettlaken lösen und entfernen, Matratzenbezug und -schoner glätten. Das Laken, das bereits in der Körpermitte liegt, faltenfrei ausrollen und an den Seiten exakt unter die Matratze einspannen. Das Stecklaken (*Bettlakenschutz*) ebenfalls faltenfrei glattziehen und an den Seiten unterhalb der Matratze exakt straffziehen und einspannen;	• Zügiges Arbeiten und stets auf Faltenfreiheit achten;	• Kooperatives Arbeiten und Verhalten am Bewohnerbett;
• Bewohner informieren und nachdem das Laken faltenfrei eingespannt worden ist, in die Rückenlage drehen/lassen;		• Entsprechende Standards nach Notwendigkeit und Erfordernis durchführen;	• **Folgende Standards beachten** „Obstipr." „Stoma I-III" „Thrompr."
• Kopfkissen auf Sauberkeit kontrollieren und als sog. „Schiffchenkissen" mit verdeckter Knopfleiste unter den Kopf des Bewohners legen (*nicht unter die Schulterblätter!*);	• Mit der Bettdecke den Bewohner wieder zudecken; • Bei Bedarf das vorhandene Bettgitter als Schutz wieder anbringen; • Bewohner die Haare entsprechend kämmen; • Brille, Hörhilfe o.ä. dem Bewohner wieder anbieten.	• Bewohner in die gewünschte Lage bringen (*evtl. Lagerung nach Plan durchführen*). Bei der Bettdecke ist an die Fußfalte der Bettdecke zu denken (*Knopfleiste = Fersendekubitusgefahr!*);	• **Folgende Standards beachten** „Lageart" „Haarpfl." „Dekupr."

Fortsetzung nächste Seite

Standard-Nr.: 12   Abkürzung: Betten II   Bezeichnung: Betten eines bettlägerigen Bewohners

1. Pflegekraft:	2. Pflegekraft:	Gemeinsames Handeln:	Besonderheiten/Handlungsprinzip:
• Bewohner etwas zu Trinken anbieten.		• Stuhl, der als Arbeitsablage diente, entfernen und Zimmer aufräumen; • Nach Wunsch des Bewohners das Fenster wieder öffnen (*keinen Durchzug*), Raumtemperatur nach Wunsch regulieren und alle benötigten Materialien entfernen; • Die Klingel in erreichbarer Nähe wieder befestigen und dem Bewohner zeigen, Bett entsprechend sichern (*Rollen*), Radio Fernseher etc. wieder anstellen, Wünsche erfragen und erkennen und bei dem Bewohner verabschieden.	• **Folgenden Standard beachten** „Trinken" • *Plüschtiere, Puppen, Teddys oder ähnliche Dinge, die für den Bewohner eine Bedeutung haben, wie auch Zeitschriften, Bücher, das Radio, die Fernsehbedienung, das Telefon sind dem Bewohner in Reichweite hinzustellen.*

Dokumentation: Gemachte Beobachtungen und sonstige Veränderungen sind im Berichteblatt einzutragen. Das Bettenmachen und -richten gehört zu dem Leistungskomplex (*Lagern/Betten/Mobilisation*) im Rahmen der Pflegeversicherung. Der Bettwäschewechsel gehört zu dem Leistungskomplex (*Wechseln und Waschen der Wäsche und Kleidung*) im Rahmen der Pflegeversicherung. Diese grundpflegerische „direkte" Pflegemaßnahme ist im Pflegedurchführungsblatt festzuhalten!

Qualifikation: Pflegehelfer/in.

| Standard-Nr.: 13 | Abkürzung: **Betten III** | Bezeichnung: **Desinfektion eines Bettes** oder anderer Gegenstände usw. *(Grundpflege)* |

Die Desinfektion bezeichnet einen Zustand, einen Gegenstand in einen Zustand zu versetzen, daß er nicht mehr infizieren kann, also keimarm machen, s. Standard: „Infekt.". Die Sterilisation umfaßt die Vernichtung aller lebenden Substanzen, also keimfrei machen! Die Desinfektion des Bettgestells oder anderer Flächen soll je nach Notwendigkeit und nach einem festgelegten Zeitplan erfolgen. Wenn eine Desinfektion als Infektionsprophylaxe gegen nosokomiale Infektionen (*erworbene Krankenhausinfektionen*) durchgeführt werden soll, ist der entsprechende Hygiene- und Desinfektionsplan und die Dosiertabelle des Herstellers strikt einzuhalten, um keine Unter- oder Überdosierung zu erzielen, die sowieso wirkungslos ist. Denn: „*Viel hilft viel*" ist bei der Anwendung von Desinfektionsmitteln nicht angezeigt! Die vorbeugende Desinfektion (*oder auch Sanitation*) ist eines der wichtigsten Maßnahmen, um Krankheiten frühzeitig sinnvoll zu verhüten. Bei einer Desinfektion unterscheiden wir die Haut - und Händedesinfektion, Flächendesinfektion und Desinfektion von Gebrauchsgegenständen.

Pflegeziele:
- Hygienisch einwandfreies Bett, hygienisch einwandfreie Lagerungshilfsmittel, Bettwäsche, Flächen und andere Gegenstände;
- Vorbeugende Sanitation zur Gesunderhaltung und Infektbekämpfung.

Bei einer Desinfektion von Gegenständen gelten folgende hygienische Kautelen:	**Zum Herstellen einer Desinfektionslösung kann man sich einer Formel bedienen:**
1. Immer zuerst desinfizieren, dann reinigen bzw. waschen; 2. Hautkontakt durch Tragen von Gummihandschuhen stets vermeiden; 3. Richtige Dosierung, s. Dosierungstabelle der Herstellerhinweise; 4. Richtige Temperatur, falls vom Hersteller keine Angaben gemacht werden, ist grundsätzlich kaltes Wasser zu verwenden; 5. Richtige Einwirkzeit beachten; 6. Nach einer Desinfektion erfolgt das Waschen bzw. die Reinigung eines Gerätes und im Anschluß muß dieses Gerät (*sofern vorhanden*) sterilisiert werden, z.B. wenn der Gebrauchsgegenstand autoklavierbar ist in einem Autoklaven (*Dampfsterilisator!*);	Menge x Prozentigkeit der Lösung des Desinfektionsmittels, geteilt durch Hundert: *Beispiel*: $\dfrac{1000 \text{ ml} \ \times \ 2}{100}$ = 20 ml Desinfektionsmittel und 980 ml Wasser; Wenn beispielsweise 1250 ml einer 25% igen Lösung aus 80% igem Alkohol und Wasser hergestellt werden soll, lautet die Formel: $\dfrac{1250 \text{ ml} \ \times \ 25}{80}$ = 390 ml Alkohol und 860 ml Wasser = 1250 ml Gesamtmenge

Im Klinik-/ Alten- und Pflegeheimbereich oder in sonstigen Pflegeeinrichtungen unterscheidet man zwischen einer laufenden Desinfektion, die regelmäßig als Hospitalismusprophylaxe durchgeführt werden muß und einer Schlußdesinfektion. Bei einem Auszug oder Tod eines Bewohners ist die Schlußdesinfektion aller Gegenstände im Zimmer und in den Naßräumen eines Zimmers durchzuführen. Als Methode ist hier häufig die Chemische Desinfektion mit geeigneten Desinfektionsmitteln anzuwenden.

Methoden der Chemischen Desinfektion:
a) sprühen:	=	Arbeitsflächen, z.B. auch die Bettmatratzen;
b) wischen:	=	Möbel oder Fußböden;
c) auskochen:	=	Kleidung und/oder Bettwäsche;
d) einlegen:	=	Instrumente, wie z.B. Pinzetten, Scheren usw.

Fortsetzung nächste Seite

Standard-Nr.: 13   Abkürzung: Betten III   Bezeichnung: Desinfektion eines Bettes

Material:	Vorbereitung und Umgang mit einer Desinfektionslösung:	Besonderheiten:
1. Meßgefäß (*Meßzylinder*) in verschiedenen Größen; 2. Gefäß für die Desinfektionslösung; 3. Dosiertabelle; 4. Gummihandschuhe; 5. Wasser nach Menge des Desinfektionsmittels; Desinfektionsmittel je nach Desinfektionsmethode.	1. Benötigte Desinfektionsmenge muß genau festgelegt werden; 2. Errechnen oder Ablesen (*Dosiertabelle*) der benötigten Desinfektionslösung; 3. Füllen des Gefäßes mit **kaltem** Wasser; 4. Genaues Abmessen des Desinfektionsmittels und in das kalte Wasser geben.	• Unbedingt sind die Herstellerhinweise über die Konzentration, Anwendung und Einwirkzeit einzuhalten bzw. zu beachten; • Es darf dem Desinfektionsmittel niemals ein Reinigungsmittel zugegeben werden (*paradoxe Wirkung*!); • Immer Gummihandschuhe im Umgang mit Desinfektionsmittel tragen; • Desinfektionsmittel nie abtrocknen sondern einwirken lassen; • Geräte, die jeden Tag am Bewohner benutzt werden, sind täglich zu desinfizieren, z.B. Absauggerät, Badewanne, Auffangbehälter, z.B. von Sputum etc. müssen mit entsprechendem Desinfektionsmittel gefüllt werden. Bei Gebrauch mindestens einmal am Tag die Desinfektionsflüssigkeit erneuern und Schläuche jeglicher Art im Desinfektionsmittel einlegen. • Ein Desinfektionsmittel ist alle zwei Jahre wegen der Resistenz (*Widerstandsfähigkeit*) der opportunistischen Keime, Naßkeime und anderen Keimen in Pflegeeinrichtungen zu wechseln; • Nach der Desinfektion ist das Zimmer gut durchzulüften! **Einige wichtige Passagen zur Wäschereihygiene:** 　1. Wäsche aus Altenheimen, Reha-Einrichtungen u. Sozialstationen - Keine besonderen Anforderungen. 　2. In Pflegeheimen u. Krankenstationen: Nach UVV Wäscherei (VBG7y), UVV Gesundheitsdienst und Wohlfahrtspflege (VBG 103) und ebenfalls Gemeindeunfallversicherungsverbände (GUV 613) zählt die Wäsche als Krankenhauswäsche. 　Definition: § 20 UVV Krankenhauswäsche... ist Wäsche, die beim Behandeln, Pflegen und Versorgen... in Pflegeheimen und Krankenstationen anfällt. 　§ 22 UVV Wäscherei... müssen Wäschereien in eine reine und unreine Seite getrennt sein. Fußböden, Wände und Maschinen müssen feucht zu reinigen und zu desinfizieren sein... 　Zutreffend ist diese Passage, wenn mehr als die Hälfte der Bewohner Pflegefälle sind. Fremdwäscherei... unterliegt immer diesen Anforderungen... 　§ 23 UVV Wäscherei...Personalschleusen zwischen reiner und unreiner Seite... Einrichtungen zur Händedesinfektion und Aufbewahrung von Schutzkleidung... 　§ 29 UVV Wäscherei... Wäsche aus Alten- und Pflegeheimen muß so behandelt werden, daß Rückstände auf der Wäsche... die Gesundheit nicht gefährden können. ***Waschverfahren und Desinfektion:*** 　1. Hochinfektiöse Wäsche... darf nicht angenommen werden! 　2. Infektiöse Wäsche (kontaminiert mit Blut, Eiter...) -Rettungswäsche- muß desinfiziert werden (chemothermisch)... darf nur in gekennzeichneten Behältnissen angenommen werden. 　3. Infektionsverdächtige Wäsche (Bettwäsche, Leibwäsche mit Urin, Kot...) muß desinfizierend gewaschen werden - 95° bis 15 Minuten temperaturstabil- oder desinfizieren (chemothermisch) 　§ 30 UVV Krankenhauswäsche darf nicht sortiert werden. 　Um von allen die richtige Handhabung fordern zu können, sollte ein Sortierplan zum Sammeln erstellt werden, z.B. Wäschesackfarbe 1 - Flachwäsche, kochfest; Wäschesackfarbe 2 - Frottee und Leibwäsche, kochfest; Wäschesackfarbe 3 - restliche Wäsche. Das ist ein Mindeststandard! 　Besser wären weitere Sortierkriterien und Farben wie Kotwäsche - grob vorgereinigt! -, Infektionswäsche und Totenwäsche, Bunt- und Feinwäsche, Tischwäsche, Personalwäsche usw.

Qualifikation: Pflegehelfer/in.

Standard-Nr.: 14	Abkürzung: **Betten IV**	Bezeichnung: **Beziehen eines Bettes** *(Grundpflege)*

Ein Bett ist grundsätzlich frisch zu beziehen, wenn es mit Ausscheidungen jeglicher Art oder Speiseresten kontaminiert worden ist. Auch ist dann ein Bett frisch zu beziehen, wenn der Bewohner diesbezüglich Wünsche äußert. Pläne, die genau turnusmäßig festlegen, wann ein Bett frisch zu beziehen ist, sollten in der Pflegepraxis nicht mehr angetroffen werden, weil sie der individuellen Entscheidungsfreiheit der Pflegekräfte nicht gerecht werden und auch nicht mehr bewohnerorientiert und somit nicht mehr zeitgemäß erscheinen. Praxisorientierter ist es, daß Bett nach Bedarf oder dann frisch zu beziehen, während der Bewohner gebadet oder nach seinem Wunsch geduscht wird. Hier kann der Bewohner allerdings durch seine Abwesenheit nicht aktiv in den Vorgang einbezogen werden, was insofern schlecht ist, da diese Maßnahme eine vertraute Tätigkeit ist, die lebenslang von jedem Menschen mehr oder weniger durchgeführt worden ist. Es ist - gerade in der Altenpflege - darauf zu achten, daß bewohnereigene Bettwäsche benutzt und eingesetzt wird! Ein komplettes Bett frisch zu beziehen kann zum Wohlbefinden eines Bewohners in erheblichem Umfang beitragen (*insbesondere bei längerer Bettlägerigkeit*) und darf nicht unterschätzt werden! Grundsätzlich gelten alle Kriterien, die in den Standards: „Betten I", „Betten II" und „Betten III" genannt worden sind! Das Beziehen eines Bettes sollte grundsätzlich von **zwei Pflegekräften** durchgeführt werden.

Vor der Durchführung ist eine hygienische Händedesinfektion durchzuführen.

Pflegeziele:
- Für das Wohlbefinden des Bewohners sorgen;
- Für eine sichere Umgebung sorgen;
- Hygiene garantieren und Infektionen verhindern.

1. Pflegekraft:	*2. Pflegekraft:*	**Gemeinsames Handeln:**	**Besonderheiten/Handlungsprinzip:**
• Bett auf Arbeitshöhe stellen, sofern dies möglich ist, um rückenschonend arbeiten zu können. Um mit geradem Rücken zu arbeiten, muß das Bett so hoch gestellt werden, daß die Pflegekraft bei aufrechter Körperhaltung die Matratze mit dem Handteller berühren kann; • Toilettengang anbieten; • Vorhandenes ***Bettgitter an einer Seite*** des Bettes herunterklappen;	• Raumtemperatur beachten (*Heizungsthermostat höher drehen*), Materialien je nach Erfordernis zusammenstellen und auf einem Stuhl ablegen. Der Stuhl befindet sich am Fußende des Bettes und dient als Arbeitsablage; Wäscheabwurfsack im Zimmer bereitstellen; • Brille, Hörhilfen o.ä. (*Druckstellengefahr*) vor Beginn der Maßnahme entfernen/lassen;	• Nach dem Anklopfen (*3 Sekunden abwarten*) in das Zimmer eintreten und Anwesenheitsknopf betätigen; • Türen und Fenster schließen und für weiteren Sichtschutz sorgen; • Bewohner über die Maßnahme informieren und Einverständnis abwarten (*Notwendigkeit des Bettbeziehens erklären*);	• Sämtliche Materialien zum Bettbeziehen, entsprechend vorbereiten und Wünsche bei dem Bewohner erfragen, evtl. hat dieser eigene Bettwäsche, die er bevorzugt haben möchte. • Mobile Bewohner können in der Zwischenzeit das Bett verlassen. • Lagerungshilfsmittel müssen ebenfalls frisch bezogen werden! • Wäscheabwurfsack mit in das Zimmer nehmen und nur soviel Wäsche bereitlegen, wie auch tatsächlich benötigt wird! **Die Bettwäsche ist systematisch vorzubereiten;**

Fortsetzung nächste Seite

Standard-Nr.: 14	Abkürzung: Betten IV	Bezeichnung: Beziehen eines Bettes

1. Pflegekraft:	2. *Pflegekraft*:	Gemeinsames Handeln:	Besonderheiten/Handlungsprinzip:
• Kopfende des Bettes etwas flach stellen (*20 Grad*); ***Bei passiven Bewohnern:*** Oberkörper mit dem Stützgriff anheben; ***Bei aktiven Bewohnern:*** Bewohner soll seinen Oberkörper mit Hilfe eines Bettaufrichters, z.B. „Bettgalgen" oder mit Schaufelgriff nach Bobath, s. Standard: „Pfleg./Apop. I" anheben;	• Kopfkissen entfernen, Bezug entfernen und ein kleines Nackenkissen dem Bewohner anbieten;	• Bettdecke nehmen und alten Bezug abnehmen und ablegen; ggf. vorhandene Bezüge bei den Lagerungshilfsmitteln entfernen und Hilfsmittel ebenfalls auf dem Stuhl am Fußende ablegen;	• **Folgende Standards beachten** „Heben I/II" „Atmung" „Pfleg./Apop. I/II";
• Bewohner zu einer Körperseite drehen/lassen, b.B. mithelfen lassen, so daß der Bewohner auf der Seite liegen kann, s. Standard: „Betten II." Vor dem Drehen werden Ableitungen entsprechend gesichert, wie z.B. Katheterschläuche etc.	• Der Bewohner wird in der linken Seitenlage gestützt und vor allen Dingen entsprechend seiner Lagerung gesichert; • Bewohner kann sich u.U. an vorhandenem Bettgitter festhalten;	• Evtl. muß eine Inkontinenz-, Intim- und Katheterpflege sowie weiterführende prophylaktische Maßnahmen nach den Standards in diesem Zusammenhang durchgeführt werden;	• Krankenbeobachtung und auf Schmerzäußerungen achten; • **Folgende Standards beachten:** „Kontrpr." „Mobili. I / II" „Vitalktr." „Betten I/II/III" • Sollte der Bewohner in der linken Seitenlagerung frieren, so muß er sofort zugedeckt werden!
• Inkontinenz-, Intim- und evtl. Katheterpflege nach Standard durchführen;	• Materialien für die Inkontinenz-, Intim- und Katheterpflege vorbereiten und während der Tätigkeit der **ausführenden Pflegekraft** assistieren; • Benötigtes Material nach Durchführung wieder aufräumen;		• **Folgende Standards beachten:** „Dekupr." „Dekubeh." „Intim." „Inkont." „Infekt." „Kath-Pfl." „Interpr." „Kp-Haut"

Fortsetzung nächste Seite

Standard-Nr.: *14*   Abkürzung: Betten IV   Bezeichnung: Beziehen eines Bettes

1. Pflegekraft:	2. Pflegekraft:	Gemeinsames Handeln:	Besonderheiten/Handlungsprinzip:
• **Verschmutztes** Steck- und Bettlaken lösen und zur Hälfte des Bettes zum Rücken des Bewohners einrollen; Matratzenbezug glätten, frisches Bettlaken am Kopfende beginnend einspannen und gesamtes Laken bis zur Hälfte des Bettes einrollen und unterhalb der Matratze einspannen. Das Stecklaken (*Bettlakenschutz*) ebenfalls exakt bis zur Hälfte des Bettes einrollen und unterhalb der Matratze einspannen;	• Kooperative Mitarbeit;		• Beide Pflegekräfte kümmern sich um das Wohlbefinden des Bewohners und arbeiten kooperativ zusammen; • Für Sicherheit und Wohlbefinden sorgen;
• Bei Bedarf das vorhandene Bettgitter auf der eigenen Seite wieder anbringen;	• Bettgitter des Bettes auf der eigenen Seite herunterklappen;	• Bewohner informieren und auf die gegenüberliegende Seite vorsichtig drehen/lassen;	
• Bewohner beobachten und für die Mitarbeit loben; Bewohner kann sich am Bettgitter festhalten; • Sollten noch weiterführende Maßnahmen durchgeführt werden, müssen die Materialien nach Standard vorbereitet werden;	• **Verschmutztes,** eingerolltes Steck- und Bettlaken lösen und in den Wäscheabwurfsack geben, Matratzenbezug glätten; Bettlaken glattziehen und unterhalb der Matratze einspannen. Das Stecklaken (*Bettlakenschutz*) ebenfalls glattziehen und unterhalb der Matratze einspannen;	• Zügiges Arbeiten;	• Kooperatives Arbeiten und Verhalten am Bewohnerbett;
• Bewohner informieren und in die Rückenlage drehen/lassen;		• Entsprechende Standards nach Notwendigkeit und Erfordernis durchführen;	• **Folgende Standards beachten** „Obstipr." „Stoma I-III" „Thrompr."
• Kopfkissen frisch beziehen und mit verdeckter Knopfleiste unter den Kopf des Bewohners legen (*nicht unter die Schulterblätter!*);	• Bewohner die Haare entsprechend kämmen; • Brille, Hörhilfe o.ä. dem Bewohner wieder anbieten;	• Bettdecke gemeinsam frisch beziehen, den Bewohner zudecken und an die Fußfalte der Bettdecke denken (*Knopfleiste = Fersendekubitusgefahr!*); Lagerungshilfsmittel ebenfalls mit frischer Wäsche beziehen; • Bei Bedarf das vorhandene Bettgitter als Schutz wieder anbringen;	• **Folgende Standards beachten** „Lageart." „Haarpfl."

Fortsetzung nächste Seite

Standard-Nr.: 14	Abkürzung: Betten IV	Bezeichnung: Beziehen eines Bettes

1. Pflegekraft:	2. Pflegekraft:	Gemeinsames Handeln:	Besonderheiten/Handlungsprinzip:
• Bewohner etwas zu Trinken anbieten.		• Bewohner in die gewünschte Lage bringen (*evtl. Lagerung nach Plan durchführen*); • Stuhl, der als Arbeitsablage diente, entfernen und Zimmer aufräumen; • Nach Wunsch des Bewohners das Fenster wieder öffnen (*keinen Durchzug*), Raumtemperatur nach Wunsch beachten und alle benötigten Materialien entfernen; • Die Klingel in erreichbarer Nähe wieder befestigen, dem Bewohner zeigen, Bett entsprechend sichern (*Rollen*) Radio, Fernseher etc. wieder anstellen, Wünsche erfragen und erkennen und bei dem Bewohner verabschieden. • **Wichtig:** Durchgelegene und beschmutzte Kopfkissen, Lagerungshilfsmittel, Matratze und Bettdecke sind stets sofort zu entfernen und durch frisch gewaschenes und trockenes Bettzeug zu ersetzen!	• **Folgenden Standard beachten:** „Trinken".

Dokumentation: Gemachte Beobachtungen und sonstige Veränderungen sind im Berichteblatt einzutragen. Der Bettwäschewechsel gehört zu dem Leistungskomplex (*Wechseln und Waschen der Wäsche und Kleidung*) im Rahmen der Pflegeversicherung. Diese grundpflegerische „direkte" Pflegemaßnahme ist im Pflegedurchführungsblatt festzuhalten!

Qualifikation: Pflegehelfer/in.

Standard-Nr.: 15   Abkürzung: **Beziehungspfl.**   Bezeichnung: **Beziehungspflege/Organisation** *(Pflegesystem)*

Ähnlich den existentiellen Bedürfnissen nach Kleidung, Ernährung, Mobilität, Wärme und Schlaf hat jeder Mensch ein Bedürfnis nach zwischenmenschlichen Beziehungen und Kontakten und nicht nur nach einer somatischen Pflege. Auch wenn dieses Beziehungsbedürfnis unterschiedlich sein kann, ist es die Aufgabe der Pflege diesem Bedürfnis zu entsprechen. Dieses Bedürfnis der Kontaktpflege ist nicht bei allen Menschen in gleicher Weise und Intensität ausgeprägt, d. h. der eine hat einen größeren und der andere einen geringeren Wunsch nach Kontakten. Durch Umzug, Behinderung, Einschränkungen, Krankheit oder Tod von Bezugspersonen geraten vor allem ältere Menschen in die Situation, immer weniger Möglichkeiten Kontakte zu haben und diese entsprechend zu pflegen. Eines der Aufgaben der Altenpflege ist die Förderung von sozialen Kontakten, der Aufbau und Erhalt von Eigenverantwortung, die persönliche Autonomie und Selbstbestimmtheit und die Übernahme von früheren Funktionen und Aufgaben, um z.B. der Isolation im Alter und der häufig damit verbundenen „Nutzlosigkeit" entgegenzuwirken.

Die Grundlage bildet hierfür der Lebenslauf des Bewohners *(Biographiearbeit)*, seine jetzigen verbliebenen Möglichkeiten und Ressourcen, seine eigenen Vorstellungen und Wünsche für seine sinnvolle Tagesgestaltung. Da der alte Mensch lebenslange Funktionen und Aufgaben inne hatte *(sog. „alpha-Position")*, wie z.B. Hausfrau, Mutter, Köchin, Erzieherin, Berater usw. gilt es auch im Alter und gerade in offenen Institutionen, nach entsprechenden Möglichkeiten zur Übernahme von vertrauten und gewohnten, lebenslang eingeübten Tätigkeiten zu suchen oder diese herauszufinden. Die begrenzte Fortführung in Pflegeeinrichtungen der früheren Lebensinhalte des Bewohners, soll in seinem Interesse und nach seinem Wunsch fortgesetzt und gefördert werden.

Die Heimbewohner/innen sollen ihr Leben weiterhin individuell gestalten und sich nach den Betreuungsangeboten der Pflegeeinrichtung orientieren.

Bei der „bewohnerorientierten" Pflege mit Hilfe der Gruppenpflege als Pflegesystem, wird stets im Pflegeteam versucht, den Bedürfnissen des Bewohners, z.B. nach sozialen Kontakten zu entsprechen. Auch wird der individuelle leistungsgerechte Pflege- und Betreuungsbedarf *(zu erbringende Leistung)* anhand des Leistungskatalogs der Pflegeversicherung *(durch den Medizinischen Dienst)* und den freiwilligen Zuwahlleistungen des Bewohners ermittelt, den es gilt einzuhalten. Die stationäre Einrichtung führt dabei eine Pflegeplanung durch, als Führung eines Leistungsnachweises, bei der der konkrete individuelle Hilfebedarf des einzelnen Pflegebedürftigen ermittelt wird. In dem individuellen Pflegemaßnahmenplan wird bewohnerbezogen der individuelle Hilfe- und Zeitbedarf für die verschiedenen Pflegemaßnahmen *(= direkter Pflegeaufwand)* festgehalten. Der Bewohner steht mit seinen Aktivitäten des täglichen Lebens und existentiellen Erfahrungen im Mittelpunkt pflegerischer Kompetenz, auch wenn dies manchmal Mehrarbeit bedeuten kann oder nicht so erscheinen mag. Ist es nicht viel einfacher und schneller einen Bewohner zu waschen, als ihn alleine oder mit Anleitung waschen zu lassen. Die Pflege darf bei diesem Leitgedanken und Pflegesystem niemals in die vertrauten Lebensgewohnheiten störend eingreifen oder gar den alten Menschen durch Pflegeintervention noch „pflegeabhängiger" machen als der alte Mensch vielleicht schon ist. Die re-/aktivierende Pflege steht hierbei im Vordergund pflegerischer „indirekter" *(früher: Behandlungspflege)* und „direkter" *(früher: Grundpflege)* Pflegehandlungen.

Die Idee der zeitgemäßen „bewohnerorientierten" Pflege braucht Freunde und einen „Vater" und eine „Mutter" zur Realisierung und Umsetzung! Im Gegensatz zur Gruppenpflege steht die längst überholte und veraltete, tradierte Funktionspflege. Bei diesem Pflegesystem wurden pflegerische Tätigkeiten und Aufgaben durch die Stationsleitung an die Pflegemitarbeiter einer Station übertragen und delegiert. Die Stationsleitung hatte die alleinige Gesamtverantwortung. Die Aufgaben wurden hierarchisch zugeteilt. Die Arbeitsorganisation sah danach so aus, daß die pflegerischen Tätigkeiten in viele einzelne Arbeitsgänge zerteilt wurden, so daß die pflegerische Dienstleistung zu einer regelrechten Fließbandarbeit und Fließbandpflege deklariert wurde. Der Vergleich einer Fabrikarbeit kommt diesem Pflegesystem sehr nahe. Eine Pflegemitarbeiterin schraubt zwar keine Schrauben ein und die/der nächste überprüft auch nicht ob die Schrauben auch richtig festgeschraubt worden sind, aber eine Pflegekraft hatte den Blutdruck zu messen, eine andere verteilte die Medikamente und zwei Pflegemitarbeiter *(meist Schüler/innen oder Schwesternhelferinnen)* machten die Betten und verrichteten die Körperpflege. Die pflegerischen Tätigkeiten wurden unreflektiert und automatisch durchgeführt. Bei der Funktionspflege arbeitete der Pflegemitarbeiter routiniert an den übertragenen Tätigkeiten. Sie hat dem Pflegemitarbeiter zwar Sicherheit gegeben und grenzte ihn von anderen ab, aber eine Eigenverantwortung und Eigendynamik als auch eine Kreativität konnte er hier nicht entwickeln. Die unzureichende individuelle Betreuung, die mangelnde Informations- und Gesprächsbereitschaft, der anonyme und stereotype Umgang wurde Ende der 70 er Jahre verstärkt bewußt und diskutiert. In diesem Zusammenhang wurde vielerorts die Pflegeorganisation zugunsten der Gruppenpflege geändert.

Fortsetzung nächste Seite

Wer „bedürfnis- bzw. bewohnerorientiert" den Pflegeablauf organisiert, muß sich ernsthafte Gedanken machen über einen dauerhaften und zweckmäßigen Betriebsablauf und die Betriebsorganisation. Es ist nicht von der Hand zu weisen, daß gute, qualitativ nachweisbare Pflege mehr Zeit braucht, - Zeit, die durch Umorganisation im Pflegealltag geschaffen werden muß - denn das Suchen nach neuen Wegen ist manchmal mühsam. Zu einem harmonischen und homogenen Betriebsablauf- und der Organisation gehören Regelungen und Vereinbarungen, die zusammenwirken und sich in der Aufbau- und Ablauforganisation einer Einrichtung ergänzen müssen. Eine Aufbauorganisation bezieht sich auf die Analyse von Teilaufgaben und strukturellen Rahmenbedingungen in einem Betriebsablauf und zeitgemäße kooperative Mitarbeiterführung und wie z.B. auch auf das Vorhandensein von Stellenplanbesetzungsplänen (*Organigramm*), Stellenbeschreibungen, Erfüllung von gesetzlichen Rahmenvereinbarungen, einer Heimkonzeption (*Heimphilosophie*), einer Pflegekonzeption (*nach den ATL's*), Überprüfung der Pflegequalität und Einführung und Umsetzung von überprüfbaren Qualitätsstandards nach § 80 (*Qualitätssicherung*) des Pflegeversicherungsgesetzes.

Die Ablauforganisation bezieht sich im Gegensatz auf die räumlichen und zeitlichen Bedingungen einer Einrichtung. In diesem Zusammenhang treten Fragen auf, wie z.B.: Wie ist die bewohnerorientierte Tagesgestaltung geplant? Wie wird diese umgesetzt? Wo, wie, wann und von wem sollen die pflegerischen „direkten" und „indirekten" Tätigkeiten im Pflegeteam erfolgen? In welchem zeitlichen Rahmen und nach welchen Vorgaben wurden die Standards eingehalten? Wie ist die Dienstplangestaltung festgelegt? Wie sehen die Dienstübergabegespräche, Pflegeplanungsgespräche und Stationsbesprechungen aus? Gibt es Besprechungen mit Nachtwachen, Schülern, Aushilfen, mit dem Heimbeirat, und den Leitungsteams im Hause und besteht dabei ein Mitbestimmungsrecht der Pflegemitarbeiter? Werden die Mitarbeiter in Planungsvorgaben und Planungsprozessen einbezogen? Wird ein einheitliches Dokumentationssystem im Hause eingesetzt usw.?

Um geplante „bewohnerorientierte" Pflege praktizieren zu können, besteht als Vorarbeit die Hauptaufgabe darin, die Aufbau- und Ablauforganisation kritisch zu überdenken. Insbesondere sollte man das Augenmerk auf funktionale Gegebenheiten und Abläufe konzentrieren, wie z.B. nach dem Schema 08/15. Dies fängt mit der Gestaltung des Speiseraumes an, wo beispielsweise immer noch Nummern für bestimmte Tische festgelegt sind, anstatt Namensschilder der Bewohner bzw. Orientierungshilfen zu placieren, oder Plastiktischdecken dazu dienen sollen, die darunter befindliche Tischdecke vor Verschmutzungen zu schützen.

Die Funktionsabläufe, die nicht bewohnerorientiert sind, setzen sich dann teilweise fort in den Wohnbereich hinein. Es ist immer noch üblich sog. Abführtage für alle Bewohner einer Station eines Wohnbereiches zu exerzieren, bzw. sog. Duschrituale - egal ob der Bewohner das Duschen gewohnt ist oder nicht - durchzusetzen. Oder die Bewohner ziehen in eine Einrichtung ein und bekommen die nächsten Jahre das gleiche zum Frühstück und zum Abendbrot, weil nicht individuell erfragt wird, was der Bewohner heute oder morgen zum Frühstück oder Abendbrot essen möchte. Wer möchte schon die nächsten fünf Jahre zum Frühstücken ein Schwarzbrot mit Butter, nur weil bei der Aufnahme dies einmal geäußert worden ist. Diese Praxis hat überhaupt nichts mit der Individualität eines Menschen zu tun, sondern erfüllt nur den funktionalen organisatorischen als auch reibungslosen Arbeitsablauf. Funktionsabläufe verbergen auch latente Pflegefehler, die verhindert werden könnten, wie z.B. wenn der Bewohner bei seiner Aufnahme angibt Weißbrot jeden Morgen zu essen, wobei er seit Jahren unter chronischer Obstipation leidet. „Na ja, die Gesichter der Pflege sind hier unterschiedlich als auch unterschiedlich zu werten!"

Als Pflegesystem einer „bewohnerorientierten" Pflege bietet sich hier die Einführung der individuellen Gruppenpflege an.

Ziele der Gruppenpflege:

- Verstärkte Verantwortung der Pflegemitarbeiter und soziale Kompetenz für die ihr zugeteilte Bewohnergruppe;
- Gesamtverantwortung für das allumfassende pflegerische Tun;
- Übernahme aller administrativen Tätigkeiten, inkl. der Eintragungen in das Dokumentationssystem;
- Anleitung von Altenpflegeschüler/innen;
- Verantwortlichkeit in der mündlichen und schriftlichen Weitergabe aller in diesem Zusammenhang stehenden Informationen;
- Individuelle Einteilung der Arbeit, tlw. nach Vorgaben;
- Gezielte re/aktivierende Förderpflege;
- Umfassende Krankenbeobachtung;
- Gute Einschätzung der Lebensaktivitäten und Erhebung der Pflegeprobleme für die Pflegeplanung;
- Höhere Berufsmotivation und persönlicher Einsatz für die Belange der Heimbewohner.

Fortsetzung nächste Seite

Standard-Nr.: 15	Abkürzung: Beziehungspfl.	Bezeichnung: Beziehungspflege/Organisation

Um eine individuelle Erhebung der Pflegebedürfnisse und individuelle Pflegeplanung (*gefordert im Rahmen der Pflegeversicherung*) durchführen und im Dokumentationssystem festhalten zu können, ist die Gruppenpflege als Pflegesystem unerläßlich. Nur was schriftlich und systematisch verankert wurde, hat dauerhaften Bestand und schützt gleichzeitig. Schriftliche Daten und Erhebungen dienen als Beweismittel für erbrachte Pflegeleistungen.

Bei der Gruppenpflege übernehmen beispielsweise zwei Pflegemitarbeiter eine bestimmte Anzahl von Bewohnern und sind für sämtliche „direkten" und „indirekten" pflegespezifischen Maßnahmen emanzipatorisch, eigenverantwortlich, in Absprache mit der verantwortlichen Pflegekraft der Station/des Wohnbereiches.

Durch das erhöhte persönliche Engagement der einzelnen Pflegekraft in der Gruppenpflege, wird die Abhängigkeit der Bewohner verringert und die Fähigkeiten und Ressourcen können besser erkannt werden, im Sinne einer Hilfe zur Selbsthilfe „Hilf mir es selbst zu tun!"

Durch diese Arbeitsorganisation wird eine Verbesserung der Pflegequalität (*in Richtung: optimale und angemessene Pflege*) erreicht, womit gleichzeitig die Hoffnung auf eine höhere Berufszufriedenheit verbunden ist. Auch wenn das Pflegesystem nicht ganz emanzipative Züge zeigt, geht es von den Pflegebedürfnissen und Problemen der Heimbewohner aus und ist individualistisch und ganzheitlich ausgerichtet. Der Bewohner hat seine Bezugspflegeperson und erhält seine individuelle Pflege kooperativ, sinnvoll, geplant und zielorientiert. Die Pflegemitarbeiter können eine gute berufliche, vertrauensvolle Beziehung zum Bewohner aufbauen und intensivieren. Bei der Gruppenpflege übernimmt ein Team von Pflegemitarbeitern einer Station/Etage die Pflege für eine bestimmte Bewohnergruppe über einen längeren Zeitraum. Die Betreuung und Beratung einer bestimmten Anzahl von Heimbewohnern wird den entsprechenden Bezugspersonen anvertraut.

Die pflegerische Betreuung in dieser Pflegegruppe wird auf eine bestimmte Zeit von allen festgelegt. Jeder einzelne ist hier aufgefordert eigenverantwortlich sämtliche Tätigkeiten und Aufgaben selbständig zu übernehmen. Die Aufteilung der Bewohner ist abhängig von der pflegerischen Relevanz und Intensität, Notwendigkeit sowie Homogenität einer Bewohnergruppe. Die Einteilung erfolgt partnerschaftlich, in Absprache mit der Stations- oder Schichtleitung. Dieses Pflegesystem ermöglicht dem Bewohner eine kontinuierliche Information, da ihm bekannt ist, wer für ihn als Ansprechpartner zuständig ist. Bei der Gruppenpflege gibt es keine Pflege im Alleingang oder gar in Eigenregie, bzw. Aussagen wie: "das ist mein Bewohner", sondern alle arbeiten im Team für- und miteinander. Dieses zielorientierte Pflegesystem erfordert für alle Beteiligten eine hohe Kommunikations- und Kooperationsbereitschaft sowie Kritikfähigkeit. Das partnerschaftliche Miteinander kann allerdings im Pflegeteam durchaus positiv gefördert werden.

Die Gruppenpflege darf auf gar keinen Fall als bloße Methode für die Einführung der Pflegeplanung eingeführt und somit inhaltlich reduziert werden (*Mittel zum Zweck*), um die Einführung praktizistisch zu verkürzen. Gruppenpflege muß betrachtet werden als kollektives Denken und Handeln aller Pflegemitarbeiter. Wer nach der Gruppenpflege den Betriebsablauf organisiert, ist nicht daran interessiert, daß die „Station um 8.00 Uhr steht" und die Bewohner "fertig gemacht" wurden, sondern das Anliegen, ist ein Wohlbefinden aller Bewohner zu erreichen und „fertig gemacht" werden, darf dort niemand!!!

Merkmale der Gruppenpflege:

Ein bis zwei Pflegemitarbeiter betreuen pflegerisch während der gesamten Dienstzeit eine Gruppe von Heimbewohnern. Hier wird die Station/der Wohnbereich in mehrere Bewohnergruppen aufgeteilt, für den Früh- und Spätdienst. Der Dienstplan ist ausgewogen gestaltet und zeigt keine Mengenunterschiede der Mitarbeiter auf. Um Arbeitsspitzen zu vermeiden erfolgt die Aufteilung der Arbeit über den ganzen Tag verteilt, denn auch der Spätdienst hat ein Recht auf Arbeit!

Die Bezugspersonen bemühen sich um einen möglichst intensiven beruflichen Kontakt zu der Bewohnergruppe und sind für die Pflege in der Gruppe maßgeblich verantwortlich, einschließlich aller anfallenden „direkten" und „indirekten" Aufgaben. Der verantwortliche Arbeitsbereich ist überschaubar, die Bewohnerbedürfnisse werden besser erkannt, und treten stärker in den Vordergrund, unter Berücksichtigung der Persönlichkeit, Biographie und der Lebenssituation des alten Menschen, als auch seiner Pflegebedürftigkeit und der damit verbundenen Pflegeleistungen. Das Gruppenpflegesystem hat bessere Möglichkeiten interdisziplinär und überschaubar mit anderen Berufsgruppen zusammenzuarbeiten. Bei Problemstellungen kann jederzeit eine erfahrene Pflegekraft oder die verantwortliche Schichtleitung hinzugezogen werden (*z.B. „indirekte" Pflegeleistungen*).

Der Dienstplan muß die Gruppeneinteilung der Mitarbeiter/innen als auch die Dienstübergabezeiten durch die Legende im Dienstplan ausweisen. Sonst würde die Gruppenaufteilung - auf längere Sicht gesehen - untergehen oder gar vergessen werden, z.B. über Sachverhalte und Lebensumstände von Bewohnern, Medikamentenänderungen, Arztbesuche, Pflegeplanung, hausinterne Informationen und Hinweise, Verlegungen innerhalb des Hauses, Zu- und Abgänge auf der Station/ im Wohnbereich usw. Die Gespräche beziehen sich somit auf die täglichen Ereignisse bezugnehmend auf eine Bewohnergruppe, eines einzelnen Bewohners dessen besondere Ereignisse, Pflege- und Organisationsfragen des Hauses!

Insbesondere ist hier daran zu denken, daß eine tägliche gruppenspezifische Dienstbesprechung im Dienstplan organisatorisch berücksichtigt werden muß und nicht nur eine obligatorische Floskel ist! Wichtig ist hier, daß die jede Dienstübergabe qualitativ vorbereitet werden muß!

Fortsetzung nächste Seite

| Standard-Nr.: 15 | Abkürzung: Beziehungspfl. | Bezeichnung: Beziehungspflege/Organisation |

So sind beispielsweise alle Eintragungen in das Dokumentationssystem lückenlos vor Beginn der Dienstübergabezeit einzutragen, alle durchgeführten „direkten" und „indirekten" Pflegeleistungen sind im Leistungskatalog mit einem Handzeichen im Dokumentationssystem des Bewohners zu bestätigen, nennenswerte Sachverhalte zur Übergabe sind mit einem entsprechend farblich unterschiedlichen „Reiter", je nach Zuständigkeit und Adressat für diese Information (*Nachtwache, Arzt, Therapeuten etc.*), zu ziehen bzw. kenntlich zu machen. Alle Mitarbeiter müssen an der Dienstübergabe teilnehmen und die verantwortliche Schichtleitung/Stationsleitung oder deren Vertretung übernimmt die Gesprächsführung. Alle bewohnerbezogenen Informationen sollen von den Bezugspersonen einer jeweiligen Bewohnergruppe kurz, präzise, prägnant als auch sachlich (*ohne Ausschweifungen*) formuliert werden!

Von besonderer Bedeutung sind die einmal wöchentlich durchzuführenden Pflegeplanungsgespräche im Team und die 1 x wöchentlichen Stationsbesprechungen.

In den Pflegeplanungsgesprächen wird eine individuelle Pflegeplanung für und mit einem Bewohner und ggf. seinen Angehörigen erstellt oder die Pflegeplanung besprochen bzw. können Pflegeziele überprüft werden. Hier ist zu prüfen ob ein Pflegeziel erreicht werden konnte, ob die speziellen Maßnahmen nach einem Pflegestandard bei diesem Bewohner ausreichend gewesen sind, ob das Problem beseitigt werden konnte, ob eine Verschlechterung eingetreten ist usw. In diesen Pflegeplanungsgesprächen müssen alle Mitarbeiter (*evtl. auch Therapeuten*) in diesem Wohnbereich teilnehmen, wobei die eigene Wahrnehmung immer auf die Richtigkeit hin überprüft werden muß. Die aktuellen oder potentiellen Pflegeprobleme müssen dabei immer das Problem genau und interpretationsfrei beschreiben (*deskriptiv*).

Die Pflegeziele sind realistisch, überprüfbar und erreichbar zu formulieren („*Bewohner soll...können!*") Die Pflegemaßnahmen orientieren sich dabei auf die gesetzlich vorgegebenen Leistungskomplexe (*Körperpflege, Ernährung, Mobilität*) und benennen zur Zielerreichung zur Vereinheitlichung einen oder mehrere eingesetzte Standards im Maßnahmekatalog (*siehe Standard: „Mund I*"). In den Stationsbesprechungen erhalten die einzelnen Mitarbeiter der Gruppe gemeinsam abgesprochene Vorgaben, zur Erledigung der täglich zu bewerkstelligenden Nebenarbeiten und Aufgaben einer Station. Hier sind auch die anzuwendenden Pflegestandards zur Qualitätssicherung zu besprechen und die Modalitäten zur Qualitätsüberpüfung.

Auch wird hier der wöchentliche Einsatzplan abgesprochen und ggf. modifiziert. Diese Vorgaben können pro Gruppe beinhalten, daß mindestens täglich zwei Bewohner, nach Absprache und Planung mit den Bewohnern, zu baden sind oder eine Grundreinigung von einem Toilettenstuhl/Rollstuhl durchgeführt werden soll. Die Aufgabenbewältigung richtet sich nach den räumlichen Gegebenheiten (*z.B. Bade- oder Duschplan*) hier sind Absprachen äußerst notwendig. Im Team nicht geschaffte Aufgaben werden an die nachfolgende Schicht abgegeben. Auch der Spätdienst hat ein Recht auf Arbeit, wenn im Frühdienst bestimmte Aufgaben nicht erledigt werden konnten. Darüber hinaus können *Gemeinschaftsaufgaben* festgelegt werden, z.B. Verteilung der Zwischenmahlzeit, Wäschedienst, Speisenplangestaltung, Einkäufe der Bewohner und Materialbestellung. Die Gemeinschaftsaufgaben sind für alle Gruppenmitglieder verbindlich und auf einer Plantafel im Stationszimmer transparent festgehalten! Der "Springer" übernimmt übergreifende Tätigkeiten in beiden Bewohnergruppen oder wird eingesetzt bei Abwesenheit einer Bezugspflegekraft. Nach Ablauf einer abgesprochenen Zeit sollen die Pflegemitarbeiter innerhalb der Bewohnergruppen tauschen. Bei der Gruppenpflege ist eine Mindestpersonalbemessung ganz besonders wichtig, um eine Kontinuität sicherzustellen. In allen Besprechungen ist es wichtig, an Rahmenbedingungen zu denken, wie z.B. störungsfreier Besprechungsort, Zeitvorgaben, Bekanntgabe des Themas, das besprochen werden soll. Das Übergabegespräch muß dafür an diesem Tag kürzer durchgeführt werden und es müssen ausreichend Sitzgelegenheiten für alle Mitarbeiter in diesem Wohnbereich zur Verfügung gestellt werden. Darüber hinaus sind folgende Punkte noch vorab zu klären: Rauchverbot, Lichtverhältnisse, Arbeitsunterlagen, Regelung des Klingel- und Telefondienstes während dieser Zeit.

Um die Dynamik im Pflegeprozeß entwickeln zu können, muß sich ein Pflegeverständnis nach einem bestimmten Pflegemodell (*z.B. AEDL-Pflegekonzept*), - einem Leitgedanken der Pflege - im Pflegeteam aufbauen und entwickeln, wonach alle ihre Bestrebungen ausrichten können. Dies setzt voraus, daß Pflegende ein neues Selbstbewußtsein verinnerlichen müssen. Selbstbewußtsein im Sinne von Sicherheit, jene Sicherheit, die uns zu einer ganzheitlichen Sichtweise des Menschen mit aller Kompetenz dazu verhelfen soll. Dies bedeutet das Zusammenwirken und Zusammenspiel von „Kopf-Herz- und Hand."

Dokumentation: Pflegekonzeption, Pflegemanagement, Pflegeorganisation, Dienstübergabe, Stationsbesprechungen und Pflegeplanungsgespräche sind „indirekte" Pflegehandlungen. Alle Bewohnerereignisse während einer Schicht sind in dem jeweiligen Dokumentationssystem auf dem richtigen Blatt einzutragen und mit dem Handzeichen der jeweiligen Pflegebezugsperson zu bestätigen. Zur Dienstübergabe bzw. zum Pflegeplanungsgespräch wird ausschließlich das Dokumentationssystem des Bewohners verwendet (*keine stationsüblichen Handbücher, oder diverse einzelne, unüberschaubare Handzettel etc.*).

Qualifikation: Dienstübergabe, Pflegeplanungsgespäche und Stationsbesprechungen werden gelenkt, überwacht und geleitet von der Schicht- oder Stationsleitung (*Wohnbereichsleitung*) oder deren Vertreter/in.

Standard-Nr.: 16	Abkürzung: **Bilz.**	Bezeichnung: **Bilanzierung** *(Behandlungspflege)*

Eine Flüssigkeitsbilanzierung ist mehr als ein Trinkplan und bezieht sich grundsätzlich auf die Ein- und Ausfuhrmenge von Flüssigkeiten innerhalb von 24 Stunden. Sie wird ärztlicherseits angeordnet. Bei der Einfuhrmenge werden alle Flüssigkeiten, die der Bewohner oral *(Trinkplan)*, enteral *(über Magensonden)* oder parenteral über Infusionslösungen erhält, genau in einem Bilanzierungsbogen festgehalten. Bei der Ausscheidung wird die Harnmenge *(ml)* gemessen und der Flüssigkeitsverlust über Magensonde, Erbrechen und Darm genau festgehalten. Die schätzbare Ausscheidung über Haut und Atmung *(450ml/Tag)* wird als unmerkliche oder Perspiratio insensibilis bezeichnet. Das merkliche Schwitzen und dieser Flüssigkeitsverlust wird als Perspiratio sensibilis bezeichnet und beträgt in etwa 450ml am Tag. Die Bilanzierung kann durch den Arzt angeordnet werden, damit der Arzt zur Diagnose eine Auskunft über die Nieren- und Herztätigkeiten erhalten kann. In begründeten Fällen kann der Arzt auch einen Sammelurin anordnen, wobei hier nur die gesamte registrierbare Harnausscheidung über 24 Stunden gesammelt und exakt notiert werden muß. Alle Pflegekräfte müssen hierüber genau informiert werden.

Pflegeziele:
- Kontrolle der Ein- und Ausfuhrmenge;
- Bilanzierung durchführen;
- Feststellung der 24-Stunden Diurese.

Man unterscheidet eine: 1. Registrierbare Bilanz *(alle meßbaren Flüssigkeiten, wie z.B. Trinkmenge, Infusionen usw.);*
2. Effektive Bilanz *(alle schätzbaren Flüssigkeiten wie Hautatmung, Atmung und das Schwitzen).*

Beispiel einer Bilanzierung in 24 Stunden

Flüssigkeitsaufnahme *(enteral o. parenteral)*	Registrierbare Bilanz *(objektiv festzustellen)*		Effektive Bilanz (zu kalkulierende Bilanz)	
	(+) Einfuhr	(-) Ausfuhr	(+) Einfuhr	(-) Ausfuhr
Orale Flüssigkeitsmenge: Trinken, Speisen *(Saucen etc.)*	1700 ml		Trinkmenge: 1300 ml Speisen: 900 ml Oxidationswasser: 300 ml	
Ausscheidung: Harn Ausscheidung: Stuhl		800 ml 100 ml		Harn: 1500 ml Kot: 100 ml Atmung und Haut: 450 ml Schwitzen: 450 ml
Gesamt:	**1700 ml**	**900 ml**	**2500 ml**	**2500 ml**
	800 ml (+) Plusbilanz (1700 ml - 900 ml = 800 ml)			

Eine **positive** Bilanz bedeutet, daß die Einfuhrmenge mehr ist, als die Ausscheidungsmenge.
Eine **negative** Bilanz bedeutet, daß die Ausscheidungsmenge mehr war, als die Einfuhrmenge.

Beispiele:
- Bei einer Plusbilanz wird vom Bewohner mehr Flüssigkeit aufgenommen, als ausgeschieden! ⇨ positive Bilanz.
- Minusbilanz übertrifft die Ausfuhrmenge, d.h. es wird vom Bewohner mehr ausgeschieden als durch die Einfuhr aufgenommen worden ist! ⇨ negative Bilanz.
- In der Regel sollte die meßbare Einfuhrmenge, die meßbare Ausfuhrmenge um ca. 700 ml übersteigen.

Fortsetzung nächste Seite

Standard-Nr.: 16	Abkürzung: Bilz.	Bezeichnung: Bilanzierung

Sammelurin wird durch den Arzt angeordnet
– zur Überprüfung und Messung der 24 - Stunden - Diurese,
– zur Berechnung einer Bilanzierung (*Ein- und Ausfuhr und das Verhältnis zueinander*),
– zur Überprüfung der Nierenfunktion,
– zur Untersuchung, wenn sich das Testergebnis auf 24 Stunden beziehen muß (*z.B. bei Ödemen, Diabetes mellitus*),
– zur Hormonuntersuchung im Harn.

Pflegeziele:
- Harnmenge, die in 24 Stunden ausgeschieden wird, ermitteln;
- Abweichungen der 24 Stunden Diurese (*Harnausscheidung*) feststellen;
- Ein- und Ausfuhr im Verhältnis zueinander vergleichen können.

Durchführung von Sammelurin:

Material:	Vorbereitung:	Bemerkungen:

• Urinsammelgefäß mit Deckel an einem kühlen Ort;
 	
• Das Urinsammelgefäß muß ein Fassungsvermögen von etwa 2000 ml haben.
	1. Bewohner entsprechend frühzeitig informieren sowie das gesamte übrige Pflegepersonal einschließlich der Nachtwachen. Bewohner muß vor Beginn der Sammelperiode die Harnblase entleeren. Der Urin vor 7.00 Uhr (*vor dem 1. Meßvorgang!*) wird hierbei noch nicht gemessen;
	2. Urinflasche, Steckbecken oder Toilettenstuhl entsprechend kennzeichnen (*Datum, Name des Bewohners, Zimmer; Sammelzeit von ____ bis ____*);
	3. Sammelperiode: von 7.00 Uhr bis 7.00 Uhr des darauffolgenden Tages. Alle folgenden Harnmengen des Tages müssen in dem Urinsammelgefäß gesammelt werden;
	4. Am 2. Tag ist die letzte zu der Sammelperiode gehörende Harnmenge in dem Urinsammelgefäß zu sammeln;
	5. Behandlung des Urins:
	  • Urin in dem Urinsammelgefäß kühl aufbewahren;
	  • den Urin im Urinsammelgefäß vor Licht schützen (*Gefäß mit Deckel*);
	6. Sammelurinmenge nach der Sammelperiode genau messen und dokumentieren (*vor der Laborentnahme*):
	  • 10 ml bis max. 20 ml Harn für die Laborprobe von der gesamten gesammelten Harnmenge, nach vorherigem Umrühren oder Umschütteln entnehmen (*Sediment*).
		Wenn der Bewohner Stuhldrang verspürt, sollte er zuerst wasserlassen (*sofern der Bewohner dazu in der Lage ist!*), damit dieser Harn gemessen werden kann.
		
		Bei Harninkontinenz ist ein Sammelurin nicht möglich, hier sollte mit dem Arzt und dem Bewohner gemeinsam überlegt werden, ob für diese Zeit (*24 Stunden*) aus diagnostischen Gründen eine transurethrale kurzfristige Katheterisierung vorgenommen werden soll.
		
		Diese Maßnahme erfordert eine erhöhte Kooperationsbereitschaft mit dem Bewohner, als auch mit allen in der Pflege tätigen Personen.
		
		Beachte folgende Standards bei diesem Standard:
		Standard: „Trinken";
		Standard: „Kath.-Pfl.";
		Standard: „Pfleg./Diab.";
		Standard: „Pfleg./Herz";
		Standard: „Zystipr.".

Dokumentation: Veränderungen und Beobachtungen im Zusammenhang mit der Flüssigkeitsaufnahme müssen im Berichteblatt festgehalten werden. Es ist ein genauer Bilanzierungsbogen (*registrierbare Bilanz!*)) anzufertigen. Die Durchführung der Ein- und Ausfuhrkontrollen sowie das Messen der 24 Stunden Diurese wird durch den Arzt festgelegt. Die Maßnahme ist eine behandlungspflegerische „indirekte" Pflegeleistung.
In stationären Pflegeeinrichtungen wird die Behandlungspflege über die Pflegekassen finanziert.
Im ambulanten Bereich erfolgt die Abrechnung von behandlungspflegerischen Leistungen (*ärztliche Verordnung häuslicher Krankenpflege*) über die Krankenkassen.

Qualifikation: Altenpfleger/in und nach genauer Anleitung Pflegehelfer/in oder Haus- und Familienpfleger/innen.

Standard-Nr.: 17   Abkürzung: **Blasenin.-/spül.**   Bezeichnung: **Blaseninstillation und Blasenspülung** *(Behandlungspflege)*

Eine Blasenspülung und eine Blaseninstillation darf grundsätzlich nur auf strikte ärztliche Anordnung durchgeführt werden und auch der Anwendungszeitraum muß genau angegeben werden. Jedes Einbringen und Einlaufenlassen von Flüssigkeiten in die Harnblase erfolgt durch eine Diskonnektion (*Trennung*) zwischen Verbindungsstelle des Katheters und des Urindrainagebeutels. Bedingt durch die Konnektionen können Keime zu Kontaminationen und aufsteigenden Harnwegsinfektionen führen. Es ist deshalb unbedingt vor der Anwendung der Standard: „Kath.-Pfl." zu beachten!

Unter einer **Blasenspülung** wird das Ein- und Ablaufenlassen von Flüssigkeiten zur intravesikalen Spülbehandlung verstanden. Diese Maßnahme dient der Prophylaxe und der Spülung des Blasenverweilkatheters, insbesondere bei Verstopfung der Katheteraugen durch Grieß oder sonstigen Harnsalzen. Die Blasenspülung wird kör-

perwarm verabreicht und es wird solange gespült, bis die physiologische Kochsalzlösung in das Urindrainagesystem klar zurückläuft. Die Blasenspülung wird angeboten als sterile Einzelverpackung in einem Umbeutel, der erst unmittelbar vor Gebrauch an der vorgegebenen Lasche aufgerissen werden darf (*z.B. Uro-Pract*® *à 120 ml*).

Eine **Blaseninstillation** (*stilla = Tropfen*) hingegen, ist eine medikamentöse und desinfizierende Behandlung der Harnblase. Diese Lösung wird als Faltenbalgflasche in einer sterilen Einzelverpackung in einem Umbeutel, der ebenfalls erst unmittelbar vor Gebrauch an der vorgegebenen Lasche aufgerissen werden darf, angeboten, z.B. Urocridin® oder Cysto-Myacine®. Eine Blaseninstillation wird angeordnet zur Therapie bakterieller Infekte der ableitenden Harnwege, besonders bei E.-coli-, Proteus- und Pyocyaneusinfektionen, Zystitis, zur Infektionsprophylaxe, zur Infektverhütung nach instrumentellen

Eingriffen und häufig nach einem Katheterwechsel. Auch eine Blaseninstillation muß *körperwarm* verabreicht werden. Einige Blaseninstillationen, wie z.B. Urocridin® dürfen nicht mit Bettwäsche oder Kleidungsstücken in Kontakt kommen, da es zu einer gelblichen Verfärbung führen kann, die sich nur sehr schwer wieder entfernen läßt. Bei Blaseninstillationen und Blasenspülungen kann es zu Blasenkrämpfen (*Tenesmen*) oder bei Instillationen zu Überempfindlichkeitsreaktionen gegenüber dem angeordneten Antibiotika kommen. Beide Spüllösungen dürfen nur dann verabreicht werden, wenn die Lösungen vorher klar und die Einzelverpackung im Umbeutel unbeschädigt ist (*Sichtkontrolle!*). Das Verfallsdatum darf wie bei jedem anderen Medikament auch, nicht abgelaufen sein. Es ist stets darauf zu achten, daß diese Medikamente lichtgeschützt aufbewahrt werden.

Pflegeziele:
- Infektionsprophylaxe und Infektverhütung;
- Durchgängigkeit bei dem Blasenverweilkatheter erreichen;
- Infektionen in den ableitenden Harnwegen beseitigen.

Blaseninstillation

Material für eine Blaseninstillation:	**Durchführung einer Blaseninstillation:**
• Angeordnete Lösung als Spezialapplikator mit Sperrkreuz in einem Umbeutel, als Faltenbalgflasche mit einem Inhalt von 20ml - 60ml Inhalt, z.B. Urocridin® oder Cysto-Myacine®; • Schutzkappe für den Urindrainageschlauch; • 2 sterile Katheterstöpsel in einer Einzelverpackung;	1. Die Lösung darf nur körperwarm verabreicht werden, außer bei Blutungen im Urogenitaltrakt. Von daher muß der Spezialapplikator vorher mit dem Umbeutel in einem Wasserbad von 37 Grad angewärmt werden. Der Bewohner ist über die ärztlich angeordnete Maßnahme vorher zu informieren, Fenster und Türen sind zu schließen und für Sichtschutz muß gesorgt werden. Der Bewohner wird in eine 20 Grad Oberkörperhochlagerung oder Flachlagerung gebracht und für die Maßnahme entsprechend aufgedeckt. Es erfolgt eine hygienische Händedesinfektion.

Fortsetzung nächste Seite

Standard-Nr.: 17	Abkürzung: Blasenin.-/spül.	Bezeichnung: Blaseninstillation und Blasenspülung

Blaseninstillation

Material für eine Blaseninstillation:	Durchführung einer Blaseninstillation:
• PVP-Jod-Lösung, z.B. Betaisodona®; • Nierenschale und Zellstoff; • Badethermometer, Schüssel, körperwames Wasser und ein sauberes, fusselfreies Handtuch; • Zeituhr; • 2 Paar Einmalhandschuhe; • Péan Klemme.	3. Einmalhandschuhe anziehen und unter die Verbindungsstelle zwischen Katheter und Urindrainagebeutel eine Nierenschale stellen (*als Urinauffangschale*). Die Schlauchklemme oberhalb der Tropfkammer am Drainageschlauch verschließen. Die Verbindungsstelle zwischen Katheter und Urindrainagebeutel gründlich mit PVP-Jod-Lösung desinfizieren und einwirken lassen. Den Katheterschlauch mit einer Péan-Klemme abklemmen und den Drainageschlauch vom Katheter an der Verbindungsstelle trennen. Den Urindrainagebeutel sofort mit der Schutzkappe verschließen. Restlichen Harn, durch kurzes Öffnen der Péan-Klemme aus dem Katheterschlauch und Blase in die Nierenschale abfließen lassen, den Katheterschlauch anschließend wieder mit der Péan-Klemme abklemmen und den Katheter mit einem steril verpackten Katheterstöpsel verschließen. 4. Den Spezialapplikator im Umbeutel aus dem körperwarmen Wasserbad nehmen und mit dem Handtuch abtrocknen. Umbeutel an der vorgesehenen Lasche aufreißen, Verpackung wegwerfen und das Applikatoransatzstück der Instillation an den Katheteransatz stecken (*Katheterstöpsel wurde vorher entfernt und entsprechend abgelegt*). Verschluß im Überleitungsschlauch durch Hin- und Herbiegen des Sperrkreuzes abbrechen, dabei das Anschlußstück an der Griffschale anfassen. Péan-Klemme wieder öffnen und das Medikament in der Faltenbalgflasche langsam in die entleerte Harnblase unter leichtem Druck instillieren. Der Katheterschlauch sollte dabei ohne Zugwirkung nach oben gehalten werden. Nach der Instillation muß der Katheterschlauch mit der Péan-Klemme wieder abgeklemmt werden. Der Spezialapplikator wird dann vom Katheter zügig diskonnektiert (*getrennt*). Mit einem weiteren steril verpackten Katheterstöpsel wird der Katheter für mindestens 30 Minuten (*Arztanordnung*) verschlossen, damit das Medikament einwirken kann. Die Einmalhandschuhe und das benötigte Material muß entsprechend entfernt und der Bewohner bequem gelagert werden. 5. Nach Beendigung der angeordneten Zeitdauer werden die zweiten Einmalhandschuhe angezogen, unter die Verbindungsstelle zwischen Katheter und Urindrainagebeutel wird eine Nierenschale gestellt (*als Urinauffangschale*); Verbindungsstelle mit dem Katheterstöpsel desinfizieren, einwirken lassen und mit einer Péan-Klemme den Katheterschlauch wieder verschließen. Der Katheterstöpsel muß zügig entfernt werden und das Urindrainagesystem (*Schutzkappe wurde entfernt*) wird mit dem Katheter verbunden und fest ineinander geschoben. Die Péan-Klemme am Katheterschlauch ist wieder zu entfernen. Das Material wird entsprechend entsorgt. 6. Anschließend muß nochmals die Verbindungsstelle zwischen Katheter und Urindrainagebeutel gründlich mit PVP-Jod-Lösung desinfiziert werden und entsprechend die Einwirkzeit beachtet werden. Der Urindrainagebeutel muß am Bettgestell entsprechend den Anforderungen fixiert und kontrolliert werden. Die Einmalhandschuhe werden ausgezogen. Für das Wohlbefinden des Bewohners muß gesorgt werden. Es ist auf einwandfreien Harnabfluß und Schmerzfreiheit zu achten!

Fortsetzung nächste Seite

Standard-Nr.: 17	Abkürzung: Blasenin.-/spül.	Bezeichnung: Blaseninstillation und Blasenspülung

Blasenspülung

Material für eine Blasenspülung:	**Durchführung einer Blasenspülung:**
• Angeordnete Blasenspülung, z.B. 120ml Uro-pract® (*physiologische Kochsalz Lösung*) in einem Umbeutel mit Sperrkreuz; • 1 steriler Katheterstöpsel in einer Einzelverpackung; • Schutzkappe für den Urindrainageschlauch; • PVP-Jod-Lösung, z.B. Betaisodona®; • Nierenschale und Zellstoff; • Badethermometer, Schüssel, körperwames Wasser und ein sauberes, fusselfreies Handtuch; • 1 Paar Einmalhandschuhe; • Péan Klemme.	1. Die Lösung darf nur körperwarm verabreicht werden, außer bei Blutungen im Urogenitaltrakt. Von daher muß vorher die Spüllösung im Umbeutel in einem Wasserbad von 37 Grad angewärmt werden. 2. Der Bewohner ist über die ärztlich angeordnete Maßnahme vorher zu informieren, Fenster und Türen sind zu schließen und für Sichtschutz muß gesorgt werden. Der Bewohner wird in eine 20 Grad Oberkörperhochlagerung oder Flachlagerung gebracht und für die Maßnahme entsprechend aufgedeckt. 3. Einmalhandschuhe anziehen und unter die Verbindungsstelle zwischen Katheter und Urindrainagebeutel eine Nierenschale stellen (*als Urinauffangschale*). Die Schlauchklemme oberhalb der Tropfkammer am Drainageschlauch verschließen. Die Verbindungsstelle zwischen Katheter und Urindrainagebeutel gründlich mit PVP-Jod-Lösung desinfizieren und einwirken lassen. Den Katheterschlauch mit einer Péan-Klemme abklemmen. Den Drainageschlauch vom Katheter an der Verbindungsstelle trennen und den Urindrainagebeutel sofort mit der Schutzkappe verschließen. Restlichen Harn im Katheterschlauch und in der Harnblase durch kurzes Öffnen der Péan-Klemme in die Nierenschale abfließen lassen und dann den Katheterschlauch wieder abklemmen. Den Katheterschlauch mit einem sterilen Katheterstöpsel sofort verschließen. 4. Die Spüllösung im Umbeutel aus dem körperwarmen Wasserbad nehmen und mit einem Handtuch abtrocknen. Umbeutel an der vorgesehenen Lasche aufreißen, Verpackung wegwerfen und das Applikatoransatzstück der Spüllösung an den Katheteransatz (*vorher wurde der Katheterstöpsel entfernt*) stecken. Verschluß im Überleitungsschlauch durch Hin- und Herbiegen des Sperrkreuzes abbrechen. Die Péan-Klemme wieder öffnen und die Flüssigkeit der Blasenspülung langsam in die entleerte Harnblase unter leichtem Druck instillieren. Den Beutel der Blasenspülung dabei langsam aufrollen. Der Katheterschlauch sollte dabei ohne Zugwirkung nach oben gehalten werden. Nach der Spülung muß der Katheterschlauch mit der Péan-Klemme wieder abgeklemmt werden. 5. Die Blasenspülung wird nach der Verabreichung vom Katheter zügig diskonnektiert (*trennen*), in die Nierenschale gelegt, und der Urindrainagebeutel (*Schutzkappe wurde entfernt*) wird wieder mit dem Katheter verbunden und fest ineinander geschoben. Die Flüssigkeit läuft dann aus der Harnblase in das geschlossene Urindrainagesystem hinein. Gespült wird u.U. mit einer weiteren Blasenspülung, falls die Flüssigkeit nicht klar zurückläuft. In diesem Fall ist der oben beschriebene Vorgang exakt zu wiederholen. 6. Nach Beendigung der Blasenspülung wird die Verbindungsstelle zwischen Urindrainageschlauch und Katheter mit einer PVP-Jod-Lösung desinfiziert und das Material entsprechend entsorgt. 7. Der Urindrainagebeutel muß am Bettgestell entsprechend den Anforderungen wieder fixiert und kontrolliert werden. Für das Wohlbefinden des Bewohners muß gesorgt werden. Die Einmalhandschuhe werden ausgezogen. Es ist auf einwandfreien Harnabfluß und Schmerzfreiheit zu achten!

Dokumentation: Die durchgeführte behandlungspflegerische „indirekte" Pflegemaßnahme ist im Pflegedurchführungsblatt festzuhalten. Krankenbeobachtungen und sonstige Veränderungen (*Blutungen, Harnfarbe, Aussehen und Beimengungen etc.*) sind im Berichteblatt deskriptiv einzutragen. Bei Veränderungen muß der Arzt informiert werden!
In stationären Pflegeeinrichtungen wird die Behandlungspflege über die Pflegekasse finanziert.
Im ambulanten Bereich erfolgt die Abrechnung von behandlungspflegerischen Leistungen (*ärztliche Verordnung häuslicher Krankenpflege*) über die Krankenkassen.

Qualifikation: Altenpfleger/in.

Standard-Nr.: 18	Abkürzung: **Dekubeh.**	Bezeichnung: **Dekubitusbehandlung** *(Behandlungspflege)*

Als Dekubitus bezeichnet man das Druckgeschwür, das aufgrund von Gewebeschädigungen auftritt, bedingt durch eine ausgedehnte Ischämie. Je nach Ausmaß der druckbedingten Gewebeschädigung kann der Dekubitus mit relativ intakter Haut oder ausgeprägtem, offenem und tiefem Geschwür mit Wundtaschen und einer Infektion einhergehen, die alle Hautschichten zerstört. Spezifische Maßnahmen sind daher immer abhängig vom Schweregrad und Ist-Zustand des Dekubitus. Die Pfle-

gemaßnahmen, die im Standard: "Dekupr." genannt sind, müssen darüber hinaus immer parallel durchgeführt werden. Die Behandlung des Dekubitalulkus stellt eine schwierige und langwierige Aufgabe dar und ist sehr kostenintensiv. Zunächst muß das nekrotische Gewebe weitgehend chirurgisch entfernt werden, damit das neue und empfindliche Granulationsgewebe, den Gewebedefekt von unten nach oben langsam auffüllen kann. Erst wenn die Nekrose *(Gewebstod)* abgetragen worden

ist, kann eine gründliche Wundreinigung und Wunddesinfektion des Wundgrundes erfolgen. Auch ist es dann erst möglich, die Epithelisierung anzuregen. Nur die tagelang oder wochenlang andauernde langsame Granulationsentwicklung, kann den Defekt zur Abheilung bringen. Bei großen Ulcera ist nicht selten eine operative plastische Deckung nötig. Der Ausgangsbefund sowie jede Wundveränderung muß schriftlich im Berichteblatt *(Verlauf)* dokumentiert werden!

Beachte die drei Kriterien einer Wundbehandlung:

1. Wundreinigung durch Wundspülungen, z.B. NaCl 0,9 % ig; *od. Ringer-Lösung*
2. Bekämpfung der Wundinfektion durch Desinfektion der Wunde, z. B. Wasserstoffsuperoxyd 3 % ig und Nachspülungen mit NaCl 0,9 % ig *(= einen gestrichenen vollen Teelöffel Salz in 500 ml Wasser auflösen)*;
3. Förderung der Wundheilung durch Anregung der Epithelisierung von unten nach oben wachsend.

Dekubitus I. Grades

I. Schweregrad, Hautzustand und Symptome:	Pflegeziele beim I. Grad:	Pflegemaßnahmen beim I. Grad:
Weiße Druckstelle an der betroffenen Körperstelle mit Rötung, Schwellung, leichter Blaufärbung und Minderdurchblutung durch Kompression der Gefäße. Hautoberfläche ist geschlossen und es ist noch kein Gewebedefekt vorhanden. Diese Erstsymptome verschwinden auch bei absoluter Druckentlastung nicht!	**Störungsfreie Abheilung der Entzündungszeichen und Beseitigung der brennenden Schmerzen, bzw. sollen diese gelindert werden.** **Eine weitergehende Schädigung des Gewebes muß durch Druckfreiheit verhindert werden.**	1. **Arzt** *(ggf. Hautarzt)* **informieren:** Arzt soll Hautschutzmittel verordnen und genaue Anordnung zur Haut- und Wundpflege treffen; 2. **Pflegeplanung erstellen:** Standard: „Dekupr." bei allen weiteren Stadien durchführen und Standard: „Dekubeh." einhalten; Maßnahmen sind im Pflegedurchführungsblatt täglich festzuhalten; 3. **Druckentlastung und/oder Druckverteilung:** Sofortige und frühzeitige Druckentlastung und/oder Druckverteilung bis zum völligen Abklingen der Erstsymptome, s. Standard: "Dekupr.", kontinuierlich und geplant durchführen; *Achtung!* Keine Öle zur Dekubitusprophylaxe einsetzen! Unbedingt jede Wärme- und Kälteanwendung *(z.B. Fönen und Eisen)* unterlassen. Nasse Inkontinenzeinlagen sofort entfernen *(häufig kontrollieren)*. Da hier noch keine offene Wunde *(septisch)* vorliegt, muß kein Wundverband angelegt werden.

Fortsetzung nächste Seite

Dekubitus II. Grades

II. Schweregrad, Hautzustand und Symptome:	Pflegeziele beim II. Grad:	Pflegemaßnahmen beim II. Grad:
Bei länger andauernder Druckbelastung geht die Hautrötung in eine bläulich marmorierte Farbe über. Infolge einer Einlagerung von Gewebewasser (*Ödem*) fühlt sich die Haut verhärtet an und bildet nach kurzer Zeit, flüssigkeitsgefüllte Blasen, die oft nässen und daher sehr infektionsgefährdet sind. Die Epidermis ist verletzt. In diesem Schweregrad hat sich noch keine Nekrose (*Gewebstod*) gebildet!	**Sofortige Druckentlastung und die heftigen Schmerzen lindern.** **Proliferationsphase, d.h. den Aufbau von neuem Gewebe *(Neubildung von Granulationsgewebe 0,2 mm pro Tag)* fördern; Abtrocknung der meist nässenden Wunde erreichen.**	**Bei vorhandener Blasenbildung:** Es muß in jedem Fall darauf geachtet werden, daß die Blase nicht mechanisch geöffnet wird. Evtl. einen sterilen druckentlastenden Verband locker anlegen oder z.B. mittels einer ES-Kompresse (*10 cm mal 10 cm*) die Blase steril abdecken. Nach ärztlicher Anordnung eignen sich hier Antiseptika oder Hautschutzmittel für den Wundrand. Färbende Antiseptika erschweren sehr oft eine weitere deskriptive Verlaufsbeobachtung. Gerbende Medikamente (*z.B. Eosin® 1%ig*) dürfen nicht zu lange angewendet werden, da die Haut u. U. zu trocken und rissig werden kann, was wiederum eine Infektion begünstigen kann. Der Hautdefekt (*Blase*) muß vor Schmutz und vor dem Eindringen von Keimen geschützt werden. Der Verband (*Kompressen*) darf nicht mit der Wunde verkleben (*ansonsten mit Kochsalz lösen*).

Dekubitus III. Grades

III. Schweregrad, Hautzustand und Symptome:	Pflegeziele beim III. Grad:	Pflegemaßnahmen beim III. Grad:
Im Schweregrad III nehmen die Erstsymptome wie brennende Schmerzen, lokale Überwärmung, Verschlechterung der Wundheilung und evtl. ein Temperaturanstieg zu. Das Gewebe kann weiter absterben (*Nekrose*) und es zeigen sich infektiöse, schmierig-, gelb-, und bräunliche Wundbeläge. Die Wunde riecht sehr unangenehm. Die wundumgebende Haut ist wie im Schweregrad I und II verändert. Tiefe Hautschichten können hierbei betroffen sein.	**Dekubitus und andere Prädilektionsstellen vom Aufliegedruck sofort befreien.** **Für eine Wundreinigung sorgen und Epithelisierungsphase anregen.** **Wunde vor Infektionen schützen.** **Bleibende Restschäden gering halten und weitere Komplikationen verhindern.** **Hautturgor und Hauternährung verbessern.**	1. **Einsatz von hydrokolloidalen Verbänden (*Hautschutzplatten*) bei infizierten septischen Wunden:** Ziel dieser hydroaktiven Verbände, ist eine saubere Wundexsudataufnahme, ohne daß der Verband mit der Wunde verklebt. Die Hautschutzplatte sollte solange wie möglich auf der Wunde belassen werden. Es entsteht nach einiger Zeit eine Gelbildung, die als Blase sichtbar wird. Ein Verbandwechsel ist dann angezeigt, wenn sich die „Blase" (*bildet sich nach der Wundaufnahme*) dem Rand des Verbandes nähert. Ist der Verband undicht, muß sofort ein Verbandwechsel durchgeführt werden, s. Standard „Verbwe.".

Fortsetzung nächste Seite

Dekubitus III. Grades

III. Schweregrad, Hautzustand und Symptome:	Pflegeziele beim III. Grad:	Pflegemaßnahmen beim III. Grad:
siehe oben	siehe oben	*Vorgehensweise:* a) Alte Wundabdeckung *(s.o.)* vorsichtig abnehmen (*unsterile Handschuhe*); b) Mit den sterilen Handschuhen erfolgt eine Wundreinigung und Wunddesinfektion, z.B. mit Wasserstoffsuperoxyd 0,3%ig; c) Ein Nachspülen mit NaCl-Lösung 0,9%ig ist hierbei erforderlich. (*Wunde ausspülen mittels Spritze und ggf. Knopfkanüle*); d) Wundrand sorgfältig trocknen (*abtupfen*) mit sterilen ES-Kompressen; Wundinspektion durchführen! e) Epithelisierung des Wundrandes anregen mit (*evtl.*) verordneten Salben; f) Wunde mit einer neuen Hautschutzplatte (*s.o.*) steril abdecken. Der Verband muß die Wunde um mind. 1,5 cm überdecken, um eine gute Haftungsfähigkeit zu gewährleisten. **2. Feuchte Wundbehandlung bei nicht infizierten und gut heilenden Wunden:** a) Alten Verband abnehmen (*s.o.*); b) Wundreinigung und Wunddesinfektion; c) Nachspülen; d) Wundinspektion; e) Sterile Kompressen mit NaCl-Lösung tränken und die Wunde ausreichend mit den Kompressen abdecken; f) Verband locker fixieren, bei Bedarf Kompressen mit NaCl-Lösung ständig anfeuchten (*feuchte Wundbehandlung*).

Fortsetzung nächste Seite

Dekubitus III. Grades

III. Schweregrad, Hautzustand und Symptome:	Pflegeziele beim III. Grad:	Pflegemaßnahmen beim III. Grad:
siehe oben	siehe oben	**Wichtig!** *Bei infizierter, schmieriger Wunde und/oder bei Nekrosebildung*: Arzt muß nekrotisches Gewebe entfernen (*Aufgabe des Arztes!*). Jede weitere Vorgehensweise erfolgt nach hautärztlichem Konsil und Anordnung, wobei die grundsätzlichen Prinzipien beim Verbandwechsel beibehalten werden müssen. Behandlungsplan muß im Pflegedurchführungsblatt bestätigt werden und Veränderungen werden im Berichteblatt festgehalten. Der Pflegeplan gibt Auskunft darüber, welche Maßnahmen derzeit durchgeführt werden müssen. Darüber hinaus sind die Vitalfunktionen zu kontrollieren und morgens und abends ist bei großen Wunden eine Temperaturkontrolle (*s. Standard: „Fieber I" und „Fieber II"*) durchzuführen, ggf. Schmerztherapie durch den Arzt (*Hausarzt*) einleiten lassen! Eiweißreiche, vitaminreiche und faserreiche Kost anbieten! Standards: „Trinken", „Verbwe." und „Dekupr." einhalten und beachten.

Dekubitus IV. Grades

IV. Schweregrad, Hautzustand und Symptome:	Pflegeziele beim IV. Grad:	Pflegemaßnahmen beim IV. Grad:
Beim Schweregrad IV liegt ein irreversibles u.U. fortschreitendes Absterben von Gewebe (*Nekrose*) vor, das im Unterschied zu Schweregrad III mit einem offenen, meist tiefen Geschwür (*Druckgeschwür*) einhergeht. Muskelgewebe ist bei Mitbeteiligung des Knochens zerstört und es liegen u. U. auch tiefe, eitrige und infizierte Wundtaschen vor.	**Chirurgische oder enzymatische Nekroseentfernung vom Arzt durchführen lassen und Granulationsförderung anregen.** **Wundtaschen säubern und Wundinfektionen verhindern oder beseitigen;** **Förderung zur Verkleinerung der Wunde bis hin zur Wundheilung und zum Wundverschluß.**	*Alle Maßnahmen wie beim Schweregrad III sind hier durchzuführen! Infektionen und Sekundärerkrankungen müssen verhindert oder therapiert werden!* Ständige Druckentlastung und/oder Druckverteilung durch Hilfsmittel durchführen s. Standard „Dekupr.".

Dokumentation: Die Durchführung der grund- und behandlungspflegerischen Pflegemaßnahmen sind nach Schweregrad im Pflegedurchführungsblatt täglich (*ggf. mehrmals im Früh- /Spät-/ und Nachtdienst*) zu bestätigen. Die Pflege wird genau nach der Pflegeplanung und nach dem Pflegestandard durchgeführt. Veränderungen, Beobachtungen oder Abweichungen sind im Berichteblatt festzuhalten. Ggf. muß eine Fieberkurve angelegt werden. Die Dekubitusbehandlung ist eine Behandlungspflege.
In stationären Pflegeeinrichtungen wird die Behandlungspflege über die Pflegekassen finanziert.
Im ambulanten Bereich erfolgt die Abrechnung von behandlungspflegerischen Leistungen (*ärztliche Verordnung häuslicher Krankenpflege*) über die Krankenkassen.

Qualifikation: Altenpfleger/in.

Standard-Nr.: 19	Abkürzung: **Dekupr.**	Bezeichnung: **Dekubitusprophylaxe** *(Grundpflege)*

Dekubitalgeschwüre sind Schädigungen der verschiedenen Hautschichten aufgrund eines nicht physiologischen Druckes auf das Gewebe (*s. Standard: „Dekubeh."*). Als nicht physiologischer Druck ist der Druck zu bezeichnen, der sowohl die arterielle Blutzufuhr, als auch die venöse Blutabfuhr zeitweise oder dauerhaft unterbindet! Wenn ein konstanter Aufliegedruck auf einem Gewebeabschnitt über einen bestimmten Zeitraum einwirkt, kommt es zu einer Ischämie (*Minderdurchblutung*), einem Sauerstoffmangel, einer Anhäufung saurer Metaboliten (*Azidose*), Arterienerweiterung, Steigerung der Durchlässigkeit usw. Die Entstehung eines Dekubitus beruht auf Reibung, Feuchtigkeit und/oder Wärme/Kälte. Jeder Dekubitus bedeutet für den Bewohner eine Verschlechterung seines Allgemeinbefindens und seiner Ist-Situation. Jede Entstehung eines Dekubitus kann kritisch als Pflegefehler gewertet werden, es sei denn, die Pflegekräfte können nachweislich beweisen, daß sie im Rahmen ihrer Zuständigkeit alles getan haben, um diesen zu verhindern (*Dokumentation!*). Der hier vorliegende Standard ist daher für alle Mitarbeiter/innen verbindlich. Jede Abweichung vom Plan bzw. in der Durchführung muß schriftlich im Pflegebericht begründet werden. Das Fönen und Eisen zur Dekubitustherapie ist absolut verboten!

Beachte: Die Dekubitusprophylaxe wird bei allen Bewohnern durchgeführt, die aus eigenem Antrieb (*Motorik*) nicht mehr in der Lage sind, einen konsequenten Lagewechsel im Sitzen und/oder Liegen durchzuführen!

Dekubitusprophylaxe

Pflegeziele:	*Maßnahmen:*
• **Die Dekubitusentwicklung an den prädisponierten und druckgefährdeten Körperstellen muß verhindert werden;**	Gezielte Hautbeobachtung, um einen Dekubitus - bei jeder grundpflegerischen Versorgung - festzustellen und deren genaue Pflegedokumentation.
• **Dekubitusgefährdung frühzeitig erkennen, Verlauf und Aussehen dokumentieren und sofort entsprechende Maßnahmen einleiten, ggf. mit dem Bewohner sprechen;**	Die Norton-Skala frühzeitig einsetzen und 14-tägig überprüfen! Punktzahl der Norton-Skala im Berichteblatt oder Pflegeplanungsblatt festhalten!
Die Wundbeschreibung muß bei der Pflegeplanung genau nach folgenden Kriterien durchgeführt werden: Lokalisation; Größe in cm; Tiefe und Aussehen der Wunde und des Wundgrundes sowie die betroffenen Hautschichten:	Bei jeder Dekubitusgefährdung muß eine konsequente Pflegeplanung angelegt werden! Die Maßnahmen sind der jeweiligen Situation anzupassen.

1. Epidermis - Oberhaut
   2. Corium - Lederhaut
   3. Subkutis - Unterhaut	

• **Vollständige Druckentlastung der prädisponierten Körperstellen;**	• **Druckentlastung:** *(Sitzen und Liegen)*
• **Gefährdete Körperstellen entsprechend vor der Druckeinwirkung schützen.**	Zweistündliche Umlagerung durch:

Bei einer *Druckentlastung,* wird der Druck, der auf einem Kernpunkt lastet, aufgehoben (*Lagerung*)!
Bewohner/in darf nicht mehr auf dem Dekubitalulkus oder auf der gefährdeten Körperstelle liegen!
	- 30° Schräglagerung; *(risikoarme Lagerung, die Lagerung ist richtig, wenn sich die flache Hand der Pflegekraft leicht unter Kreuzbein und Trochanter schieben läßt, deshalb immer kontrollieren!)*
	  - 90° Seitenlagerung *(Trochanterdekubitusgefahr!)*;
	  - 135° Seitenlagerung.

Fortsetzung nächste Seite

| Standard-Nr.: 19 | Abkürzung: Dekupr. | Bezeichnung: Dekubitusprophylaxe |

Dekubitusprophylaxe

Pflegeziele:	*Maßnahmen:*
siehe oben	Lagerung spätestens **nach zwei Stunden,** mit 2 weichen Kopfkissen als Lagerungshilfsmittel durchführen. (*Lagerungskissen für Rücken, Ober- und Unterschenkel, kleines Kissen oder Rolle für die Fersen, um einen Fersendekubitus zu verhindern* ⇒ *Freilagerung*).

Lagerungsrhythmus: - rechte Seite
- linke Seite ⇒ **30, 90 Grad oder /und 135 °Grad-Lagerung**
- Rücken

Lagerungsplan befindet sich im Zimmer des Bewohners, Lagewechsel jeweils im Plan eintragen, Besonderheiten festhalten *(Bewohnername, Datum, Uhrzeit, Lagerungsart, Besonderheiten, Name der Pflegekraft / Handzeichen).*

Bei jeder grundpflegerischen Versorgung sind die druckgefährdeten Körperstellen zu beobachten und jede gemachte Beobachtung ist anschließend im Pflegeberichteblatt festzuhalten. Die Maßnahmen sind dann im Pflegeteam gemeinsam zu besprechen und planvoll, zielorientiert und konsequent durchzuführen.

Therapeutische Lagerung je nach Lokalisation:
- 30 Grad Schräglagerung;
- 90 Grad Seitenlagerung.

Auch eine Antidekubitus- bzw. eine Wechseldruckmatratze macht die Umlagerung nicht überflüssig!

- **Druckverteilung:**
  Wichtig ist hier eine physiologische Lagerung im Bett, s. Standard: „Kontrpr." und der effiziente Einsatz von Lagerungshilfsmitteln, wie z.B. Antidekubitusfelle, Rollmatratzen, Antidekubitusmatratzen, weiche Frottierhandtücher, Schaumstoff usw. Sie dienen der Druckverteilung.

- **Superweichlagerung:** *(z.B. 5 Kissen-Methode!)*
  Die Weichlagerung dient der Vergrößerung der Auflagefläche und damit der Druckreduktion. Je weicher die Bewohner liegen, desto tiefer sinken diese in die Matratze ein und desto geringer ist der Auflagedruck. Soll der Auflagedruck klein gehalten werden, muß bei konstanter Gewichtskraft (*Körpergewicht*) die Auflagefläche vergrößert werden. Dies kann erreicht werden, wenn die Körperunterlage aus einem besonders weichen Material hergestellt ist.

• **Minderung, Entlastung und Verteilung des Auflagedruckes, z.B. durch:**
  - **Druckverteilung;**
  - **Weichlagerung.**

Bei einer ***Druckverteilung*** wird der Auflagedruck auf eine größere Fläche verteilt, z.B. durch Antidekubitusmatratzen (*Wechseldruckmatratzen*) /-felle oder Rollmatratzen.

Fortsetzung nächste Seite

Standard-Nr.: 19	Abkürzung: Dekupr.	Bezeichnung: Dekubitusprophylaxe

Dekubitusprophylaxe

Pflegeziele:	*Maßnahmen:*
• **Erhaltung und Verbesserung der Blutzirkulation und Gewebeversorgung;** • **Erhaltung der intakten Haut und Förderung der Hautdurchblutung;** • **Verbesserung der Hauternährung und des Hautturgors.**	Gewissenhafte Körperpflege, s. Standard: "Kp-Haut." und „Kp-Wasch." und Erhaltung des Säureschutzmantels der Haut. Einreiben mit Hautschutzmitteln und/oder hyperämisierenden Salben (*nach ärztlicher Anordnung*), Einmalhandschuhe benutzen. Bei Inkontinenten die Körperpflege und Intimpflege häufiger durchführen. *Vorsicht*: Hyperämisierende Salben nicht im Sakralbereich / Kreuzbeinbereich anwenden, da diese zu starken Schmerzen, Brennen usw. führen können. Wenn möglich durchblutungsfördernde und wohltuende Voll-/oder Teilbäder mit Kamille oder ätherischen Ölen, z.B. Rosmarinöl, Lavendelöl usw. den Bewohnern anbieten. Da ätherische Öle sich mit Wasser nicht verbinden, müssen diese mit natürlichen Emulgatoren, die zugleich hautpflegend sind, gemischt werden. Beispiel: ¼ Liter- 1 Liter H-Milch mit dem ätherischen Öl (*bis zu 8 Tropfen*) vermischen und dem Badewasser zugeben. Bei ätherischem Öl keinen weiteren Badezusatz hinzugeben; Bei Erstanwendungen einen Allergietest wie folgt durchführen: 1 Trpf. von dem Öl in die Ellenbeuge einreiben; wenn innerhalb der nächsten 48 Stunden keine Rötung sichtbar ist, kann das Öl verwendet werden. Bewohner müssen mindestens 2,0 Liter pro Tag *trinken (s. Standard: "Bilz." und / oder „Trinken")*. Eiweißreiche, vitaminreiche und ballaststoffreiche Ernährung (*s. Standard: "Obstipr."*) anbieten.

Eine Dekubitusprophylaxe ist immer ökonomischer als eine langandauernde Dekubitustherapie. Von daher ist die Dekubitusprophylaxe eine der wichtigsten Prophylaxen überhaupt!

Dokumentation: Diese grundpflegerischen „direkten" Pflegemaßnahmen sind je nach Pflegeziel in der Pflegeplanung durchzuführen, und die Durchführung im Pflegedurchführungsblatt täglich (*u.U. mehrmals*) mit dem Handzeichen der Pflegekraft und der Art der Lagerung zu bestätigen. Veränderungen und Abweichungen sind im Berichteblatt festzuhalten. Diese grundpflegerischen Maßnahmen sind Bestandteil im Leistungskomplex (*Lagern/Betten/Mobilisation und Körperpflege*) im Rahmen der Pflegeversicherung.

Qualifikation: Altenpfleger/in und Pflegehelfer/in nach Anleitung.

| Standard-Nr.: 20 | Abkürzung: **Einlauf I** | Bezeichnung: **Hebe-Senkeinlauf/Schaukeleinlauf** *(Behandlungspflege)* |

Einlauf ist ein Begriff, dessen Ziel eine sorgfältige und vollständige Entleerung des Dickdarmes ist. Bei Bewohner/innen, die in der Bewegung eingeschränkt sind und/oder eine gestörte Darmperistaltik haben, s. Standard: „Obstipr.", kann es zur gestörten Darmentleerung und / oder zu festgesetzten Darmgasen durch Darmträgheit und ballaststoffarme Kost kommen. Dieser Zustand verursacht bei dem Bewohner sehr starke Leibschmerzen mit Bauchkrämpfen und im schlimmsten Fall kann es zu einem Darmverschluß (*Ileus*) kommen. Bei einem Einlauf läßt man mehr oder weniger Flüssigkeitsmengen (*je nach Art*) in den Darm ein- und/oder ablaufen. Dadurch kommt es zu einer Darmdehnung, die zu einer gesteigerten Peristaltik führt. Das Prinzip besteht bei einem Schaukeleinlauf (*oder Hebe- / Senkeinlauf*) darin, daß durch das Ein- und Auslaufenlassen der Spülflüssigkeit der Darm abwechselnd gedehnt wird. Der Vorgang des Schaukeleinlaufs ist dann beendet, wenn genügend Gase abgegangen sind und/oder wenn sich die Spülflüssigkeit braun verfärbt hat. Die Einlaufart wird durch den Arzt genau angeordnet.

Pflegeziele:

- Förderung der Darmperistaltik;
- Abgang von Darmgasen (*Blähbauch/Meteorismus*);
- Obstipation soll beseitigt werden;
- Schmerzlinderung.

Voraussetzungen für einen Schaukeleinlauf:	**Materialien:**
• Strikte ärztliche Anordnung der Spülflüssigkeit beachten (*Menge und Zusammensetzung*); • Langsame Verabreichung der Spülflüssigkeit; • Alle Teile des Dickdarmes müssen von der Einlaufflüssigkeit erreicht werden; • 1,0 Liter lauwarme Spülflüssigkeit mit entsprechenden ärztlich verordneten Zusätzen; • Spülflüssigkeit muß ca. 37° Celsius betragen; • Sich die Zeit und Ruhe während der Tätigkeit nehmen; • Wahrung der Intimsphäre durch Sichtschutz und taktvolles Umgehen; • Bewohner informieren, Fenster und Türen schließen und wenn möglich, Bett auf Arbeitshöhe stellen; • Hygienische Händedesinfektion; • Für eine angenehme Raumtemperatur sorgen; • Durchführung immer durch zwei Pflegekräfte; *1. Pflegekraft* übernimmt die Durchführung der Maßnahme; *2. Pflegekraft* übernimmt die Kreislaufüberwachung und Krankenbeobachtung; • Beide Pflegekräfte müssen eine einfühlsame, taktvolle und ehrliche Begegnung zu dem Bewohner herstellen; • Vorher Vitalfunktionen kontrollieren und notieren, s. Standard: „Vitalktr.".	1. 1,0 Liter körperwarme Spülflüssigkeit mit ca. 37° Celsius und einen Meßbecher mit einem Fassungsvermögen von 1,0 Liter. 2. Zusätze (*nach ärztlicher Anordnung!*): 20 ml Glyzerin in 1 Liter körperwarmes Wasser, oder 20 ml Olivenöl in 1 Liter körperwarmes Wasser, oder 5 ml Kamillosan in 1 Liter körperwarmes Wasser, oder 1 Amp. Dulcolax (5 ml) in 1 Liter körperwarmes Wasser, oder 1 Eßl. Kochsalz (20 g) in 1 Liter körperwarmes Wasser. 3. **Tablett mit:** Irrigationsbehälter, Irrigatorschlauch, Schlauchklemme, Darmrohr (*Größe [Charr.] nach ärztlicher Anordnung*); Aufhängevorrichtung (*Infusionsständer*), 2 Krankenunterlagen, 2 Paar Einmalhandschuhe, 1. Nierenschale mit Zellstoff, Abwurfsack, Vaseline, Tupfer, Badethermometer; Blutdruckmeßgerät, Pulsuhr, Zettel, Stift, Zellstoff, Pflegeschaum für die Intimpflege, s. Standard: „Intim." und 2. Nierenschale (*= Flüssigkeit in dem Schlauchsystem muß vor der Anwendung luftleer gemacht werden*). 4. Steckbecken oder Toilettenstuhl und Schutzkittel.

Fortsetzung nächste Seite

Standard-Nr.: 20	Abkürzung: Einlauf I	Bezeichnung: Hebe-Senkeinlauf/Schaukeleinlauf

Durchführung eines Schaukeleinlaufes

1. Pflegekraft:	Handlungsprinzip:	2. Pflegekraft:
• Bewohner über Sinn und Zweck informieren; • Toilettengang anbieten (*Wasserlassen*);	⇒ Unsicherheiten und Ängste reduzieren. Dem Bewohner erklären, daß die Maßnahme unangenehm sein kann und das vorsichtig und behutsam gearbeitet wird;	• Fenster und Türen schließen und für Sichtschutz sorgen; • Liebevolle Zuwendung zu dem Bewohner;
• Vitalfunktionen feststellen und anschließend Bett auf Arbeitshöhe stellen;	⇒ Krankenbeobachtung vor, während und nach der Maßnahme; Blutdruckmanschette am rechten Oberarm luftleer belassen;	• Ergebnisse notieren; • 2. Pflegekraft übernimmt die gesamte Beobachtung und die Überwachung der Kreislaufsituation;
• Oberkörper muß flach gelegt werden. Der Bewohner liegt grundsätzlich auf der linken Seite mit angewinkelten Knien. *Der Gesundheitszustand (psychisch wie physisch) muß diese Seitenlagerung erlauben.*	⇒ Begünstigt den Flüssigkeitsaufstieg in den Darm; ⇒ Standard: „Lageart."; ⇒ Kollapsgefahr ausschließen;	• Dafür Sorge tragen, daß der Bewohner bequem liegt und Krankenunterlage faltenfrei unter das Gesäß plazieren. Bewohner zudecken, so daß das Gesäß trotzdem frei liegt; • Bewohner in der linken Seitenlagerung stützen, beruhigen, anleiten und motivieren, soweit mitzuarbeiten wie der Zustand dies erlaubt. Bei Schmerzäußerungen und bei jeder anderen Reaktion sofort agieren und ggf. Vorgang abbrechen;
• Anziehen des Schutzkittels und alle Materialien *(s. o.)* auf einem Tablett vorbereiten; • Einmalhandschuhe anziehen und Spüllösung mit Zusätzen in einem Meßbecher (*1000 ml*) vorbereiten. Die Temperatur der Spülflüssigkeit mittels Badethermometer kontrollieren. Die Schlauchklemme am Irrigationsschlauch verschließen und Flüssigkeit in den Irrigationsbehälter füllen. • Irrigationsschlauch mit dem Darmrohr verbinden und das Schlauchsystem luftleer durch Öffnen der Schlauchklemme machen *(abfließende Flüssigkeit in die 2. Nierenschale ablaufen lassen)* und anschließend wieder verschließen. Den vorbereiteten Irrigationsbehälter mit dem Darmrohr entsprechend vorsichtig aufhängen (*Aufhängevorrichtung*) wegen der Kippgefahr.	⇒ Spülflüssigkeit und Zusätze immer nach ärztlicher Anordnung;	• Nierenschale mit Zellstoff bereithalten, falls der Bewohner erbrechen sollte! • Bewohner über die Handlungsschritte beruhigend informieren, soweit es der Zustand erlaubt;
• Darmrohrspitze (*ohne „Augen"*) 10 cm mit Hilfe eines Tupfers und Vaseline einfetten; • Darmrohr anschließend 10 cm mit drehenden Bewegungen vorsichtig in den Darm einführen;	⇒ Als „Augen" bezeichnet man die Öffnungen an der Nelatonspitze des Darmrohres; ⇒ Bewohner soll dabei ruhig ein- und ausatmen; ⇒ Keine Kraftaufwendung und ohne Gewalt! ⇒ Bei Hämorrhoiden und Blutungen: sofort abbrechen, insbesondere wenn Antikoagulanzien verabreicht werden müssen (*Antagonist*!?) und Arzt informieren;	

Fortsetzung nächste Seite

| Standard-Nr.: 20 | Abkürzung: Einlauf I | Bezeichnung: Hebe-Senkeinlauf/Schaukeleinlauf |

Durchführung eines Schaukeleinlaufes

1. Pflegekraft:	Handlungsprinzip:	2. Pflegekraft:
• Irrigationsbehälter von der Aufhängevorrichtung abnehmen und mindestens 0,5 m über Schulterhöhe des Bewohners anheben; Schlauchklemme öffnen.	⇒ Spülflüssigkeit langsam bis zur Hälfte in den Darm einfließen lassen und anschließend zügig abklemmen.	• Bewohner auffordern die Flüssigkeit anzuhalten; • Auf Schmerzäußerungen dabei achten;
• Den Irrigationsbehälter langsam senken und die Schlauchklemme öffnen, damit die im Darm befindliche Flüssigkeit wieder in den Irrigationsbehälter zurückfließen kann.	⇒ Beim Senken des Irrigationsbehälters und nach dem Öffnen der Schlauchklemme, gurgelt es im Irrigator wenn die Flüssigkeit in den Irrigationsbehälter zurückläuft;	• Bewohner genau beobachten und beruhigen;
• Irrigator wieder anheben und Vorgang solange wiederholen (s. o.), bis sich die Flüssigkeit braun verfärbt hat oder bis genügend Darmgase abgegangen sind.	⇒ Auf Geräusche achten und Farbe der Spülflüssigkeit beobachten;	• Bewohner motivieren die Flüssigkeit anzuhalten und informieren darüber, daß diese Maßnahme bald erfolgreich beendet werden kann;
• Zum Abschluß der Maßnahme einen Teil der Flüssigkeit im Darm belassen (abführende Wirkung) und Schlauchklemme schließen;	⇒ Nur soviel Flüssigkeit im Darm belassen, wie der Bewohner auch tolerieren kann;	• Informieren darüber, daß die Flüssigkeit nach Beendigung der Maßnahme, mindestens noch 10 Minuten angehalten werden soll;
• Darmrohr aus dem Darm langsam und vorsichtig entfernen und das Darmrohr vom Irrigationsschlauch diskonnektieren; • Darmrohr in die behandschuhte Hand wickeln, Handschuh darüber stülpen und in den Abwurfsack geben;	⇒ Darmrohr (tropffrei) entsorgen;	• Bewohner informieren, daß die Irrigation beendet ist;
• Zweites Paar Einmalhandschuhe anziehen und Gesäß säubern. Schmutzige Krankenunterlage entfernen und ggf. saubere Krankenunterlage in das Bett legen; Bett in Ausgangsposition zurückstellen; Zimmer lüften und Steckbecken oder Toilettenstuhl vorbereiten. Material einwandfrei entsorgen und Kittel ausziehen.	⇒ Für ein relatives Wohlbefinden sorgen; ⇒ Bewohner soll keine großen Wegstrecken zur Toilette zurücklegen! ⇒ Beachte Standard: „Bett I" und/oder „Bett II" ⇒ Beachte Standard: „Intim." und „Dekupr." ⇒ Beachte Standard: „Vitalktr."	• Weitere Beobachtung des Bewohners und ihn nicht alleine lassen; • Bewohner auf den Rücken lagern, Oberkörper leicht hochlagern und wieder zudecken, Puls und Blutdruck messen; • Bewohner die Klingel in die Hand geben bzw. in Reichweite anbringen;
• Stuhlausscheidung (Farbe, Konsistenz und Beschaffenheit) kontrollieren und Vitalfunktionen feststellen und notieren.	⇒ Blutdruckmanschette kann entfernt werden.	• Irrigationsbehälter und Irrigationsschlauch, Nierenschale etc. entsprechend desinfizieren bzw. autoklavieren.

Dokumentation: Gemachte Beobachtungen und sonstige Veränderungen sind im Berichteblatt einzutragen (evtl. Arzt informieren). Diese behandlungspflegerische „indirekte" Pflegemaßnahme ist im Hygieneblatt einzutragen.
In stationären Pflegeeinrichtungen wird die Behandlungspflege über die Pflegekassen finanziert.
Im ambulanten Bereich erfolgt die Abrechnung von behandlungspflegerischen Leistungen (ärztliche Verordnung häuslicher Krankenpflege) über die Krankenkassen.

Qualifikation: Altenpfleger/in.

Standard-Nr.: 21	Abkürzung: **Einlauf II**	Bezeichnung: **Einlauf: Klistiere, Suppositorien und Ausräumung** *(Behandlungspflege)*

Die Unterstützung bei der Stuhlausscheidung durch rektale, chemische oder natürlich wirkende Abführmethoden, erfordern sehr viel Taktgefühl und Sensibilität bei den Pflegekräften. Die Stuhlverstopfung ist eines der häufigsten Ursachen für die Anwendung und ärztliche Anordnung rektaler Abführmethoden. Die Verstopfung entsteht, z.B. durch die ständige Zurückhaltung des Darminhaltes (*Unterdrückung des Entleerungsreizes*), als Folge von Erkrankungen, von Arzneimittelgaben, fal-

scher Ernährung und psychischer Defäkationsstörungen. Bei der Obstipation wird ein großer Teil des Wassergehaltes im Darm zurückresorbiert. Die Stuhlkonsitenz wird hart und trocken. Die Darmentleerung ist schmerzhaft (*wenn eine Entleerung möglich ist*) und der Bewohner unterdrückt noch mehr seinen Stuhldrang und den Entleerungsreiz, um dadurch weitere Schmerzen (*Tenesmen*) zu vermeiden. Durch Klistiere und Suppositorien wird der harte Stuhl in seiner Konsistenz gelockert. Das

im verhärteten Stuhl gebundene Wasser (*noch relativ viel!*) wird durch diese rektalen Abführmethoden freigesetzt; es wirkt homogen und stuhlerweichend. Der Wirkungseintritt ist relativ schnell. Dieser Standard steht in direkter Verbindung zu dem Standard „Obstipr." Die rektalen Abführmethoden dürfen nur nach strikter ärztlicher Anordnung durchgeführt werden.

Pflegeziele:
- Beschwerdefreien Stuhlgang haben;
- Beseitigung der Stuhlverstopfung.

Klistiere: Practo-Clyss® und Mikroklist®:

Material:	Durchführung:	Bemerkungen:
• Einmalunterlage als Bettschutz; • Zellstoff und Pflegeschaum; • Einmalhandschuhe; • Vaseline; • Klysma (*Mikroklist® als Einmalklistier mit 5 ml Lösung, oder Practo-Clyss® als gebrauchsfertiges Einmalklistier mit 120 ml Lösung*) als fertige Einmalpackung; • Schüssel mit lauwarmem Wasser und Badethermometer; • Evtl. Steckbecken oder Toilettenstuhl bereitstellen; • Gehfähige Bewohner können nach dem Wirkungseintritt zur Toilette gehen, dabei sind Wegezeiten und frei zugängliche Toiletten zu beachten;	1. Vor der Maßnahme Toilettengang (*Harn*) anbieten. Anschließend muß der Bewohner für diese Maßnahme im Bett mit einer bequemen Flachlagerung des Oberkörpers liegen. Für eine angenehme Raumtemperatur sorgen und Fenster und Türen schließen. 2. Bewohner die Maßnahme, den Sinn und Zweck erklären. Intimsphäre beachten und für Sichtschutz sorgen. Bett auf Arbeitshöhe stellen. Unter das Gesäß des Bewohners muß eine Krankenunterlage als Bettschutz placiert werden. Den Bewohner auf die linke Körperseite bequem und angenehm lagern mit leicht angewinkelten Knien und wieder zudecken (*vor Auskühlung schützen*). 3. Pflegekraft muß eine hygienische Händedesinfektion durchführen, alle benötigten Materialien griffbereit vorbereiten und Einmalhandschuhe anziehen. 4. Sichere, schnelle Verfügbarkeit von Steckbecken, Nachtstuhl oder freizugänglicher Toilettengang, der zügig und ohne Hindernisse sein muß. 5. Klistier (*je nach Anordnung*) auf die Temperatur von 37 Grad in einem Wasserbad erwärmen und mit einem Badethermometer die Wassertemperatur kontrollieren (*Wärme übt einen wirksamen positiven Reiz auf das Nervengeflecht im Darm aus!*). 6. Klistier am unteren Tubenhals halten und den Verschluß mit einer Drehbewegung lösen. Den Klistieransatz mit Vaseline einfetten und während der Einatmung des Bewohners (*dazu auffordern*) wird der ganze (*10 cm*) Tubenhals in den Enddarm eingeführt. Drehbewegungen im Darm sind zu unterlassen (*Schmerzen!*).	Wirkung: • Die Darmperistaltik wird angeregt; es kommt zur Stuhlausscheidung; • Gleitwirkung und Reizung der Darmschleimhaut; • Stuhlabführende Wirkung; • Wasserentzug im Darm. Probleme: • Leichtes Brennen und Schmerzen im Analbereich nach der Anwendung von rektalen Abführmethoden; • Bei Hämorrhoiden, Darminfektionen und analen Blutungen sowie bei Verdacht auf einen mechanischen Ileus sind rektale Abführmethoden wegen der Verletzungs- und Komplikationsgefahr nicht durchzuführen. Gehfähige und mobile Bewohner brauchen während der Wirkungsdauer nicht unbedingt im Bett liegen bleiben. Sie können z.B. mit einer Einlage etc. das Bett verlassen! Bewohner genau beobachten und nicht alleine lassen.

Fortsetzung nächste Seite

| Standard-Nr.: 21 | Abkürzung: **Einlauf II** | Bezeichnung: **Einlauf: Klistiere, Suppositorien und Ausräumung** |

Klistiere: Practo-Clyss® und Mikroklist®:

Material:	Durchführung:	Bemerkungen:

• Alle Materialien zur Intimpflege, s. Standard „Intim.";
 	
 • ggf. bei einem Dauerkatheter, s. Standard „Kath.-Pfl.".
	7. Flüssigkeit langsam in den Darm einfließen lassen. Durch das kräftige Zusammendrücken sowie durch das gleichzeitige Aufrollen der Tube entleert sich der Tubeninhalt in den Darm. Die Tube solange zusammen gedrückt halten, bis der ganze Tubenhals wieder aus dem Darm entfernt wurde.
	 8. Klistieransatz langsam herausziehen und den Dammbereich mit Zellstoff säubern.
	 9. Den Bewohner bitten:
	   • die Klistierflüssigkeit zurückzuhalten,
	   • den Entleerungsdrang mindestens 10 - 20 Minuten (*Wirkungseintritt*) zu unterdrücken.
	 10. Sicherstellen, daß sich die Klingel in der Nähe des Bewohners befindet.
	 11. Steckbecken oder Toilettenstuhl vorbereiten, beziehungsweise in der Toilette nachsehen, ob dem Bewohner genügend Toilettenpapier zur Verfügung steht und die Fenster geschlossen sind.
	 12. Material entsorgen, wegwerfen und Händewaschen.
	 13. Nach dem Abführen muß eine Intimtoilette nach dem Standard „Intim." und evtl. eine Inkontinenzpflege nach dem Standard „Inkont." durchgeführt werden. Das Zimmer ist ohne Durchzug zu lüften.
	 14. Eintragungen im Dokumentationssystem durchführen (*Erfolgskontrolle!*).
		siehe oben

Glyzerin, z.B. Dulcolax®-Suppositorien:

Material:	Durchführung:	Bemerkungen:
• Einmalunterlage als Bettschutz; • Zellstoff und Pflegeschaum; • Einmalhandschuhe und Fingerling; • Vaseline; • Evtl. Steckbecken oder Toilettenstuhl bereitstellen;	1. Vor der Maßnahme Toilettengang (*Harn*) anbieten. Anschließend muß der Bewohner für diese Maßnahme im Bett mit einer bequemen Flachlagerung des Oberkörpers liegen. Für eine angenehme Raumtemperatur sorgen und Fenster und Türen schließen. 2. Bewohner die Maßnahme, den Sinn und Zweck erklären. Intimsphäre beachten und für Sichtschutz sorgen. Bett auf Arbeitshöhe stellen. Unter das Gesäß des Bewohners muß eine Krankenunterlage als Bettschutz placiert werden. Den Bewohner auf die linke Körperseite bequem und angenehm lagern mit leicht angewinkelten Knien und wieder leicht zudecken (*vor Auskühlung schützen*). 3. Pflegekraft muß eine hygienische Händedesinfektion durchführen, alle benötigten Materialien griffbereit vorbereiten und Einmalhandschuhe anziehen. Über den rechten Zeigefinger zusätzlich einen Fingerling ziehen und diesen mit Vaseline einfetten.	Wirkung: • Die Darmperistaltik wird angeregt, es kommt zur Stuhlausscheidung; • Gleitwirkung und Reizung der Darmschleimhaut; • Stuhlabführende Wirkung. Probleme: • Leichtes Brennen und Schmerzen im Analbereich nach der Anwendung von rektalen Abführmethoden. • Bei Hämorrhoiden, Darminfektionen und analen Blutungen sowie bei Verdacht auf einen mechanischen Ileus sind rektale Abführmethoden wegen der Verletzungs- und Komplikationsgefahr nicht durchzuführen.

Fortsetzung nächste Seite

Standard-Nr.: 21	Abkürzung: Einlauf II	Bezeichnung: Einlauf: Klistiere, Suppositorien und Ausräumung

Glyzerin, z.B. Dulcolax®-Suppositorien:

Material:	Durchführung:	Bemerkungen:
• Gehfähige Bewohner können nach dem Wirkungseintritt zur Toilette gehen, dabei sind Wegezeiten und frei zugängliche Toiletten zu beachten; • Alle Materialien zur Intimpflege, s. Standard „Intim."; • Suppositorien wie verordnet; • ggf. bei einem Dauerkatheter, s. Standard „Kath.-Pfl.".	4. Sichere schnelle Verfügbarkeit (*Vorhandensein*) von Steckbecken, Nachtstuhl oder freizugänglicher Toilettengang, der zügig und ohne Hindernisse sein muß. 5. Das Suppositorium kann leicht (*ohne Hindernisse*) in das Rektum eingeführt werden, da es der Anatomie des Kolon entspricht. Zur Suppositorienentnahme den Alublister (*Originalverpackung des Zäpfchens*) an der vorgegebenen Einkerbung aufreißen. 6. Die Spitze des Zäpfchens mit Tupfer oder Zellstoff und Vaseline einfetten, falls das Zäpfchen eingeführt wird, um eine systematische Wirkung zu erzielen. Die Gesäßbacken des Bewohners auseinanderdrücken und das Zäpfchen, etwa zwei bis vier Zentimeter tief mit der behandschuhten Hand inkl. des Fingerlings einführen. In der gleichen Reihenfolge vorgehen, falls ein zweites Zäpfchen eingeführt werden muß (*ärztliche Anordnung*!). 7. Den Dammbereich des Bewohners von überschüssiger Vaseline mit Zellstoff und Pflegeschaum reinigen, sobald das Suppositorium eingeführt ist. 8. Den Bewohner bitten, das Zäpfchen ca. 20 Minuten zurückzuhalten. 9. Material entsorgen, wegwerfen und Händewaschen. 10. Nach dem Abführen muß eine Intimtoilette nach dem Standard „Intim." und evtl. eine Inkontinenzpflege nach dem Standard Inkont." durchgeführt werden. Das Zimmer ist ohne Durchzug zu lüften. 11. Eintragungen im Dokumentationssystem durchführen (*Erfolgskontrolle*!).	Gehfähige und mobile Bewohner brauchen während der Wirkungsdauer von ca. 20 Minuten nicht unbedingt im Bett liegen! Sie können z.B. mit einer Einlage etc. das Bett verlassen! Bewohner genau beobachten und nicht alleine lassen.

Die digitale Ausräumung (*Kotausräumung mit den Fingern*)

Material:	Durchführung:	Bemerkungen:
• Einmalhandschuhe; • 2 Fingerlinge; • Vaseline zum Einfetten des Fingerlings; • Einmalunterlage; • Zellstoff und Pflegeschaum; • Abwurfsack / Steckbecken;	1. Vor der Maßnahme Toilettengang (*Harn*) anbieten. Anschließend muß der Bewohner für diese Maßnahme im Bett mit einer bequemen Flachlagerung des Oberkörpers liegen. Für eine angenehme Raumtemperatur sorgen und Fenster und Türen schließen. 2. Bewohner die Maßnahme und den Sinn und Zweck erklären. Intimsphäre beachten und für Sichtschutz sorgen. Bett auf Arbeitshöhe stellen. Unter das Gesäß des Bewohners muß eine Krankenunterlage als Bettschutz placiert werden. Den Bewohner auf die linke Körperseite bequem und angenehm lagern mit angewinkelten Knien und wieder leicht zudecken. Bewohner beruhigen, da diese Maßnahme sehr unangenehm ist.	Wird angewandt, wenn alle anderen Mittel zur Entleerung nicht zum Ziel führen und kann für den Bewohner sehr schmerzhaft sein! Wirkung: • Digitale (*mit den Fingern*) Entfernung von hartnäckigen und harten Kotsteinen aus dem Enddarm.

Fortsetzung nächste Seite

Standard-Nr.: 21	Abkürzung: Einlauf II	Bezeichnung: Einlauf: Klistiere, Suppositorien und Ausräumung

Die digitale Ausräumung *(Kotausräumung mit den Fingern)*

Material:	Durchführung:	Bemerkungen:
• Alle Materialien zur Intimpflege, s. Standard „Intim."; • ggf. bei einem Dauerkatheter, s. Standard „Kath.-Pfl.".	3. Pflegekraft muß eine hygienische Händedesinfektion durchführen, alle benötigten Materialien griffbereit vorbereiten und Einmalhandschuhe anziehen. Über den rechten Zeige- und Mittelfinger zusätzlich je einen Fingerling ziehen und diese mit Vaseline einfetten. 4. Sichere schnelle Verfügbarkeit von Steckbecken, Nachtstuhl oder freizugänglicher Toilettengang, der zügig und ohne Hindernisse sein muß. 5. Mit dem Finger vorsichtig durch den After in den Enddarm eindringen und Kot durch Fingerbewegungen schrittweise und vorsichtig ausräumen. Der Abwurfsack oder das Steckbecken steht im Bett auf der Matratze in Reichweite. 6. Nach Beendigung der Ausräumung den Dammbereich des Bewohners mit Zellstoff und Pflegeschaum reinigen und den Bewohner einen Toilettengang *(im Bett)* trotzdem anbieten. Durch das Entfernen von harten Kotsteinen aus dem Enddarm kann es nun sein, daß der Bewohner abführen kann. 7. Material entsorgen, wegwerfen und Händewaschen. 8. Nach dem Abführen muß eine Intimtoilette nach dem Standard „Intim." und evtl. eine Inkontinenzpflege nach dem Standard „Inkont." durchgeführt werden. Das Zimmer ist ohne Durchzug zu lüften. 9. Eintragungen im Dokumentationssystem durchführen *(Erfolgskontrolle!)*.	Bei Hämorrhoiden, Antikoagulanzientherapie, Darminfektionen und analen Blutungen ist wegen der Verletzungsgefahr die digitale Ausräumung verboten! Bewohner genau beobachten und nicht alleine lassen.

Dokumentation: Gemachte Beobachtungen und sonstige Veränderungen sind im Berichteblatt einzutragen (*evtl. Arzt informieren*). Diese Maßnahmen sind im Hygieneblatt zu bestätigen und sind eine behandlungspflegerische „indirekte" Pflegeleistung. Eine Erfolgskontrolle ist immer festzuhalten!
In stationären Pflegeeinrichtungen wird die Behandlungspflege über die Pflegekassen finanziert.
Im ambulanten Bereich erfolgt die Abrechnung von behandlungspflegerischen Leistungen (*ärztliche Verordnung häuslicher Krankenpflege*) über die Krankenkassen.

Qualifikation: Altenpfleger/in.

Standard-Nr.: 22	Abkürzung: **Einrbg.**	Bezeichnung: **Einreibungen** *(Behandlungspflege)*

Einreibungen jeglicher Art erfüllen einen therapeutischen, prophylaktischen einatmungsprovozierenden und palliativen *(lindernden)* Nutzeffekt. Die Atmung, Atemtiefe, Atemfrequenz, der Atemrhythmus und die Hautdurchblutung und Hautbeschaffenheit des Menschen erlauben eine hervorragende Möglichkeit zur Krankenbeobachtung und dienen als Informationsquelle, über die Befindlichkeit eines Menschen eine Auskunft zu erhalten. Grundsätzlich können alle Haut- und Körperregionen durch Salbengemische und Cremes eingerieben werden. Häufig setzt das Auftragen einer Salbe eine strikte ärztliche Anordnung voraus. Prophylaktische Einreibungen mit einer Körperlotion oder rückfettenden Salbe bei stark trockener Haut, um beispielsweise ein Pflegeproblem zu verhindern bedürfen keiner ärztlichen Anordnung, z.B. Hautpflegeprodukte zur Dekubitus-, Pneumonie- und Intertrigoprophylaxe. Als Salbengrundlage dienen häufig Wasser-in-Öl-Präparate. Babyöl zur Dekubitusprophylaxe sollte keine Anwendung finden!

Die Aufnahme von aufgetragenen Salbenwirkstoffen erfolgt transdermal über die Haut, über die Atmungsorgane *(z.B. bei der Anwendung ätherischer Öle)* und die Wirkstoffe diffundieren in das Blutsystem. Ein veränderter Atemvorgang, Hautveränderungen sowie akute oder chronische Schmerzzustände jeglicher Art müssen dem Arzt mitgeteilt werden. Der Arzt wird im Rahmen seiner Anordnungsverantwortung überlegen müssen, ob er sich für eine therapeutische Einreibung entscheidet und ob diese Maßnahme alleine ausreichen kann, um die Beschwerden oder Symptome des Bewohners lindern zu können oder zum Abheilen gebracht werden können.

Atemveränderungen, Hautveränderungen und Schmerzzustände können sowohl psychische, physische, psychosomatische als auch soziale Ursachen haben. So zeigen gerade unruhige, desorientierte und verwirrte alte Menschen, bzw. Menschen mit Störungen der eigenen differenzierten Körperwahrnehmung und vermindertem Körperbewußtsein, z.B. bei einem Neglectphänomen *(Halbseitenunaufmerksamkeit bei einer Halbseitenlähmung)* eine hochfrequente aber dennoch oberflächliche Atmung. Darüber hinaus wird sich jede Atemveränderung auch am Hautzustand und an der Hautdurchblutung

entsprechend schnell bemerkbar machen! Häufig kann beobachtet werden, daß auch hospitalisierte und einsame Menschen kaum mehr in der Lage sind, die eingeatmete Luft tief und vor allen Dingen bewußt in sich hinein zu atmen bzw. hineinströmen zu lassen und wahrzunehmen. Hier kann die eigene Haut- und Körperpflege sowie prophylaktische alltägliche Maßnahmen an Bedeutung und Relevanz verlieren. Der Mensch zeigt kaum mehr Interesse für Einreibungen und zeigt ein indifferentes Verhalten. Im Bereich der Atmung und Hautdurchblutung kann dies zur Konsequenz führen, daß tiefer gelegene Lungenabschnitte kaum noch belüftet werden und daß sich der Hautzustand an die veränderte Ist-Situation anpaßt. Der Hautspannungszustand nimmt ab und es stellt sich eine verminderte Hautdurchblutung ein. An prädisponierte Prädilektionsstellen können sich Pflegeprobleme bemerkbar machen, die dann durch alltägliche tlw. mehrmalige Einreibungen mit hyperämisierenden Salben wieder zu beheben sind. Die Folge einer ungenügenden tiefen und ungleichmäßigen Inspiration und Exspiration ist, - gerade bei alten Menschen - eine vermehrte Sekretansammlung in den unteren Lungenabschnitten und dadurch bedingt eine Abnahme der Hautdurchblutung zu beobachten. Hier kann als Multiplikator hinzukommen, daß die Sekrete teilweise aus körperlichen Gründen nicht mehr abgehustet werden können. Somit sind die besten Voraussetzungen für die Entwicklung einer Lungenentzündung durch vermehrte Bakterienansammlung und verminderte Hautdurchblutung geschaffen. Zur Atemreduktion bzw. Atemdepression kommt häufig noch die ungenügende Flüssigkeitsaufnahme durch ein vermindertes Durstempfinden bei alten Menschen hinzu.

Eine tiefe und bewußte Atmung ist die beste Maßnahme überhaupt einer Pneumonie entgegen zu wirken. Denn: „Die Luft in sich hineinströmen zu lassen ist mehr als nur ein internalisierter Vorgang, und bedeutet die Teilnahme am Leben, ist Ausdruck von Kraft und auch Ausdruck von Vitalität. Diese Tatsache wiederum wirkt sich auf die Hautdurchblutung und auf den Allgemeinzustand eines Menschen aus! Salben können eine hyperämisierende, analgetische (schmerzlindernde), juckreizlindernde, rückfettende, austrocknende oder antiphlogisti-

sche (entzündungshemmend), therapeutische, prophylaktische und palliative Wirkung haben. Extremitäten oder sonstige Körperstellen, die mit einer Salbenmischung nach ärztlicher Anordnung behandelt werden müssen, werden herzwärts, dünn und mit Einmalhandschuhen aufgetragen, z.B. bei Schmerzzuständen, rheumatoiden Beschwerden, Hautkrankheiten, zur Verbesserung der Hautdurchblutung und der Lungenventilation.

Es gibt verschiedene pflegerische Methoden, die Atmung positiv durch Einreibungen bei jedem Menschen zu beeinflussen. Die bekanntesten Maßnahmen einer Lungenerkrankung entgegen zu wirken, sie zu therapieren oder als Nachbehandlung bei entzündlichen Erkrankungen der Atemwege einzusetzen sind:
- das bewußte, gleichmäßige, ruhige und tiefe Ein- und Ausatmen zu schulen *(facilitieren = anbahnen)*,
- Atemübungen,
- das Einreiben der Brust und des Rückens mit einer mentholhaltigen Salbe,
- atemstimulierende Einreibung des Rückens,
- das Abklatschen, Abklopfen oder die Vibrationen des Rückens, z.B. mit Franzbranntwein oder noch besser mit Wasser als Einatmungsprovokation *(Kontraindikation beachten!)*.

Bei einer Einreibung des Rückens und der Brust, beim Abklopfen, Abklatschen oder bei Vibrationen des Rückens und Thorax, wird das pflegerische Ziel verfolgt, die Lungenventilation zu fördern, die Durchblutung anzuregen, die Einatmung zu provozieren, damit tiefere Lungenabschnitte ausreichend belüftet werden und der Bewohner seine Sekrete abhusten kann oder vorhandene Schmerzen zu lindern. Nicht jeder Bewohner eignet sich zum Abklatschen! Um eine oberflächliche, rasche und zum Teil auch unregelmäßige Atmung beheben zu können, bietet sich die atemstimulierende Einreibung (ASE) an, zumal auch keine Kontraindikationen für die Durchführung bekannt oder zu beachten sind. Ziel einer atemstimulierenden Einreibung ist es, eine Fehlatmung, z.B. Nasenflügelatmung *(z.B. bei einer Pneumonie)* zu beseitigen oder ein ungenügendes Durchatmen zu schulen. Die atemstimulierende Einreibung gewinnt in der Pflege immer mehr an Bedeutung und Wichtigkeit!

| Standard-Nr.: 22 | Abkürzung: Einrbg. | Bezeichnung: Einreibungen |

Grundsätzliches:

Bei jeder Einreibung - wenn dies richtig ausgeführt wird - kann der Bewohner seine Atmung bewußter erspüren, seine Hautdurchblutung sehen / wahrnehmen und eine Schulung seiner Körperwahrnehmung erfahren. Wichtig für eine Einreibung oder atemstimulierende Einreibung (*ASE*) ist, sich auf die durchzuführende Maßnahme in Ruhe und Ausgeglichenheit einzulassen und einzustimmen. Diese Maßnahmen erfordern bei jeder Durchführung mindestens einen Zeitanspruch von 5 - 10 Minuten. Den eigenen Händen kommt bei diesen Maßnahmen eine besondere Bedeutung zu. Hände berühren, lindern, trösten, spenden, halten fest und lassen los. Hände übermitteln und übertragen Wärme, Kälte, Ruhe und ein Dasein in jeder zwischenmenschlichen Beziehung, z.B. auch wenn Worte oftmals hilflos sind oder die Sprache als Kommunikationsmittel nicht mehr verstanden werden kann! Von daher ist es bei jeder Einreibungsmethode oder atemstimulierenden Einreibung wichtig, daß sich die eigenen Hände dem Körper des Bewohners anpassen, da sie eine Vermittlerfunktion von Botschaften und Signalen haben.

Die Einreibung ist also nicht nur ein bloßer mechanisch-pflegerischer Vorgang, sondern hat eine multikausale wohltuende, fühlende und übertragende Wirkung auf den Körper, Geist und die Seele eines Menschen.
Salbentuben oder Salbentöpfe müssen entsprechend dem Herstellerhinweis kühl gelagert werden. Bei vielen Einreibungen mit hyperämisierenden Lösungen und Cremes sind Einmalhandschuhe zu tragen, außer bei ASE. Schmuck an den Händen, Fingern und die Armbanduhr (*sollte in der Pflege sowieso nicht getragen werden, da es zu Verletzungen des Bewohners kommen könnte*) müssen entfernt werden und die Fingernägel sind kurz zu halten!
Die eigenen Hände der Pflegekraft müssen vor jeder Einreibung entsprechend mit warmem Wasser gewaschen werden und warm (*wohltuend*) sein. Das Einreiben von *Armen und Beinen* erfolgt mit Unterstützung der betreffenden Extremität herzwärts (*Hand zum Oberarm*). Im Uhrzeigersinn (*spiralform*) soll bei *Einreibungen des Bauches* (*vom Nabel weg*) vorgegangen werden.

Bevor diese Maßnahme durchgeführt wird, sollte man sich im Klaren darüber sein, welche therapeutische, prophylaktische oder palliative Wirkung etc. erzielt werden soll:

a) *Einreibung mit mentholhaltigen Salben:* Verbesserung der unteren Lungenventilation und Sekretabhustung;

b) *Atemstimulierende Einreibung (ohne Einmalhandschuhe):* wohltuende, erfrischende, belebende, aufbauende Wirkung für Körper, Geist und Seele, um u.U. eine Fehlatmung oder ungenügende Atmung zu beheben u.v.m.

c) *Abklatschen, Abklopfen oder Vibrationen des Rückens:* Sekretlösung und Förderung der Sekretabhustung;

d) *Einreibungen bestimmter Körperstellen, Gelenke und Extremitäten:* als prophylaktische, therapeutische und palliative Maßnahme etc.

Methoden der Einreibungen:

1. Einreibungen des Rückens und der Brust mit mentholhaltigen Salben nach ärztlicher Anordnung:

Einreibungen mit hyperämisierenden (*durchblutungsfördernden*) und/oder mentholhaltigen Salben dienen der Pneumonieprophylaxe, bei entzündlichen Erkrankungen der Atemwege und zur Nachbehandlung. Die aufgetragenen mentholhaltigen Wirkstoffe verdampfen auf der Haut (*trockene Inhalation*), wirken wohltuend und werden transdermal in das Blutsystem aufgenommen.
Die Einreibung mit ätherischen Ölen, s. Standard: „Aromath.", eukalyptus-, kiefernnadel- und mentholhaltigen Salben erfolgen primär als Prophylaxe oder bei bereits bestehenden Erkran-

kungen der Atemwege. Diese Wirkstoffe eignen sich auch als Inhalation, s. Standard: „Inhalat." und bewirken das Abhusten von Sekreten und Schleim, durch das Lösen und durch die Verflüssigung eines zähen Bronchialschleimes, die Lockerung der Bronchialmuskulatur, die freie unbehinderte Atmung und Verbesserung bei einem quälenden Hustenreiz. Hustenstillende Medikamente dürfen niemals ohne ärztliche Anordnung gegeben werden, da diese Mittel nur bei trockenem und quälendem Husten ärztlich angeordnet werden und sie zu einer Atemdepression als auch zur Obstipation führen können!

Pflegeziele:
- Abhustung von Sekreten fördern und Verschleimung lösen;
- Lockerung der Bronchialmuskulatur;
- Für eine freie ungehinderte Atmung sorgen;
- Beseitigung von quälendem Husten.

Fortsetzung nächste Seite

Standard-Nr.: 22	Abkürzung: Einrbg.	Bezeichnung: Einreibungen

1. Einreibung mit mentholhaltigen Salben nach ärztlicher Anordnung zur Prophylaxe und /oder Therapie:

Material:	Vorbereitung:	Durchführung:	Bemerkungen:
• Ärztlich verordnete mentholhaltige Salbe, z.B.: - Transpulmin®; - Stas®; - Bronchoforton®; • Einmalhandschuhe je nach Salbengrundlage; • Nierenschale mit Zellstoff oder Sputumbecher zum Abhusten; • Taschentücher.	• Genaue Arztanordnung und Häufigkeit beachten. • Bewohner vor Beginn der Maßnahme über Sinn und Zweck informieren und ihn zur Mitarbeit motivieren. Vorher Absprachen treffen über den Vorgang und die Dauer der Maßnahme; Bewohner grundsätzlich bequem lagern und entsprechende Körperstellen von Kleidung freimachen. • Zimmer vorher gut durchlüften und Toilettengang anbieten; Fenster und Türen schließen, und für Ruhe sorgen; Hektik vermeiden. • Der Bewohner sitzt bei frei zugänglichem Rücken auf einem Stuhl oder auf der Bettkante mit den Armen bequem auf einem Tisch abgestützt und die Brust wird abgedeckt (Schamgefühl beachten!). Bei Bettlägerigkeit wird der Bewohner in eine bequeme 135 Grad Seitenlagerung gebracht und entsprechend wieder zugedeckt (Auskühlungsgefahr!). • Ggf. (je nach Salbengemisch!) Einmalhandschuhe anziehen.	• Je nach Arztanodnung zur Einreibung des Rückens einen 2 cm Salbenstrang auf die Handinnenfläche der Pflegekraft geben (Salbentube von unten nach oben ausdrücken und gleichmäßig aufrollen!). Der Salbenstrang wird in den Handflächen der Pflegekraft gleichmäßig verteilt und auf den Rücken des Bewohners gleichmäßig, sparsam, dünn und synchron aufgetragen; Die Salbe immer vom Nacken beginnend bis unterhalb der Schulterblätter auftragen; Vorgang mehrmals wiederholen. Beide Handflächen immer ganz auflegen. • Wenn die Salbe exakt aufgetragen wurde und eingezogen ist, kann z.B. der bettlägerige Bewohner vorsichtig auf den Rücken gelagert werden und die Salbe wird auf die Brust aufgetragen, vom Sternum aufwärts in Kreistouren und über den seitlichen Brustkorb abwärts. Dabei ist es außerordentlich wichtig, daß die Brustwarzen ausgelassen werden, da mentholhaltige Salben stark brennen können! Vorgang mehrmals wiederholen. • Während des Einreibens wird der Bewohner ständig aufgefordert, gleichmäßig und tief durchzuatmen; • Nach Beendigung der Maßnahme ist der Bewohner wieder anzuziehen bzw. wird ihm dabei geholfen; Wünsche werden vor dem Verlassen des Zimmers erfragt! • Evtl. eine atemunterstützende Lagerung durchführen und eine Nierenschale zum Abhusten von Sekreten griffbereit bereitstellen; Taschentücher dienen zum Säubern der Nase.	• Beim Durchatmen und bei den Einreibungen ist auf Schmerzen entsprechend Rücksicht zu nehmen. • Die mentholhaltigen Salben dürfen nie unter die Nase, auf Schleimhäute oder im Gesichtsbereich aufgetragen werden, da sie ansonsten paradoxe Wirkungen entfalten können, wie z.B.: - Allergien, - pseudokruppartige Zustände, - asthmatoide Zustände, - Laryngospasmen (Stimmritzenkrampf), - Glottisödem (Kehlkopfödem), - Atemnot, - Kreislaufschwäche, - vermehrten Tränenfluß, - Augenbrennen, - Hautirritationen, - Würgereiz, - Erbrechen.

Fortsetzung nächste Seite

Standard-Nr.: 22	Abkürzung: Einrbg.	Bezeichnung: Einreibungen

2. Atemstimulierende Einreibung des Rückens *(ASE)*:

Bei einer atemstimulierenden Einreibung *(ASE)* muß sich die Pflegekraft auf den Bewohner einstellen können und sich für mindestens 5 Minuten die Zeit nehmen. Jede Störung soll in dieser Zeit verhindert werden und der alte Mensch soll - wenn er dazu in der Lage ist - diese Maßnahme mitunterstützen. Für die atemstimulierende Einreibung *(ASE)* empfiehlt sich eine Wasser-in-Öl-Lotion, z.B. Nivea Milk. Die atemstimulierende Einreibung erfolgt grundsätzlich ohne Einmalhandschuhe, ohne Schmuck und Armbanduhr am Handgelenk. Die Hände sollen entsprechend warm sein *(Hände mit warmem Wasser waschen)*. Die Fingerspitzen der Hände von der Pflegekraft, sollen hier in der Lage sein, unterschiedliche Druckverhältnisse aufbauen zu können. Eine atemstimulierende Einreibung soll dann durchgeführt werden, wenn der alte Mensch eine unruhige, ungleichmäßige, kurze und oberflächliche Atmung zeigt. Diese Maßnahme kann durchgeführt werden bei Schmerzzuständen, psychischer Erregung, depressiven Zuständen, Angstzuständen, Einschlafstörungen und bei Störungen der Körperwahrnehmung oder einfach, um dem alten Menschen etwas Gutes zu tun.

Pflegeziele:
- Gleichmäßigere und tiefere Atmung bewirken;
- Oberflächliche Atmung beseitigen;
- Fehlatmung beheben;
- Ursachen für eine ungenügende Atmung beseitigen oder herausfinden.

2. *Atemstimulierende Einreibung des Rückens (ASE):*

Material:	Vorbereitung:	Durchführung:	Bemerkungen:
• Wasser-in-Öl-Lotion, z.B. Nivea Milk, Body-Lotion; • Radiocassettenrecorder, um leise und entspannende Musik im Hintergrund zu hören, die beruhigend auf die Psyche des Bewohners wirkt; • Nierenschale mit Zellstoff oder Sputumbecher zum Abhusten; • Taschentücher.	• Bewohner vor Beginn der Maßnahme über Sinn und Zweck informieren und ihn zur Mitarbeit motivieren. Vorher Absprachen treffen über den Vorgang und die Dauer der Maßnahme; Bewohner grundsätzlich bequem lagern und entsprechende Körperstellen von Kleidung freimachen. • Zimmer vorher gut durchlüften und Toilettengang anbieten; Fenster und Türen schließen und für Ruhe sorgen. Eine störungsfreie Zeit sicherstellen. • Der Bewohner sitzt bei frei zugänglichem Rücken auf einem Stuhl oder auf der Bettkante, mit den Armen bequem auf einem Tisch abgestützt und die Brust wird abgedeckt *(Schamgefühl beachten!)*. Bei Bettlägerigkeit wird der Bewohner in eine bequeme 135 Grad Seitenlagerung gebracht und entsprechend wieder zugedeckt *(Auskühlungsgefahr!)*.	• Die Lotion wird in den Handflächen *(ohne Einmalhandschuhe!)* der Pflegekraft gleichmäßig verteilt und auf den Rücken des Bewohners aufgetragen, • Grundsätzlich vom Nacken zum Steiß, der Körperbehaarung folgend durchführen; ⇒ **1. Ausstreichen mit beiden Händen nacheinander:** • Die Handinnenflächen der Pflegekraft werden oben an den Schulterblättern beginnend rechts und links neben der Wirbelsäule aufgelegt, um mit dem Körper des Bewohners in Kontakt zu treten. Dann wird mit **einer** Handinnenfläche in Richtung Steiß entlang der Wirbelsäule ausgestrichen, wobei ein gleichmäßiger Druck mit dem Zeigefinger und Daumen erfolgen muß. Die Handinnenfläche verweilt in der Steißgegend und bleibt dort; • Mit der anderen Handinnenfläche wird ebenfalls in Richtung Steiß der Wirbelsäule entlang *(mit Druck)* ausgestrichen.	• Dornfortsätze der Wirbelsäule freilassen. • Mit dem Daumen, dem Zeigefinger und der Handinnenfläche **einen Druck** beim Ausstreichen entlang der Wirbelsäule ausüben *(anspannen und entspannen)*. • Die Brustkorbseiten müssen bei den Kreisbewegungen *(2. Ausstreichen)* mitberücksichtigt werden. Die Finger sind nicht abgespreizt und liegen geschlossen an. • Die Hände der Pflegekraft werden nie gleichzeitig vom Körper weggenommen, der Handwechsel erfolgt versetzt, da der Körperkontakt ununterbrochen vorhanden sein muß. • Die gesamte atemstimulierende Einreibung erfolgt fünfmal und umfaßt den Rücken und die Brustkorbseiten *(ohne Druck)* beim Ausstreichen. • Atmungsunterstützende Lagerungen durchführen, z.B. Oberkörperhochlagerung oder Schiffchenlagerung *(V-Lagerung)*.

Fortsetzung nächste Seite

Standard-Nr.: 22	Abkürzung: Einrbg.	Bezeichnung: Einreibungen

2. Atemstimulierende Einreibung des Rückens (ASE):

Material:	Vorbereitung:	Durchführung:	Bemerkungen:
siehe oben	siehe oben	• Ist man mit beiden Handinnenflächen am Steiß angekommen, werden die Handinnenflächen versetzt nacheinander wieder zur Schulter gebracht, nachdem der erste Druck rechts und links neben der Wirbelsäule erfolgt ist. ⇒ **2. Ausstreichen mit beiden Händen nacheinander:** • Anschließend werden **beide** Handinnenflächen kreisförmig zum Steiß ausgestrichen. Hier ist darauf zu achten, daß ausgeatmet wird, wenn die Handinnenflächen mit Druck entlang der Wirbelsäule ausstreichen und das eingeatmet wird, wenn ohne Druck der äußere Kreis (*Brustkorb*) ausgestrichen wird. Dieser Vorgang wird synchron durchgeführt. • Ist man an der Steißgegend angekommen, werden die Handinnenflächen nacheinander versetzt, wieder zur Schulter gebracht, nachdem der erste Druck rechts und links neben der unteren Wirbelsäule erfolgt ist. • **1. und 2. Ausstreichen** mehrmals wiederholen. Diese Maßnahme endet immer damit, daß deutlich mit beiden Händen, nacheinander vom Nacken zum Steiß ausgestrichen wird. Ist die Hand am Steiß angekommen, kann sie den Körper verlassen. Dann die zweite Handinnenfläche zum Steiß ausstreichen und vom Körper nehmen! • Nach Beendigung der Maßnahme wird der Bewohner wieder angezogen bzw. wird ihm dabei geholfen; im Bett wieder zudecken und Wünsche erfragen! Evtl. eine Ruhepause für den Bewohner einlegen durch eine atemunterstützende Lagerung. • Benötigtes Material entsorgen. • Evtl. eine Nierenschale zum Abhusten von Sekreten und Taschentücher griffbereit bereitstellen.	• Die **Pflegekraft atmet** beim Streichen über die Wirbelsäule **aus** und beim Streichen über den Brustkorb **ein**.

Fortsetzung nächste Seite

Standard-Nr.: 22	Abkürzung: Einrbg.	Bezeichnung: Einreibungen

3. Abklatschen, Abklopfen oder Vibrationen des Rückens:

Das Abklatschen, Abklopfen oder die Vibrationen des Rückens dienen dazu, Sekrete, die sich in den unteren Bronchialabschnitten angesammelt haben, zu lösen, damit diese in eine Nierenschale mit Zellstoff oder in einen Sputumbecher abgehustet werden können. Durch diese Maßnahme wird die Haut- und Organdurchblutung gefördert, durch die Hyperämieerzeugung (*Wärmeerzeugung*). Das Ein- und Durchatmen wird durch den starken Kältereiz der Flüssigkeit bei dem Abklatschen gefördert. Für diese Einatmungsprovokation wird Franzbranntwein sehr gerne verwendet oder Kiefernadel- bzw. Latschenkieferöl. Hierbei ist festzustellen, daß alle alkoholischen Lösungen die Haut sehr stark und vor allen Dingen sehr schnell austrocknen können, weshalb der Rücken nach dem Abklatschen unbedingt mit einer rückfettenden Lotion eingerieben werden muß. Ist der Bewohner stark Dekubitusgefährdet, darf niemals mit alkoholischen Lösungen abgerieben oder abgeklatscht werden! Vibrationen werden u.U. dann sehr gerne durchgeführt, wenn das Abklatschen kontraindiziert ist oder der Bewohner diese Maßnahme nicht toleriert.

Pflegeziele:
- Tiefes Durchatmen soll gefördert werden;
- Sekretansammlung verhindern bzw. Sekrete lösen;
- Bewohner soll seine angesammelten Sekrete abhusten können.

3. Abklatschen, Abklopfen oder Vibrationen des Rückens:

Material:	Vorbereitung:	Durchführung:	Bemerkungen:
• Nierenschale mit Zellstoff oder Sputumbecher zum Abhusten; • Einmalhandschuhe; • Franzbranntwein mit Kastanie etc. oder reines Wasser; • Handtuch als Bettschutz und zum Abwedeln des Rückens; • Körperlotion zum Nachfetten des Rückens; • Taschentücher.	• Bewohner vor Beginn der Maßnahme über Sinn und Zweck informieren und ihn zur Mitarbeit motivieren. Vorher Absprachen treffen über den Vorgang und die Dauer der Maßnahme. Bewohner grundsätzlich bequem lagern und entsprechende Körperstellen von Kleidung freimachen. • Zimmer vorher gut durchlüften und Toilettengang anbieten. • Fenster und Türen schließen und für Ruhe sorgen. • Der Bewohner sitzt bei frei zugänglichem Rücken auf einem Stuhl oder auf der Bettkante, mit den Armen bequem auf einem Tisch abgestützt und die Brust wird abgedeckt (*Schamgefühl beachten!*). Bei Bettlägerigkeit wird der Bewohner in eine bequeme 135 Grad Seitenlagerung gebracht, mit angewinkelten Beinen und entsprechend wieder zugedeckt (*Auskühlungsgefahr!*).	• Die Lösung wird zügig in die hohle Handfläche der Pflegekraft geschüttet und anschließend sofort gleichmäßig auf den Rücken des Bewohners verteilt, immer vom Nacken zum Steiß. • Wenn der Rücken des Bewohners noch feucht ist, mit Franzbranntwein immer von unten (*kranial*) nach oben (*kaudal*), mit hohler Handinnenfläche, während des langsamen Ausatmens und einsetzender Lippenbremse des Bewohners, den Rücken zügig abklatschen. Vorgang des Abklatschens von unten nach oben wiederholen. Abhusten in die Nierenschale ermöglichen bzw. Bewohner dazu auffordern. • Rücken des Bewohners mit dem Handtuch trocknen, d.h. abwedeln bis der Rücken trocken ist. • Rücken anschließend wieder einfetten, da Alkohol die Haut sehr stark austrocknet und strapaziert.	• Kontraindikationen unbedingt vorher ausschließen, wie z.B. Herzkrankheiten, Schlaganfall, Herzschrittmacher, Thrombose- und Emboliegefährdete, Knochenmetastasen und Kopfverletzungen. • Nierengegend und Dornfortsätze der Wirbelsäule immer auslassen; • Bewohner vor Durchzug/Zugluft schützen; • Diese Maßnahme muß täglich durchgeführt werden! • Wenn der Rücken nicht abgeklatscht werden darf, kann eine leichte Vibration des Rückens durchgeführt werden. • Atmungsunterstützende Lagerungen durchführen, z.B. Oberkörperhochlagerung oder Schiffchenlagerung (*V-Lagerung*).

Fortsetzung nächste Seite

Standard-Nr.: 22	Abkürzung: Einrbg.	Bezeichnung: Einreibungen

3. Abklatschen, Abklopfen oder Vibrationen des Rückens:

Material:	Vorbereitung:	Durchführung:	Bemerkungen:
siehe oben	• Nierenschale mit darin befindlichem Zellstoff oder Sputumbecher zum Abhusten von Sekreten bereithalten; • Handtuch auf das Bettlaken oder den Stuhlsitz als Nässeschutz legen; • Einmalhandschuhe anziehen; • Taschentücher bereitlegen.	• Nach Beendigung der Maßnahme wird der Bewohner sofort wieder angezogen, und wenn der Bewohner im Bett liegen sollte, entsprechend zugedeckt. Evtl. eine Ruhepause für den Bewohner einlegen und vor dem Verlassen des Zimmers Wünsche erfragen; • Benötigtes Material entsorgen; • Evtl. Oberkörperhochlagerung als atmungsunterstützende Maßnahme dem Bewohner anbieten; • Nierenschale mit Zellstoff oder Sputumbecher und Taschentücher in Reichweite des Bewohners stellen. **„Sternförmiges" Abklopfen des Rückens:** • *Zwei Pflegekräfte* sind für diese Maßnahme erforderlich: a) Durchführende Pflegekraft, b) Assistierende Pflegekraft. • Vor der Durchführung der Maßnahme muß der Lungenhilus (*Lungenwurzel*) oder auch Bifurkation genannt (*Punkt an der Gabelung der Luftröhre in rechte und linke Lungenhälfte*), entsprechend von der durchführenden Pflegekraft mit dem Zeigefinger lokalisiert und fixiert werden: Dazu wird der Daumen in die Kehlkopfgrube gelegt und mit dem Zeigefinger wird ca. 10 cm in Richtung Brustbein nach unten eine Linie gezogen. Der Punkt, der mit dem Zeigefinger berührt wird, ist die Lokalisationsstelle, die sog. Bifurkation. • Anschließend mit dem Zeigefinger den Punkt optisch fixieren und nach hinten an die Brustkorbseiten, an dem Brustgürtel vorbei zur Rückenmitte einen Halbkreis ziehen. • Die Lokalisationsstelle weiterhin mit dem Zeigefinger in der Rückenmitte optisch lokalisieren.	• Während der Maßnahmen ist auf die richtige Atemtechnik zu achten bzw. ist diese dem Bewohner zu erklären; • Beachte Standard: - „Atmung", - „Trinken".

Fortsetzung nächste Seite

92

3. Abklatschen, Abklopfen oder Vibrationen des Rückens:

Material:	Vorbereitung:	Durchführung:	Bemerkungen:
siehe oben	siehe oben	• Die assistierende Pflegekraft schüttet die entsprechende Lösung in die hohle Handinnenfläche der durchführenden Pflegekraft. Mit dieser Lösung wird der Rücken zunächst abgerieben und dann entsprechend zur Bifurkation sternförmig in Richtung Hauptbronchus mit der hohlen Handinnenfläche, während des langsamen Ausatmens und einsetzender Lippenbremse des Bewohners, im Uhrzeigersinn, d.h. „sternförmig", zügig abgeklopft. • Bewohner zum Abhusten auffordern; Nierengegend und Wirbelsäule stets aussparen; evtl. Vorgang mehrmals wiederholen. • Benötigtes Material entsorgen. • Evtl. Oberkörperhochlagerung als atmungsunterstützende Maßnahme dem Bewohner anbieten. • Nierenschale mit Zellstoff oder Sputumbecher und Taschentücher in Reichweite des Bewohners stellen. **Vibrationen des Rückens:** • Die Vibration des Rückens und Thorax erfolgt ebenfalls mit einer geeigneten Lösung, kranial nach kaudal; • Mit der hohlen Handinnenfläche der Pflegekraft, wird leicht vibrierend der Rücken, mehrmals Stück für Stück, zuerst rechte Rückenseite, dann linke Rückenseite abgerieben; s.o. Atemtechnik (*ohne Wirbelsäule*); • Benötigtes Material entsorgen. • Evtl. Oberkörperhochlagerung als atmungsunterstützende Maßnahme dem Bewohner anbieten. • Nierenschale mit Zellstoff oder Sputumbecher und Taschentücher in Reichweite des Bewohners stellen.	siehe oben

Dokumentation: Veränderungen und Beobachtungen im Zusammenhang mit der Einreibung müssen im Berichteblatt festgehalten werden. Die atemfördernden Maßnahmen, wie z.B. auch die Einreibungen sind prophylaktische „direkte" Pflegeleistungen. Nach ärztlicher Anordnung, z.B. „Medizinische Einreibungen" sind behandlungspflegerische „indirekte" Pflegehandlungen.
In stationären Pflegeeinrichtungen wird die Behandlungspflege über die Pflegekassen finanziert.
Im ambulanten Bereich erfolgt die Abrechnung von behandlungspflegerischen Leistungen (*ärztliche Verordnung häuslicher Krankenpflege*) über die Krankenkassen.

Qualifikation: Altenpfleger/in und Pflegehelfer/in nach exakter Anleitung.

| Standard-Nr.: 23 | Abkürzung: **Erbre.** | Bezeichnung: **Erbrechen** *(Grundpflege)* |

Der Brechvorgang als Schutzreflex, wird ausgelöst über das Brechzentrum im verlängerten Rückenmark. Dem Erbrechen, dem unterschiedliche psychische, physische und soziale Ursachen zugrunde liegen können und durch verschiedenartige Reize ausgelöst werden kann, macht sich i.d.R. durch entsprechende Vorboten bemerkbar, wie z.B. Übelkeit, Brechreiz, Appetitlosigkeit, Schweißausbrüche, vermehrte Speichelsekretion, Magenschmerzen, verlangsamte Atmung und Pupillenerweiterung. Es gibt aber auch Momente, wo das Erbrechen „wie aus heiterem Himmel" kommen kann! Der Brechvorgang eines Menschen muß genau beobachtet werden. Die Beschaffenheit des Erbrochenen kann dem Arzt Aufschluß darüber geben, welche Ursachen das Erbrechen haben könnte und muß u.U. zur Arztvisite aufbewahrt werden. Das eigene Ekelgefühl vor dem Würgereiz und vor dem Erbrochenen, sollte - wenn möglich - überwunden werden, um fachgerecht die unterstützende Hilfe dem Menschen überhaupt anbieten zu können.

Das Erbrechen bedeutet immer eine starke körperliche Belastung und Anstrengung. Nach dem Brechvorgang leiden die Menschen oft weiterhin unter Übelkeit, sind sichtbar kraftlos, erschöpft und müde.

Pflegeziele:
- Bewohner unterstützen beim Brechvorgang;
- Sicherung der Vitalfunktionen;
- Aspiration vermeiden;
- Ursachen und Reize ausschließen, die das Erbrechen auslösen können.

Material:	Beobachtungskriterien:	Maßnahmen:
<ul><li>1 Nierenschale;</li><li>Zellstoff;</li><li>feuchten Waschlappen, Handtuch;</li><li>1 Glas Wasser zum Mundspülen, evtl. mit Zusatz, z.B. Myrrhetinktur, Kamilletee oder andere magenfreundliche Teesorten;</li><li>Bei Prothesenträgern: Prothesenbehälter, Reinigungsmittel, Zahnbürste und Zahnpasta;</li><li>Frische Bettwäsche und Kleidung, Wäscheabwurf;</li><li>Material zum Puls- und Blutdruckmessen;</li><li>ggf. Absauggerät;</li><li>Händedesinfektion und Einmalhandschuhe.</li></ul>	1. Menge des Erbrochenen; 2. Zeitpunkt und Häufigkeit des Erbrechens; 3. Geruch, Farbe und Beimengungen: *(bei kaffeesatzartigem Erbrechen oder Bluterbrechen, Koterbrechen muß unbedingt sofort der Notarzt benachrichtigt werden, Notfallsituation!) Das Erbrochene muß evtl. für eine Arztvisite aufgehoben werden!* **Beachte folgende Standards:** „Atmung" / „Vitalktr." / „Bilz." / „Betten II - IV" / „Kp-Wasch." / „Kp-Allg." / „Absg./ Mu./Na." und „Mund I".	*Maßnahmen vor dem Erbrechen:* <ul><li>Unterstützung sollte durch **zwei Pflegekräfte** erfolgen;</li><li>Bewohner beruhigen, z.B. Zuspruch, Kopf an der Stirn stützen, Hand halten und streicheln sowie ehrliche Anteilnahme und Begleitung;</li><li>Zum ruhigen Durchatmen anhalten und ggf. beengende Kleidung (*Knöpfe, Reißverschlüsse etc.*) öffnen;</li><li>ggf. Prothesen entfernen (*Aspirationsgefahr*);</li><li>Beobachtung der Vorboten und sofort reagieren;</li><li>Griffbereite Bereitstellung von Materialien;</li><li>Bewohner in eine halbsitzende, bequeme Oberkörperhochlagerung bringen oder in Seitenlage (*wenn Bewohner nicht sitzen kann oder darf*);<ul><li>– für frische Luft sorgen,</li><li>– beengende Kleidung öffnen,</li><li>– Bewohner jetzt nicht alleine lassen,</li></ul></li><li>ggf. Absauggerät bereithalten und nur dann absaugen, wenn der Bewohner keine Kraft hat, das Erbrochene auszuhusten und wenn sich das Erbrochene im Mund befindet, um eine Aspirations- und Erstickungsgefahr auszuschließen.</li></ul>

Fortsetzung nächste Seite

Standard-Nr.: 23	Abkürzung: Erbre.	Bezeichnung: Erbrechen

Material:	Beobachtungskriterien:	Maßnahmen:
siehe oben	siehe oben	***Maßnahmen während des Erbrechens:*** • Die Unterstützung des Kopfes; an der Stirn den Bewohner umfassen und einen leichten Gegendruck herstellen; • Evtl. die Nierenschale festhalten; • Während der Erbrechensschübe Mund säubern (*Glas Wasser*) und Stirn feucht-kühl abwischen; • Bewohner gut zureden, nicht alleine lassen und stets beruhigen; • Vitalfunktionen und Hautdurchblutung beobachten und kontrollieren; ***Maßnahmen nach dem Erbrechen:*** • Mundhöhle säubern und ausspülen lassen, s. Standard: „Mund I" evtl. noch Standard: „Nasenpfl." durchführen; • Gesicht kühl abwaschen sowie Hände säubern, s. Standard: „Kp-Wasch." und „Kp-Allg." Wichtig: Jede Anstrengung jetzt vermeiden! • Frische Kleidung anziehen und Bewohner wieder bequem lagern; • Für frische Luft (*atmungsunterstützende Maßnahmen!*) sorgen und Vitalwertkontrollen durchführen und protokollieren; • Je nach genauer ärztlicher Anordnung, z.B. dünnen, schwarzen Tee anbieten und/oder Antiemetika (*z.B. Paspertin®, MCP-ratiopharm®*) in Form von Tropfen oder Zäpfchen verabreichen. Bei Metoclopramidpräparaten *(s.o.)* können bei älteren Menschen und bei längerer Einnahme entsprechende Nebenwirkungen auftreten und zwar in einer Bewegungshemmung! • Gebrauchtes Material entsprechend desinfizieren, reinigen und aufräumen; • Bett- und Leibwäsche grob vorgereinigt in einen Wäschesack geben für die Wäscherei; • Hände waschen und desinfizieren; • Vitalfunktionen beobachten, weiterhin kontrollieren und protokollieren, evtl. die Temperatur messen, s. Standard: „Fieber I"; • Dokumentation der Vitalwerte und des Brechvorganges (*z.B. schwallartig, in Schüben*) mit genauen Zeitangaben (*z.B. nüchternes Erbrechen, vor-, während und nach der Mahlzeit, nach einer bestimmten Lagerung*).

Dokumentation: Bei einer Bilanzierung muß das Erbrochene entsprechend gemessen und genau protokolliert werden. Der Vorgang des Erbrechens und die Beobachtungskriterien sind im Berichteblatt festzuhalten, ggf. ist der Arzt oder Notarzt sofort zu verständigen.

Qualifikation: Die unterstützende Hilfe beim Erbrechen sollte durch jeden Pflegemitarbeiter durchgeführt werden können!

Standard-Nr.: 24	Abkürzung: **Ernähr.**	Bezeichnung: **Eßhilfe geben** *(Grundpflege)*

Eine lebensnotwendige und existentielle Erfahrung bei jedem Menschen ist die Ausführung der Aktivität „essen und trinken." Die Eßhilfe und Unterstützung der Nahrungs- und Flüssigkeitsaufnahme, die angeboten wird, soll re-/aktivierend, einfühlend und auf respektierende sowie taktvolle Art und Weise erfolgen, s. auch Standard: „MahlZ." Die Essenszeiten müssen dem Bewohner bekannt sein! Vor der Nahrungsaufnahme sollte ein Toilettengang angeboten werden und auf guten Zahnprothesensitz geachtet werden. Es ist auf geeignete Sitzhaltung zur Nahrungsaufnahme auch im Bett zu achten. Zur Unterstützung der Nahrungs- und Flüssigkeitsaufnahme kann die Ergotherapie durchaus die Greiffunktion und den Tastsinn der Finger entsprechend *(durch das Angebot von Hilfsmitteln und Techniken)* fördern und aktivieren. Die Art und den Ort der Nahrungsaufnahme sollte der Bewohner selbst festlegen dürfen, unabhängig von seiner Stimmungslage. Die Selbständigkeit des Bewohners steht dabei stets im Vordergrund.

Pflegeziele:
- Bewohner soll ohne Unterstützung seine Speisen zu sich nehmen können;
- Eine bewohnerorientierte Nahrungs- und Trinkzufuhr ist zu garantieren;
- Guten Ernährungszustand erhalten und Komplikationen im Zusammenhang mit der Nahrungsaufnahme vermeiden.

Material:
- Serviette, Waschlappen und Handtuch;
- evtl. Hilfsmittel zur Nahrungs- und Flüssigkeitsaufnahme.

1. Vor Beginn der Eßhilfe muß sich die Pflegekraft die Hände waschen und desinfizieren.
2. Bewohner angenehm im Bett, auf einem Stuhl, Sessel oder Rollstuhl setzen, Bequemlichkeit kontrollieren und Sitzmöglichkeit entsprechend sichern; eventuell bei Bettlägerigkeit den Rücken mit Kissen abstützen *(Unterstützung der Atemhilfsmuskulatur)*, das Kopfteil hochstellen *(Oberkörperhochlagerung)*, so daß der Bewohner bequem aufrecht sitzen kann;
3. Das Eßtablett muß in Reichweite des Bewohners *(Kippgefahr ausschließen)* gestellt werden, so daß der Bewohner ohne fremde Hilfe sein Essen greifen und zum Mund führen kann. Dem Bewohner einen guten Appetit wünschen, Serviette anbieten oder u.U. Lätzchen auf den Schoß und/oder Brustkorb des Bewohners legen.
4. Bewohner, die sehbehindert sind, haben häufig einen ausgeprägten Hör- und Tastsinn! Bei diesen Bewohnern wird u.U. bei der Nahrungsaufnahme die Hand zum Teller und Getränk geführt. Die besondere Funktion der Pflegekraft ist es hier, den Bewohner entsprechend anzuleiten. Um eine Verwirrung und Irritation des Bewohners auszuschließen, muß täglich bei jeder Mahlzeit darauf geachtet werden, daß Teller, Tasse, Besteck usw. auf dem Tablett auf die selbe Art und Weise hingestellt *(Reihenfolge beachten)* werden.
5. Bewohner mit Kontrakturen in den Händen, bei starkem Händezittern oder bei Bewohnern, die nicht mehr in der Lage sind, das Essen alleine aufzunehmen, müssen entsprechend ihrer noch verbliebenen Restfähigkeiten und Ressourcen angeleitet und ganz- oder teilweise unterstützt werden. Der Löffel, die Gabel oder das Brot kann man dem Bewohner in die Hand geben und unter Anleitung zum Mund führen/lassen. Die Nahrung muß u.U. mundgerecht gereicht werden bzw. das Brot, Brötchen ist dementsprechend in Häppchen vorzubereiten. Viele Bewohner schlafen während ihrer Nahrungsaufnahme ein und müssen von daher stets zum Essen und Trinken immer wieder aufgeweckt und erinnert werden *(insbesondere bei der Gabe von Hypnotika und Psychopharmaka)*. Dies hat auf eine liebevolle und taktvolle Art zu erfolgen, damit die Zufuhr aller lebensnotwendigen Nährstoffe auch gesichert ist.

Das Tablett darf nicht einfach nur weggeräumt werden, sondern die Pflegekraft, die das Geschirr und Tablett entfernt, sollte sich auch immer davon überzeugen, ob der Bewohner auch genügend getrunken und gegessen hat, um Stoffwechselentgleisungen, Untergewicht usw. zu vermeiden. Die Nahrungsaufnahme ist deshalb schon sehr von Bedeutung, da viele Bewohner Medikamente einnehmen müssen.

6. Bewohner, die selbst bei Unterstützung und Anleitung nicht mehr in der Lage sind, Nahrung in fester und flüssiger Form zu sich zu nehmen, benötigen bei allen Mahlzeiten eine volle Unterstützung und Übernahme dieser Aktivität durch das Pflegepersonal, indem ihnen das Essen und Trinken *(evtl. im Schnabelbecher mit und ohne Trinkhalm)* eingegeben werden muß. Hier ist unbedingt darauf zu achten, daß die Portionen mundgerecht gemacht werden und nach der Information des Bewohners in den Mund langsam und genüßlich gegeben werden. Die angebotenen Speisen sind auf die Bewohnerbedürfnisse abzustimmen, z.B. die passierte Kost, Trinkernährung oder Sondenkost etc., die Zimmertemperatur haben muß. Vor jeder erneuten Essenseingabe in den Mund, muß sich die Pflegekraft davon überzeugen, daß die vorher gegebene Nahrung auch geschluckt werden konnte. Die Portionen, die in den Mund gegeben werden, müssen bewohnergerecht und vor allen Dingen mundgerecht in Häppchen angereicht werden, um eine Aspiration zu verhindern. Der Bewohner sollte stets aufgefordert werden seine Nahrung entsprechend zu kauen *(Parotitisprophylaxe!)*. Zwischendurch ist dem Bewohner etwas zum Trinken anzubieten, z.B. Obstsaft, Mineralsaft usw.
7. Nach dem Essen und der evtl. gegebenen Eßhilfe wird der Mund und die Hände mit Waschlappen und Handtuch gereinigt und die Serviette entfernt. Der Bewohner sollte noch 10 Minuten in der Oberkörperhochlagerung im Bett bleiben; Anstrengungen nach dem Essen und Trinken sind bei alten Menschen zu vermeiden. Nach dem Mittagessen sollte ein Mittagsschläfchen angeboten werden.

Dokumentation: Veränderungen und Beobachtungen im Zusammenhang mit der Nahrungsaufnahme müssen im Berichteblatt festgehalten werden. Der Maßnahmenkomplex und die Hygiene im Zusammenhang mit der Nahrungsaufnahme gehört zu dem Leistungskomplex *(Hilfe bei der Nahrungsaufnahme, mundgerechte Zubereitung)* und zu dem Leistungskomplex *(Zubereitung einer warmen Mahlzeit in der Häuslichkeit des Pflegebedürftigen / nicht bei Essen auf Rädern)* im Rahmen der Pflegeversicherung.

Qualifikation: Pflegehelfer/in oder Haus- und Familienpfleger/in.

| Standard-Nr.: 25 | Abkürzung: **Fieber I** | Bezeichnung: **Fieber: Temperaturmessung** *(Grund- und Behandlungspflege)* |

Das Messen der Körpertemperatur gehört genauso zur Kontrolle und Überwachung der Vitalfunktionen, wie z.B. das Blutdruckmessen; Pulsen; Zählen und Beobachten der Atemfrequenz, des Rhythmus, der Qualität *(Tiefe, Geräusche, Gerüche)* und die Bestimmung der Bewußtseinslage *(zeitlich, örtlich, persönlich und situativ)*.

Mit Hilfe von verschiedenen Thermometern *(-spitzen)* kann die Körpertemperatur festgestellt, beobachtet und der Verlauf exakt in einer Temperatur- bzw. Fieberkurve festgehalten werden. Bei alten Menschen wird vorwiegend dann die Körpertemperatur ermittelt, wenn entsprechende Gründe, z.B. Fiebersymptome aufgrund einer Erkrankung festgestellt worden sind. Bei Abweichungen vom Normbereich und aus besonderen diagnostischen Gründen und Anlässen, wird die Temperaturmessung u.U. mehrmals täglich durchgeführt.
Im Normalfall reicht eine Temperaturmessung um 7.00 Uhr morgens - möglichst vor dem ersten Aufstehen - und spätestens um 18.00 Uhr abends aus. Die Häufigkeit der Temperaturmessung ist abhängig von der Temperaturhöhe, dem Allgemeinzustand und dem zugrundeliegenden Krankheitsbild. Da die Temperaturhöhe auch von der körperlichen Aktivität und emotionalen Erregung abhängig ist, muß darauf geachtet werden, daß der Bewohner bereits 30 Minuten vor der Messung in Ruhe und Entspannung gelegen hat.

Die Messung ist immer am liegenden Bewohner durchzuführen, wobei bei der Durchführung die verschiedenen Möglichkeiten der Meßmethoden und die daraus resultierenden verschiedenen Thermometerspitzen zu berücksichtigen sind:

- Maximalthermometer: eine Glashülle in Zehntelgrade, von 35-42 Grad C eingeteilte Skala mit Quecksilberdepot. Während der Messung bleibt das Quecksilberdepot beim höchsten gemessenen Wert stehen;

- Fieberthermometer mit verschiedenen Thermometerspitzen je nach Meßart geeignet;

- Elektronische Geräte zur Temperaturerfassung. Das Thermometer wird auch hier mit einer Schutzhülle versehen;

- Bei fiebernden Bewohnern können die Standards „Fieber I-IV" herangezogen werden!

Nach dem Gesetz über das Meß- und Eichwesen (Eichgesetz) vom 23. März 1992 in Verbindung mit der Eichordnung - Allgemeine Vorschriften - vom 12. August 1988 in der zur Zeit geltenden Fassung vom 21. Juni 1994 sind auch medizinisch-elektrische Thermometer (MET`s) der Eichordnung eichpflichtig! Die Eichung erfolgt beim Eichamt.

Pflegeziele:
- Temperatur soll festgestellt werden;
- Temperatur messen, um Gefahren frühzeitig abwenden zu können, z.B. eine Krisis;
- Fieberverlauf beobachten;
- Konstante Körpertemperatur im Normbereich.

Standard-Nr.: 25	Abkürzung: Fieber I	Bezeichnung: Fieber: Temperaturmessung

Meßart:	Material:	Vorbereitung:	Durchführung	Allgemeine Bemerkungen:
rektale Messung (*Enddarm*): • Genaueste Messung! • Meßdauer 3 - 5 Minuten; • Normalwert 36,5 - 37,4°C (*0,3 - 0,5 ° C höher als die axillare Messung*); • Rektalthermometer mit einer „birnenförmigen" Thermometerspitze (*abgerundet*); • Abkürzung im Berichteblatt „rekt.".	• Nierenschale; • Rektal-Maximalthermometer; • Schutzhülle für das Thermometer; • Zellstoff; • Fieberkurve und ***blauer Stift zum Eintragen***; • Fettsalbe; • Einmalhandschuhe; • Uhr; • evtl. Materialien für eine Inkontinenzpflege, s. Standard: „Inkont.".	• Hygienische Händedesinfektion; • vor Messung Quecksilber in das Quecksilberdepot zurückschlagen; • Fenster und Türen schließen; • Intimsphäre beachten und Berücksichtigung des Schamgefühls; • bei Fiebernden für eine kühle Raumtemperatur sorgen; • evtl. vorher einen Toilettengang anbieten.	• Bewohner wird, soweit es sein Gesundheitszustand erlaubt, über den Sinn und Zweck der Maßnahme informiert; • Bewohner muß in einer bequemen Seitenlage mit leicht angewinkelten Beinen gelagert werden; • Der Bewohner darf nicht ganz aufgedeckt werden (*frösteln!*); • Einmalhandschuhe anziehen und die Thermometerspitze mit Schutzhülle ggf. mit Fettsalbe oder Wasser anfeuchten und vorsichtig unter leichten drehenden Bewegungen ca. 1 cm in den Enddarm einführen; • Die Meßdauer exakt einhalten (*Uhr benutzen*); • Während der gesamten Meßdauer beim Bewohner bleiben und ggf. das Thermometer festhalten (*Schutz vor Verletzungen*); • Nach der Meßdauer das Thermometer wieder aus dem Darm entfernen, Schutzhülle entfernen, Temperaturhöhe sofort ablesen und Bewohner wieder entsprechend seiner Bedürfnisse oder Anforderungen lagern; • ***Nach der Messung*** sind die Wünsche des Bewohners zu erkennen und zu erfragen, z.B. etwas zum Trinken, s. Standard: „Trinken" anbieten, Mundpflege, Haut- und Körperpflege nach Standards durchführen und wieder bequem lagern etc. • Die abgelesenen Meßergebnisse sind in der Fieberkurve einzutragen. Im Berichteblatt werden Besonderheiten und Veränderungen, im Zusammenhang mit dem Fieber, festgehalten; • Das benötigte Material ist entsprechend zu desinfizieren, zu reinigen und entsprechend zu lagern; • Pflege nach dem Standard: „Fieber II" durchführen und beachten.	• Beobachtung und Kontrolle von: Haut, Atmung, Blutdruck, Puls, Bewußtseinslage, Schmerzen (*wann, wo und welcher Art*), Aussehen der Augen und Verhalten; • 30 Minuten vor der Messung keine Kälte- oder Wärmeanwendungen, keine körperlichen Belastungen sowie keine Nahrungsaufnahmen; • Fieberkurve führen mit blauem Stift und weitere exakte Dokumentation im Berichteblatt vornehmen; • Thermometerhygiene: Thermometer nach jedem Gebrauch in eine Desinfektionslösung geben, nach der Einwirkzeit mit kaltem Wasser abspülen, exakt abtrocknen, Quecksilbersäule herunterschlagen und sicher (*geschützt*) aufbewahren.

Fortsetzung nächste Seite

Standard-Nr.: 25	Abkürzung: Fieber I	Bezeichnung: Fieber: Temperaturmessung

Meßart:	Material:	Vorbereitung:	Durchführung	Allgemeine Bemerkungen:
axillare Messung (*Achselhöhle*): • Sehr ungenaue Messung! • Meßdauer 7 - 10 Minuten; • Normalwert 36,1 - 37,1°C; • Schmale und lange Thermometerspitze; • Abkürzung im Berichteblatt: „ax.".	• Thermometer; • Fieberkurve und *blauer Stift zum Eintragen;* • Uhr; • Waschlappen und Handtuch.	• Hygienische Händedesinfektion; • Vor der Messung ist das Quecksilber in das Quecksilberdepot zurückzuschlagen; • Fenster und Türen schließen; • Vor dem Einlegen der Thermometerspitze in die Achselhöhle, muß diese mit einem Waschlappen abgewaschen werden und exakt getrocknet werden; • Achselhöhle muß frei von Kleidungsstücken sein; • Bei Fiebernden für eine kühle Raumtemperatur sorgen.	• Bewohner wird, soweit es sein Gesundheitszustand auch erlaubt, über den Sinn und Zweck der Maßnahme informiert; • Thermometerspitze in die trockene Achselhöhle legen; • Der Bewohner soll den Oberarm eng an den Körper anlegen (*Hautkontakt*) und seinen Arm ruhig halten/können; • Die Meßdauer exakt einhalten (*Uhr benutzen*); • Nach der Messung ist das Thermometer wieder zu entfernen und die Temperaturhöhe abzulesen; • Weitere Maßnahmen s.o. „Nach der Messung!"	• Der Bewohner muß für diese Maßnahme auch entsprechend mitarbeiten können und kooperationsfähig sein; • Der Bewohner muß das Ruhighalten des Oberarmes während der Messung verstehen können.
sublinguale (*orale*) Messung (*unter der Zunge*): • Meßdauer 7- 9 Minuten; • 0,3 - 0,5°C unter der Temperatur der rektalen Messung; • Flache, herzförmige Spezialthermometerspitze; • Abkürzung im Berichteblatt: „oral".	• Spezialthermometer; • Fieberkurve und *blauer Stift zum Eintragen;* • Uhr; • Evtl. Standard: „Mund I und II".	• Der Bewohner darf 15 Minuten vor der Messung keine heißen oder kalten Getränke zu sich genommen haben; • Hygienische Händedesinfektion; • Vor der Messung ist das Quecksilber in das Quecksilberdepot zurückzuschlagen; • Fenster und Türen schließen; • Ggf. Zahnprothesen entfernen/lassen; • Bei Fiebernden für eine kühle Raumtemperatur sorgen.	• Bewohner über den Sinn und Zweck der Maßnahme informieren; • Die Thermometerspitze wird in die Mundhöhle - unterhalb der Zunge - gelegt; die Lippen sind während dieser Maßnahme geschlossen zu halten; • Nach der Messung (*Uhrzeit beachten*) ist das Thermometer wieder zu entfernen und die Temperaturhöhe abzulesen; • Weitere Maßnahmen s.o. „*Nach der Messung!"*	• Der Bewohner muß für diese Maßnahme unbedingt kooperationsfähig und kognitiv auch dazu geeignet sein, sonst kann es sein, daß der Bewohner in die Thermometerspitze beißt oder das Thermometer entfernt, aufgrund der langen Meßdauer! • Während der Messung sollten Besucher etc. vor der Tür warten bzw. den Bewohner in Ruhe lassen, da er nicht sprechen darf.

Dokumentation: Gemachte Beobachtungen und sonstige Veränderungen sind im Berichteblatt einzutragen (*evtl. den Arzt über die Ergebnisse informieren*). Es ist bei Fieber eine Fieberkurve anzulegen mit dem Hinweis, welche Meßart durchgeführt worden ist. Es sind in der Fieberkurve die Ergebnisse in Form eines Diagramms einzutragen. Diese Maßnahme ist eine behandlungspflegerische „indirekte" Pflegehandlung. Das Aufrechterhalten der Vitalfunktionen ist eine grundpflegerische „direkte" Pflegeleistung.

In stationären Pflegeeinrichtungen wird die Behandlungspflege über die Pflegekassen finanziert.

Im ambulanten Bereich erfolgt die Abrechnung von behandlungspflegerischen Leistungen (*ärztliche Verordnung häuslicher Krankenpflege*) über die Krankenkassen.

Qualifikation: Altenpfleger/in und Pflegehelfer/in nach exakter Anleitung.

| Standard-Nr.: 26 | Abkürzung: **Fieber II** | Bezeichnung: **Fieber: Allgemein** *(Grund- und Behandlungspflege)* |

Die Lebensaktivität „Körpertemperatur regulieren" ist eine elementare Aktivität zur Aufrechterhaltung menschlichen Lebens. Die Aufrechterhaltung einer regelrechten Körpertemperatur und Konstandhaltung im Normbereich durch eine Kontrolle und Beobachtung, ist eines der grundlegenden Pflegeziele, s. Standard: „Fieber I"

Das Wärmezentrum befindet sich im vorderen Hypothalamus, dessen Aufgabe es ist, temperaturregulatorische Vorgänge zu koordinieren, zu überwachen und zu kontrollieren. Dies geschieht durch fortlaufende Wärmebildung *(erhöhte Stoffwechselvorgänge, Körperbewegungen und Zittern)* und Wärmeabgabe *(gesteigerte Hautdurchblutung, vermehrte Schweißproduktion, gesteigerte Atemfrequenz und Muskelruhigstellung).*

Eine Erhöhung der Körpertemperatur von über 37,1 Grad C *(Hyperthermie)* ist nicht nur eine Störung der Wärmeregulation, sondern auch eine Abwehrreaktion und zugleich Schutzfunktion des Körpers gegenüber pyrogenen *(fiebererzeugende)* Erregern, die in den Organismus eingedrungen sind *(z.B. bei Infektionskrankheiten).* Diese Auseinandersetzung kann als Antigen-Antikörper-Reaktion gesehen werden, wobei als Konsequenz „Fieber" entstehen kann. Bei einem Temperaturanstieg entsteht mehr Wärme im Körper als durch die Haut *(Schweiß)* und Ausatmungsluft abgegeben werden kann.

Bei einer Unterkühlung oder sonstigen Kälteschäden wird mehr Wärme durch die Hautoberfläche etc. abgegeben als durch die Wärmeerzeugung im Körper *(z.B. Zittern und andere Muskelbewegungen)* entstehen kann. Die Körpertemperatur sinkt hier unter 36,0 Grad C *(Hypothermie)* zu einem lebensbedrohlichen Zustand ab.

Bei Wärmeregulationsstörungen kann die Körpertemperatur **(rektal gemessen)** vom Normbereich wie folgt abweichen:

- Lähmungsstadium: 24,0 - 28,0 Grad C
- Erschöpfungsstadium: 28,0 - 34,0 Grad C
- Abwehrstadium: 34,0 - 35,9 Grad C
- **Normbereich:** 36,0 - 37,0 Grad C
- subfebrile Temperatur: 37,1 - 37,8 Grad C
- mäßiges Fieber: 37,9 - 38,4 Grad C
- hohes Fieber: 38,5 - 40,0 Grad C
- sehr hohes Fieber: über 40,0 Grad C

Jede Abweichung vom Normbereich der Körpertemperatur erfordert entsprechende, angepaßte und individuelle pflegerische als auch ärztliche Interventionsmaßnahmen. Jede Veränderung der Körpertemperatur bringt auch eine veränderte Stoffwechselfunktion und eine Verschlechterung des Allgemeinbefindens mit sich, weshalb der Arzt immer informiert werden muß.

Das **Fieber** *(Febris)* ist nicht nur ein für sich isoliert stehendes Symptom oder eine Reaktion sondern ein multiples Geschehen im Organismus und Stoffwechsel. Alle pflegerischen Bemühungen konzentrieren sich bei Fieber darauf, die erhöhte Körpertemperatur langsam zu senken, um wieder eine normale Körpertemperatur zu erreichen. Dies wird erzielt durch ein langsames stufenweises Abfiebern. Der langsame Fieberabfall wird bezeichnet als Lysis. Die Krisis hingegen ist ein Zustand, der dadurch entsteht, wenn die Körpertemperatur innerhalb von 24 Stunden unter 38,0 Grad C zu rasch absinkt. Der langsame Fieberabfall wird erreicht durch die ärztliche Behandlung der Grunderkrankung, die das Fieber ausgelöst hat, durch die Wirkung antipyretischer *(fiebersenkende)* Medikamente und durch eine vom Pflegepersonal exakt durchgeführte Grund- und Behandlungspflege, in Abstimmung des Allgemeinzustandes des Bewohners in den einzelnen Fieberstadien und seines Fieberverlaufs, sofern dieser festgestellt werden kann. Jede Krankheit mit Fieberschüben hat ihren ureigenen und u.U. typischen Verlauf. Der Normalverlauf der krankheitsspezifischen erhöhten Körpertemperatur kann allerdings häufig nicht genau festgestellt werden, da häufig viel zu schnell fiebersenkende Medikamente diese Beurteilung und Beobachtung verfälschen oder gar verhindern. Die Beurteilung der Fieberart, des Fiebertypen und die sich daraus ergebenden medikamentösen Behandlungsformen, bleiben dem Arzt vorbehalten! Der Arzt kann bei Fieber ein Analgetikum *(Schmerzhemmer)* und ein Antipyretikum *(Fiebersenker)*, wie z.B. Novaminsulfon-ratiopharm® *(Wirkstoff: Metamizol)* oder Paracetamol-ratiopharm® in unterschiedlichen Dosierungen *(500mg / 1000mg)* anordnen.

Ziel aller pflegerischen Bestrebungen ist es, die Temperaturdysregulation *frühzeitig* zu erkennen, den Fieberverlauf in dem jeweiligen Fieberstadium positiv und fachlich richtig zu unterstützen, die psychischen und physischen Beschwerden in diesem Zusammenhang zu lindern und die Wärmebildung und Wärmeabgabe in einem gesunden Verhältnis zu fördern *(vorausschauendes Denken, Entscheiden und Handeln)!* Die Pflege fiebernder Menschen setzt sowohl kommunikativ als auch pflegerisch-medizinische Fachkenntnisse voraus im Einvernehmen mit einem ganzheitlichen vorausschauenden Pflegeverständnis, um fieberbedingte Probleme präventiv begegnen zu können. *In der pflegerischen Kompetenz und den ärztlich unabhängigen indirekten Bereichen ergibt sich die Möglichkeit der Pflegenden zu reagieren, anstatt immer nur zu agieren auf Reize oder Symptome!* Diese Pflege beinhaltet eine psychosoziale Begegnung mit dem Menschen, die mit persönlicher Nähe, Begleitung, Betreuung und somit einem „Dasein" verbunden ist.

Fortsetzung nächste Seite

Standard-Nr.: 26	Abkürzung: Fieber II	Bezeichnung: Fieber: Allgemein

Bei Fieber sind subjektive als auch objektive Fiebersymptome beobachtbar: **Subjektive Fieberzeichen** werden vom Bewohner wahrgenommen, empfunden und geäußert, wie z.B.: Allgemeines Krankheitsgefühl, Müdigkeit, Durstempfinden, Appetitlosigkeit, Leistungsverminderung, Hitze- und/oder Kältegefühl, Kopf-, Muskel- und Gliederschmerzen und Lichtempfindlichkeit der Augen; **Objektive Fiebersymptome** lassen sich nachweislich beobachten oder exakt durch Meßinstrumente feststellen, wie z.B.: Temperaturerhöhung, Pulsanstieg, Blutdruckveränderungen, Tachypnoe, Gewichtsabnahme, Oligurie (*verminderte Harnausscheidung*), Mundatmung, Muskelzittern und starkes Schwitzen usw. Potentielle (*verdeckte*) Pflegeprobleme müssen frühzeitig erkannt werden, da aus jedem potentiellen Pflegeproblem ein aktuelles Problem werden kann, wie z.B. Thrombose, Soor, Parotitis, Stomatitis, Dekubitus, Obstipation und Intertrigo etc.

Pflegeziele:
- Temperatursenkung und Normbereich wieder erreichen;
- Langsamen Fieberabfall erreichen;
- Sekundärerkrankungen verhindern und Wohlbefinden des Fiebernden erreichen;
- Verhinderung von anderen Pflegeproblemen.

Objektive Fiebersymptome:	**Pflegemaßnahmen:**
Körpertemperaturerhöhung und Pulsfrequenzanstieg: • Puls und Temperatur verhalten sich gleichgerichtet: Eine Temperaturerhöhung von 1 Grad C entspricht einem Pulsanstieg von etwa 8-12 Schlägen pro Minute. Bei einem Temperaturrückgang bleibt der Puls noch einige Zeit erhöht, da der Kreislauf sich nur sehr langsam an eine veränderte Situation gewöhnen kann.	⇒ *Bewohner niemals alleine lassen und in den Fieberschüben begleiten; Fieberkurvenblatt anlegen:* Mindestens zweimal täglich Körpertemperatur messen (*ist abhängig vom Gesundheitszustand des Bewohners*) und Fieber feststellen. Temperatur als Diagramm in dem Fieberkurvenblatt mit einem blauen Farbstift festhalten. Die Pulsfrequenz wird mit einem roten Farbstift, ebenfalls als Diagramm im Fieberkurvenblatt dargestellt. Auch ist es wichtig, die Atmung und den Blutdruck zu kontrollieren und im Berichtblatt festzuhalten. ⇒ Die Pflegemaßnahmen sind abhängig vom jeweiligen Fieberverlauf und Fieberstadium, wobei kontinuierliche Temperaturkontrollen in allen Phasen durchgeführt werden müssen! *a) Während des Fieberanstiegs (Stadium incrementi):* Wärmezufuhr fördern, z.B. durch das Angebot zusätzlicher Decken im Bett und wärmende Getränke soll der Bewohner vor weiteren Wärmeverlusten geschützt werden. Es muß hier für eine höhere Umgebungstemperatur im Zimmer gesorgt werden. Blutzucker muß kontrolliert werden, insbesondere bei einem bekannten Diabetes mellitus (*verringerte Nahrungsaufnahme!*), evtl. gesüßte wärmende Getränke reichen. Augen des Bewohners vor zu grellem Licht schützen. *b) Während der Fieberhöhe (Fastigium):* Wärmeabgabe erreichen, z.B. durch das Entfernen der zusätzlichen Decken, durch kalte Getränke, Raumtemperatur von 18 Grad C, kühle, erfrischende und zügige Teilwaschungen durchführen, die allerdings immer von dem Gesundheits- und Allgemeinzustand des Bewohners sowie seiner Bedürfnisse abhängig gemacht werden müssen. *c) Während des Fieberabfalls (Stadium decrementi):* Da das Abfiebern eine starke Herausforderung für Herz- und Kreislauf bedeutet, muß eine kontinuierliche Überwachung der Vitalfunktionen, wegen einer Kollapsgefahr insbesondere bei einer Krisis vorgenommen werden, s. Standard: „Vitalktr.". Der Bewohner muß gut beobachtet werden und der Fieberabfall soll langsam und somit lytisch erfolgen! Es ist eine reichliche Flüssigkeitszufuhr zu garantieren, da der Bewohner beim Abfiebern sehr stark schwitzt, s. Standard: „Trinken"/ „Mund I" und eine gute Haut- und Körperpflege ist durchzuführen. Insbesondere ist es von großer Bedeutung, prädisponierte Körperstellen ständig nach Veränderungen zu kontrollieren und entsprechend vorbeugende Maßnahmen einzuleiten, z.B. gegen einen Intertrigo und einen Dekubitus.

Fortsetzung nächste Seite

Standard-Nr.: 26	Abkürzung: Fieber II	Bezeichnung: Fieber: Allgemein

Objektive Fiebersymptome:	Pflegemaßnahmen:
Verringerter Appetit, Gewichtsabnahme, weil der Grundumsatz um 20 % erhöht ist;	⇒ Leichtverdauliche, gekühlte, auch stärkende (*heiße Brühe*) und vitaminreiche Kost je nach Ist-Zustand anbieten, z.B. Joghurt, Quark- und Pudding etc. Bei sehr schlechter und unzureichender Nahrungsaufnahme können Supplemente mit Geschmack (*Vanille, Erdbeere und Schokolade etc., z.B. Meretene® oder Sonana® - Sondenernährung*) angeboten werden. Zu berücksichtigen sind ernährungsphysiologische Aspekte sowie die persönliche Akzeptanz des Bewohners gegenüber der flüssigen Sonderkost.
Mundschleimhautveränderungen:	⇒ Durch die Mundatmung, die mangelnde Nahrungsaufnahme, verringerte Flüssigkeitszufuhr und verminderte Kautätigkeit können die Mundschleimhäute sehr stark austrocknen und sich entsprechend verändern. Bei schwerkranken Menschen bleibt häufig auch eine automatische Mundreinigung durch die Zunge und den Speichel aus. Von daher muß eine exakte Mund- und Zahnhygiene, Prothesen- und Lippenpflege durchgeführt werden, s. Standard: „Mund I", Standard: „Mund II", um Mundsoor, Mundschleimhauterkrankungen und eine Parotitis zu verhindern.
Obstipation:	⇒ Die Bettlägerigkeit, mangelnde Flüssigkeits- und Nahrungsaufnahme, ungenügende Bewegung kann zu einer Obstipation führen, die frühzeitig erkannt und durch vorbeugende Maßnahmen verhindert werden muß, s. Standard: „Obstipr." Eine Thromboseprophylaxe ist deshalb nach dem Standard: „Thrompr." erforderlich, da es durch den Bewegungsmangel und der Bettlägerigkeit zu einer Verlangsamung der Blutströmung und durch die verminderte Flüssigkeitsaufnahme zu einer erhöhten intravasalen Blutgerinnungsneigung kommen kann.
Tachypnoe (beschleunigte Atmung):	⇒ Bewohner bequem lagern (*30 Grad Oberkörperhochlagerung oder Schiffchen- bzw. V-Lagerung*) und Zuspruch geben. Für eine angenehme Raumtemperatur mit ausreichender Luftfeuchtigkeit im Zimmer sorgen. Evtl. Aromatherapie, s. Standard: „Aromath." mit einem geeigneten ätherischen Öl durchführen.
Frösteln, Muskelzittern und Zähneklappern:	
Unruhe und Schlafstörungen:	⇒ Die Wärmeproduktion und Wärmeabgabe ist entsprechend dem Fieberstadium zu fördern oder entsprechend wegzulassen.
	⇒ Bei Unruhe und Schlafstörungen: Bewohner beruhigen, schlaffördernde Maßnahme einleiten und evtl. kleine Lampe in der Nacht anlassen. Nachts häufiger nach dem Bewohner sehen; ihm ein Gefühl von Geborgenheit und Zuversicht vermitteln.
Schüttelfrost je nach Temperaturhöhe:	⇒ Bei Schüttelfrost sofort reagieren! s. Standard: „Fieber IV".
Glänzende Augen und evtl. verklebte Augenwimpern:	⇒ Die Augen des Bewohners vor zu grellem Lichteinfall schützen, da die Augen sehr lichtempfindlich sind; regelmäßige Augenpflege durchführen, s. Standard: „Augpfl.".
Oligurie (verminderte Harnausscheidung) und bierbrauner (konzentrierter) Harn:	⇒ Bewohner soll mindestens 2,0 Liter am Tag trinken, s. Standard: „Trinken" z.B. fiebersenkende Tees anbieten und Harnausscheidung kontrollieren/überwachen, evtl. messen durch eine durchgeführte Bilanzierung, s. Standard: „Bilz.". Die ausreichende Flüssigkeitszufuhr ermöglicht und unterstützt die Wärmeabgabe durch die Verdunstung und begegnet einer Austrocknung (*Dehydration/Exsikkose*) und einem weiteren Kräftezerfall (*Kachexie*) des Bewohners.

Fortsetzung nächste Seite

Standard-Nr.: 26	Abkürzung: Fieber II	Bezeichnung: Fieber: Allgemein

Objektive Fiebersymptome:	Pflegemaßnahmen:
Hautblässe, Gänsehaut oder Hautrötung (Hyperämie), heiße Hautoberfläche und vermehrte Schweißproduktion.	⇒ Die wärmezuführenden Maßnahmen sind abhängig vom Fieberverlauf, vom Fieberstadium, von der Wärmeproduktion (*Fieberanstieg*) und von der Wärmeabgabe (*Fieberabfall*); d.h. die Maßnahmen müssen individuell angepaßt werden. ⇒ Für eine exakte Haut- und Körperpflege sorgen, z.B. durch eine fiebersenkende und/oder schweißreduzierende Körperwäsche, s. Standard: „Kp-Versch."; Bewohner nicht durchschwitzen lassen und leichte Baumwoll-Nachtwäsche sowie Leibwäsche anziehen, Bettwäsche rechtzeitig wechseln und Zugluft vermeiden. Weitere Auskühlungen, z.B. auch durch eine bekannte Inkontinenz vermeiden und häufiger als üblicherweise eine Intim- und Inkontinenzpflege durchführen, s. Standard: „Inkont." und „Intim." Es muß darüber hinaus eine exakte Dekubitusprophylaxe nach Standard: „Dekupr." erfolgen. ⇒ *Beachte weitere Standards:* „Bett I", „Bett II", „Haarpfl.", „Infekt.", „Interpr.", „Kp-Allg.", „Kp-Haut", „Mund I" und „Nasenpfl.".

Dokumentation: Gemachte Beobachtungen und sonstige Veränderungen sind im Berichteblatt einzutragen (*den Arzt über die Ergebnisse informieren*). Es ist eine Fieberkurve anzulegen, um den Fieberverlauf beobachten zu können. Diese Maßnahmen, insbesondere das Aufrechterhalten der Vitalfunktionen sind grundpflegerische „direkte" Pflegeleistungen. Nach ärztlicher Anordnung von behandlungspflegerischen „indirekten" Pflegehandlungen, handelt es sich hier um eine Behandlungspflege.
In stationären Pflegeeinrichtungen wird die Behandlungspflege über die Pflegekassen finanziert.
Im ambulanten Bereich erfolgt die Abrechnung von behandlungspflegerischen Leistungen (*ärztliche Verordnung häuslicher Krankenpflege*) über die Krankenkassen.

Qualifikation: Altenpfleger/in und Pflegehelfer/in nach exakter Anleitung.

| Standard-Nr.: 27 | Abkürzung: **Fieber III** | Bezeichnung: **Fieber: Wadenwickel** *(Behandlungspflege)* |

Der Wadenwickel als Kälteanwendung ist eine sofortige wärmeentziehende Maßnahme und führt in relativ kurzer Zeit durch die Wärmeabgabe und den Wärmeentzug (*Verdunstungskälte*) zu einer Fiebersenkung. Der Wadenwickel wird nach strikter ärztlicher Anordnung bei sehr hohem Fieber („*hyperpyretisches Fieber*") über 39 Grad C durch feuchtkalte Wickel an beiden Waden (*ohne Knochenvorsprünge und Gelenke*) durchgeführt. Die Temperatur des Wassers für den Wadenwickel muß

unter der gemessenen Körpertemperatur liegen! Durch die rasche Temperatursenkung und aufgrund der starken Herz-Kreislaufbelastung müssen die Vitalfunktionen und Hautbeobachtung (*Temperatur der Beine!*) sehr exakt überwacht und dokumentiert werden. Voraussetzung für die Durchführung eines Wadenwickels ist nicht nur eine klare ärztliche Anordnung sondern auch, daß beide Beine gut durchblutet werden und das keine Durchblutungsstörungen vorliegen.

Sollten beide Beine kalt oder schlecht durchblutet sein, ist der Wadenwickel kontraindiziert. Da der Bewohner mit hohem Fieber sehr geschwächt ist, sollten zwei Pflegekräfte diese Maßnahme durchführen. Durch den Wadenwickel soll dem Bewohner die maximale Fieberspitze genommen werden und die Temperatur soll danach um ca. 1 Grad C gesunken sein!

Pflegeziele:
- Rasche Temperatursenkung;
- Fieberabfall.

Material:	Durchführung:	Bemerkungen:
<ul><li>1 Schüssel halb gefüllt mit kaltem Wasser, wobei die Temperatur unter der gemessenen Körpertemperatur liegen sollte;</li><li>2 Handtücher aus Leinen oder Baumwolle, die von der Breite so groß sein müssen, daß damit die Waden korrekt eingewickelt werden können, ohne die Knochenvorsprünge (*Fußknöchel und Knie*) zu bedecken;</li><li>1 Krankenunterlage oder eine wasserabweisende Gummiunterlage als Bettschutz;</li><li>1 Wolldecke oder Bettlaken zum Zudecken des Bewohners, da die Bettdecke sehr schnell durch die Wadenwickel durchnässen kann;</li><li>Ein Paar wärmende Baumwollsocken für die Füße;</li></ul>	<ul><li>Vor der Durchführung dieser Maßnahme und vor dem Anlegen beider Wickel, wird der Bewohner über den Sinn und Zweck informiert. Die Fenster und Türen werden geschlossen (*evtl. Gardinen etwas zuziehen, da bei hohem Fieber die Augen bei zu grellem Lichteinfall schmerzen können*). Stuhl an das Fußende stellen als Ablage für die Bettdecke. Das Bett auf Arbeitshöhe stellen und für Intimschutz sorgen. Wünsche erfragen (*z.B. zu Trinken anbieten*) und Besonderheiten des Bewohners beachten; ggf. Mundpflege nach Standard: „Mund II" und allgemeine Krankenbeobachtung;</li><li>Verschwitzte Kleidung vorher nochmals wechseln und dabei die Intertrigoprophylaxe nach Standard: „Interpr." beachten!</li><li>Dem Bewohner vor dem Wadenwickel einen Toilettengang anbieten und/oder Standard: „Inkont." ausführen;</li><li>Die rektale Temperaturhöhe nochmals feststellen und dokumentieren in der Fieberkurve, s. Standard: „Fieber I";</li><li>Der Bewohner wird in eine bequeme Rückenlage gebracht und sein Kopfkissen muß nochmals aufgeschüttelt werden;</li><li>Die Bettdecke wird abgenommen (*dreigeteilt*) und auf dem Stuhl abgelegt. Danach wird der Bewohner mit einer Wolldecke oder mit einem Bettlaken bis zu den Knien (*von unten nach oben*) abgedeckt, so daß seine Unterschenkel frei liegen;</li><li>Dem Bewohner werden für seine Füße die wärmenden Socken im Bett angezogen;</li></ul>	<ul><li>Wenn beide Beine kalt sind oder Durchblutungsstörungen vorliegen, dürfen keine Wadenwickel angelegt werden;</li><li>Bei körperlichen Unruhezuständen, Schmerzen, Herz-Kreislaufbeschwerden müssen die Wadenwickel sofort abgenommen werden;</li><li>Der Bewohner muß diese feuchtkalte Maßnahme und das ruhige Liegen für ca. 1 Stunde akzeptieren und aushalten können;</li><li>Der Wadenwickel wird nach ca. 15 Minuten erneuert und es dürfen hintereinander nie mehr als maximal vier Wickel innerhalb einer Stunde durchgeführt werden.</li><li>Die Wadenwickel dürfen während der Anwendung niemals feuchtwarm werden (*paradoxe Wirkung!*);</li><li>Die Körpertemperatur soll nach dem Wadenwickel um mindestens 1 Grad C gesenkt worden sein;</li><li>Da Puls und Körpertemperatur sich gleichgerichtet verhalten, muß die Pulskontrolle nach ca. 1 Stunde erfolgen. Die Pulsfrequenz sinkt etwas langsamer als die Körpertemperatur!</li><li>Wenn die Maßnahmen durchgeführt worden sind, sollte der Bewohner schlafen dürfen, da der Bewohner sehr geschwächt sein kann!</li></ul>

Fortsetzung nächste Seite

Standard-Nr.: 27	Abkürzung: Fieber III	Bezeichnung: Fieber: Wadenwickel

Material:	Durchführung:	Bemerkungen:
siehe oben	• Die Gummiunterlage und die Krankenunterlage werden unter die Unterschenkel entsprechend placiert, wobei die helfende Pflegekraft beide Unterschenkel (*nach und nach*) anheben muß, falls der Bewohner dazu nicht in der Lage sein sollte. Die Handtücher werden hintereinander aus dem kaltem Wasser genommen, etwas ausgewrungen und locker um die Waden gelegt. Die Knochenvorsprünge (*Fußknöchel und Knie*) müssen ausgespart werden und die Naht der Handtücher darf nicht unter den Waden liegen; • Danach wird der Bewohner sehr locker mit der Wolldecke oder dem Bettlaken zugedeckt. Die Wolldecke oder das Bettlaken kann über das Bett gehängt werden, so daß es zu keinem Wärmestau kommen kann! • Vor dem Verlassen des Zimmers ist dem Bewohner eine Klingel anzubieten, damit er sich bei Problemen bemerkbar machen kann; • Es muß eine Uhr gestellt werden, um erinnert zu werden, daß nach 15 Minuten die Wadenwickel erneuert werden müssen; • Nach ca. 15 Minuten werden beide Wickel vorsichtig abgenommen und unmittelbar danach nochmals angelegt; • Nach dem vierten Wadenwickel (*innerhalb einer Stunde!*) werden beide Wadenwickel abgenommen und vorsichtig beide Waden abgetrocknet. Die Beindurchblutung und die Hauttemperatur muß dabei beobachtet werden; • Die unter dem Unterschenkel liegende Gummiunterlage und Krankenunterlage wird entfernt (*nicht ruckartig!*) und der Bewohner wird mit der Bettdecke nach einer exakt durchgeführten Haut- und Körperpflege wieder zugedeckt; • Es muß **30 Minuten später** eine Temperaturkontrolle erfolgen, um das Pflegeziel (*„Fiebersenkung um mindestens 1° C"*) überprüfen zu können. Es kann durchaus sein, daß der Arzt über die Meßergebnisse informiert werden möchte.	• Weitere Maßnahmen nach dem Standard: „Fieber II" exakt durchführen, beachten und dokumentieren; • 30 Minuten **vor der** Temperaturmessung keine Kälte- oder Wärmeanwendungen, keine körperlichen Belastungen sowie keine Nahrungsaufnahme durchführen; • Für Ruhe sorgen und angenehme entspannte Atmosphäre herstellen; • Wünsche erkennen und versuchen darauf einzugehen.

Dokumentation: Gemachte Beobachtungen und sonstige Veränderungen sind im Berichteblatt einzutragen (*evtl. den Arzt über die Ergebnisse informieren*). Es ist eine Fieberkurve anzulegen! Diese Maßnahme ist eine behandlungspflegerische „indirekte" Pflegehandlung. Das Aufrechterhalten der Vitalfunktionen ist eine grundpflegerische „direkte" Pflegeleistung, die ständig durchzuführen ist. In stationären Pflegeeinrichtungen wird die Behandlungspflege über die Pflegekassen finanziert.
Im ambulanten Bereich erfolgt die Abrechnung von behandlungspflegerischen Leistungen (*ärztliche Verordnung häuslicher Krankenpflege*) über die Krankenkassen.

Qualifikation: Altenpfleger/in.

Standard-Nr.: 28	Abkürzung: **Fieber IV**	Bezeichnung: **Fieber: Schüttelfrost** *(Behandlungspflege)*

Schüttelfrost bezeichnet einen vorübergehenden physischen Zustand, der mit einem generalisierten Zittern der Extremitäten, Frostgefühl und einer Gänsehautbildung einhergeht. Schüttelfrost ist eine Reaktion des Körpers auf besonders pyrogene Erreger oder deren Toxinabgabe und Vermehrung im Körper. Bei einem Schüttelfrost entsteht innerhalb kurzer Zeit mehr Körperwärme als durch die Haut, Schleimhäute und Ausatmungsluft abgegeben werden kann. Die Wärmeproduktion ist viel zu schnell für den menschlichen Organismus. Der Fiebernde friert und schüttelt sich, durch Hin- und Herbewegen der Extremitäten, mit dem ganzen Körper. Durch die eigene übermäßige Muskeltätigkeit und Körperbewegung (*Hyperkinese*) wird binnen kürzester Zeit Wärme erzeugt. Zu einem Schüttelfrost kann es durch eine Sepsis, Pyelonephritis und bestimmte Formen der Pneumonie kommen. Als Fieberdelirium bezeichnet man eine Bewußtseinsstörung mit motorischer Unruhe, psychischer Erregung, optischer halluzinanter Sinnestäuschung und Verkennung der Situation. In beiden Fällen muß der Arzt sofort verständigt werden! **Bei einem Schüttelfrost müssen die Standards: Fieber „I - III" beachtet und in einem Zusammenhang gesehen und korrekt durchgeführt werden!**

Pflegeziele:
- Kreislaufkollaps verhindern;
- Allgemeines Wohlbefinden und Bewußtseinsklarheit wieder herstellen;
- Körpertemperatur langsam senken;
- Körpertemperatur im Normbereich wieder herstellen;
- Auskühlung verhindern.

Bei einem Schüttelfrost können vier Phasen beobachtet und voneinander unterschieden werden:

Phase:	Symptome:	Pflegemaßnahmen:
1. Phase:	Der Fiebernde hat ein starkes Frost- und Kältegefühl, er zittert an den Extremitäten und zeigt ein Zähneklappern. Die Pulsfrequenz ist tachykard (*Pulsbeschleunigung*) und die Haut erscheint blaß und die Akren (*Lippen, Nasenspitze, Fingernägel, Ohrläppchen etc.*) sind zyanotisch (*bläulich*).	• *Während des Fieberanstiegs (Stadium incrementi):* Wärmezufuhr ermöglichen, z.B. durch zusätzliche Decken im Bett und wärmende Getränke soll der Bewohner vor weiteren Wärmeverlusten geschützt werden. Die maximale Fieberhöhe kann durch wärmende Maßnahmen schneller vom Wärmezentrum erreicht werden um den Kreislauf nicht zu sehr zu belasten! Es muß hier ebenfalls für eine höhere Umgebungstemperatur im Zimmer gesorgt werden, durch Höherdrehen der Heizung. • Blutzucker muß kontrolliert werden, insbesondere bei einem bekannten Diabetes mellitus (*verringerte Nahrungsaufnahme!*); evtl. gesüßte wärmende Getränke reichen; kontinuierliche Temperaturkontrollen durchführen und Krankenbeobachtung in allen Phasen durchführen. • *Den Fiebernden entsprechend begleiten und nicht alleine lassen, s. auch Standard: „Fieber II".*
2. Phase:	Der Fiebernde schwitzt sehr stark, leidet unter einem Hitzegefühl und ist sehr unruhig. Die Temperatur erreicht die maximale Fieberhöhe und das Schütteln hört auf.	• *Wärmezuführende Maßnahmen entfernen*, z.B. die Entfernung der zusätzlichen Decken, durch das Angebot kalter Getränke, Heizung herunterschalten und eine Raumtemperatur von 18 Grad C herstellen, kühle und zügige Teilwaschungen durchführen, die allerdings immer von dem Gesundheits- und Allgemeinzustand des Bewohners sowie seiner Bedürfnisse abhängig gemacht werden müssen! Bewohner weiterhin begleiten und weiterhin sehr engmaschige Kontrollen der Vitalfunktionen durchführen.

Fortsetzung nächste Seite

Standard-Nr.: 28	Abkürzung: Fieber IV	Bezeichnung: Fieber: Schüttelfrost

Phase:	Symptome:	Pflegemaßnahmen:
3. Phase:	Der Fiebernde schwitzt, die Körpertemperatur beginnt zu sinken; Puls und Atemfrequenz sinken und es besteht bei dem Fieberabfall die große Gefahr einer Krisis.	• *Bewohner nicht alleine lassen*, vorhandene Ängste versuchen zu lindern und exakte Herz- und Kreislaufüberwachung garantieren, s. Standard: „Vitalktr." Da kalter Schweiß und Blässe auf einen Kreislaufkollaps hinweisen können, muß bei diesen Vorboten die Wärmeabgabe etwas gebremst werden durch die Einleitung wärmezuführender Maßnahmen. • Exakte *Haut- und Körperpflege* sowie alle *Prophylaxen* durchführen, die von Bedeutung sind. Den Flüssigkeitsverlust durch orale Flüssigkeitsaufnahmen versuchen auszugleichen, s. Standard: „Trinken".
4. Phase:	Der Bewohner ist durch die Strapazen des Schüttelfrostes erschöpft und schläft.	• *Bewohner schlafen lassen* und Vitalfunktionen feststellen sowie Bewußtseinszustand kontinuierlich beobachten und kontrollieren, s. Standard: „Vitalktr."; • *Trinkzufuhr* nach Standard „Trinken" garantieren.

Dokumentation: Gemachte Beobachtungen und sonstige Veränderungen sind im Berichteblatt einzutragen *(evtl. den Arzt über die Ergebnisse informieren)*. Es ist eine Fieberkurve anzulegen! Diese Maßnahme ist eine behandlungspflegerische „indirekte" Pflegehandlung. Das Aufrechterhalten der Vitalfunktionen ist eine grundpflegerische „direkte" Pflegeleistung.
In stationären Pflegeeinrichtungen wird die Behandlungspflege über die Pflegekassen finanziert.
Im ambulanten Bereich erfolgt die Abrechnung von behandlungspflegerischen Leistungen *(ärztliche Verordnung häuslicher Krankenpflege)* über die Krankenkassen.

Qualifikation: Altenpfleger/in.

Standard-Nr.: 29	Abkürzung: **Fußpfl.**	Bezeichnung: **Fußpflege** *(Grundpflege)*

Zur täglichen Körperpflege gehört sowohl das Füße waschen als auch die damit verbundene Beobachtung der Fersen, Knöchel (*Dekubitus*) als auch der Zustand der Nägel. Eingewachsene Nägel oder Nagelbettentzündungen sind häufig die Auslöser von Gangstörungen. Besonders alte Menschen neigen häufig dazu, ihre Probleme zu bagatellisieren und totzuschweigen. Regelmäßige Pflege der Fußnägel, feste Schnürschuhe und das tägliche Wechseln der Strümpfe oder Socken ist ausschlaggebend für das richtige problemlose Gehen und Stehen. Darüber hinaus ist falsches Schuhwerk im früheren oder späteren Lebensalter für gegenwärtige Gang- und Fußprobleme maßgeblich verantwortlich. Gangstörungen im Alter sind sehr häufig nicht nur krankheitsbedingt, sondern können durchaus bereits im Kindes- oder im Erwachsenenalter erworben worden sein. Eine Fußkorrektur wurde meist nicht vorgenommen. Eine Fußpflege, z.B. das Füßewaschen, Reinigen der Fußnägel mit einem Waschlappen und das Feilen der Nägel gehört in den Bereich der Körperpflege. Schmerzen am Nagelbett, Entzündungen o.ä. beeinträchtigen in erheblichem Umfang die Mobilität und das Wohlbefinden. Die Nagelpflege sollte von einer Fußpflegekraft durchgeführt werden.

Pflegeziele:
- Entzündungen, Einwachsungen und sonstige Veränderungen verhindern oder beseitigen;
- Altersentsprechende, gepflegte Füße.

Hautprobleme an den Füßen können sein:

1. **Trockene, rissige, schuppige Fußhaut:** Füße täglich, mit einer rückfettenden Salbe, z.B. Linola® Fett N eincremen, Zehenzwischenräume und Nägel kontrollieren (*nicht eincremen*), Dekubitusbildung beachten und bei einem Wundsein entsprechende Kompressen dazwischenlegen.
2. **Schwitzige Füße:** Fußbäder mit Salbeitee anbieten. Keine Stiefel tragen mit wärmendem Futter oder gefütterter Innensohle. Am besten sind Schnürschuhe ohne jegliches Innenfutter und das Anziehen von Baumwollsocken.
3. **Starke Hornhautbildung:** Fußbad mit Seifenzusatz durchführen und Hornhautbildung mit Hilfsmitteln entfernen. Anschließend sind die Füße einzufetten.
4. **Fußpilz:** Nach ä. A. Fungistatikum oder Fungizide (*pilzabtötend*); Pinselungen mit einem Antimykotikum und Kompresse in die Zehenzwischenräume legen. Jeden Tag muß ein Fußbad mit Kamille erfolgen. Dabei Einmalhandschuhe tragen und Einmalwaschlappen und -handtücher verwenden. Die Fußwanne ist anschließend korrekt zu desinfizieren u. zu reinigen. Da Pilze ein feucht-warmes Klima mögen, müssen die Füße unbedingt trocken gehalten werden. Die Socken aus Baumwolle müssen jeden Tag gewechselt werden. Der Verlauf ist zu beobachten und zu dokumentieren. Der Fußpilz erfordert eine sehr exakte und kontinuierliche Pflege und Behandlung, die u.U. täglich durchgeführt werden muß.

Materialien und sonstige Vorbereitung für ein Fußbad:	**Durchführung bei problemlosen Füßen:**
Im Bett: Waschschüssel mit körperwarmem Wasser, Krankenunterlage als Bettschutz, Wasch- und spezielle Pflegezusätze je nach Erforderlichkeit, Waschlappen, Handtuch, evtl. Nagelfeile, ärztlich verordnete Hautsalben, z.B. auch zur Prophylaxe. **Außerhalb des Bettes, im Sitzen:** speziell hohe Fußbadewanne und ggf. Fußschemel und ansonsten o.g. Materialien. **Bei Hauterkrankungen** an den Füßen ist es sinnvoll Einmalartikel anzuwenden, z.B. Einmalwaschhandschuhe etc. **Bei färbenden Zusätzen** für das Fußbad ist grundsätzlich eine alte Schüssel zu verwenden, die nur diesen Zwecken dient. Die Farbe läßt sich u.U. nicht wieder entfernen.	1. Bewohner über die Maßnahme informieren, Fenster und Türen schließen und für Ruhe und Zeit sorgen und einplanen. Materialien griffbereit und vollständig vorbereiten. 2. Im Bett ist im Liegen eine bequeme Lagerung für das Fußbad durchzuführen. Ansonsten im Sitzen auf einem Lehnstuhl außerhalb des Bettes auf bequeme Sitzhaltung achten. Wird das Fußbad im Bett mit Hilfe der Waschschüssel durchgeführt, werden die Füße immer nacheinander gebadet, abgetrocknet und dann erfolgt das Fußbad für den nächsten Fuß. Im Sitzen können beide Füße auf einmal in der Fußbadewanne gebadet werden. Die Nagelränder werden mit dem Waschlappen gereinigt. 3. Das Fußbad sollte nicht länger als 10 Minuten dauern. 4. Nach dem Fußbad sind die Füße, Beine und Zehenzwischenräume nacheinander *gründlich* abzutrocknen. Bei vorhandenen Fußerkrankungen sind die Füße nur vorsichtig abzutupfen. 5. Nach dem gründlichen Abtrocknen können die Füße, Beine und Zehenzwischenräume mit einer rückfettenden Lotion vorsichtig von unten nach oben eingecremt werden. 6. Nach der Durchführung evt. warme Baumwollsocken und Schuhe anziehen lassen. Material vollständig aufräumen, ggf. desinfizieren und reinigen. Im Bett eine bequeme Lagerung durchführen; Wünsche erfragen.

Dokumentation: Die grundpflegerische „direkte" Pflegemaßnahme ist im Pflegedurchführungsblatt festzuhalten. Nagelveränderungen etc. müssen im Berichteblatt eingetragen werden und dem Arzt (*evtl. Hautarzt?*) mitgeteilt werden.

Qualifikation: Fußpfleger/in und Altenpfleger nach Anleitung.

| Standard-Nr.: 30 | Abkürzung: **Haarpfl.** | Bezeichnung: **Haarewaschen und -frisieren** *(Grundpflege)* |

Der Haarschnitt und die dazu gehörende Haarpflege, ist bei jedem Menschen individuell und prägend. Eine Haarpflege und der damit verbundene Haarschnitt kann kulturell, historisch, singulär als auch regional unterschiedlich sein. Der Haarschnitt, die Haarfarbe, Tönungen und der Haarschmuck hat bei älteren Menschen eine sehr prägende Bedeutung und unterschiedlichen Stellenwert, in der Ausführung dieser Lebensaktivität „sich als Mann/Frau fühlen oder verhalten." Wer die Pflege individuell, ganzheitlich und reaktivierend ausführen will, muß sich stets an den Bedürfnissen der Bewohner orientieren und seinen eigenen Standort stets evaluieren. „Oh Gott, was bin ich doch alt geworden" oder „bin ich das?", äußern alte Menschen manchmal beim Blick in den Spiegel. Die Haarpflege und Frisur spiegelt häufig das allgemeine psychische Wohlbefinden und die Zufriedenheit eines Menschen wider. Viele Menschen fühlen sich durch eine mangelhafte Haarpflege sehr unwohl, sie können sich isolieren, oder argumentieren ihr „Unwohlsein" und ihren sozialen Rückzug mit dem Satz: „Wer guckt mich denn noch an?" Der Haarpflege und Frisur bei alten Menschen, ist von daher besondere Aufmerksamkeit zu widmen, sie darf nicht unterschätzt werden, da sie positive als auch negative Auswirkungen auf den Menschen haben kann. Auf Wunsch des Bewohners sollte ein Termin beim Friseur vereinbart werden.

Pflegeziele:
- Wohlbefinden und Gepflegtheit durch leicht frisierbare und seidige Haare;
- Wohlbefinden des Bewohners fördern;
- Die angegriffene Haarstruktur soll gepflegt und schonend wieder aufgebaut werden;
- Gefühl von Gepflegtheit und Schönheit durch lockeres, geschmeidiges Haar;
- Verhinderung von verklebten Haaren und dem Haar spürbare Vitalität geben.

Maßnahmen der täglichen Haarpflege:

Morgens:	**Tagsüber:**	**Abends:**
Vor dem Aufstehen bzw. nach der morgendlichen Körperpflege die Haare kämmen oder bürsten und wie vom Bewohner gewohnt frisieren. Bewohner vorher befragen, wie er normalerweise seine Haare frisiert und getragen hat. Jede Verknotung oder Verklebung der Haare sind vorsichtig *(durch das Kämmen in- und entgegen des Haarwuchses)* herauszubürsten. Die Haare und den Haarboden dabei beachten, um die richtige Bürste und ggf. die richtigen Pflegeprodukte einsetzen zu können. Bei Frauen evtl. Haarspangen, Haarklammern etc. sicher und für den Bewohner geschmackvoll, befestigen.	Tagsüber sind die Haare nach individuellem Bedarf zu bürsten oder zu kämmen. Dies trägt zum besonderen Wohlbefinden des Bewohners bei. Evtl. kann die Bewohnerin ihre Haare mit oder ohne Hilfe alleine kämmen/bürsten.	Nach der Abendtoilette sind die Haare zu kämmen bzw. zu bürsten *(in Haarwuchsrichtung)*, Haarspangen, Haarklammern o.ä. über Nacht entfernen, um Druckstellen etc. zu verhindern. Evtl. möchte die Bewohnerin zur Nacht ein Haarnetz tragen, deshalb sind die Wünsche in diesem Zusammenhang vorher zu erfragen.

Grundsätzlich:
- Darauf achten, daß durch die Art der Frisur das bequeme Liegen im Bett nicht beeinträchtigt wird;
- Haarsprays oder sog. Trockenwaschsubstanzen *(bei stark fettenden Haaren)* sollten nicht verwendet werden;
- Zum Haareschneiden sollte der Friseur *(Der Frisurwunsch sowie das Färben und Tönen ist stets zu berücksichtigen)* des Hauses einen Hinweis erhalten und benachrichtigt werden *(Anmeldung!)*.

Fortsetzung nächste Seite

Standard-Nr.: 30	Abkürzung: Haarpfl.	Bezeichnung: Haarewaschen und -frisieren

Haarewaschen im Bett bei immobilen Bewohnern:

Material	Durchführung (2. Pflegeperson erforderlich!)
Mit Spezialhaarwaschvorrichtung: • Die Spezialhaarwaschvorrichtung besteht aus Kunststoff und hat einen verbreiteten Auflagerand für den Nacken, der trotzdem während des Haarewaschens abgepolstert werden muß, mit einem kleinen Handtuch, um den Hinterkopf des Bewohners abzustützen. Der Rücken muß unterhalb der Schüssel durch feste Kissen abgepolstert werden, so daß keine Hohlräume im Rücken (*eine Ebene*) entstehen, die sehr schmerzhaft sein können. • Badetuch, Handtuch und einen Waschlappen (*für die Augen*); • Bewohnereigenes Shampoo und evtl. Kurpackung einsetzen und anbieten; • Fön, Kamm, Bürste evtl. Haarklammern etc. und Handspiegel. **Wenn keine Spezialhaarwaschvorrichtung vorhanden ist:** • 1 große Schüssel; • 1 Eimer mit ca. 10 Liter körperwarmem Wasser; • Wasserkrug und einen Eimer als Ableitung; Gummiunterlage; • Badetuch, Handtuch und einen Waschlappen (*für die Augen*); • Bewohnereigenes Shampoo und evtl. Kurpackung einsetzen und anbieten; • Fön, Kamm, Bürste evtl. Haarklammern etc. und Handspiegel.	Vor Beginn der Maßnahme sind die Fenster und Türen zu schließen (*Raumtemperatur*). Eine *2. Pflegekraft ist erforderlich,* um den Kopf zu halten und zu stützen, insbesondere dann, wenn das Halten des Kopfes für den Bewohner übermäßig anstrengend sein könnte. Wenn möglich, sollte 1x in der Woche bei jedem bettlägerigen Bewohner eine Haarwäsche u.U. im Bett angeboten werden (*bei mobilen Bewohnern nach Wunsch am Waschbecken*). Kopf des Bewohners im Bett anheben (*lassen*) und Bewohner zum Sitzen bringen, oder mit Unterstützung (*Stützgriff*) den Oberkörper leicht hochheben; Gummiunterlage unter dem Kopf und beide Schulterblätter ausbreiten sowie darauf ein Badetuch legen. Die Spezialhaarwaschvorrichtung unter den Kopf des Bewohners plazieren und Ableitungsschlauch von der Spezialhaarwaschvorrichtung in den Eimer (*der steht am Boden*) ableiten. Den Kopf des Bewohners bequem auf den mit einem Handtuch abgepolsterten Auflagerand legen und für Sicherheit und Ruhe sorgen. Die Augen mit einem Waschlappen abdecken und die Haare naß machen mittels Wasserkrug und körperwarmem Wasser; Haare sind dann gründlich mit Shampoo zu waschen, insbesondere ist der Kopfboden leicht einzumassieren (*wohltuende Wirkung*). Anschließend die Haare und den Haarboden entsprechend mit körperwarmem Wasser nachspülen; evtl. Vorgang wiederholen und nach Wunsch des Bewohners Kurpackung anwenden. Nach Beendigung der Maßnahme den Kopf anheben lassen und Spezialhaarwaschvorrichtung entfernen. Den Kopf auf das bereits darunterliegende Badehandtuch legen und Haare exakt mit dem Badetuch abtrocknen. Wenn die Haare abgetrocknet worden sind, ist die Gummiunterlage zu entfernen und der Oberkörper des Bewohners entsprechend seiner Bedürfnisse höher zu lagern. Wenn der Bewohner es gewohnt ist und es auch seinen Bedürfnissen entspricht, sind jetzt die Haare bis sie trocken sind zu fönen und anschließend zu kämmen; Die Haare sind so zu kämmen und zu fönen, daß sie der Frisur des Bewohners auch entsprechen. Sonstige Wünsche bezüglich der Frisur sind einzuhalten und zu respektieren. Das Material ist aufzuräumen und in der nächsten Stunde darf kein Fenster (*Durchzug*) geöffnet werden!

Dokumentation: Die Maßnahme („Haarewaschen") ist im Pflegedurchführungsblatt zu bestätigen. Gemachte Beobachtungen und sonstige Veränderungen sind im Berichteblatt einzutragen (*evtl. Arzt informieren*). Die grundpflegerische „direkte" Pflegemaßnahme gehört in den Leistungskomplex (*Kleine - oder Große Morgen-/Abendtoilette, mit oder ohne Aufstehhilfe*) im Rahmen der Pflegeversicherung.

Qualifikation: Pflegehelfer/in.

Standard-Nr.: 31	Abkürzung: **Heben I**	Bezeichnung: **Heben und Umlagern eines Bewohners** *(Grundpflege)*

Möglichkeiten der Bettenaufstellung:
- Die Betten stehen im rechten Winkel zueinander, wobei das Kopfende des einen Bettes an das Fußende des anderen stößt;
- Die Betten stehen in gleicher Richtung hintereinander, wobei wieder das Kopfende an das Fußende des anderen Bettes stößt;
- Die Betten stehen parallel zueinander, so daß das Kopfende des einen Bettes sich in Höhe des Fußendes des anderen Bettes befindet.

Umlagerung eines immobilen Bewohners, häufig von einem Bett in ein anderes Bett:

Grundsätzliches:	Durchführung:
• Drei Pflegekräfte sind bei dieser Maßnahme erforderlich. Zunächst erfolgt eine genaue Information des Bewohners über den Sinn und Zweck dieser Maßnahme; seine Intimsphäre muß in jedem Fall bewahrt werden und die Fenster und Türen werden geschlossen; der Bewohner darf nicht frieren, ferner muß für Sicherheit gesorgt werden. • Eine der drei o.g. Möglichkeiten der Bettstellung im Zimmer muß je nach Gegebenheiten festgelegt werden. • Das zweite leere Bett muß placiert werden, die Bremsen werden festgestellt und beide Betten müssen auf Arbeitshöhe gestellt werden. • Absprache unter den drei Pflegekräften ist sehr wichtig *(Blickrichtung, Stellung vor dem Bett und Gehrichtung)*. • Die am Kopfende stehende Pflegekraft erteilt immer das Kommando. „1, 2 und hebt an."	• Die Bettdecke des Bewohners wird ganz zurückgeschlagen *(abdritteln)* und auf den bereitgestellten Stuhl gelegt. • Alle drei Pflegekräfte stellen sich mit Blickrichtung zu dem Bewohner an der gleichen Bettseite in Schritt- oder Grätschstellung auf. Dadurch steht man fester und braucht weniger Kraft. Nicht zu nah an das Bett herantreten, da sonst die Schwingmöglichkeit zu gering ist. • Die kräftigste Pflegekraft steht in der Mitte. • Der Bewohner faltet seine Hände oder hält seine Arme über dem Bauch verschränkt. • Die erste Pflegekraft faßt mit ihrem Arm unter den Hals-Schulter-Bereich *(Stützgriff)*, so daß der Kopf bequem in der Ellenbeuge ruht, mit der anderen Hand faßt sie unter die beiden Schulterblätter. Die zweite Pflegekraft unterstützt die erste Pflegekraft hierbei! • Die zweite Pflegekraft faßt mit beiden Armen unter die Kreuzbein- und untere Gesäßgegend. Die dritte Pflegekraft unterstützt sie hierbei! • Die dritte Pflegekraft faßt mit einem Arm unter die Oberschenkel, mit dem anderen Arm unter die Unterschenkel. • Der Bewohner wird durch entsprechende Ansprache beruhigt und es wird dem Bewohner ein Sicherheitsgefühl vermittelt. • Die am Kopf stehende Pflegekraft erteilt das Kommando: „1,2 und hebt an" und in diesem Augenblick wird der Bewohner an die Bettkante herangezogen. Bei einem weiteren Kommando wird der Bewohner angehoben und körpernah gedreht. Auf ein weiteres Kommando drehen sich alle Pflegekräfte *(vorherige Abstimmung ist dringend erforderlich!)* in die entsprechende Richtung des 2. Bettes und gehen zu diesem Bett. Alle drei Pflegekräfte stehen vor dem anderen Bett und legen auf Kommando langsam und ruhig den Bewohner auf die Bettkante, auf ein weiteres Kommando in die Bettmitte zurück. • Der Bewohner muß wieder zugedeckt werden und das Bett wird wieder in die Normalstellung zurückgebracht. • Wünsche und Befindlichkeit des Bewohners werden nochmals erfragt.

Das tägliche Tragen und Heben von Bewohnern erfordert häufig schwere körperliche Anstrengungen, die mit Hilfe und Einsatz eines Krankenhebers (Hoyer-Lifters) erleichtert werden könnten.

Ein Krankenheber/Lifter ist ein mobiler Gurtlifter, der elektrisch höhenverstellbar ist, zum Heben und Umlagern von Menschen, z.B. vom Bett, vom Boden, in den Rollstuhl oder zur Toilette. Verschiedene Firmen bieten hier verschiedene Ausführungen an. Der Anschaffungspreis ist relativ hoch. Dennoch: Ohne körperliche Anstrengung kann der Bewohner transportiert werden. Die Bewohnerzimmer müssen allerdings für die Beweglichkeit des Lifters entsprechend großzügig und geräumig sein. Die verstellbaren Fahrgestellschenkel des Lifters ermöglichen den universellen Einsatz des Lifters. Das Umfahren breiter Rollstühle oder das Passieren enger Türen ist häufig mit dem Lifter möglich. Mit Hilfe des dreh- und schwenkbaren Aufnahmerahmens können Personen in jede gewünschte Position gebracht werden. Die Gurte sind körpergeformt und sind heute schon in verschiedenen Größen erhältlich. Sie sind aus 100 % Polyester häufig mit Oberschenkelpolsterung, Kopfschale und teilweise bei 60 Grad waschbar.

Dokumentation: Die grundpflegerische „direkte" Pflegemaßnahme des Transfers ist im Pflegedurchführungsblatt zu bestätigen. Dabei müssen Veränderungen und Beobachtungen im Berichteblatt festgehalten werden. Der Maßnahmenkomplex gehört zu dem Leistungskomplex *(Lagern/Betten/Mobilisation)* oder zu dem Leistungskomplex *(Große Morgen-/Abendtoilette **mit Aufstehhilfe**)* im Rahmen der Pflegeversicherung.

Qualifikation: Altenpfleger/in und teilweise auch Pflegehelfer/in nach exakter Anleitung.

Standard-Nr.: 32	Abkürzung: **Heben II**	Bezeichnung: **Höherlagern im Bett: „Haken- Stützgriff"** *(Grundpflege)*

Das Höherlagern im Bett ist eine am Tag oft durchzuführende Tätigkeit und muß erfolgen, wenn der Bewohner im Bett runtergerutscht ist. Der Bewohner ist nicht aus eigenem Antrieb und nicht alleine in der Lage, einen Lagewechsel vorzunehmen. Der Bewohner liegt auf dem Rücken und kann seinen Kopf nicht alleine anheben. Diese Tätigkeit müssen *zwei Pflegekräfte* durchführen, die sich hierbei gut absprechen müssen, um einen planvollen und harmonischen Arbeitsablauf zu gewährleisten.

Höherlagern im Bett:

Grundsätzliches:	Durchführung:
• Fenster und Türen schließen und Bewohner über die Maßnahme informieren. • Der Haken- Stützgriff erfordert zur Durchführung zwei Pflegekräfte. • Bettbremse feststellen und Bett auf Arbeitshöhe stellen. Um mit geradem Rücken zu arbeiten, muß der Bewohner mindestens so hoch liegen, daß die kleinste Pflegekraft bei aufrechter Körperhaltung die Matratze mit der flachen Hand berühren kann. • Die Maßnahme ist bequem u. schmerzfrei für den Bewohner durchzuführen. • Das Kopfteil des Bettes wird zum Schutz des Bewohners mit Kissen abgepolstert. • Die Absprache der Pflegekräfte untereinander (*z.B. Kommando 1,2 und 3*) ist absolut wichtig. • Rückenschonendes Arbeiten für die Pflegekräfte ist unerläßlich. • Intimsphäre des Bewohners beachten. • Ressourcen (*Fähigkeiten des Bewohners*) beachten und anwenden. • Den Bewohner soweit wie möglich zur Mithilfe bitten, Brille oder Hörhilfen entfernen, Bettdecke entfernen (*abdritteln*) und auf einen bereitgestellten Stuhl am Fußende legen.	• Die Pflegemitarbeiter stellen sich einander zugewandt mit leicht gegrätschten Beinen fest an das Bett. Eine Pflegekraft steht auf der linken Seite des Bettes in Brusthöhe des Bewohners, die andere auf der rechten Seite in Höhe der Oberschenkel des Bewohners. • Die Arme des Bewohner werden auf der Brust verschränkt oder die Hände werden gefaltet. • Die 1. Pflegekraft dreht den Bewohner leicht zu sich heran (*wobei sie mit einer Hand oberhalb des Gesäßes am Darmbeinkamm und mit der zweiten Hand am Schulterblatt nachgreift*), damit die 2. Pflegekraft die rechte Hand unter die Gesäßmitte und ihre linke Hand unter die Knie fassen kann. • Die 1. Pflegekraft dreht den Bewohner wieder in Rückenlage zurück und stützt mit ihrem linken Arm den Kopf und Nacken (*Stützgriff*), so daß der Kopf sicher und bequem in der Ellenbeuge liegt. Mit der rechten Hand greift sie ebenfalls unter die Gesäßmitte und beide Pflegekräfte verhaken ihre rechten Hände miteinander (*Hakengriff*) bzw. legen ihre rechten Hände (*bei Druckschmerzen des Bewohners, durch die darunter liegenden Hände*) parallel aufeinander. • Beide Pflegekräfte stehen in Grätschstellung zueinander mit geradem Rücken. Die Pflegekräfte heben den Bewohner bei dem Kommando 1,2 und 3 gemeinsam und gleichmäßig leicht an und lagern ihn vorsichtig (*Kopfbereich*) etwas höher. Die Pflegekraft am Kopfbereich erteilt hierzu das Kommando! • Das Kopfkissen des Bewohners muß aufgeschüttelt werden und der Bewohner wird wieder zugedeckt. Die Brille und/oder Hörhilfe wird gereicht und das Bett wieder in die Ausgangsstellung zurückgebracht. Der Bewohner wird nach seinem Befinden befragt und ggf. anders gelagert. Hierzu braucht der Bewohner im Bett nur noch entsprechend der Seitenauswahl (*rechte oder linke Seiten- bzw. Schräglagerung*) gedreht werden. Dem Bewohner ist etwas zum Trinken in diesem Zusammenhang anzubieten.

Qualifikation: Pflegehelfer/in.

| Standard-Nr.: 33 | Abkürzung: **Hospipr.** | Bezeichnung: **Hospitalismusprophylaxe** *(Grundpflege)* |

Der psychische Hospitalismus bezeichnet einen Zustand, der mit körperlichen und diskreten psychischen Veränderungen bei einem hospitalisierten Menschen einhergehen kann. Hauptursache ist eine mangelhafte Psychohygiene, unzureichende und ungeregelte Tagesablaufgestaltung in Einrichtungen mit fehlenden Freizeitgestaltungen und Inputs. Der psychische Hospitalismus kann auch entstehen, durch ungenügende Ansprache seitens der Pflegekräfte und fehlenden Orientierungsmöglichkeiten im Heim. In diesem Zustandsbild vereinsamen die Bewohner zunehmend mit Integrationsverlust und äußern im weiteren fortschreitendem Verlauf keinerlei Wünsche mehr. Diese Menschen zeigen eine Gleichgültigkeit gegenüber der Umgebung, der eigenen Person, Interessenlosigkeit gegenüber den Belangen des Heimalltags, Passivität im Hinblick auf das eigene Leben mit zunehmender emotionaler Abwendung zu Familienangehörigen. Auch zeigen diese Bewohner eine Art der Demotivation an Veranstaltungen in oder außerhalb der Einrichtung teilzunehmen, und beschäftigen sich mehr oder weniger mit ihrer eigenen „Ich-Bezogenheit" und ihrer „Eigenwelt." Die Außenwelt wirkt für sie als uninteressant, wobei dieser Zustand auch nicht durch einen Besuch von Familienangehörigen unter- bzw. aufgebrochen werden kann *(Kohäsionsverlust)*. Darüber hinaus sind die Bewohner in ihrer Hautfarbe blaß, zeigen eine Appetitlosigkeit und u.U. stellt sich eine Affektinkontinenz ein. Mit dem Grad der sozialen Desintegration, nehmen Mundhygiene, Zahnpflege und die Körperpflege zunehmend ab.

Im weiteren Verlauf, kann sich auf der Grundlage eines Hospitalismus, eine sog. Depravation entwickeln. Die Depravation ist gekennzeichnet, durch eine Monotonisierung und Entdifferenzierung des gesamten Persönlichkeitsbildes. Das Depravationssyndrom stellt einen Endpunkt aller lebenspraktischen Fähigkeiten dar, oder besser gesagt eine Endstrecke, wenn man berücksichtigt, daß auch Depravation ihren eigenen Verlauf nimmt. Bei den prophylaktischen Maßnahmen stehen nicht nur die Pflegemaßnahmen im Vordergrund, sondern die psychosozialen Betreuungs- und Beratungsaufgaben in der Altenarbeit.

Beachte:

- Einer Hospitalismusprophylaxe bedürfen **grundsätzlich alle Bewohner/innen**, besonders die Bewohner/innen, die nicht mehr in der Lage sind aus eigenem Antrieb und Motorik, Kontakte, Gespräche, Spiel und Beschäftigung zu finden!

Pflege- und Betreuungsziele:

- Ein objektives und subjektives Wohlbefinden schaffen, Zufriedenheit und Vertrauen herstellen und dabei für eine Kontinuität sorgen;
- Der Bewohner soll Interesse für das Heimleben zeigen und an Aktivitäten seiner Wahl teilnehmen;
- Integration im Heim fördern;
- Gewohnte und vertraute Bewegungsmotive und Momente anbieten, die den Bewohner motivieren, eine Aktion auszuführen und Wünsche zu äußern;
- Seelisch-geistige Veränderungen bei dem Bewohner rechtzeitig erkennen und sofort entsprechendes Handeln im Team.

Pflege- und Betreuungsmaßnahmen:

- Informationssammlung durchführen, *(auch bei den Angehörigen, Betreuern, Freunden und Bekannten des Bewohners)*, um sich Klarheit zu verschaffen, über den seelisch-geistigen und körperlichen Ist-Zustand des Bewohners, durch gezielte Beobachtungen und Gespräche. Dabei sind auch die früheren Hobbys und Interessen zu erfassen, um diese evtl. wieder reaktivieren zu können! Diese multiprofessionelle Erhebung im Team nennt sich *Pflegeanamnese*, aus der als Ergebnis die *Pflegediagnose* resultiert. Nur wer den Bewohner ausreichend kennt, kann individuell planen und bedürfnis- sowie zuwendungsorientiert Arbeiten und die Pflege mit dem Bewohner abstimmen. Daraus erwachsen auch alle Betreuungs- und Pflegeimpulse. Im Dokumentationssystem *(Stammblatt, Biographieblatt, Pflegedurchführungsblatt, Pflegeplanungsblatt und Berichteblatt)* werden alle Ergebnisse deskriptiv *(beschreibend)* nicht aber beurteilend, oder gar bewertend festgehalten.

- Einen sinnvollen, abwechslungsreichen Tagesablauf organisieren und herstellen, der es lohnenswert macht, das eigene Bett und Zimmer *(Wohnung)* zu verlassen, um an Aktivitäten jeglicher Art teilzunehmen.
- Unterstützende Hilfe anbieten bei der Kontaktaufnahme mit anderen Mitbewohnern *(Heimbeirat vorstellen)* oder Nachbarschaftshilfe anregen *(Patenschaften!)*.
- Anleitung und Motivation an allen Aktivitäten im und außerhalb des Heimes *(inkl. geragogischen Bildungsveranstaltungen, wie z.B. Diavorträge, Geschichten, Gedächtnistraining, Rate- und Spielgruppen, Erlebnisberichte, Sing- und Bastelgruppen und sonstige Veranstaltungen)* teilzunehmen. Beschäftigungstherapeuten im Hause und die aktuellen Heimangebote dem Bewohner vorstellen. Überprüfen, ob der Bewohner Zusatzleistungen *(Zuwahlleistungen im Rahmen des Pflegeversicherungsgesetzes)* im Heimvertrag gewählt hat, und wenn dies so ist, welche?

Fortsetzung nächste Seite

| Standard-Nr.: 33 | Abkürzung: Hospipr. | Bezeichnung: Hospitalismusprophylaxe |

Pflege- und Betreuungsmaßnahmen:

- Beziehungen zu den Angehörigen, Freunden und Bekannten weiterhin fördern und sonstige Kontakte pflegen lassen, indem die Möglichkeiten und Gelegenheiten geschaffen werden.
- Für Orientierungshilfen im Wohnbereich sorgen durch entsprechend lesbare große Schilder, z.B. auch an der Wohnungstür (*Symbole*) oder andere Hilfsmerkmale schaffen. Aufhängen von großen und lesbaren Uhren, Jahreskalendern, Anbieten einer Tageszeitung, Radio- und Fernsehberichte ermöglichen. Für ausreichend gute Beleuchtung auf Toiletten, Gängen und Aufenthaltsräumen Sorge tragen. Für einen geregelten und abwechslungsreichen Tagesablauf sorgen mit verschiedenen Aktionen in der Ablaufstruktur: „Altern heißt fordern, ohne zu überfordern!" Bei verwirrten Bewohnern ist immer ein gleicher gewohnter Tagesablauf, für deren Orientierung sehr wichtig.
- Die Selbständigkeit, Eigeninitiative, Kritikfähigkeit, Entscheidungsfreudigkeit und Mitbestimmung des Bewohners fördern. Wenn die Bewohner sich kritisch über bestimmte Aktivitäten im Heim äußern, ist dies positiv zu betrachten, da der Bewohner seine Kritik, Probleme und Wünsche äußert und somit am Heimleben aktiv teilnimmt. Die im Heim lebenden Menschen haben ein Mitwirkungsrecht (*HeimmitwV § 1 Abs. 1, v. 16. Juli 1992*) in Angelegenheiten des Heimbetriebes. Bewohner in Entscheidungen mit einbeziehen und Meinungen sowie „Stimmungsbarometer" erfragen. Mitgestaltung des Heimlebens und sensibel auf die Gefühle (*Höhen und Tiefen*) eingehen und „Du-zentriert" partnerschaftlich sowie empathisch reagieren.
- Dem Bewohner nicht die Sachen abnehmen (*auch wenn dies schneller gehen würde*), sondern selber erledigen und ausführen lassen.
- Bewohnerorientierte Aktivitäten planen und durchführen (*Ausflüge, Theaterbesuche, etc.*).
- Ausgewogene, vitaminreiche und ballaststoffreiche Kost anbieten sowie mind. 2,0 Liter/Tag trinken lassen, s. Standard: „Obstipr., Ernähr. und Trinken.".

Dokumentation: Gemachte Beobachtungen und sonstige Veränderungen sind im Berichteblatt einzutragen (*evtl. Arzt informieren*). Aktivitäten und sonstige Angebote der Beschäftigungstherapie sind täglich zu dokumentieren, z.B. in der Agebotsplanung oder in anderen Dokumentationsvordrucken.
Der Vereinsamung ist auch nach dem Pflegeversicherungsgesetz entgegenzuwirken.

Qualifikation: Alle Mitarbeiter/innen und insbesondere Ergo- und/oder Beschäftigungstherapeuten im Hause.

Standard-Nr.: 34	Abkürzung: **Infekt.**	Bezeichnung: **Infektionsprophylaxe** *(Grundpflege)*

Die Infektionsprophylaxe bezieht sich auf alle hygienischen und antiseptischen Maßnahmen und Kautelen, um frühzeitig und präventiv einer Infektion vorzubeugen. Unter Infektion (*lat. inficere*) versteht man das Eindringen und die Vermehrung von Erregern im Organismus und die Reaktion darauf. Eine Infektion kann symptomlos (*latent*) verlaufen oder zur Infektionskrankheit führen. Für das Zustandekommen einer Infektion sind mehrere Eigenschaften verantwortlich, wie z.B.: die Infektiosität durch die Übertragbarkeit von Wirt zu Wirt; das Haftungsvermögen; die Eindringungsfähigkeit; Vermehrung im Wirt; Pathogenität des Erregers durch seine Giftigkeit, d.h. Toxizität; Virulenz des Erregers; Empfänglichkeit; Resistenz (*Widerstandsfähigkeit*); Anfälligkeit; Disposition und Immunität des Körpers ausschlaggebend.

Eintrittspforten für die Erreger ist die Haut (*z.B. bei Verletzungen*) sowie Augen, Atemwege, Harnwege, Wunden und Schleimhäute. Die Erreger können direkt, z.B. durch den Bewohner selbst oder indirekt durch Utensilien, Instrumente oder Geräte übertragen werden und eine nosokomiale Infektion (*erworbene Krankenhausinfektionen oder infektiöser Hospitalismus*) begünstigen. Bei der Übertragung von Erregern unterscheidet man von den oralen Infektionswegen (*Mund, fäkal-oraler Weg*), z.B. durch eine Schmierinfektion und Autoinfektion, aerogene Infektionswege (*Atemwege*), z.B. durch eine Tröpfchen- und Staubinfektion, Schleimhaut- und Wundinfektion durch Kontaktinfektionen und Trans- bzw. perkutane Infektionswege, z.B. durch Stiche und Bisse in die Haut. Nosokomiale Infektionen (*infektiöser Hospitalismus*) sind Infektionen, die im Krankenhaus - aber auch in anderen stationären Pflegeeinrichtungen - erworben oder dort übertragen werden.

Die häufigsten drei Krankenhausinfektionen sind:

1. Harnwegsinfektionen,
2. Wundinfektionen,
3. Infektionen der unteren Atemwege.

Pflegeziele:

- Schutz einer Verbreitung von residenten (*körpereigenen*) und transidenten (*körperfremden*) Keimen;
- Die Gesamtzahl der Keime mechanisch, thermisch und chemisch reduzieren.

Die Hände sind die häufigsten Keimüberträger überhaupt und von daher muß vor Arbeitsbeginn, nach Pausen, vor invasiven, pflegerischen Eingriffen, wie z.B. Katheterismus, Injektionen, Wundversorgung und anderen Pflegemaßnahmen, nach Arbeitsende eine hygienische Händedesinfektion mit alkoholischen Präparaten durchgeführt werden. Das Desinfektionsmittel wird aus geeigneten (*Wand-*)Spendern entnommen. Die beiden Hände werden zunächst gründlich mit einer geeigneten Waschlotion gewaschen, dann mit einem Einmalhandtuch abgetrocknet und zum Schluß mit einem Händedesinfektionsmittel desinfiziert. Bei der Händedesinfektion (*mit zugelassenen Mitteln, da hier die Wirksamkeit nachgewiesen worden ist*) werden 30 ml Händedesinfektionsmittel in beide Hände gegeben und 30 Sekunden lang miteinander verrieben, inklusive beider Unterarme. Das Händedesinfektionsmittel hat eine kurze Einwirkzeit und verflüchtigt dadurch sehr schnell. Da die Hände durch das Desinfektionsmittelpräparat sehr stark strapaziert werden, ist es zwingend, die Hände zu pflegen mit einer Pflegelotion, die die natürliche Geschmeidigkeit der Haut erhält und vor schädlichen Einflüssen schützt.

Bei Kontakt mit infektiösem Material sollten immer Einmalhandschuhe oder bei sterilen Tätigkeiten sterile Einmalhandschuhe getragen werden, z.B. bei einer Wundversorgung und wenn die Gefahr des Kontaktes mit Blut, Wundsekret, Kot und Urin besteht. Verbandmaterial, Inkontinenzvorlagen (*nicht auf den Fußboden werfen!*) etc. in wasserdichte, feste Abfallbeutel legen, zubinden oder zuknoten und dann in den Müll geben.

Beim Umgang mit Spritzen und Kanülen ist zu beachten, daß benutzte Kanülen nach einer Injektion nicht in die Schutzkappe zurückgesteckt werden dürfen. Benutzte Spritzen in fest verschließbarem, bruchsicherem Kanülensammler fallen lassen.

Die Verhütung von Infektionen gehört zu den verantwortungsbewußten Aufgaben des Pflegepersonals; sie bezieht sich sowohl auf die persönliche Hygiene des Einzelnen (*Kleidung und Körperpflege des Pflegepersonals*) als auch auf die Durchführung von speziellen antiseptischen Maßnahmen, die der Übertragung und Vermehrung von Keimen entgegenwirken. Bei manchen Pflegemaßnahmen ist es erforderlich eine Schutzkleidung (*z.B. Plastikschürze etc.*), z.B. bei dem Standard „Einlauf I / II" zu tragen.

Fortsetzung nächste Seite

| Standard-Nr.: 34 | Abkürzung: Infekt. | Bezeichnung: Infektionsprophylaxe |

Die Keimquellen und Übertragungswege müssen durch eine durchgreifende, kontinuierliche und konsequente Hospitalismusprophylaxe bekämpft werden. Diese wird erreicht durch eine konsequente Haut- und Händedesinfektion, durch eine Desinfektion (*keimarm machen: Sprüh- und Wischdesinfektion, Einlegen des gebrauchten Materials*) von Flächen, Einrichtungsgegenständen, Toiletten und anderen sanitären Einrichtungen, Urinale, Steckbecken und Toilettenstühle und durch eine Sterilisation (*z.B. in einem Autoklaven*) von Geräten und Instrumenten nach festgelegten Hygiene- und Desinfektionsplänen. Bei der Beachtung dieser Kautelen ist stets zu beachten, daß steriles (*keimfreies*) Material nicht mit unsterilem in Berührung kommen darf, s. Standard „Verbwe.", „Kath.-Pfl.", „Kath./Frau/-Mann" und „Kathsupr."

Voraussetzung ist, die korrekte Handhabung mit Sterilgut, das aseptische Arbeiten, wie z.B. bei Injektionen, Verbandwechsel, Katheterismus und Katheterpflege, Sondenpflege usw.

Diese Hygiene- und Unfallverhütungsvorschriften sind für alle Bereiche einer Einrichtung festgelegt und verbindlich, z.B. was, wer, wann, womit, woraus, welche Zubereitung und wie

oft einzelne Desinfektionsmaßnahmen durchzuführen sind. Bei jeder Desinfektionen ist die Einwirkzeit und Dosierung (*Konzentration*) zu beachten. Die vorgeschriebene Konzentration der Desinfektionsmittellösung kann mittels verschiedener Dosiertechniken wie Kanisterpumpe, Dosierbeutel oder Dosierflasche erreicht oder selbst hergestellt werden, s. Standard „Betten III." Fehler in der Desinfektion werden vermieden, durch Einhaltung von Dosiertabellen, Hygiene- und Desinfektionsplänen, der richtigen Auswahl von Präparaten, die Einhaltung der richtigen Konzentration zur richtigen Zeit, die geplante Reihenfolge der Arbeiten, die vorschriftsmäßig durchgeführt werden. Bei jeder Desinfektion ist zu prüfen, was desinfiziert werden soll, wer die Durchführung mit welchem Mittel übernimmt und wie die Durchführung auszusehen hat.

Dokumentation: Dosiertabellen, Hygiene- und Desinfektionspläne sichtbar für alle Pflegemitarbeiter anbringen. Die Sanitation (*vorbeugende Desinfektion*) und alle anderen Maßnahmen zur Hospitalismusprophylaxe stellen eine grundpflegerische „direkte" Pflegeleistung dar.

Qualifikation: Alle Mitarbeiter in einer Pflegeeinrichtung sollen verantwortungsbewußt arbeiten, um Infektionen zu verhindern.

Standard-Nr.: 35	Abkürzung: **Infu.**	Bezeichnung: **Infusionstherapie** *(Behandlungspflege)*

Als Infusion bezeichnet man das langsame, meist tropfenweise Einfließenlassen größerer Flüssigkeitsmengen in den Blutkreislauf. Das Anlegen einer Infusion und die Punktion einer geeigneten Vene obliegt ausschließlich dem Arzt! Der Wechsel von Infusionslösungen bei bereits liegendem Infusionssystem, darf nur aufgrund schriftlicher ärztlicher Anordnung durch Pflegekräfte übernommen werden. Die „indirekte" Pflegeleistung wird abhängig gemacht, von der Dauer der Infusionstherapie, dem Allgemeinzustand des Bewohners, der Art, dem Sinn und Zweck der Infusion. Sehr häufig wird in der Altenpflege eine kurzfristige Infusionstherapie bei sehr kachektischen Bewohnern mit einer bestehenden Exsikkose zur Volumenauffüllung und Bilanzierung durchgeführt. Als Komplikationen bei Infusionen ist die Verwechslung von Flaschen zu nennen, Kontamination durch unsachgemäßes Umgehen und mangelhafte, hygienische Händedesinfektion und Inkompatibilität *(Unverträglichkeit)* gegenüber der zu infundierenden Lösung. Neben Atmung und Kreislauf hat der Wasser- und Elektrolythaushalt für den menschlichen Organismus eine zentrale und zugleich eine vitale Funktion. Störungen dieser Funktion sind häufig die Folgen anderer Erkrankungen, z.B. Dehydration *(Wasserverlust)* durch Diarrhöen und schwere Gastroenteritiden etc. Kann, darf oder will der Bewohner über eine längere Zeit nicht essen und trinken ist eine intragastrale Sonde *(PEG)* der Infusion vorzuziehen.

Pflegeziele:
- Basisinfusionslösungen verabreichen zur Regulierung des Wasser- und Elektrolythaushaltes;
- Wiederherstellung und Korrektur des Säure-Basen-Gleichgewichts;
- Extreme Schwäche des älteren Menschen begegnen und genügend Flüssigkeitszufuhr zur Bilanzierung gewährleisten.

Infusionsarten in stationären Pflegeeinrichtungen:

1. **Kurzzeitinfusion:** *Periphervenöse Zugänge:*
- Venen am Handrücken und in der Ellenbeuge *(eingeschränkte Beweglichkeit)*;
- Dauer meist nur ein paar Stunden oder Tage, auf jeden Fall unter einer Woche, ansonsten Indikation für eine PEG;
- Punktion der Vene mit Venenpunktionskanüle, z.B. Braunüle, Butterfly, s. Standard „Venös. Zu.".

2. **Subkutane Infusionen:**
Eine subkutane Infusion ist nur noch im Ausnahmefall durchzuführen, da der Sinn dieser Maßnahme sehr umstritten ist. Denn nur mit einer isotonischen Natriumchloridlösung kann der Mensch nicht dauerhaft leben. Es können keinerlei Energielieferanten subkutan verabreicht werden. Diese Applikationsform ist nur angezeigt, wenn intravenöse Infusionen nicht möglich sind. Als geeignete Infusionslösungen bei subkutanen Infusionen bieten sich Glukose 5 %, NaCl 0,9 % und Ringerlösungen an. Durchgeführt wird diese Maßnahme bei sehr starker Exsikkose und wenn der Bewohner nicht mehr in der Lage ist, oral Flüssigkeiten aufzunehmen. Falls der Arzt eine subkutane Infusion angeordnet hat, muß daran gedacht werden, vorher Kinetin® s.c. zur beschleunigten Aufnahme *(Resorption)* größerer Flüssigkeitsmengen zu verabreichen. Die Menge des Lösungsmittels *(meist isotonische Natriumchloridlösung)* ist dem Verwendungszweck anzupassen. Durch Kinetin wird die Resorption subkutan zugeführter Flüssigkeiten *(isotonische Natriumchlorid-, Ringer- und Glukoselösung)* im normalen Gewebe um das Dreifache beschleunigt. Bei größeren Flüssigkeitsmengen wird 1 Ampulle Kinetin in den Infusionsschlauch injiziert oder am Applikationsort subkutan vorgespritzt. Bei starken Exsikkosen ist sie so erheblich beschleunigt, daß die subkutane Infusion mit Kinetin einer langsamen intravenösen Injektion gleichkommen kann. In solchen Fällen ist daher der Kreislauf besonders zu überwachen *(Gefahr eines Lungenödems!)*, s. Standard „Vitalktr." Kinetin® fördert die Resorption von Hämatomen und Ödemen *(z.B. bei chronischen Lymphödemen, Stauungsödemen und posttraumatischen Ödemen)*. Je nach Ausdehnung sind 1-3 Ampullen subkutan oder auch intramuskulär zu injizieren.

Infusionslösungen in stationären Pflegeeinrichtungen:

Infusionen sind Medikamente und von daher ist der Standard „Medik." und die „5-R-Regel" streng zu beachten. Jede Infusionslösung muß absolut keim- und pyrogenfrei *(frei von fiebererzeugenden Stoffen)* sein! Wir unterscheiden drei Hauptgruppen von Lösungen:

1. **Basislösungen** *(sehr häufig in der Altenpflege!)*;
   - dienen der Flüssigkeitszufuhr und Bilanzierung;
   - dienen als Ergänzungslösung *(zusätzlich zu den Korrekturlösungen)*;
   - dienen als Trägerlösung für Medikamente;
   - dienen zum Offenhalten von periphervenösen Gefäßen;

2. **Korrekturlösungen** *(im Krankenhaus)* bei Störungen des Säure-Basen-Gleichgewichts usw.

3. **Lösungen für die parenterale Ernährung** *(Zentralvenöse Zugänge im Krankenhaus!)* durch hochkonzentrierte Zucker-, Zuckeralkohollösungen und andere Nährlösungen wie, z.B. Aminosäuren und Fette *(müssen sehr langsam infundiert werden!)*.

Fortsetzung nächste Seite

Standard-Nr.: 35	Abkürzung: Infu.	Bezeichnung: Infusionstherapie

Das Infusionsbesteck:

Infusionslösungen werden heute industriell in drei Behältertypen gefertigt: Glas-Flaschen, Kunststoff-Flaschen und Kunststoff-Beutel.

Glasflaschen sind durchsichtig, so daß Veränderungen der Infusionslösung leicht und jederzeit erkannt werden können, s. Standard „Medik." und Beachtung der „5-R-Regel." Wegen der Starrheit der Glasflasche muß sie bei der Entnahme des Inhalts zum Druckausgleich immer belüftet werden. Da Glasflaschen keine Aufhängeösen haben, müssen von der Industrie mitgelieferte Aufhänger an die Infusionsflasche montiert werden. Bei Glasflaschen ist keine Überdruckinfusion, z.B. zur schnellen Volumenauffüllung möglich. Durch Glasbruch (*Herunterfallen*) besteht erhöhte Verletzungsgefahr.

Kunststoff-Flaschen und -Behälter werden aus Polyäthylen oder Polypropylen gefertigt. Sie haben ein niedriges Gewicht, gute mechanische Festigkeit, sind bruchsicher und haben eine chemische Beständigkeit. Am Flaschenboden befindet sich eine integrierte Aufhängeschlaufe. Da der Kunststoff nicht glasklar ist, können Trübungen, Flockungen oder farbliche Veränderungen der Lösung nur durch erhöhte Umsicht und Kontrolle erkannt werden.

Der Infusionskunststoffbeutel ist weitgehend transparent ähnlich wie eine Glasflasche. Der Kunststoffbeutel kollabiert bei der Entleerung vollständig und ist somit für Überdruckinfusionen (*Volumenauffüllung bei hypovolämischem Schock!*) sehr gut geeignet.
In Deutschland eingesetzte Infusionsbestecke sind nach DIN genormt. Das Infusionsbesteck besteht aus nachfolgend genannten Teilen.

Tropfkammer mit Einsteckdorn; der Dorn ist so geformt, daß er den Flaschenstopfen leicht durchstechen kann. Er ist durch eine Schutzkappe vor Kontamination geschützt. An den Dorn schließt sich die Tropfkammer an. Die Tropfkammer dient der Überwachung der eingestellten und ärztlich angeordneten Tropfrate. Die Tropfkammer mit Tropfrohr (*Abtropfstutzen*) ist so gefertigt, daß 20 Tropfen genau 1 ml an Infusionsflüssigkeit ergeben. In der Tropfkammer befindet sich ein Belüftungskanal mit integriertem Filter. Durch diesen Filter wird die Einwanderung von Keimen in die Infusionslösung vermieden (*Schutz vor Kontamination*).

Der 1,5 m lange und weiche *Infusionsschlauch*, schließt sich an die Tropfkammer an. Der Infusionsschlauch wird durch eine sog. *Rollenklemme* geführt. Am Schlauchende befindet sich ein *Anschlußstück mit Außenkegel* (*Luer-Lock- oder Luer-Steck-Verbindung*). Er stellt eine Verbindung zur intravenösen Kanüle her. Eine Schutzkappe garantiert die Sterilität des Anschlußstückes.

Vor- und Nachbereitung einer Infusion:

1. Vorbereitung des Bewohners: Der Arzt hat bereits einen periphervenösen Zugang geschaffen und die Einstichstelle ist nach Standard „Venös. Zu." versorgt worden.	Zunächst eine hygienische Händedesinfektion durchführen. Bewohner vor Beginn der Maßnahme informieren und einen Toilettengang anbieten. Zeitablauf kurz schildern und Bewohner im Bett bequem lagern mit leicht erhöhtem Oberkörper in Rückenlage.
2. Anstechen einer Infusionsflasche:	Der perforierte Verschlußdeckel der Infusionsflasche wird entfernt. Der Gummistopfen wird desinfiziert und die Einwirkzeit beachtet. Schutzkappe über dem Einstechdorn entfernen und Einstechdorn bei geschlossenem Belüftungsfilter kräftig durch den Gummistopfen hindurchstechen. Der Einstechdorn darf dabei nicht in die Infusionslösung eingetaucht werden. Die Flasche wird deshalb aufrecht, d.h. Verschlußstopfen nach oben, gehalten. Wird der Filter trotz aller Vorsichtsmaßnahmen naß, ist ein neues Infusionsbesteck zu verwenden, da sonst Keime in die Infusionslösung gelangen können.

Fortsetzung nächste Seite

| Standard-Nr.: 35 | Abkürzung: Infu. | Bezeichnung: Infusionstherapie |

Vor- und Nachbereitung einer Infusion:

3. Rollenklemme öffnen:	Zwecks Druckausgleich muß beim Einstechvorgang die Rollenklemme geöffnet sein. Anschließend wird die Rollenklemme wieder geschlossen. Die Flasche wird nun umgedreht (*kopfüber*) und am Infusionsständer aufgehängt, d.h. ca. 40 - 50 cm über dem Bett. Nun wird der Deckel des Belüftungsfilters geöffnet.
4. Tropfkammer füllen:	Die Tropfkammer durch Zusammendrücken und Loslassen bis zur Hälfte füllen.
5. System luftleer machen:	Rollenklemme öffnen und den Infusionsschlauch unter sterilen Bedingungen (*Durchlaufenlassen der Infusionsllösung*) luftleer machen. Rollenklemme schließen und das Schlauchende an der Kerbe der Rollenklemme aufhängen.
6. Infusion beschriften:	Mit einem wasserfesten Stift die Infusionsflasche von außen, mit dem Namen des Bewohners, der Zimmernummer und dem Verordnungsdatum, beschriften.
7. Infusionssystem anschließen:	Zugang überprüfen und Infusion mit dem periphervenösen Zugang zügig verbinden (*fest ineinanderschrauben*), Insusions-Tropfengeschwindigkeit einstellen bzw. vorher errechnen: a) *Infusionsmenge und -Dauer sind durch den Arzt angeordnet:* Menge in ml: Infusionsdauer in Stunden x 3 = Tropfen in Minuten; b) *Infusionsmenge und Tropfenzahl sind durch den Arzt angeordnet:* Menge in ml: Tropfenzahl / Minute x 3 = Infusionsdauer in Stunden;
8. Entfernen der Infusion nach Arztanordnung:	Rollenklemme schließen und Infusionsschlauch vom venösen Zugang trennen (*abschrauben*). Entweder der venöse Zugang wird mitentfernt durch vorsichtiges Herausziehen, oder - nach ärztlicher Anordnung - die Braunüle mit einem dazugehörenden Mandrin verschließen, bis zu der nächsten Infusionslösung. Nach der Entfernung der Kanüle (*dazu sterilen Tupfer auf die Einstichstelle drücken*) muß die Einstichstelle mit einer sterilen Kompresse und einer Binde verbunden werden. Gebrauchtes Infusionsbesteck und Flasche entfernen. Beachte folgende Standards: „Bilz.", „Infekt.", „Venös. Zu.", „Medik." und „Vitalktr.".

Dokumentation: Jede durchgeführte Infusionstherapie wird im Pflegedurchführungsblatt als Infusionsprotokoll mit Datum, Uhrzeit, Dauer, Infusionslösung und Handzeichen genau festgehalten. Bewohner sehr genau beobachten, Verlauf überwachen, zunächst halbstündlich, später stündlich und Standard „Vitalktr." durchführen. Bei Komplikationen ist der Vorgang abzubrechen und der Arzt sofort zu informieren. Diese Maßnahme „Infusion" ist eine behandlungspflegerische „indirekte" Pflegeleistung.
In stationären Pflegeeinrichtungen wird die Behandlungspflege über die Pflegekassen finanziert.
Im ambulanten Bereich erfolgt die Abrechnung von behandlungspflegerischen Leistungen (*ärztliche Verordnung häuslicher Krankenpflege*) über die Krankenkassen.

Qualifikation: Altenpfleger/in.

Standard-Nr.: 36	Abkürzung: **Inhalat.**	Bezeichnung: **Inhalationen** *(Behandlungspflege)*

Die Lebensaktivität „atmen" ist eine elementare vitale Aktivität im Leben. Störungen in der Atemmechanik können existentiell bedrohliche Folgen nachsichziehen. Diese Lebensaktivität läßt sich sehr gut beobachten, z.B. die Atemfrequenz, die Atemtiefe, der Atemrhythmus, die Atemqualität, der Husten, Sputum und Auswurf. Das Symptom Husten ist uncharakteristisch, da fast jede Lungenerkrankung mit einem Husten einhergehen kann. Der Husten hat als Schutzfunktion die Aufgabe, das Bronchialsystem zu reinigen und sollte von daher nicht ad hock medikamentös gedämpft werden mit Antitussiva. Diese Medikamente sind ärztlicherseits indiziert, bei einem trockenen und quälenden Husten. Die Luftbefeuchtung und Inhalation ist eine von vielen atmungsunterstützenden Maßnahmen, wie z.B. auch die atmungsunterstützenden Lagerungen, Atemgymnastik, Unterstützung der Sekretentleerung, Nasen- und Mundpflege, Sauerstofftherapie sowie Pneumonie- und Atelektasenprophylaxe. Die Inhalation als atemunterstützende Maß-

nahme beeinflußt direkt das Atmungssystem. Alle Inhalationsmaßnahmen müssen grundsätzlich von einem Arzt angeordnet werden sowie die zu verabreichenden Medikamente, der Zeitpunkt, die Häufigkeit und die Dauer der jeweiligen Inhalation. Durch die verschiedenen Möglichkeiten der Inhalationen können obstruktive Atemwegserkrankungen, Husten, Schnupfen und sonstige Erkrankungen der Atemwege gelindert werden. Die Inhalationen haben je nach Inhalationsart eine sekretolytische, durchblutungsfördernde, entzündungshemmende und bronchospasmolytische Wirkungsweise. Manche Inhalationsmaßnahmen bewirken auch eine Befeuchtung der Raumluft, Einatmungsluft und es können Medikamente eingebracht werden. Diese therapeutische oder prophylaktische Maßnahme verändert die Viskosität des Bronchialsekrets (*Sekretverflüssigung des Bronchialsekrets*), die Broncholyse (*Schleimhautabschwellung der Bronchialschleimhaut*) und eine Entkrampfung der Bronchialmuskulatur. Der Bewohner kann durch eine Inhala-

tion seine Sekrete besser abhusten, die Atemwege werden frei, die Schmerzen werden gelindert und eine bestehende Atemnot wird beseitigt, da sie eine existentielle und vitale Bedrohung darstellt. Bei jeder Inhalation muß auf die Atmung (*Frequenz, Rhythmus, Qualität*), Pulsfrequenz, Blutdruckverhältnisse und Bewußtseinslage exakt geachtet, kontrolliert und dokumentiert werden. Mit Inhalationen als therapeutische oder prophylaktische Maßnahme bezeichnet man die Einatmung von: Dämpfen, zerstäubten Flüssigkeiten, gelösten Medikamenten, oder Gasen.

Bei den Inhalationen ist die Tröpfchengröße der Aerosole sehr entscheidend, da die Aerosole über die Eindringtiefe und den Wirkungsort Auskunft geben:
Je kleiner die Tröpfchen sind, desto tiefer können sie eindringen. Je oberflächlicher der Bewohner atmet, desto geringer ist auch die Eindringtiefe.

Tröpfchengröße *(1 Mikron = 1/1000 mm 1 µ)*	Eindringtiefe:	Inhalationsart:
30 Mikrometer:	⇒ Rachen-Kehlkopf, Nase, Nasennebenhöhlen, Rachen, Kehlkopf, Luftröhre, Hauptbronchien.	⇒ Luftbefeuchtung; Kopfdampfbad und Bronchitiskessel.
1 - 10 Mikrometer:	⇒ kleine Bronchien und Alveolen.	⇒ Aerosolapparate, Aerosolpräparate und Pari-Vernebler.
1 - 3 Mikrometer:	⇒ bis zu den Alveolen.	⇒ Ultraschallvernebler.

Die Medikamentenwirkstoffe werden bei einer Inhalation eingeatmet, wenn die Verdampfung mit Hilfe von heißem Wasser durchgeführt wird. Diese Art der Inhalation wird bezeichnet als „feucht-warme Inhalation". Bei einer trockenen Inhalation verdampfen die Wirkstoffe auf der Haut und werden durch die Atemluft direkt an die erkrankten Schleimhäute herangeführt, s.

Standard: „Einrbg." *Vor und nach jeder Inhalation muß eine exakte Mundpflege*, s. Standard: „Mund I" und Nasenpflege, s. Standard: „Nasenpfl."**und eine atemunterstützende Lagerung durchgeführt werden. Bei einer Inhalation kann der Arzt, z.B. Expektoranzien, Sekretolytika und/oder Mukolytika als medikamentöse Zusätze anordnen!**

Allgemeine Pflegeziele bei einer Inhalation:
- Den Atemwegen Wärme und Feuchtigkeit zuführen;
- Keimbesiedelung in den Atemwegen verhindern;
- Atemwege von Sekreten reinigen und abhusten erleichtern;
- Atelektasen- und Pneumonieprophylaxe;
- Lockerung der Bronchialmuskulatur.

Fortsetzung nächste Seite

Standard-Nr.: 36	Abkürzung: Inhalat.	Bezeichnung: Inhalationen

Pflegeziele eines Kopfdampfbades:
- Durchblutung soll gefördert werden;
- Sekrete sollen sich lösen und abgehustet werden;
- Entzündungs- und Erkältungszeichen sollen beseitigt werden.

1. Kopfdampfbad, z.B. mit Kamille:

Material:	Vorbereitung:	Durchführung:	Bemerkungen:
• Schüssel mit kochendem Wasser (*2 Liter*); • Verordnetes Medikament, z.B. 20 ml Kamillosan®-Tropfen oder eine Handvoll Kamillenblüten; • Badetuch, Handtuch; • Sputumbecher oder Nierenschale mit Zellstoff; • Hautpflegemittel für das Gesicht; • Schüssel mit kaltem Wasser und Waschlappen; • Bettschutz; • Taschentücher; • Uhr (*Inhalationszeit!*).	• Vor Beginn der Maßnahme muß die Pflegekraft eine hygienische Händedesinfektion durchführen. • Bewohner vor Beginn der Maßnahme über Sinn, Zweck, Dauer (*max. 15 Minuten*) und Vorgang dieser Maßnahme informieren. • Bewohner einen Toilettengang ermöglichen. • Fenster und Türen schließen sowie Zugluft vermeiden; für frische Raumluft sorgen. • Für Ruhe sorgen. • Bett auf Arbeitshöhe stellen. • Bequeme und entspannte Oberkörperhochlagerung im Bett ermöglichen bzw. aufrechte Sitzposition durchführen mit Unterstützung der Atemhilfsmuskulatur.	1. Schüssel mit kochendem Wasser (*2 Liter*) mit Zusätzen z.B. 20 ml Kamillosan® so auf dem Nachttisch plazieren, daß eine für den Bewohner bequeme Dampfinhalation möglich ist (*evtl. rutschfeste Unterlage unter die Schüssel legen und Schüssel vor dem Kippen sichern!*). Evtl. kann der Bewohner auch für die Durchführung dieser Maßnahme auf einem Stuhl an einem Tisch oder aufrecht und bequem auf der Bettkante sitzen. 2. Nierenschale mit darin befindlichem Zellstoff bereitstellen, zum Abhusten von Sekreten und Taschentücher zum Mund und Augen abwischen anbieten. 3. Handtuch auf der Brust rutschfest anbringen. 4. Bewohner bitten, den Kopf über die Schüssel zu beugen und Arme auf dem Nachttisch oder Tisch aufstützen lassen. 5. Zur Erhöhung der Wirksamkeit, Kopf und Schüssel mit einem Badelaken umhüllen, damit kein Dampf entweichen kann und damit die Haare abgedeckt sind. 6. Bewohner ca. 15 Minuten inhalieren lassen und auffordern, mit der Nase tief einzuatmen und mit dem Mund auszuatmen. Dabei soll die Lippenbremse eingesetzt werden. Wenn möglich, soll der Bewohner (*mehrmals zwischendurch*) durch den weitgeöffneten Mund einatmen, dadurch wird die Wirkung auf die Tonsillen erhöht. 7. Bewohner nicht verlassen und mit der Hand die Schulter streicheln bzw. berühren, damit der Bewohner in Kenntnis gesetzt ist, daß jemand bei ihm ist. 8. Befindlichkeit des Bewohners regelmäßig erfragen und Ist-Zustand beobachten, z.B. Farbe der Fingernägel, Hautdurchblutung und Ansprechbarkeit.	Nach ärztlicher Anordnung mehrmals täglich für ca. 10 - max. 15 Minuten! **Indikation für die ärztliche Anordnung:** Husten, Schnupfen, Nasennebenhöhlenentzündung und sonstige Erkrankungen im Hals-Nasen-Rachenbereich. Bewohner/in niemals bei diesem Vorgang alleine lassen, wegen der Verbrühungsgefahr. Maßnahme muß entsprechend festgehalten werden im: a) Pflegedurchführungsblatt, b) Berichteblatt. Bei Ablehnung oder sonstigen Auffälligkeiten ist u.U. der Arzt zu informieren. Beachte Standard: „Trinken" und „Atmung".

Fortsetzung nächste Seite

Standard-Nr.: 36	Abkürzung: Inhalat.	Bezeichnung: Inhalationen

1. Kopfdampfbad, z.B. mit Kamille:

Material:	Vorbereitung:	Durchführung:	Bemerkungen:
siehe oben	siehe oben	9. Nach der Inhalation sofort die Schüssel entfernen und den bettlägerigen Bewohner ins Bett legen *(Handtuch auf das Kopfkissen legen)*. Das Gesicht kalt abwaschen *(Gefäßverengung)*, abtrocknen und anschließend mit einer bewohnereigenen Hautcreme eincremen. 10. Bewohner bequem lagern *(Oberkörperhochlagerung bzw. „V-Lagerung")*. Material entsprechend entsorgen und Wünsche erfragen und zu Trinken anbieten.	siehe oben

Pflegeziele bei Anwendung eines Bronchitiskessels:
- Befeuchtung der Einatmungsluft;
- Anfeuchtung der oberen Luftwege und der Raumluft;
- Hustenreiz lindern und freie ungehinderte Atmung fördern;
- Erkältung bzw. Erkältungssymptome lindern.

2. Bronchitiskessel:

Material:	Vorbereitung:	Durchführung:	Bemerkungen:
• Verordnetes Medikament, z.B. Bronchoforton® N Salbe; • Bronchoforton® Inhalator mit Zweikammersystem; • Meßbecher mit kochendem Wasser *(0,6 Liter)*; • Handtuch; • Sputumbecher oder Nierenschale mit Zellstoff; • Hautpflegemittel für das Gesicht; • Schüssel mit kaltem Wasser und Waschlappen; • Bettschutz; • Taschentücher; • Uhr *(Inhalationszeit!)*.	• Vor Beginn der Maßnahme muß die Pflegekraft eine hygienische Händedesinfektion durchführen; • Bewohner vor Beginn der Maßnahme über Sinn, Zweck, Dauer *(max. 15 Minuten)* und Vorgang dieser Maßnahme informieren; • Bewohner einen Toilettengang ermöglichen; • Fenster und Türen schließen sowie Zugluft vermeiden; für frische Raumluft sorgen; • Für Ruhe sorgen; • Bett auf Arbeitshöhe stellen.	1. Inhalator so auf dem Nachttisch plazieren, daß eine für den Bewohner bequeme Inhalation möglich ist *(evtl. rutschfeste Unterlage, um den Inhalator vor dem Umfallen zu sichern)*. Evtl. kann der Bewohner auch auf einem Stuhl an einem Tisch oder auf der Bettkante für die Durchführung dieser Maßnahme aufrecht und bequem sitzen. 2. Nierenschale mit darin befindlichem Zellstoff bereitstellen, zum Abhusten von Sekreten und Taschentücher zum Mund und Augen abwischen bereithalten. 3. Handtuch auf der Brust rutschfest anbringen. 4. Zur Inhalation vorsichtig Nase oder Mund an die Öffnung der Inhalationsmaske heranbringen; während des Einatmens den Gummiball *(VaPor)* mehrmals kräftig mit einer Hand betätigen *(zusammendrücken)*. 5. Bewohner ca. 15 Minuten inhalieren lassen.	Nach ärztlicher Anordnung mehrmals täglich für ca. 10 - max. 15 Minuten! **Indikation:** Bronchitis, Erkältung, Schnupfen, Husten, Niesen, Nasennebenhöhlenerkrankungen und andere entzündliche Erkrankungen der Atemwege. Den mit kochendem Wasser gefüllten Inhalator nicht unbeaufsichtigt lassen und immer rutschfest hinstellen. Nach dem Abkühlen die Inhalationslösung nicht erneut verwenden und vor allen Dingen nicht wieder erwärmen und nochmals benutzen.

Fortsetzung nächste Seite

Standard-Nr.: 36	Abkürzung: Inhalat.	Bezeichnung: Inhalationen

2. Bronchitiskessel:

Material:	Vorbereitung:	Durchführung:	Bemerkungen:
siehe oben	• Bequeme und entspannte Oberkörperhochlagerung im Bett ermöglichen bzw. aufrechte Sitzposition durchführen mit Unterstützung der Atemhilfsmuskulatur. **Inhalator und Inhalationslösung vorbereiten:** • Inhalationsmaske auf den Topfaufsatz aufsetzen und mit Hilfe des Kugelgelenkes auf die entsprechend gewünschte Position einstellen. Wenn erforderlich, zur gezielten Einatmung durch Mund oder Nase, die Maske mit Mundstück *oder* Nasenstück versehen. Außentopf mit Innentopf auf eine sichere und rutschfeste Unterlage stellen. Auf den Boden des Innentopfes einen 3 cm langen Salbenstrang Bronchoforton® N Salbe geben. Kochendes Wasser bis zur vorgegebenen Markierung in den Innentopf gießen (*0,6 Liter*); Alle Teile des Topfaufsatzes mit der Maske verbinden und in die seitliche Öffnung den VaPor (*zur Luftinsufflation*) schieben.	6. Bewohner nicht alleine lassen und mit der Hand die Schulter streicheln bzw. berühren, damit der Bewohner in Kenntnis gesetzt ist, daß jemand bei ihm ist. 7. Befindlichkeit des Bewohners regelmäßig erfragen und Ist-Zustand beobachten, z.B. Farbe der Fingernägel, Hautdurchblutung und Ansprechbarkeit. 8. Nach der Inhalation sofort den Inhalator entfernen und bettlägerige Bewohner mit dem Handtuch auf das Kopfkissen hinlegen; Das Gesicht kalt abwaschen (*Gefäßverengung*), abtrocknen und anschließend mit einer bewohnereigenen Hautcreme eincremen. 9. Bewohner bequem lagern (*Oberkörperhochlagerung im Bett, z.B. V-Lagerung /Schiffchenlagerung*). Material entsprechend entsorgen und Wünsche erfragen und zu Trinken anbieten.	Für jede weitere Inhalation ist eine neue Inhalationslösung im Bronchitiskessel vorzubereiten. Werden ätherische Inhalationszusätze verordnet, so werden diese auf einen Tupfer oder Wattebausch geträufelt und vor der Öffnung des Verdampfungsrohres gelegt. Augen schützen, damit die Inhalationsluft nicht in die Augen gelangen kann. Maßnahme muß entsprechend festgehalten werden im: a) Pflegedurchführungsblatt, b) Berichteblatt. Bei Ablehnung oder sonstigen Auffälligkeiten ist u.U. der Arzt zu informieren. Beachte Standard: „Trinken" und „Atmung".

Fortsetzung nächste Seite

Standard-Nr.: 36	Abkürzung: Inhalat.	Bezeichnung: Inhalationen

Pflegeziele bei Aerosol-Dosier-Präparaten:
- Krampflösende, entzündungshemmende und sekretlösende Wirkung erreichen;
- Bronchospasmolytische Wirkung erzielen durch das Einbringen von Medikamenten;
- Bewohner soll selbständig diesen Umgang erlernen und durchführen können.

3. Aerosol-Dosier-Präparate, z.B. Dosier-Aerosol-Spray:

Material:	Vorbereitung:	Durchführung:	Bemerkungen:
• Ärztlich angeordnetes Dosier-Aerosol-Spray, z.B. Berotec®;	• In Notfallsituationen, z.B. bei einem Asthmaanfall, muß dieses Medikament sofort verabreicht werden. • Bewohner vor Beginn der Maßnahme über Sinn, Zweck und Durchführung informieren, ausgenommen im Notfall, da hier ein schnelles Handeln zwingend ist (*keine langen Diskussionen führen*)! • Für frische Raumluft sorgen.	Das Vorgehen bei einer Inhalation aus Dosier-Aerosolen (*Inhalt aus einem Aerosol-Spray 3 - 5 ml*): Zuerst das Dosier-Aerosol schütteln und die Schutzkappe der Dose entfernen. 1. Bewohner beruhigen und Fenster öffnen. 2. Bewohner soll zunächst seine Einatmungsluft ausatmen. 3. Führen des Mundstückes in den Mund und fest mit den Lippen umschließen lassen. Der Medikamentenbehälter muß dabei nach oben zeigen! Dann, während einer langsamen und tiefen Inspiration (*nicht hastig*), das Dosier-Aerosol durch Druck auf den Kanisterboden auslösen! 4. Der Bewohner sollte die Luft ca. 5 Sek. anhalten. Das Mundstück wieder aus dem Mund nehmen und langsam wieder ausatmen, ggf. den Vorgang wiederholen. 5. Bewohner hinsetzen lassen und beruhigen. Vorgang bei Bedarf nochmals wiederholen.	Bei Bedarf (*s. Medikamentenblatt*) nach ärztlicher Anordnung Dosier-Aerosol anwenden. **Indikation:** Pneumonie, Pilzerkrankungen der Lunge, Atelektasen, und Asthmaobstruktionen. Medikament ggf. für den Bewohner zugänglich aufbewaren (*Notfallsituationen*). Jede Verabreichung muß entsprechend im Berichteblatt festgehalten werden.

Pflegeziele bei Aerosolapparaten:
- Anfeuchtung der Atemluft;
- Einbringen von Medikamenten in die unteren Atemwege.

4. Aerosolapparate: Ultraschallvernebler

Material:	Vorbereitung:	Durchführung:	Bemerkungen:
• Ultraschallvernebler; • max. 1 Liter Aqua destillata und evtl. ärztlich verordnete Zusätze als Medikamente;	• Vor Beginn der Maßnahme muß die Pflegekraft eine hygienische Händedesinfektion durchführen. • Für frische Raumluft sorgen.	1. Ultraschallvernebler so placieren, daß der Nebel sich nahe vor dem Gesicht des Bewohners befindet, ca. 1m Abstand halten. 2. Den Bewohner darüber informieren, daß er versuchen sollte, ruhig tief ein- und auszuatmen; Bettschutz vor die Brust legen. 3. Die Haare des Bewohners sind evtl. vor Nässe zu schützen.	Der Ultraschallvernebler ist ein elektronisch betriebenes Gerät, von daher darf es nicht unbeaufsichtigt betrieben oder in explosionsgefährdeten Bereichen und in Feuchträumen eingesetzt werden.

Fortsetzung nächste Seite

Standard-Nr.: 36	Abkürzung: Inhalat.	Bezeichnung: Inhalationen

4. Aerosolapparate: Ultraschallvernebler

Material:	Vorbereitung:	Durchführung:	Bemerkungen:
• Bettschutz vor die Brust legen; • Sputumbecher oder Nierenschale mit Zellstoff; • Taschentücher; • Uhr (*Inhalationszeit*).	**Ultraschallvernebler im Zimmer vorbereiten:** • Die meisten Ultraschallvernebler bestehen aus 2 Systemen. Ein elektrisch betriebener Schwingungserzeuger, ähnlich einem Lautsprecher, der Ultraschall erzeugt. Bei dem Ultraschallvernebler wird ein Kristall elektronisch in Schwingungen versetzt. Mit Hilfe dieser Schwingungen lassen sich Flüssigkeiten und Zusätze vernebeln. • Diese Ultraschallschwingungen werden mit Wasser auf das 2. System übertragen. Dieser 2. Teil besteht aus einer Kammer, in die die Inhalationszusätze gegeben werden und einem Schlauch, der zum Mund oder Inhalationsansatz führt. Auch hier darf nur Aqua destillata benutzt werden (*Infektionsprophylaxe*). • Bewohner vor Beginn der Maßnahme über Sinn, Zweck, Durchführung, Dauer (*z.B. 3 mal täglich à 30 Minuten*) und Vorgang dieser Maßnahme informieren. Arztanordnung beachten! • Bewohner vorher einen Toilettengang ermöglichen. • Fenster und Türen schließen sowie Zugluft vermeiden. • Für Ruhe ist zu sorgen. • Bequeme und entspannte Oberkörperhochlagerung im Bett ermöglichen bzw. aufrechte Sitzposition durchführen mit Unterstützung der Atemhilfsmuskulatur.	4. Nierenschale mit darin befindlichem Zellstoff bereitstellen, zum Abhusten von Sekreten und Taschentücher zum Mund und Augen abwischen bereithalten. 5. Nach der Inhalation, s. Standard: „Einrbg." als zusätzliche atemunterstützende Maßnahme durchführen. 6. Bewohner nach der Maßnahme wieder bequem lagern und Wünsche erfragen. 7. Material entsprechend entsorgen / desinfizieren. 8. Nach Beendigung der Maßnahme Nierenschale mit dem darin befindlichem Zellstoff weiterhin bereithalten, damit der Bewohner seine gelösten Sekrete abhusten kann.	Jede Handhabung am Gerät setzt eine genaue Kenntnis und Beachtung der Betriebsanleitung voraus. Kabel etc. können Stolpergefahren darstellen. Vor der Anwendung Funktionsfähigkeit überprüfen! Ultraschallvernebler können, wenn sie nicht genügend desinfiziert werden, sehr zur Verkeimung und Übertragung von Krankheitserregern in der Lunge beitragen. Immer die Gebrauchsanweisung der medizinischen Geräteverordnung beachten! Von daher ist darauf zu achten, daß der Verbindungsschlauch nach der täglichen Anwendung und je nach Materialbeschaffenheit desinfiziert wird. Verbindungsschlauch und Mundstück nach der täglichen Anwendung desinfizieren, wenn möglich sterilisieren oder Verwendung von Einmalprodukten auswählen. Diese Maßnahme soll dreimal täglich maximal für 30 Minuten durchgeführt werden, dabei soll der Bewohner in eine Oberkörperhochlagerung gebracht werden, z.B. „V-Lagerung/Schiffchenlagerung". Die Benutzung von Aqua dest. verhindert eine Keimverschleppung. Maßnahme muß entsprechend festgehalten werden im: a) Pflegedurchführungsblatt, b) Berichteblatt. Beachte Standard: „Trinken"! Bei Betriebsstörungen ist ein Sanitätsfachgeschäft aufzusuchen!

Fortsetzung nächste Seite

Standard-Nr.: 36	Abkürzung: Inhalat.	Bezeichnung: Inhalationen

Pflegeziele bei Pari-Verneblern:
- Atelektasen- und Pneumonieprophylaxe;
- Die Atemwege sollen angefeuchtet werden;
- Zufuhr von Medikamenten und Erkrankungen der Atemwege beseitigen.

5. Pari-Vernebler:

Material:	Vorbereitung:	Durchführung:	Bemerkungen:
• Pari-Vernebler (*Pari-Inhalierboy®-Inhalationsgerät*) bestehend aus: Inhalationsmaske oder Mundstück, Vernebleroberteil, Medikamentenbecher, Düse, Intervallhebel (*zum individuellen Dosierschub*), Kompressoreinheit mit Wippenschalter und Luftschlauchanschluß; • Aqua destillata und evtl. ärztlich verordnete Zusätze als Medikamente, z.B. Mucosolvan®-Tropfen zur Inhalation; • evtl. Inhalationsmaske; • Sputumbecher oder Nierenschale mit Zellstoff; • Taschentücher.	• Vor Beginn der Maßnahme muß die Pflegekraft eine hygienische Händedesinfektion durchführen. • Bewohner vor Beginn der Maßnahme über Sinn, Zweck, Dauer *(2 mal täglich à 10-15 Minuten)* und Vorgang dieser Maßnahme informieren. • Bewohner vorher einen Toilettengang ermöglichen. • Fenster und Türen schließen sowie Zugluft vermeiden. Für frische Raumluft sorgen. • Für Ruhe ist zu sorgen. • Bequeme Oberkörperhochlagerung im Bett ermöglichen bzw. aufrechte Sitzposition durchführen mit Unterstützung der Oberarme. • Inhalationsgerät vorbereiten: das Vernebler-Oberteil mit Medikamentenbecher abschrauben und das verordnete Medikament und/oder Aqua dest. einfüllen, dabei ist die maximale Füllhöhe zu beachten. Der Vernebler ist mit dem Becher fest ineinander zu verschrauben. Den Vernebler mittels Schlauch mit dem Kompressor verbinden.	1. Den Bewohner bequem und entspannt in Armlängenabstand vor dem Inhalationsgerät hinsetzen. Bewohner bitten aktiv mitzuarbeiten. 2. Das Inhalationsgerät muß absolut sicher und vor allen Dingen rutschfest auf einem Tisch stehen und gegen das evtl. Umfallen gesichert sein. 3. Bei Einsatz einer Maske: diese bei leicht geöffnetem Mund vor Mund und Nase halten. Bei Einsatz eines Mundstücks: dieses mit den Lippen fest umschließen. 4. Den Bewohner auffordern tief und ruhig Luft durch den Mund einzuatmen: während des Einatmens den Intervallhebel betätigen. 5. Nach dem Einatmen ist eine kurze Atempause einzuhalten, damit sich die Aerosole gut in den Bronchiolen verteilen können. 6. Danach ist der Vernebler abzusetzen und durch die Nase auszuatmen. Bei der Ausatmung ist die Nierenschale mit Zellstoff oder ein Sputumbecher zum Abhusten zu reichen. 7. Nach Beendigung der Anwendungszeit ist eine längere Ruhepause einzulegen, da diese Maßnahme sehr anstrengend ist.	Das Inhaliergerät ist ein elektronisch betriebenes Gerät. Es darf nicht unbeaufsichtigt betrieben und auch nicht in explosionsgefährdeten Bereichen oder in Feuchträumen eingesetzt werden. Die Inbetriebnahme und jede Einstellung am Gerät setzt eine genaue Kenntnis und Beachtung der Betriebsanleitung voraus. Kabel etc. können Stolpergefahren darstellen! Vor jeder Anwendung die Funktionsfähigkeit des Gerätes überprüfen und die Medizin-Geräteverordnung (*MedGV*) beachten! Diese Maßnahme soll zweimal täglich mindestens für 10 - 15 max. 15 Minuten durchgeführt werden, dabei soll der Bewohner in eine Oberkörperhochlagerung gebracht werden, z.B. „V-Lagerung". Die Benutzung von Aqua dest. verhindert eine Keimverschleppung. Maßnahme muß entsprechend festgehalten werden im: a) Pflegedurchführungsblatt, b) Berichteblatt.

Fortsetzung nächste Seite

5. Pari-Vernebler:

Material:	Vorbereitung:	Durchführung:	Bemerkungen:
siehe oben	siehe oben	8. Nach der Inhalation den Bewohner wieder bequem lagern und Wünsche erfragen. 9. Material entsprechend entsorgen / desinfizieren. 10. Nierenschale mit darin befindlichem Zellstoff bereitstellen, zum Abhusten von Sekreten und Taschentücher zum Mund und Augen abwischen bereithalten.	Nach jeder Anwendung ist Maske, Vernebleroberteil und Medikamentenbecher kurz unter fließendem kaltem Wasser zu reinigen. Anschließend ist der Medikamentenbecher ¼ mit Wasser zu füllen und einige Sekunden zu vernebeln durch Betätigung des Intervallhebels. Diese Maßnahme verhindert das Verstopfen der Düse. Alle Verneblerteile (*in drei Teile zerlegbar: Vernebleroberteil, Verneblerkamin und Schirm*) müssen mit geeigneten Desinfektionsmitteln, die für medizinische Geräte und Instrumente zugelassen sind, desinfiziert werden. Anschließend müssen alle Teile unter fließendem kaltem Wasser nachgespült werden. Alle Gegenstände müssen danach mit einem sauberen Leinentuch exakt abgetrocknet werden. Beachte Standard: „Trinken". Der Filter muß je nach Anwendungshäufigkeit regelmäßig gewechselt werden (*s. Betriebsanleitung*)! Bei Betriebsstörungen ist ein Sanitätsfachgeschäft aufzusuchen!

Dokumentation: Gemachte Beobachtungen und sonstige Veränderungen sind im Berichteblatt einzutragen (*evtl. den Arzt über die Ergebnisse informieren*). Es ist eine Pflegeplanung bei atemunterstützenden Maßnahmen gemeinsam mit dem Bewohner anzufertigen. Diese o.g. Tätigkeiten sind behandlungspflegerische „indirekte" Pflegehandlungen. Atemfördernde Maßnahmen, wie z.B. Einreibungen etc. sind grundpflegerische „direkte" Pflegeleistungen oder nach ärztlicher Anordnung behandlungspflegerische „indirekte" Pflegeleistungen.
In stationären Pflegeeinrichtungen wird die Behandlungspflege über die Pflegekassen finanziert.
Im ambulanten Bereich erfolgt die Abrechnung von behandlungspflegerischen Leistungen (*ärztliche Verordnung häuslicher Krankenpflege*) über die Krankenkassen.

Qualifikation: Altenpfleger/in.

Standard-Nr.: 37	Abkürzung: **Injekt./i.m.**	Bezeichnung: **Injektion: Intramuskulär** *(Behandlungspflege)*

Die intramuskuläre Injektion, i.m. *(Einspritzung in die Muskulatur)* kann unter bestimmten Voraussetzungen an Pflegekräfte durch den Arzt delegiert werden, s. Standard: „Injekt./s.c." Bei intramuskulären Injektionen werden ölige und stark konzentrierte Medikamente in die Muskulatur injiziert. Es gibt zwei Möglichkeiten intramuskuläre Injektionen zu verabreichen:

1. i.m. ventroglutäale Injektion nach von Hochstetter (*S-E-T-Methode*) in den ventral, bauchwärts gelegenen Teil des Gesäßmuskels, nur im Ausnahmefall in den Oberschenkel;

2. i.m. intraglutäale Injektion nach Sachtleben (*Christa Methode*);

Pflegeziele: • Intramuskuläre Injektion durchführen.

Durchführung einer intramuskulären Injektion:

Material:	Durchführung:	Bemerkungen:
• Hände waschen und gründlich desinfizieren; **Spritzentablett mit:** • Hände- und Hautdesinfektionsmittel als Spray; • Kanülensammler für die Spritze *(nach der Injektion)* und Abwurfbehälter für die Verpackungen etc. • Spritze *(je nach Injektionsmenge)*; • 1er oder 2er Injektionsnadel; • Verordnetem Medikament; Injektionslösung kontrollieren (*5-R-Regel beachten!*), ggf. Beipackzettel lesen und Verfalldatum beachten; • Mehreren Tupfern *(nach der Injektion muß die Einstichstelle damit komprimiert werden!)*; • Spritze, wie bei dem Standard: „Injekt./s.c." beschrieben, vorbereiten: Aufziehen aus einer Stech-, Trocken- oder Glasampulle: - Ampulle unter sterilen Kautelen öffnen; - Medikament aufziehen; - Kontrolle des Medikamentes; - Kanülenwechsel unter sterilen Kautelen; • Spritzentablett immer auf Vollständigkeit überprüfen; • Spritze unmittelbar nach dem Aufziehen verabreichen.	1. Bewohner für die i.m. Injektion nach von **Hochstetter** informieren und dazu vorbereiten: Bewohner im Bett flach, z.B. in die linke oder rechte Seitenlage, lagern mit leicht angewinkelten Beinen. 2. Auffinden der Injektionsstelle nach v. **Hochstetter:** Die Pflegekraft steht vor dem Bewohner. Schwurfinger einer Hand gespreizt, Zeigefinger ertastet den vorderen, oberen Darmbeinstachel (*Spina iliaca*) und verbleibt in dieser Stellung. Die anderen Finger (*Mittel-, Ring- und kleiner Finger*) werden von dort aus abgespreizt, in dem man damit am Darmbeinkamm (*Eminentia crista*) entlang tastet. Trochanter major (*großer Rollhügel*) suchen und Handfläche mit den abgespreizten Fingern nun ca. 2cm bauchwärts (*ventral*) drehen, während der Zeigefinger auf dem Darmbeinstachel liegenbleibt. Durch diese Drehung liegt der Handballen auf dem großen Rollhügel. Die korrekte Einstichstelle liegt nun im unteren inneren Teil des durch die Finger dargestellten Dreiecks. Vor dem Einstich, muß die korrekte Stichrichtung gewählt werden, die bei der ventroglutäalen Injektion nicht genau senkrecht zum Hautniveau verläuft sondern leicht nach ventral (*bauchwärts*) und leicht nach kranial (*kopfwärts*) gewählt wird. *Injektionstechnik:* Einstichstelle gründlich desinfizieren mit Sprühdesinfektion und Einwirkzeit beachten (*Lösung muß vollständig angetrocknet sein*) und Tupfer als Markierung hinlegen; Händeschnelldesinfektion durchführen; Haut anspannen, Stich ankündigen und 1er oder 2er Kanüle zügig im Stichwinkel einstechen und langsam vorschieben bis zu $^{2}/_{3}$ der Kanülenlänge. Schmerzäußerungen des Bewohners beobachten; Kanüle in dieser Position fixieren und Aspirationsprobe durchführen. Falls kein Blut aspiriert worden ist, ist das Medikament **langsam** zu verabreichen. Vor dem Herausziehen der Nadel, muß darauf geachtet werden, daß die Nadel wieder im Einstichwinkel herausgezogen wird. Nach der Verabreichung einen trockenen Tupfer auf die Einstichstelle drücken und Kanüle zügig herausziehen. Die Einstichstelle muß für ca. 1 Minute komprimiert werden. Nach der i.m. Injektion den Bewohner wieder bequem lagern und Material sachgerecht entsorgen. Wirkung (*30-50 Minuten, außer Depot-Präparate*) und Nebenwirkungen sind stets zu beobachten!	**Verboten** sind intramuskuläre Injektionen bei: – Blutungsneigung; – Antikoagulanzientherapie, z.B. mit Marcumar®; – ödematösen, entzündlichen Veränderungen oder anderen Hauteffloreszenzen im Injektionsgebiet; – Schockzuständen ⇨ Herzinfarkt (*kardiogener Schock*). **Komplikationen:** Nervenschädigung ⇨ Sofortlähmung; Hämatombildung; Abszeßbildung; Aseptische Nekrosen; Knochenhautschädigung (*z.B. durch zu lange Injektionsnadel*). **Beachte folgende Standards:** Standard: „Infekt." Standard: „Injekt./s.c." Standard: „Medik.".

Fortsetzung nächste Seite

Standard-Nr.: 37	Abkürzung: Injekt./i.m.	Bezeichnung: Injektion: Intramuskulär

Durchführung einer intramuskulären Injektion:

Material:	Durchführung:	Bemerkungen:
siehe oben	3. Auffinden der Injektionsstelle nach **Sachtleben**: Die Pflegekraft steht vor dem Bewohner. Die rechte Hand wird so auf die Flanke gelegt, daß der Zeigefinger in seiner ganzen Länge auf der Knochenleiste des Darmbeinkamms liegt. Die Einstichstelle liegt 3 Querfinger (*Zeige-, Mittel- und Ringfinger*) der linken Hand unterhalb des Darmbeinkamms im seitlich lateralen Teil des Gesäßes. Den kleinen Finger der linken Hand abspreizen. Als Orientierungshilfe dient der Schnittpunkt mit der mittleren Axillarlinie vom Trochanter in die Achselhöhle. Der Einstichwinkel erfolgt nach oben-außen in einem Winkel von 90 Grad. *Injektionstechnik:* Einstichstelle gründlich desinfizieren mit Sprühdesinfektion und Einwirkzeit beachten (*Lösung muß vollständig angetrocknet sein*) und Tupfer als Markierung hinlegen; Händeschnelldesinfektion durchführen; Haut anspannen, Stich ankündigen und 1er oder 2er Kanüle zügig leicht schräg im 90 Grad Winkel in Richtung Bauchnabel einstechen und $^2/_3$ der Kanülenlänge langsam vorschieben. Schmerzäußerungen des Bewohners beobachten; Kanüle in dieser Position fixieren und Aspriationsprobe durchführen. Falls kein Blut aspiriert worden ist, ist das Medikament **langsam** zu verabreichen. Nach der Verabreichung einen trockenen Tupfer auf die Einstichstelle drücken und Kanüle zügig herausziehen. Die Einstichstelle muß für ca. 1 Minute komprimiert werden. Nach der i.m. Injektion den Bewohner wieder bequem lagern und Material sachgerecht entsorgen. Wirkung *(s.o.)* und Nebenwirkungen sind stets zu beobachten!	siehe oben

Dokumentation: Jede durchgeführte intramuskuläre Injektion, wird im Pflegedurchführungsblatt mit Namen des Medikamentes, Datum, Uhrzeit und Handzeichen genau festgehalten. Beobachtungen oder Veränderungen nach der Injektion sind im Berichteblatt einzutragen und ggf. ist der Arzt (*bei Komplikationen etc.*) zu informieren. Die intramuskuläre Injektion ist eine behandlungspflegerische „indirekte" Pflegeleistung.
In stationären Pflegeeinrichtungen wird die Behandlungspflege über die Pflegekassen finanziert.
Im ambulanten Bereich erfolgt die Abrechnung von behandlungspflegerischen Leistungen (*ärztliche Verordnung häuslicher Krankenpflege*) über die Krankenkassen.

Qualifikation: Altenpfleger/in.

Standard-Nr.: 38	Abkürzung: **Injekt./s.c.**	Bezeichnung: **Injektion: Subkutan** *(Behandlungspflege)*

Eine subkutane Injektion darf nur nach strikter ärztlicher Anordnung erfolgen. Eine Injektion ist eine Form der parenteralen Verabreichung, bei der Medikamente und andere Substanzen als wäßrige Lösung, als ölige Lösung oder als Emulsion in ein Gewebe (z.B. *Muskelgewebe,* *Fettgewebe*) oder in einen Körperhohlraum (z.B. *Blutgefäß, Herzhöhle, Gelenkspalt*) injiziert werden. Die Verabreichung des Medikamentes erfolgt mit Hilfe einer Spritze (*Zylinder, Kolben, Konus*) und einer entsprechenden Kanüle. Mehr als 20 ml und die langsame Verabreichung über Minuten oder Stunden wird als Infusion bezeichnet. Die subkutane Injektion (*s.c.*) wird in das Unterhautfettgewebe (*Subkutis*) verabreicht.

Pflegeziele:
- Parenterale medikamentöse Verabreichung (*nach strikter ärztlicher Anordnung*);
- Subkutane Injektion durchführen.

Vorteile einer parenteralen Medikamentengabe:

1. Genau steuerbarer Wirkungseintritt:
   - intravenös *(i.v.)* in die Vene;
   = sofortiger Wirkungseintritt; (*Durchführung ausschließlich durch den Arzt*);
   - intramuskulär (*i.m.*), in den Muskel; delegationsfähig an geeignete Pflegekräfte;
   - subkutan (*s.c.*), in das Unterhautfettgewebe; delegationsfähig an geeignete Pflegekräfte;
2. genaue Dosierbarkeit durch ml oder I.E. Angaben;
3. Verabreichung jederzeit möglich (*nach Einverständnis des Bewohners*);
4. Verabreichung von Medikamenten, die enteral unwirksam wären (*z.B. Insulin*);
5. Keine Magen - Darm - Schleimhautreizungen, da parenterale Applikationsform;
6. geringe Leberbelastung.

Delegation der subkutanen und intramuskulären Injektionen:

Injektionen gehören zum Verantwortungsbereich des Arztes. Es gibt keine gesetzliche Vorschrift, die ganz eindeutig die Zulässigkeit und Einschränkung der Delegation von Injektionen auf das Pflegepersonal regelt. Bei der Delegation von Injektionen gibt es fünf Grundsätze, die unbedingt einzuhalten sind:
1. Ärztliche Anordnung der Maßnahme mit Angabe der Injektionsart, der genauen Dosierung, und dem Injektionszeitpunkt.
2. Einverständniserklärung des Bewohners zur Durchführung dieser Maßnahme durch Pflegekräfte.
3. Es dürfen keine Komplikationen durch diese Maßnahme zu erwarten sein, die das persönliche Tätigwerden des Arztes erforderlich machen könnten;
4. Die Pflegekraft muß durch ihre Qualifikation in der Lage sein, die Maßnahme und Technik einwandfrei durchzuführen, der Arzt hat sich davon zu überzeugen.
5. Einwilligung und Bereitschaft der Pflegekraft zur Durchführung dieser Maßnahme.

Grundsätzlich sind nicht alle Tätigkeiten durch den Arzt delegierbar! Im Falle einer Delegation muß sich der Arzt immer von der fachlichen und persönlichen Qualifikation, den Kenntnissen, Fähigkeiten, Fertigkeiten, über die jeweilige Technik und den Risiken für die Durchführung der übertragenen Behandlungspflege überzeugen. Bei der Übernahme der Maßnahme hat die Pflegekraft nach ihrer Einwilligung zur Durchführung dieser Maßnahme, die Übernahme- und Durchführungsverantwortung für diese Tätigkeit. Die Pflegekraft hat ein Weigerungsrecht! Der Arzt hat eine Anordnungsverantwortung. Bei der Anordnung behandlungspflegerischer Tätigkeiten sollen, schriftlich (*Nachweis einer Delegation*!) und mit Unterschrift des Arztes, Bewohnername, das zu verabreichende Medikament, die Menge, die Art und der Zeitpunkt genau festgehalten werden. Die durchgeführte Maßnahme muß jedesmal dokumentiert werden, mit Datum, Uhrzeit, Angaben des Namens und der Unterschrift der durchführenden Pflegekraft.

Haftungsrechtliche Folgen bei einer fehlerhaften Injektion:

Zivilrechtliche Verfolgung:	**Strafrechtliche Verfolgung:**
Die fehlerhaft durchgeführte Injektion wird als Vertragsverletzung betrachtet, die dem Privatrecht (*Schadenersatz BGB § 823, Schmerzensgeld BGB § 847*) zugeordnet wird. Der Bewohner klagt auf Schadenersatz und Schmerzensgeld!	Eine fehlerhafte Injektion ist eine Körperverletzung (*StGB § 223 Körperverletzung*). Der Staatsanwalt klagt an und es kann zu einer Geld- und/oder Freiheitsstrafe kommen.

Fortsetzung nächste Seite

| Standard-Nr.: 38 | Abkürzung: Injekt./s.c. | Bezeichnung: Injektion: Subkutan |

Der Arbeitgeber kann bei einer fehlerhaften Injektion arbeitsrechtliche Konsequenzen gegenüber dem Arbeitnehmer einleiten. Anders als im Krankenhaus ist die beauftragte Pflegeperson dem behandelnden Arzt nicht dienstrechtlich unterstellt und dieser somit nicht weisungsbefugt (*Weisungsrecht*). Der Arzt hat keinen Vertrag mit dem Heim geschlossen, sondern hat einen Behandlungsvertrag mit seinem Patienten. Die bloße Anordnung eines Arztes ist im Heim kein Rechtfertigungsgrund. Zur Dokumentation dieses Vorganges kann ein Befähigungsausweis mit Angaben über die Pflegeperson, die Art der überprüften Maßnahme, den Ort, das Datum und die Unterschrift des Arztes hilfreich sein. Dieser dient der haftungsrechtlichen Er-

leichterung und Organisationserleichterung für den Träger der Einrichtung. Dieser Qualifikationsbeweis ist für den Träger ein Entlastungsbeweis BGB § 831, nicht aber für das Pflegepersonal. Das Personal hat ein Weigerungsrecht, allerdings nicht im Notfall (*StGB § 323 c Unterlassene Hilfeleistung*). Spritzenscheine gelten zeitlich nicht unbegrenzt und gelten nur für diesen (*einen!*) Bewohner. Im Spritzenschein muß die Pflegekraft, der Bewohner, das Medikament, die Dosierung, die Häufigkeit, das Datum und die Unterschrift des Arztes festgehalten sein.

Injektionskanülen:

Kanülen sind Hohlnadeln, bestehend aus einem Kanülenschaft in unterschiedlicher Länge und unterschiedlich angeschliffener Spitze. Die richtige Kanülenwahl ist stets zu beachten.

Die Größen sind nach teilweise internationalen Tabellen genormt und durch Farben gekennzeichnet. Nadel für s.c. ⇨ Insulinspritze ∅ 0,33 x 13 mm (*s.c. = 18er Kanüle gut geeignet*).

Die Medikamente zur parenteralen Verabreichung befinden sich in verschiedenen Ampullenformen:

1. *Durchstechampullen*; sind Glasfläschchen mit Gummistopfenverschluß zur mehrmaligen Entnahme von kleineren Flüssigkeitsmengen;
2. *Trockensubstanzampullen*;
3. *Glasampullen*;
   a) Säge- und
   b) Knickampullen (*weißer Halsring*);
4. *Fertigspritzen*.

Aufziehen aus einer Durchstechampulle z.B. Insulinflasche:	Aufziehen und Mischen aus der Trockensubstanzampulle:	Aufziehen aus der Glasampulle:
1. Hände waschen und gründlich desinfizieren. 2. Alle Materialien auf einem Spritzentablett, mit hochgezogenem Rand, sorgfältig vorbereiten: • Händedesinfektionsmittel; • Kanülensammler für die Spritze (*nach der Injektion*) und Abwurfbehälter für Verpackungen etc. • 1 ml oder 2 ml Insulinspritze (*je nach Insulineinheiten*) mit fest verschweißter Nadel; • Medikament (*Insulinflasche*) in der Durchstechampulle; Injektionslösung kontrollieren (*5-R-Regel!*) und Verfalldatum beachten; • 1 Tupfer (*nach der Injektion muß die Einstichstelle damit komprimiert werden!*); • Nierenschale.	1. Hände waschen und gründlich desinfizieren. 2. Alle Materialien auf einem Spritzentablett, mit hochgezogenem Rand, sorgfältig vorbereiten: • Hände- und Hautdesinfektionsmittel als Spray für die Einstichstelle; • Kanülensammler für die gebrauchten Kanülen und Abwurfbehälter für die Verpackungen etc. • 2 Spritzen (*ml. sind von der Injektionslösung abhängig*); • 3 Injektionsnadeln (*2 Aufziehkanülen Nr.: 1 / oder 2*) und eine Injektionsnadel nach ärztlicher Anordnung und Injektionsart; • Medikament in der Trockensubstanz (*5-R-Regel!*); • Glasampulle mit dem Lösungsmittel (*5-R-Regel!*); • 2 Tupfer (*1. Tupfer = Ampullenhals, 2. Tupfer = nach der Injektion zur Kompression der Einstichstelle*).	1. Hände waschen und gründlich desinfizieren. 2. Alle Materialien auf einem Spritzentablett, mit hochgezogenem Rand, sorgfältig vorbereiten: • Hände- und Hautdesinfektionsmittel als Spray für die Einstichstelle; • Kanülensammler für die gebrauchten Kanülen und Abwurfbehälter für die Verpackungen etc. • 2 ml Spritze, je nach Injektionslösung; • Eine Aufziehkanüle (*Nr.: 1/ oder 2*) und eine Injektionskanüle nach ärztlicher Anordnung und Injektionsart; • Medikament in der Glasampulle; • 2 Tupfer (*1. Tupfer = Ampullenhals, 2. Tupfer = nach der Injektion, zur Kompression der Einstichstelle*).

Fortsetzung nächste Seite

Standard-Nr.: 38	Abkürzung: Injekt./s.c.	Bezeichnung: Injektion: Subkutan

Aufziehen aus einer Durchstechampulle z.B. Insulinflasche:	**Aufziehen und Mischen aus der Trockensubstanzampulle:**	**Aufziehen aus der Glasampulle:**
3. Insulinflaschen vor der Medikamentenentnahme in beiden Händen rollen (*7 x*) lassen, damit sich die Insulinkristalle in der Durchstechampulle gleichmäßig verteilen (*sonst Gefahr einer Überdosierung, am Ende der Ampulle durch erhöhte Konzentration*). 4. Vor dem Aufziehen des Medikamentes, muß der Gummistopfen desinfiziert und dabei die Einwirkzeit beachtet werden, d.h. bis das Desinfektionsmittel am Gummistopfen vollständig angetrocknet ist. 5. Schutzkappe von der Nadel entfernen (*nicht wegwerfen!*), die Durchstechampulle auf den Kopf drehen und mit der Nadel durch den Gummistopfen hindurchstechen; die Spritze und Durchstechampulle wird mit den Fingern der linken Hand festgehalten; mit den Fingern der rechten Hand wird die verordnete Lösung und Menge unter aseptischen Kautelen aufgezogen. 6. Nach dem Aufziehen die Nadel aus der Durchstechampulle herausnehmen, Spritze luftleer machen (*Nierenschale = ablaufende Tropfen*) und die Nadel wieder mit der Schutzkappe versehen ohne die Nadel zu verbiegen. 7. Spritze unmittelbar nach dem Aufziehen verabreichen.	3. Gummistopfen der Durchstechampulle desinfizieren und dabei die Einwirkzeit beachten, d.h. bis das Desinfektionsmittel vollständig angetrocknet ist. 4. Aufbrechen der Glasampulle mit einem Tupfer (*s. Aufziehen aus einer Glasampulle!*). 5. Lösungsmittel aus der Glasampulle mit der ersten Injektionsnadel aufziehen und in die Durchstechampulle mit der Trockensubstanz hineinspritzen. 6. Anschließend wird die Trockensubstanz durch langsame Kippbewegungen (*mit einer Hand*) in der Durchstechampulle aufgelöst. 7. Das aufgelöste Medikament wird mit einer neuen zweiten Nadel und zweiten Spritze aus der Durchstechampulle aufgezogen. 8. Nach dem Aufziehen der Lösung, die zweite Nadel in den Kanülensammler werfen, Spritze luftleer machen (*Nierenschale = ablaufende Tropfen*) und die **Injektionsnadel** (*3. neue Nadel*) mit Schutzkappe aufsetzen; die Kanülenstärke ist von der Injektionsart und den ärztlichen Anordnungen abhängig. 9. Spritze unmittelbar nach dem Aufziehen verabreichen.	3. Injektionslösung in der Glasampulle kontrollieren (*5-R-Regel!*) und Verfalldatum beachten. 4. Zur Vermeidung von Verletzungen wird die Glasampulle, z.B. Knickampulle immer mit einem Tupfer abgebrochen oder mit einer Ampullensäge den Ampullenhals schiebend ansägen und anschließend vorsichtig abbrechen: Der Tupfer muß zum Abrechen dabei zwischen Finger und Ampullenhals gelegt werden; Ampullenspitze mit dem Tupfer umfassen, mit leichtem Ruck abbrechen und der abgebrochene Ampullenhals wird sofort in den Kanülensammler geworfen. 5. Beim Aufziehen aus einer Glasampulle benötigt man eine Spritze und zwei Nadeln (*s.o.*): Aufziehnadel aufsetzen und verordnete Lösung und Menge unter aseptischen Kautelen aufziehen. 6. Die Aufziehkanüle nach dem Aufziehen der Lösung in den Kanülensammler werfen, Spritze luftleer machen (*Nierenschale = ablaufende Tropfen*) und die zweite Injektionskanüle aufsetzen, auf ihr verbleibt die Schutzkappe bis zur Injektion. 7. Spritze unmittelbar nach dem Aufziehen verabreichen.

Merke: Zur Erleichterung beim Aufziehen eines Medikamentes aus einer Durchstichampulle, kann vorher mit der Spritze Luft (*= ml verordnete Menge*) aufgezogen werden, die dann in die Druchstechampulle gegeben wird! Erst dann erfolgt das Aufziehen des Medikamentes.

A) Applikationsorte / Injektionsstellen ⇨ Tageweise Wechseln des Injektionsfeldes nach einem Plan (*Dokumentation*);
- Vorder- und Außenseite des Oberarmes, über den Delta Muskel;
- Vorder- und Außenseite des Oberschenkels;
- Rücken- und Bauchpartien (*Aussparung der Region, die sich 1 -2 cm um den Bauchnabel herum befindet!*) und Flankenbereich.

B) Verwendete Injektionslösungen und Überprüfung des Medikaments:
- nur kleine Mengen bei einer subkutanen Injektion verabreichen;
- wäßrige Lösungen, z.B. Insulin, Calciparin, Heparin, Morphin usw.

C) Kontraindikationen bei einer subkutanen Injektion beachten:
- Bewohner hat einen Schock;
- Einstichstelle ist ödematös, entzündlich verändert oder es liegen Hautveränderungen am Injektionsfeld vor.

Fortsetzung nächste Seite

D) Beachtung der 5-R- Regel:

- richtiges **M**edikament;
- richtiger **O**rt und richtige Form;
- richtiger **P**atient/Bewohner;
- richtige **E**innahmezeit;
- richtige **D**osierung.

Durchführung einer subkutanen Insulininjektion:

Material:	Durchführung:	Bemerkungen:
Hände waschen und gründlich desinfizieren; **Spritzentablett mit:** • Händedesinfektionsmittel; • Kanülensammler für die Spritze (*nach der Injektion*) und Abwurfbehälter für die Verpackung etc. • 1 ml oder 2 ml Insulinspritze (*je nach Insulineinheiten*) mit fest verschweißter Nadel; • Medikament in der Durchstechampulle (*Insulinflasche*) aus dem Kühlschrank nehmen; Injektionslösung kontrollieren (*5-R-Regel!*) und Verfalldatum beachten; • 1 Tupfer (*nach der Injektion muß die Einstichstelle damit komprimiert werden!*); • Spritze wie oben beschrieben vorbereiten: Aufziehen aus einer Durchstechampulle, z.B. Insulinflasche; • Spritzentablett immer auf Vollständigkeit überprüfen; • Spritze unmittelbar nach dem Aufziehen verabreichen; • Nach dem Aufziehen ist die Durchstechampulle (*z.B. Depot-Insulin*) wieder in den Kühlschrank zu stellen.	1. Bewohner: entsprechend informieren, anleiten zur Mitarbeit *(evtl. Übernahme durch den Bewohner selbst ermöglichen)* und Einstichstelle freimachen von Kleidungsstücken etc.; Hände desinfizieren. 2. Einstichrichtung der Cutisstärke anpassen: z.B. Bauch 90° Winkel oder extra kurze Kanülen, werden im 90° Winkel eingestochen; lange Kanülen, z.B. Oberarm, Oberschenkel werden in einem 45° Einstichwinkel eingestochen ($^2/_3$ *der Nadel einstechen*). 3. Hautfalte mit Daumen und Zeigefinger der linken Hand abheben, und im richtigen Einstichwinkel die Injektionsnadel mit der rechten Hand zügig einstechen ($^2/_3$ *von der Nadel*) und Hautfalte nicht loslassen. 4. Kanüle und Spritze stabilisieren und das Medikament, durch Hineindrücken des Kolbens, langsam injizieren. 5. Nach der Injektion trockenen Tupfer auf die Einstichstelle legen, Kanüle rasch (*im Einstichwinkel*) herausziehen und Injektionsstelle leicht komprimieren, nicht reiben! 6. Dokumentation ⇨ Nahrungsaufnahme je nach Insulinart, 15 - max. 45 Minuten nach der Injektion. 7. Nach der subkutanen Injektion den Bewohner wieder bequem lagern oder ankleiden und Material sachgerecht entsorgen. Wirkung und Nebenwirkungen sind stets zu beobachten!	**Insulindosierung**: Sie erfolgt in internationalen Einheiten, 1 ml = 40 Insulin-Einheiten (*40 I.E.-Konzentration*). **Desinfektion der Einstichstelle:** Ausnahme: Bei täglichen *Insulininjektionen* braucht nicht unbedingt eine Desinfektion der Einstichstelle vor der Injektion vorgenommen werden; diese Empfehlung gilt allerdings **nur** bei Insulininjektionen! **Insulinspritze:** Spezialspritze mit eingeschweißter Kanüle und spezieller Graduierung nach Einheiten. Für U-100-Insuline sollten generell nur U-100-Spritzen verwendet werden, für U-40-Insuline entsprechend nur die U-40-Spritzen. **Aufbewahrung von Insulin:** Im Kühlschrank aufbewahren. **Komplikationen:** Schmerzen; Nekrose der Subkutis bei Fehlinjektion; Fehlinjektion in ein Blutgefäß; Gefäßverletzung - Hämatom; Infektion - Abszeß; allergische Sofortreaktion und Unverträglichkeiten. **Beachte folgende Standards:** Standard: „Infekt." Standard: „Pfleg./Diab." Standard: „Medik.".

Fortsetzung nächste Seite

Standard-Nr.: 38	Abkürzung: Injekt./s.c.	Bezeichnung: Injektion: Subkutan

Sogenannte Pens oder Insuject PEN (*halbautomatische Injektionshilfe*) dienen dem insulinpflichtigen Diabetiker als Spritzhilfe. Sie ermöglichen ihm eine größere Flexibilität und Unabhängigkeit. Sie sind wie Tintenfüller aufgebaut, anstatt einer Tintenpatrone ist eine Insulinpatrone eingesetzt, und anstelle der Feder befindet sich eine Einwegkanüle an der Spritze, z.B. NovoPen I-II, Insuject (*Nordisk*), OptiPen usw. Die Pens sind nur für eine bestimmte Insulinart geeignet d.h. ein bestimmter Pen eignet sich nur für eine bestimmte Insulinpatrone. Da jeder Pen unterschiedlich funktioniert, muß vorher die Gebrauchsanweisung exakt durchgelesen werden.

Insulininjektion mit einem Pen

Ein Beispiel zur Durchführung einer Insulininjektion mit Hilfe eines Pens (*jeder Pen kann anders sein!*):

1. **Insulin-Patrone wird eingesetzt:**
   Der Pen muß dabei aufgeschraubt werden, so daß eine dazu passende Insulin-Patrone eingesetzt werden kann (*5-R-Regel!*). Anschließend den Pen wieder zuschrauben.

2. **Nadel wird am Konus aufgeschraubt:**
   Das Schutzpapier von der Pen-Kanüle entfernen und Kanüle vorne auf den durchsichtigen Plastikteil (*Konus*) schrauben.

3. **Insulin-Patrone wird durchgemischt:**
   Die Insulin-Patrone muß in der Hand geschwenkt werden.

4. **Dosis (I.E.) am Pen (*nach ärztlicher Anordnung*) einstellen:**
   Durch Drehen am oberen Teil des Pens, kann die angeordnete Einheit eingestellt werden; das Sichtfenster zeigt die ärztlich angeordnete Insulineinheit an.

5. **Pen wird entsichert:**
   Jeder Pen wird am Sicherungsring anders entsichert (*Gebrauchsanleitung durchlesen!*).

6. **Insulin wird verabreicht:**
   Mit dem Daumen und Zeigefinger eine Hautfalte bilden und die Nadel senkrecht in die Subkutis hineinstechen (*siehe Durchführung einer s.c. Injektion*). Zur Verabreichung der verordneten Insulinmenge den Knopf des Pens ganz herunterdrücken.

Dokumentation: Jede durchgeführte subkutane Injektion, wird im Pflegedurchführungsblatt mit Namen des Medikamentes, Datum, Uhrzeit und Handzeichen genau festgehalten. Beobachtungen oder Veränderungen nach der Injektion sind im Berichteblatt einzutragen und ggf. ist der Arzt (*bei Komplikationen etc.*) zu informieren. Die subkutane Injektion ist eine behandlungspflegerische „indirekte" Pflegeleistung.
In stationären Pflegeeinrichtungen wird die Behandlungspflege über die Pflegekassen finanziert.
Im ambulanten Bereich erfolgt die Abrechnung von behandlungspflegerischen Leistungen (*ärztliche Verordnung häuslicher Krankenpflege*) über die Krankenkassen.

Qualifikation: Altenpfleger/in und nach exakter Anleitung Pflegehelfer/in.

Standard-Nr.: 39	Abkürzung: **Inkont.**	Bezeichnung: **Inkontinenzpflege** *(Grundpflege)*

Etwa 4 Mio. Menschen leiden in der Bundesrepublik Deutschland an einer totalen oder partiellen Harn- und/oder Stuhlinkontinenz. Die Inkontinenz, im Volksmund auch Blasenschwäche genannt, kann verschiedene Ursachen haben und bezeichnet das Unvermögen, den Harn und/oder Stuhl willkürlich zurückzuhalten. Normalerweise beinhaltet die Schließmuskelfunktion des Menschen die Fähigkeit, Urin und Stuhl willentlich zu entleeren und den Vorgang zu steuern. Zeitpunkt und Ort der Ausscheidung werden durch den eigenen Willen bestimmt und festgelegt. Je nachdem wie stark der Drang, z.B. des Wasserlassens empfunden wird, muß eine Toilette aufgesucht werden. Eine Inkontinenz tritt in jeder Lebensphase auf, besonders jedoch bei alten Menschen.

Die gesunde Blasenfunktion ist das Ergebnis eines harmonischen Zusammenwirkens der Detrusor-Muskeln (*Blasenmuskulatur*), des Beckenbodens, der intakten anatomischen und physiologischen Strukturen und Vorgänge sowie der Steuerung durch das Nervensystem. Mit zunehmendem Alter, nimmt die Harnblasenkapazität ab und alte Menschen müssen öfter, als in jüngeren Jahren die Toilette aufsuchen. Bei einer Inkontinenz geht das Gefühl für eine Blasenfüllung durch verschiedene Ursachen und Erkrankungen verloren. Auch kann sich die Inkontinenz als Begleiterscheinung einer anderen Krankheit entwickeln. Wenn keine Behandlung der Inkontinenz eingeleitet wird, kann der ungewollte Harnabgang und evtl. Stuhlabgang sich verschlimmern und chronisch werden. Der Betroffene sollte sich deshalb schon bei den ersten Anzeichen seinem Arzt anvertrauen, um auch frühzeitig geeignete prophylaktische Maßnahmen einleiten zu können. Viele der über 60- jährigen Menschen sind von diesem Leiden betroffen und fühlen sich ihrem Schicksal hoffnungslos ausgeliefert. Unterschiedliche Erkrankungen und Veränderungen der körperlichen Situation können den unwillkürlichen Harnabgang herbeiführen. Mittlerweile gibt es eine breite Produktinformation und Marktpalette gegenüber der Inkontinenz. Auch stehen verschiedene prophylaktische und therapeutische Möglichkeiten zur Verfügung der Inkontinenz frühzeitig zu begegnen (*Inkontinenzprophylaxe*) oder zu therapieren. Bei alten Menschen, die unter einer Harn- und/oder Stuhlinkontinenz leiden, stehen präventive als auch palliative (*lindernde*) Möglichkeiten zur Verfügung, die fachkompetent als auch individuell eingesetzt werden müssen. Die Inkontinenzmaterialien werden über die Krankenkassen finanziert, was bis vor einigen Jahren nicht der Fall gewesen ist!

Pflegeziele:

- Sicherheit und „sich-wohl-fühlen";

- Behandlung der Inkontinenz;

- Schutz vor Nässe und Hautschutz sicherstellen;

- Geruchssicherheit und Unauffälligkeit;

- Inkontinenzform und Schweregrad herausfinden;

- Dekubitus- und Infektionen verhindern;

- Kontinenz erreichen.

Fortsetzung nächste Seite

Standard-Nr.: 39	Abkürzung: Inkont.	Bezeichnung: Inkontinenzpflege

Inkontinenzformen:

Überlaufinkontinenz:	Eine Prostatavergrößerung *(Verengung der Harnröhre)* führt dazu, daß sich die Blase nicht mehr vollständig entleeren kann. Der Urin kann nur noch tropfenweise entleert werden und es kommt zur Restharnbildung. Dieser Zustand bei einem Mann kann auch als Ischuria paradoxa *(Überlaufblase)* bezeichnet werden. Er kann fälschlicherweise als Inkontinenz diagnostiziert werden. Der in der Harnblase befindliche Restharn, bildet einen idealen Nährboden für Keime und Infektionen und durch Überdehnung der Blase ist die Muskulatur nicht mehr zu einer normalen Kontraktion fähig.
Streßinkontinenz:	Versagens des Verschlußmechanismus der Blase, besonders betroffen sind hiervon Frauen. Die Ursache liegt häufig an einer Schwäche der Beckenbodenmuskulatur und einer Senkung der Gebärmutter. Es kommt zum Urinverlust ohne Harndrang: 1. beim Husten oder Niesen, 2. beim Treppensteigen und Heben von Lasten, 3. im Stehen und Liegen.
Reflexinkontinenz:	Schäden des Rückenmarks und vollständige Unterbrechungen der Nervenbahnen im Rückenmark *(Querschnittlähmung)* führen dazu, daß das Gehirn die Blasenentleerung nicht mehr steuern kann. Der Harndrang wird nicht mehr bewußt wahrgenommen. Die Blasenentleerung erfolgt bei diesen Menschen nur noch durch den Rückenmarksreflex. Die Harnblasenentleerung erfolgt reflektorisch durch unterschiedliche Reize *(z.B. durch das Beklopfen der Oberschenkel)*.
Draninkontinenz:	Hier kann bereits nach geringer Füllung der Harnblase ein starker Harndrang ausgelöst werden. Das Zurückhalten von Harn ist für den Betroffenen nicht möglich. Die Ursachen sind neurologische Erkrankungen oder eine Zystitis.

Pflege- und Betreuungsmöglichkeiten bei einer Inkontinenz:

1. Kondomurinale:

Männer mit einer Inkontinenz können mit einem Kondomurinal und dazugehörigem Einmalbeutel versorgt werden. Das Kondomurinal wird über den Penis gestreift und mit dem Einmalbeutel verbunden. Der Einmalbeutel *(Beinbeutel)* muß sicher angebracht werden und sollte die Beweglichkeit nicht unnötig behindern.

Die Kondomurinale sind an der Innenseite mit einem hautfreundlichen Klebstoff beschichtet. Dieser haftet sicher und rutschfest am Penis und verhindert ein Auslaufen von Urin. Kondomurinale sind in 3 verschiedenen Größen erhältlich. Am Kondomende befindet sich eine Anschlußmöglichkeit für einen Urineinmalbeutel. Der Urineinmalbeutel wird zur Befestigung in eine Baumwolltasche mit Klettverschlüssen gegeben. Der Baumwollbeutel wird am Oberschenkel befestigt. Bei Bewohnern, die im Rollstuhl sitzen erfolgt die Befestigung am Unterschenkel.

Anlegen eines Urinals:

Das Glied wird gewaschen und mit einem Handtuch gut abgetrocknet. Beide Schutzfolien werden vom Klebstreifen des Urinals entfernt. Der Klebstreifen wird hinter der Eichel locker um den Penisschaft gewickelt. Das Kondomurinal wird über den Klebstreifen gerollt. Das Urinal am Penis andrücken und mit einem Einmalbeutel verbinden.

Wichtige Hinweise:

- Das Kondomurinal darf nicht abschnüren ⇒ Dekubitus- und Paraphimosegefahr ausschließen.
- Selbstklebende Kondomurinale werden über den Penis gestülpt und festgedrückt.
- Nach dem Anlegen des Kondomurinals wird die Ablauföffnung des Kondoms mit dem Schlauch des Urinbeutels verbunden und evtl. an Ober- oder Unterschenkel fixiert.
- Wechseln des Kondomurinals ist nach spätestens 24 Stunden erforderlich.
- Latexrestbestände des Urinals am Penis sind zu entfernen. Der Penis wird mit pH-neutraler Seife gereinigt und exakt abgetrocknet. Den Penis nicht mit Öl reinigen, da dadurch die Haftfähigkeit des Kondomurinals am Penis beeinträchtigt werden kann.
- Größe des Kondomurinals beachten und gute Befestigungsmöglichkeit *(selbstklebend oder mit Haftstreifen)* auswählen, je nach Bedürfnissen und Notwendigkeiten.
- Genaue Paßform garantiert einen sicheren und beschwerdefreien Sitz des konischen Rolltrichters.

Fortsetzung nächste Seite

2. Beckenbodentraining:

Bei der Inkontinenz älterer Frauen können spezielle, krankengymnastische Übungen zur Stärkung des Beckenbodens eingesetzt werden. Das Beckenbodentraining eignet sich auch für ältere Menschen, die unter einer Streßinkontinenz leiden, aber noch gut beweglich sind. Die Beckenbodengymnastik dient der Straffung der Beckenbodenmuskulatur, insbesondere der Kräftigung des äußeren Blasenschließmuskels (*Detrusormuskel*).

Die Beckenbodenmuskulatur umgibt teilweise den Blasenschließmuskel und die Harnröhre. Wird sie trainiert, läßt sie sich bei Bedarf so anspannen, daß der Urinfluß blockiert wird. Die einfachste Übung ist, daß die Muskulatur wiederholt so fest als möglich angespannt wird. Bei allen Übungen ist es wichtig, daß die Atmung gleichmäßig *(einatmen durch die Nase, ausatmen durch leicht geschlossene Lippen)* erfolgt. Das Beckenbodentraining wird durch die Krankengymnastik gezeigt und muß anschließend dauerhaft und eigenständig durchgeführt werden.

3. Entlastung - Venenpumpenübung, auch als Thromboseprophylaxe geeignet:

Durch diese Übung wird der venöse Rückfluß zum Herzen gefördert.

Im Stehen bei durchgedrückten Knien mehrmals hintereinander versuchen mit den Fingerspitzen den Fußboden zu berühren. Im Liegen radfahren (*Pedaltreten*). In Rückenlage die Beine anwinkeln und ausstrecken. In flacher Rückenlage die Unterschenkel auf einen Stuhl oder Bettkasten legen.

4. Kneifübungen - Widerstand erhöhen:

In flacher Rückenlage mit den Fußsohlen in die Matratze drücken. Im Stehen, Liegen oder Sitzen mit gekreuzten Beinen die Fußaußenkanten gegeneinander drücken. Im Sitzen auf einem Stuhl die Afterregion für 15 Sekunden zusammendrücken. Im Reitersitz (*feste Kissenrolle o.ä. zwischen die Beine legen*) und Afterregion für ca. 15 Sekunden zusammendrücken für ca. 30 Sekunden entspannen wieder für 15 Sekunden zusammendrücken. Alle Übungen mehrmals täglich durchführen.

5. Blasenklopftraining:

Diese Methode wird am Anfang (*nach der Katheterentfernung*), z.B. bei einer Reflexinkontinenz durchgeführt. Nach exakter Anleitung kann der Betroffene selbständig diese Maßnahme durchführen. Bei einem Blasenklopftraining werden Muskelaktivitäten der Blase, durch bestimmte Reize auf die Haut (*über der Symphyse*), ausgelöst. Durch diese Reize wird die Kontraktion des Blasenmuskels und die Erschlaffung des Blasenschließmuskels provoziert und die Blasenentleerung eingeleitet.

Durchführung: Der Bewohner oder die Pflegekraft drückt, bei angespanntem Bauch (*Bauchpresse*), mit der Faust von außen auf die gefüllte Blase. Der Urin wird durch diesen Druck durch den Blasenschließmukel gedrückt.

Trotz dieser Maßnahme verbleibt immer Restharn in der Blase. Wird die Maßnahme regelmäßig (*mindestens dreimal am Tag*) durchgeführt, kann der Bewohner seine Urinentleerung selbst nach individuellen Zeitintervallen festlegen.

Absorbierende Inkontinenzmaterialien sollten trotzdem bereitgehalten werden.

6. Atemübungen:

Atemübungen können nach krankengymnastischer Anleitung ebenfalls positiv dazu beitragen, einer Inkontinenz zu begegnen.

7. Hautpflege und allgemeine Anforderung von absorbierenden Inkontinenzmaterialien:

Ziel aller pflegerischer Bemühungen ist die intakte, trockene, reizarme und einwandfreie Haut. Die Hautschutzpflege konzentriert sich auf den Schutz vor Feuchtigkeit, Reibung, Wärme, Bildung feuchter Kammern, durch nasse Wäsche und Inkontinenzmaterialien. Damit wird gleichzeitig die Geruchsbildung vermindert und für ein Wohlbefinden des inkontinenten Menschen gesorgt, der sich sehr schnell in einem Zustand des Ausgeliefertseins befindet.

Die Haut als Schutzorgan, besitzt einen Säureschutzmantel. Er schützt vor eindringenden Keimen, die Haut wirkt antibakteriell (*ähnlich wie die Magensäure im Magen*) und besitzt eine Hautflora (*hauteigene, nicht krankheitsverursachende Keime*). Diese Hautflora ist ebenfalls ein natürlicher Schutz. Häufiger Kontakt mit Ausscheidungen durch eine bestehende Inkontinenz führt zur Veränderung des pH-Wertes der Haut und der natürlichen Hautflora. Das begünstigt das Eindringen von pathogenen Keimen. Zusätzlich wird durch das feucht-warme Milieu (*durch mangelhafte Inkontinenzpflege*) das Wachstum der Keime begünstigt. Die feuchte Haut quillt auf (*Mazeration*) und es kommt zu einer Schädigung der Haut. Von daher konzentrieren sich alle pflegerischen Maßnahmen darauf, eine einwandfreie, individuelle Versorgung und Pflege zu gewährleisten, die die Aktivitäten des täglichen Lebens nicht allzusehr einschränken. Eine individuelle Versorgung mit einem Inkontinenzprodukt ist unerläßlich und ist immer von der diagnostizierten Inkontinenzform, Harnmenge der einzelnen Portionen, den Lebensumständen und Aktivitäten abhängig. Dekubitusbildungen, Harnwegsinfektionen und Hautreizungen müssen unbedingt durch präventives (*vorausschauendes*) Denken, Entscheiden und Handeln verhindert werden.

Fortsetzung nächste Seite

Standard-Nr.: 39	Abkürzung: Inkont.	Bezeichnung: Inkontinenzpflege

Anforderungen an das absorbierende Inkontinenzmaterial:	Allgemeine Pflegemaßnahmen bei Inkontinenz:	Besonderheiten:
1. Gute Saugfähigkeit; 2. Wirtschaftlichkeit; 3. Optimaler Schutz der Kleidung; 4. Hoher unauffälliger und sicherer Tragekomfort; 5. Gute Hautverträglichkeit; 6. Leichte Handhabung; 7. Körpergerechte Paßform; 8. Langanhaltende Geruchssicherheit.	1. Ganz besonders wichtig ist die persönliche Hygiene in der Genital- und Analregion (*mehrmals tägliche Reinigung des Genitalbereiches*) sowie das Trockenhalten und die Pflege der Haut; 2. Inkontinenzartikel und Inkontinenz-Hosen müssen, sobald sie feucht sind, ausgezogen und gewechselt werden; 3. **Grobreinigung:** Bei starker Verschmutzung ist vorher mit angezogenen Einmalhandschuhen, Zellstoff, Reinigungsspray oder einer Lotion die Ausscheidung zu entfernen; **Feinreinigung:** Schonende aber gründliche Wäsche von Gesäß und Intimbereich mit pH-neutraler Waschlotion (*keine parfümierten Seifen und Waschlotionen benutzen*), s. Standard „Intim.", wobei auch u.U. Ableitungen ebenfalls gereinigt werden müssen, z.B. Katheterschläuche; anschließend ist die Haut vorsichtig ohne zu reiben, abzutrocknen; auf Hautfalten achten (*Intertrigo*) und bei Dekubitusgefahr entsprechende hautschützende Substanzen auftragen; 4. Individuell saugfähiges Inkontinenzmaterial je nach schwere der Harn- oder/und Stuhlinkontinenz (*leichte, mittelschwere bis schwere Inkontinenzart*) sowie bei unruhigen und/oder pflegebedürftigen Bewohnern verwenden; 5. Ballaststoffreiche Kost anbieten, da starkes Pressen bei chronischer Verstopfung den Beckenboden schwächt; 6. Ggf. Übergewicht reduzieren, insbesondere bei der Streßinkontinenz, weil dadurch der Beckenboden entlastet wird; 7. Trotz der Inkontinenz muß der ältere Mensch sehr viel trinken, um die Blase „von oben" durchzuspülen, evtl. Verabreichen von harntreibenden Tees; 8. Wegezeiten zur Toilette bedenken und entsprechende Hilfsmittel im warmen Toilettenraum anbieten; 9. Einfache, warme und schnell zu öffnende Kleidung kann bei alten Menschen in Notsituationen sehr hilfreich sein; insbesondere ist auf warme Fußbekleidung zu achten; 10. Ggf. pH-Wert des Urins überprüfen.	Beachtung folgender Standards: Standard: „Ankl./Auskl." Standard: „Betten I - IV" Standard: „Bilz." Standard: „Dekupr." Standard: „Infekt." Standard: „Interpr." Standard: „Intim." Standard: „Juckrpfl." Standard: „Kath.-Pfl." Standard: „Kp-Allg." Standard: „Kp-Haut" Standard: „Obstipr." Standard: „Stoma I-III" Standard: „Trinken" Standard: „Zystipr.". Die Reinigung des Genitalbereichs ist von großer Wichtigkeit (*Intimsphäre beachten*) sowie insbesondere das Abtrocknen (*Intertrigoprophylaxe*) dieser Hautregionen.

Fortsetzung nächste Seite

138

8. Wechseln einer Inkontinenzeinlage:

Material:	Vorbereitung:	Durchführung im Liegen:
• Inkontinenzvorlage (*Molipants - Netzhöschen*) oder Slips nach Schweregrad; • Einmalhandschuhe; • Schüssel mit lauwarmem Wasser, Einmalwaschhandschuh und pH-neutraler Seife; • Zellstoff; • Abfallbehälter; • Ggf. Bettwäsche und/oder frische Leibwäsche; • Hautschutzmittel und andere prophylaktische Materialien.	• Bewohner über den Wechsel der Inkontinenzeinlage informieren und zur aktiven Mitarbeit anregen; • Fenster und Türen schließen, evtl. Sichtschutz; • Materialien bereitstellen; • Bett auf richtige Höhe einstellen (*rückenschonend*); • Intimsphäre wahren und beachten.	1. Oberkörper flachlagern, Einmalhandschuhe anziehen und Stuhl als Arbeitsablage am Bettende bereitstellen. 2. Bettdecke zurückschlagen (*abdritteln*) und auf dem Stuhl ablegen. 3. Bewohner soll im Bett durch Aufstellen der Beine (*aktiv*) eine Brücke bauen, um die Netzhose vorne etwas herunterziehen zu können. Ist dies nicht möglich, sollte der Bewohner auf die gegenüberliegende Seite (*Bettgitter als Schutz vor dem Herausfallen*) mit leicht angewinkelten Knien gedreht und durch eine zweite Pflegekraft gehalten werden. Bewohner in dieser Position sichern. 4. Die Netzhose und alte Inkontinenzeinlage entfernen und in den Abfallbehälter werfen (*niemals auf dem Boden ablegen!*). 5. Grobreinigung und Feinreinigung (*s.o.*) durchführen und Intimregion exakt abtrocknen, s. Standard „Intim."; evtl. Toilettengang anbieten (*Toilettentraining!*). 6. Hautschutzpflege mit geeigneten Hautschutzmitteln (*je nach ärztlicher Anordnung*) durchführen und dabei die Haut leicht massieren. 7. Die Inkontinenzeinlage im Querschnitt falten und vorsichtig zwischen die Beine schieben (*breite Seite zeigt dabei zum Gesäß*). Breite Seite am Gesäß glattziehen und auseinanderfalten und die trockene Netzhose am Gesäß wieder hochziehen. Falls nur eine Harninkontinenz bestehen sollte, kann durchaus die breite Seite (*ursprünglich für das Gesäß gedacht!*) nach vorne gegeben werden! 8. Bewohner muß informiert werden und auf den Rücken gedreht werden. 9. Die Inkontinenzeinlage im Schritt exakt und faltenfrei glattziehen und auseinanderfalten; Kontrolle und evtl. den körpergerechten Sitz der Einlage verbessern, insbesondere der Geschlechtsorgane (*Einschnürungen und Einklemmungen vermeiden!*). Einmalhandschuhe ausziehen. 10. Die Netzhose faltenfrei wieder hochziehen und anpassen. 11. Nachthemd oder Unterwäsche etc. anziehen und auf Faltenfreiheit kontrollieren. 12. Bewohner wieder zudecken, bequem lagern und Kopfteil des Bettes wieder hochstellen und Bewohnerwünsche erfragen, erkennen und beachten, z.B. Trinken anbieten usw. 13. Bett wieder in Ausgangsposition stellen und ggf. Fenster öffnen. 14. Material wieder zurücklegen bzw. entsorgen und aufräumen. 15. Dokumentation der Maßnahme.

Fortsetzung nächste Seite

| Standard-Nr.: 39 | Abkürzung: Inkont. | Bezeichnung: Inkontinenzpflege |

Material:	Vorbereitung:	Durchführung im Stehen:
• Inkontinenzvorlage (*Molipants - Netzhöschen*) oder Slips nach Schweregrad; • Einmalhandschuhe; • Schüssel mit lauwarmem Wasser, Einmalwaschhandschuh und pH-neutraler Seife; • Zellstoff; • Abfallbehälter; • Ggf. Bettwäsche und/oder frische Leibwäsche; • Hautschutzmittel und andere prophylaktische Materialien.	• Bewohner über den Wechsel der Inkontinenzeinlage informieren und in das Badezimmer oder auf die Toilette begleiten. Zur aktiven Mitarbeit anregen; • Fenster und Türen im Badezimmer oder auf der Toilette schließen (*geräumige, behindertengerechte Toiletten sind hier zum Vorteil mit Halte- und Stützgriffen, Sitzerhöhung sowie entsprechende Umsetzhilfen*); • Materialien im Bad oder auf der Toilette bereitstellen; • Intimsphäre wahren und beachten.	1. Den Bewohner in das Badezimmer oder auf die Toilette begleiten. Dort soll sich der Bewohner an geeigneten Haltegriffen festhalten, es wird die Netzhose und alte Inkontinenzeinlage entfernt und in den Abfallbehälter geworfen (*niemals auf dem Boden ablegen!*). 2. Grobreinigung und Feinreinigung (*s.o.*) durchführen und Intimregion exakt abtrocknen, s. Standard „Intim.". Toilettengang evtl. als Toilettentraining ermöglichen. 3. Hautschutzpflege durchführen. 4. Anlegen der Inkontinenzeinlage s.o. Punkt 7. - 10. 5. Unterwäsche, Strumpfhose, Unterrock, Hose etc. anziehen und auf Faltenfreiheit kontrollieren. 6. Bewohner Händewaschen ermöglichen und aus dem Badezimmer oder aus der Toilette begleiten; Wünsche erfragen.

9. Erfassung der Toilettengänge (*Toilettentraining*):

Bei einem Toilettentraining wird versucht, die Harnblase an feste Ausscheidungszeiten wieder zu gewöhnen. Der Bewohner muß hierzu über seine Toilettenzeiten (*Intervalle*) nach einem Plan entsprechend informiert werden; ggf. ist der Bewohner (*kognitiv*) dazu in der Lage, seine Zeiten nach dem Plan selbständig einzuhalten, Trinkmengen einzutragen und seinen Toilettengang eigenständig durchzuführen (*Förderung der Eigenverantwortlichkeit*). Bei dem Toilettentraining wird die Harnblase zur willkürlichen Harnausscheidung durch den Bewohner wieder trainiert und wieder erlernt! Ziel ist auch die Erhaltung der Kontinenz! In diesem Zusammenhang kann auch der Stuhlgang festgehalten werden.

⏱ Uhrzeit	Flüssigkeitsaufnahme:		willkürliche Harnausscheidung:			willkürliche Stuhlausscheidung:	
	Oral	Parenteral	Menge in ml.	Farbe	Geruch/Konzentration, Beimengungen etc.	Konsistenz	Menge
6							
7							
8							
9							
usw.							

Dokumentation: Die Durchführung der Maßnahmen sind im Pflegedurchführungsblatt täglich (*ggf. mehrmals im Früh- /Spät-/ und Nachtdienst*) zu bestätigen. Die Pflege wird genau nach der erstellten Pflegeplanung und nach dem Pflegestandard durchgeführt. Veränderungen, Beobachtungen oder Abweichungen sind im Berichteblatt festzuhalten. Der Maßnahmenkomplex gehört zu dem Leistungskomplex („*direkte*") Pflegeleistungen, im Rahmen der Pflegeversicherung. Zuordnung erfolgt je nach Pflegebedürftigkeit in den Leistungskomplex „Darm- oder Blasenentleerung" An-/Auskleiden, Hilfen/Unterstützung bei der physiologischen Blasen- und/oder Darmentleerung, Teilwaschen einschl. der Hautpflege usw.).

Qualifikation: Altenpfleger/in und Pflegehelfer/in nach exakter Anleitung.

Standard-Nr.: 40	Abkürzung: **Interpr.**	Bezeichnung: **Intertrigoprophylaxe** *(Grundpflege)*

Ein Intertrigo („*Hautwolf*") ist ein hochrotes, juckendes, brennendes, nässendes und schmerzhaftes Hauterythem in den Hautfalten. Die Hautfissuren entstehen durch Reibung von aneinanderliegenden Hautstellen, insbesondere bei Hautfalten oder durch ständige Feuchtigkeits- und Wärmebildung bei Haut zu Hautkontakt. Darüber hinaus entstehen die wundgeriebenen Hautstellen sehr schnell im Zusammenhang mit dem Kontakt von Ausscheidungen wie Schweiß, Harn, Nasensekret und bei anhaltenden Durchfällen. Bei einem Intertrigo liegen die Hautfalten, wie eine „feuchte-warme Kammer" fest aneinander und es entsteht keine Abdunstungsmöglichkeit. Besondere Prädilektionsstellen sind Körperstellen wie Oberlippenbereich (*Nase*), Ohren, Hals, Achselhöhlen, Hautpartien unterhalb der weiblichen Brust, Bauchfalten, Leistenbeugen, Schamgegend, Bauchnabel, Ellenbeuge, Kniekehle, Hautpartien zwischen den Gesäßfalten, Finger- und Zehenzwischenräume, Hautnarben und Gliedmaßenstumpf bei Prothesenträgern. Bei einer Intertrigoprophylaxe gilt es, die Ursachen wie Hitze, Feuchtigkeit sowie Reibung in den Hautfalten zu vermeiden. Für eine ausreichende Abdunstungsmöglichkeit der Haut ist zu sorgen und das Aufeinanderliegen der Haut muß verhindert werden. Gefährdet sind besonders Diabetiker, Fiebernde, stark Schwitzende, Adipöse und Bewohner mit Harn- und Stuhlinkontinenz. Ein Intertrigo kann zu bakteriellen Infektionen und Pilzinfektionen *(Erreger: Candida albicans = Hefepilzbefall)* führen. Eine Mazeration und oberflächliche, blutige Hautläsion und Infektionen (*Gewebsaufquellung, Erweiterung und Zerstörung*) können ebenfalls eine Folge des Intertrigo sein.

Pflegeziele:
- Erhalten der intakten Haut zwischen den Hautfalten durch Sauberhalten (*Trockenhalten*) der gefährdeten Stellen;
- Erhalten eines guten, rosigen und trockenen Hautschutzmantels;
- Bewohner lernt es, sich selber korrekt zu waschen, abzutrocknen und einzucremen;
- Erträglichmachen von brennenden Schmerzen bei schon vorhandenem Intertrigo;
- Haut-auf-Haut-Liegen verhindern.

Vorbereitung	Grundsätzliche Maßnahmen:	Bemerkungen:
• Pflegehilfsmittel vorbereiten wie Schüssel mit lauwarmem Wasser (*35°C*), Waschlappen und Handtuch (*fusselfrei*), Kamille; • Pflegemittel nach ärztlicher Anordnung, z.B. Bepanthen®-Salbe, zinkhaltige Salben (*hauchdünn auftragen*) und/oder Dermatolpuder®; • Verbandmull oder Leinenläppchen; • evtl. vom Arzt verordnetes Antibiotikum;	1. Bewohner vor Beginn der Maßnahme über den Sinn und Zweck der Prophylaxe oder Behandlung informieren. 2. Bei besonders gefährdeten Bewohnern muß regelmäßig während jeder Körperpflege eine genaue Hautbeobachtung und Hautinspektion durchgeführt werden, besonders an den prädisponierten Hautstellen und -falten. 3. Gefährdete Bewohner sollten Baumwollkleidung bevorzugt tragen (*Leibwäsche*). 4. Es muß auf eine gute Körperpflege geachtet werden, d.h. jedesmal gut waschen und gut abtrocknen. 5. Bei Erstanzeichen: dünn eine Hautschutzsalbe auftragen und ein Stück Verbandmull oder Leinenläppchen zwischen die Hautfalten legen. Dadurch wird das Haut-auf-Haut-Liegen und der Luftzutritt gefördert. Die Lage von Verbandmull oder Leinenlappen mehrmals am Tag kontrollieren (*verrutscht sehr leicht!*). Lipoidhaltige (*fettende*) Salben - wenn überhaupt - nicht zu dick auftragen, dies würde die Hautatmung sehr stark beeinträchtigen. Dermatolpuder® sehr dünn auftragen und verstreichen; Verklumpungsgefahr verhindern (*kein Talkumpuder verwenden!*). 6. Bei stark schwitzenden Bewohnern: häufigen Wäschewechsel und Bettwäschewechsel durchführen; kühle Teil-Waschungen, evtl. mit Pfefferminztee, Salbei, Apfelessig (*200 ml/5 l Wasser*) anbieten, s. Standard: „Kp-Versch." 7. Feuchte Verbände sofort erneuern und feuchte Kammern grundsätzlich vermeiden. 8. Bei inkontinenten Bewohnern: Inkontinentenwäsche und Inkontinenzmaterial häufiger auswechseln.	Eine Gefährdung rechtzeitig erkennen, insbesondere ist auf die gefährdeten Körperstellen stets zu achten. Nicht pudern (*nur bei absolut trockener Haut, da sich sonst Klumpen bilden, diese reiben und fördern die Intertrigobildung*). Fettsalben nicht zu dick auftragen oder gar nicht einsetzen, da sie luftundurchlässig sind und ebenfalls die Intertrigobildung begünstigen können. Salben immer sehr dünn auftragen. Hartnäckige Salbenrückstände mit Öl und Kompressen bzw. Verbandmull entfernen.

Dokumentation: Die Durchführung der Maßnahme ist im Pflegedurchführungsblatt täglich (*ggf. mehrmals im Früh-, Spät- und Nachtdienst*) zu bestätigen. Die Pflege wird genau nach der erstellten Pflegeplanung und nach dem Pflegestandard durchgeführt. Veränderungen, Beobachtungen oder Abweichungen sind im Berichteblatt festzuhalten. Die o.g. Tätigkeiten sind grundpflegerische „direkte" Pflegeleistungen, im Rahmen der Körperpflege als auch behandlungspflegerische „indirekte" Pflegehandlungen bei einer ärztlichen Anordnung und Therapie.

Qualifikation: Pflegehelfer/in.

Standard-Nr.: 41	Abkürzung: **Intim.**	Bezeichnung: **Intimpflege** *(Grundpflege)*

Eine sorgfältige Intimpflege muß bei jedem Bewohner durchgeführt werden, der im Bett seine Stuhl- und/oder Harnausscheidung verrichtet. Eine Intimpflege muß zusätzlich zur Körperpflege durchgeführt werden, um Hautschäden und Infektionen zu verhinderen. Nach jeder Stuhl- und/oder Harnausscheidung muß sehr taktvoll und unter Wahrung der Intimsphäre, eine Intimpflege durchgeführt werden. Diese Maßnahme ist auch durchzuführen, nach jedem Wechsel einer Inkontinenzeinlage oder nach einer Katheterpflege.

Der Bewohner sollte soweit wie möglich in die Maßnahmen einbezogen werden, seine diesbezüglichen Gewohnheiten und Wünsche sind entsprechend zu berücksichtigen. Peinlichkeiten und Verletzungen seiner Intimsphäre sollten dem Bewohner erspart bleiben; er muß insbesondere vor den Blicken unbeteiligter Personen geschützt werden. Für die Ausscheidung muß ihm genügend Zeit und Ruhe gelassen werden, evtl. Zeitung zum Lesen etc. anbieten!

Pflegeziele:
- Keine Hauterscheinungen, z.B. Intertrigo in der Analfalte, Dekubitus etc.
- Aufsteigende Harnwegsinfektionen vermeiden;
- Beseitigung von Stuhl und Harn (*z.B. bei Inkontinenz*);
- Sauberkeits- und Gepflegtheitsgefühl des Bewohners.

Grundsätzliches:	Maßnahmen:
Beim Waschen des Genitalbereiches ist folgende Vorgehensweise stets zu berücksichtigen: *a) Bei der Frau:* Grundsätzlich immer von der Symphyse zum Anus vorsichtig waschen, niemals umgekehrt! Mit weichem Handtuch abtrocknen bzw. abtupfen; *b) Beim Mann:* Vorhaut langsam und vorsichtig zurückschieben, Harnröhrenöffnung, Vorhaut und Eichel mit klarem Wasser vorsichtig waschen. Mit weichem Handtuch abtrocknen (*abtupfen*). Die Vorhaut muß wieder vollständig vorgeschoben werden zur Vermeidung einer Paraphimose = Eichelödem und Einklemmung der Vorhaut des Penis hinter dem Eichelkranz = Stauungsschwellung der Eichel mit Nekrosegefahr! ⇒ Die Stuhlentleerung ist im Hygieneblatt ständig festzuhalten!	*1. Urin- und Stuhlentleerung:* (Möglichkeiten: Toilette, Steckbecken, Urinflasche oder Toilettenstuhl) Den Bewohner zur Toilette begleiten und ihm beim An- und Auskleiden - wenn nötig - behilflich sein. Wenn der Bewohner nicht gehfähig ist, im Bett das Steckbecken oder die Urinflasche reichen. Für entsprechenden Sichtschutz sorgen; Fenster und Türen schließen und für Ruhe und Sicherheit sorgen; Bewohner auskleiden und für das Ausscheiden dem Bewohner genügend Zeit und Ruhe lassen. In Rufweite bleiben oder Klingelknopf dem Bewohner anbieten. Nach der Ausscheidung entsprechend viel Toilettenpapier zum Abwischen der Genitalregion zur Verfügung stellen. Evtl. mit feuchten Reinigungstüchern den Intimbereich zum allgemeinen Wohlbefinden reinigen (*Pflegekraft sollte Einmalhandschuhe tragen*). Anschließend dem Bewohner das Händewaschen ermöglichen. Den Bewohner entsprechend seiner Bedürfnisse wieder korrekt ankleiden. Bewohner muß zu seiner Selbständigkeit angeleitet werden!
Beobachtung von Stuhl-, Harn- und Intimregion sowie das Erkennen von Ausfluß, Blutungen und Pilzerkrankungen usw. gehört in den Kompetenzbereich von Altenpfleger/innen, um Veränderungen jeglicher Art adäquat und vor allen Dingen, frühzeitig festzustellen und dem Arzt mitzuteilen. Es ist wichtig, auf *Intertrigozeichen*, insbesondere in der Leistengegend und Analfalte stets zu achten, durch geeignete Prävention zu begegnen und bei Erstsymptomen sofort zu reagieren. Die Arztanordnung ist hier einzuholen.	*2. Bei Harn- und/oder Stuhlinkontinenz:* Den Bewohner zur Toilette begleiten (*evtl. Toilettentraining immer zur gleichen Zeit planvoll durchführen, s. Standard: „Inkont.")* und ihm beim An- und Auskleiden -wenn nötig- behilflich sein. Wenn der Bewohner nicht gehfähig ist, muß die Intimpflege im Bett durchgeführt werden. Für entsprechenden Sichtschutz sorgen; Fenster und Türen schließen. Ruhe und Sicherheit vermitteln; Bewohner auskleiden und feuchte Inkontinenzeinlage *sofort* wechseln; Hilfestellung nur nach Bedarf, falls der Bewohner seine Intimwäsche selbst durchführen kann, Pflegehilfsmittel geben.

Fortsetzung nächste Seite

Standard-Nr.: 41   Abkürzung: **Intim.**   Bezeichnung: **Intimpflege**

Grundsätzliches:	Maßnahmen:
Das Händewaschen anschließend ermöglichen. Harn- und Stuhlbeobachtungen (*nach Farbe, Konsistenz, Geruch usw.*) sind stets durchzuführen. ***Beachte folgende Standards:*** „Betten I" und „Betten II" „Dekupr." „Dekubeh." „Infekt." „Inkont." „Kp-Haut" „Kath-Pfl." „Interpr.".	**2. Harn- und/oder Stuhlinkontinenz:** Wenn die Pflegekraft die Intimpflege durchführt: Einmalhandschuhe anziehen und Inkontinenzeinlage entfernen und entsorgen. 1. *Grobreinigung*: Grobe Verschmutzung mit Zellstoff entfernen und Pflegeschaum dabei verwenden. 2. *Feinreinigung*: Mit nassem Einmalwaschhandschuh den Intimbereich und die Analfalte exakt reinigen, anschließend sorgfältig abtrocknen und Hautpflege durchführen. 3. *Bei starker Einkotung*: Zusätzlich Waschschüssel mit Wasser und Seife (*pH-neutral*) benutzen und anschließend Sakralbereich eincremen mit einem Hautschutzmittel. 4. *Inkontinenzsystem verwenden*: Neue Inkontinenzeinlage oder Inkontinenzhöschen, nach den Anforderungen und Bedürfnissen des Bewohners (*Anordnung und Notwendigkeit*) faltenfrei anziehen und mit einer Netzhose vor dem Abrutschen sichern. Eine Netzhose erübrigt *keine* Unterhose (*Unterkühlung!*). Den Bewohner entsprechend seiner Bedürfnisse wieder korrekt ankleiden.
Bei Bewohnern mit einem **Blasenverweilkatheter** ist folgendes zu beachten, s. Standard: „Kath.-Pfl.": 1. Zug am Katheterschaft und jede andere Manipulation vermeiden; 2. Konnektionsstellen stets geschlossen halten (*Asepsis!*); 3. Urindrainagebeutel nie über Blasenniveau legen bzw. aufhängen; 4. *Morgens und abends* oder wenn der Beutel zu ¾ voll ist, mit Einmalhandschuhen die Schlauchklemme oberhalb der Tropfkammer am Drainageschlauch schließen und den Harn an der Ablaßvorrichtung in ein Steckbecken/Urinflasche oder in die Toilette durch Öffnen der Verschlußklemme ablassen. Nach der Harnentleerung die Verschlußklemme wieder verschließen, Harnablaßvorrichtung von Urintropfen mit Zellstoff befreien und mit einer PVP-Jod-Lösung, z.B. Betaisodona® desinfizieren, einwirken lassen und die Harnablaßvorrichtung wieder in die dafür vorgesehene Lasche stecken. Die Schlauchklemme am Schlauch wieder öffnen; Harnfarbe etc. beobachten und Veränderungen stets im Berichteblatt festhalten, ggf. den Arzt bei Veränderungen informieren.	**3. Bewohner/in hat einen Blasenverweilkatheter:** Vorgehen: 1. Genitalbereich gründlich waschen und abtrocknen (*s.o.*). 2. Verbindungsstück zwischen Katheter und Urindrainageschlauch (*dabei nicht den Katheterbeutel diskonnektieren*) mit einem weiteren, nassen Einmalwaschhandschuh und Seife (*pH-neutral/nicht parfümiert*) sorgfältig waschen; ggf. Verkrustungen entfernen und Katheter sowie Urinableitungsschlauch mit einem Handtuch abtrocknen. 3. Analregion und Gesäßbereich waschen und abtrocknen. 4. Katheterinduzierte (*Keime wandern am Katheter entlang in die Harnblase*) Prophylaxe durchführen, s. Standard: „Kath.-Pfl.".

Dokumentation: Die grundpflegerische „direkte" Pflegemaßnahme ist im Pflegedurchführungsblatt festzuhalten. Beobachtungen, Veränderungen o.ä. müssen im Berichteblatt festgehalten werden! Die Maßnahme gehört zu dem Leistungskomplex (*Darm- und Blasenentleerung*) im Rahmen der Pflegeversicherung.

Qualifikation: Pflegehelfer/in.

| Standard-Nr.: 42 | Abkürzung: **Juckrpfl.** | Bezeichnung: **Juckreiz: Pflege/Allgemeines** *(Grund- und Behandlungspflege)* |

Altersjuckreiz *(Pruritus senilis)* ist häufig eine Erscheinung bei zu trockener, rissiger oder spröder Haut. Er kann durch angetrocknete Seifenrückstände nach der Körperpflege oder durch die Anwendung falscher, zu aggressiver Hautpflegemittel entstehen. Zudem kommt häufig die ungenügende Flüssigkeitsaufnahme im Alter, durch das verminderte Durstempfinden als Multiplikator hinzu. Quälender Juckreiz kann auch die Folge von allergischen Reaktionen auf Medikamente *(z.B. Cortison, Antibiotika)*, Nahrungsmittel *(z.B. Erdbeeren, Nüsse)* oder bestimmte *Stoffe (z.B. Angora, Wolle, Waschmittel, Tierhaare)* sein. Auch schwitzende Menschen können besonders unter quälendem Juckreiz leiden. Daneben können verschiedene Erkrankungen zu einem Juckreiz führen: atypische Dermatitis *(Ekzem ohne nachweisbare Ursachen)*, Schuppenflechte, Neurodermitis, Nesselsucht *(Urtikaria)*, Windeldermatosen, Intertrigo und andere Hauterkrankungen. Zu Juckreiz kommt es auch bei Infektionskrankheiten, beim Ikterus *(Gelbsucht)*, durch Insektenstiche, Mikroorganismen und *Ungeziefer (z.B. Läuse, Flöhe, Milben usw.)*. Besonders gefährdete Körperstellen sind grundsätzlich alle Körperregionen, insbesondere die mit *Behaarung (Kopfhaut, Achselhöhlen, Bart, Intimbereich)* und alle feuchtwarmen Körperstellen *(Gefahr von Pilzbefall!)*. Juckreiz ist für den Menschen nicht nur ein sehr unangenehmes Symptom sondern kann auch sehr schmerzhaft sein. Insbesondere können diese Menschen durch ihren Juckreiz nachts nicht einschlafen und neigen dann dazu, die juckenden Körperstellen blutig aufzukratzen. Durch das Kratzen entstehen an den Körperstellen Kratzspuren und Einrisse der Haut, die sich dann - häufig eitrig - entzünden *(Schmierinfektion)* und infizieren können. Diese aufgekratzten Körperstellen stellen eine große Gefahr dar, für Pilzinfektionen. Durch das Kratzen *(insbesondere nachts)* haben diese Menschen dunkle Fingernägel *(Blut durch das Kratzen)* und Blutspuren in der Bettwäsche.

Pflegeziele:
- Juckreizauslösende Ursachen beseitigen;
- Juckreiz beseitigen und/oder mindern;
- Infektionen durch den Juckreiz vorbeugen.

Allgemeine Pflegehinweise bei Juckreiz:

- Regelmäßige Hautinspektion und eine umfassende und schonende Hautpflege mit pH- neutralen Pflegemitteln durchführen. Betroffene Körperstellen mit Hautschutzpflegemitteln geschmeidig halten, denn je trockener die Haut ist, desto mehr juckt die Haut, s. Standard „Kp-Allg." und „Kp-Haut." Bei schwitzenden Bewohnern *(insbesondere bei Fiebernden)* ist die Körperpflege besonders häufig *(z.B. mit Salbeitee)* durchzuführen. Dabei ist zu beachten, daß keine Seifenprodukte zur Körperpflege verwendet werden und das die Haut *(insbesondere prädisponierte Körperstellen)* immer gründlich mit einem fusselfreien Handtuch abgetrocknet wird. Während der Körperpflege ist genau auf Kratzspuren etc. zu achten *(Kopfhaut!)*, um die Pflege dieser veränderten Situation anpassen zu können. Bei tiefen Kratzspuren ist u.U. ein Antiseptika *(Arztanordnung!)* aufzutragen und ein Verband *(Wundschutz)* anzulegen. Der Bewohner soll nicht gebadet sondern nur mit lauwarmem Wasser *(ca. 35 Grad C)* kurz geduscht werden. Der Hautarzt *(oder Hausarzt)* kann für die Körperpflege Linola® als Fettölbad oder andere Präparate anordnen.
- Die Fingernägel sind, mit vorherigem Einverständnis des Bewohners, regelmäßig zu schneiden, so daß sie keine Kratzspuren mehr hinterlassen, s. Standard „Nagelpfl.-H.F.". Bei sehr starkem und quälendem Juckreiz, insbesondere nachts, soll der Bewohner im Bett keine zu enge Nachtbekleidung *(Synthetik)* tragen und evtl. Baumwollhandschuhe *(Schutzverbände)* anziehen. Auf eine Raumtemperatur von ca. 18°C zum Schlafen achten. Tagsüber soll der Bewohner leichte Baumwollkleidung tragen.
- Die Haut regelmäßig nach ärztlicher Anordnung eincremen, z.B. mit Linola® oder Linola®-H-Fett N *(Körperstellen sind vorher beim Arzt zu erfragen)*.
- Für ausreichend Flüssigkeitszufuhr, mindestens 2000 ml am Tag sorgen, s. Standard „Trinken und Bilz.".
- Scharf gewürzte Speisen dürfen bei einem Juckreiz nicht gegessen werden.
- Ärztliche Anordnung von Antihistaminika, wie z.B. Cortisonpräparate in schweren Fällen, z.B. Tavegil® *(Tabletten, Sirup, Ampullen, Gel)*, Systral® C, Teldane® - Forte *(Tabletten, Suspension)*, Soventol® *(Filmtabletten, Gel)* oder Fenistil® *(Tabletten, Tropfen, Gel, Dragees)*.
- Beim Auftragen von Salben sind Einmalhandschuhe zu tragen.
- Juckreiz kann dadurch gefördert werden, das alte Salbenrückstände beim Waschen nicht entfernt werden und neue Salbe immer nur aufgetragen wird.

Dokumentation: Die Durchführung der Maßnahme, insbesondere das medizinische Einreiben mit juckreizlindernden Salben oder Cremes ist im Pflegedurchführungsblatt täglich *(ggf. mehrmals im Früh- /Spät-/ und Nachtdienst)* zu bestätigen. Die Pflege wird genau nach der erstellten Pflegeplanung und nach dem Pflegestandard durchgeführt. Veränderungen, Beobachtungen oder Abweichungen sind im Berichtblatt festzuhalten. Die o.g. Tätigkeiten sind grundpflegerische „direkte" Pflegeleistungen, im Rahmen der Körperpflege. Bei Vorliegen eines Juckreizes und bei Beachtung ärztlicher Anordnungen, ist die Pflege bei einem Juckreiz eine behandlungspflegerische „indirekte" Pflegehandlung.
In stationären Pflegeeinrichtungen wird die Behandlungspflege über die Pflegekassen finanziert.
Im ambulanten Bereich erfolgt die Abrechnung von behandlungspflegerischen Leistungen *(ärztliche Verordnung häuslicher Krankenpflege)* über die Krankenkassen.

Qualifikation: Pflegehelfer/in.

144

| Standard-Nr.: 43 | Abkürzung: **Kälte I** | Bezeichnung: **Kälteanwendungen - feucht** *(Behandlungspflege)* |

Je nach Anwendungsdauer haben *feuchtkalte Wickel* eine wärmeentziehende, fiebersenkende, kühlende, blutstillende, abschwellende, durchblutungsanregende (Gefäßverengung) oder verdunstungshemmende Wirkung. Auf die Darmtätigkeit wirken sie anregend. Längerfristige Kälteanwendungen, wie z.B. der Alkoholumschlag wirken entzündungshemmend (*antiphlogistisch*). Feuchtkalte Wickel nehmen die Hitze in sich auf und entfernen das Übermaß. Um diese wärmeausleitende Wirkung bzw. den Wärmeentzug erzielen zu können,

muß der Wickel je nach ärztlicher Anordnung nach seiner Erwärmung sofort abgenommen (nach spätestens 30 Minuten) und nach einer Pause von 10-20 Minuten, mindestens 2-3 mal hintereinander erneuert werden, da sonst ein ungünstiger, unerwünschter und gegenteiliger Wärmestau (*paradoxe Wirkung*) eintreten kann. Eine exakte Hautbeobachtung und Kontrolle der Hauttemperatur ist vor der Anwendung unerläßlich!
Der Name des Wickels benennt häufig die Körperregion, wie z.B. der Wadenwickel an den Waden bei hyperpyre-

tischen Körpertemperaturen, der Halswickel am Hals bei Mandelentzündungen und Infektionen, der Fuß- und Fußsohlenwickel bei Verstauchungen und Prellungen, oder feuchtkalte Wickel bei einem Bluterguß. Als Wickelzusätze kann nach ärztlicher Anordnung und therapeutischem Effekt Alkohol, essigsaure Tonerde, kaltes Leitungswasser usw. eingesetzt werden. **Grundsätzlich ist dieser Standard in Verbindung mit dem Standard „Wickel I" zu betrachten!**

Ziele einer Kälteanwendung:
- Kälte zieht zusammen (*Vasokonstriktion*);
- Durchblutung und Stoffwechselvorgänge werden gehemmt;
- Herabsetzung des Schmerzempfindens;
- Muskelzittern;
- Entzieht dem Körper die Wärme.

Kälteanwendung bei:	Pflegeziele:
• Verstauchung, Quetschung, Prellung:	⇒ Bluterguß und Gewebsschwellung werden in ihrer Ausbreitung gehindert;
• Akute Entzündungen, z.B. Halsschmerzen:	⇒ Schmerzlinderung, bakterienhemmende und abschwellende Wirkung; Entzündungszeichen sollen wieder abklingen;
• Fieber:	⇒ Fiebersenkung durch Wärmeableitung;
• Verbrennungen:	⇒ Abkühlung, Schmerzlinderung und Juckreizlinderung;
• Blutungen:	⇒ Blutstillung;
• Akute Gelenkschmerzen, Hexenschuß:	⇒ Schmerzlinderung durch Beeinflussung der Schmerzrezeptoren und entspannende Wirkung;

Fortsetzung nächste Seite

Standard-Nr.: 43	Abkürzung: Kälte I	Bezeichnung: Kälteanwendungen - feucht

Grundsätzliches bei einer feuchten Kälteanwendung:

Grundsätzliches:	Allgemeine Vorgehensweise:	Bemerkungen:
• Genaue ärztliche Anordnung mit Angaben über die Liegedauer (*Zeitangabe*) bzw. Anwendungshäufigkeit der Wickel einhalten. • Wassertemperatur, z.B. mit kaltem Leitungswasser und Indikation des Wickels ist stets zu beachten, einzuhalten, zu überprüfen und ist letztendlich ausschlaggebend für die therapeutische Wirkungsweise und den Nutzen im Organismus. • Bei einem feuchtkalten Wickel werden zwei Wickeltücher verwendet, die locker angelegt und locker fixiert werden, damit die Verdunstung und Luftzirkulation besser gewährleistet ist. Am besten eignet sich ein Leinentuch als Innentuch, da Leinen die Kälte sehr gut behält. Das Außentuch muß nicht unbedingt aus Wolle sein. Bei stark schmutzenden Zusätzen kann ein Zwischentuch verwendet werden. • Feuchte Wickel oder Umschläge müssen locker angelegt werden (*Schmerzen bei Entzündungen!*) und es dürfen keine feuchte Kammern entstehen (*paradoxe Wirkung!*), • Nur am liegenden Bewohner durchführen. • Eine angenehme evtl. kühle Zimmertemperatur bei Fiebernden muß gewährleistet werden. • An kalten Körperteilen darf niemals ein kalter Wickel angelegt werden. • Vor jedem Anlegen eines Wickels ist der Bewohner zu informieren, ein Toilettengang (*Blase und Darm*) anzubieten und Fenster und Türen sind zu schließen; evtl. Sichtschutz. • Vorher, während und nachher ist für Ruhe und Entspannung für den Bewohner zu sorgen. Nach dem Wickel soll der Bewohner mindestens 1 Stunde nachruhen. • Sorgfältig, ruhig aber zügig arbeiten und sich die Zeit dafür nehmen; hier kann sie wertvoll sein; störende Faktoren ausschließen.	• *Feuchtkalte Wickel*: zwei Tücher, da die Verdunstung besser gewährleistet ist. 1. Feuchtes Innentuch: am besten aus Leinen, da Leinen die Kälte am besten behält. 2. Trockenes Außentuch: Baumwolltücher, z.B. Handtücher verwenden, je nach Größe der Körperregion. Das Außentuch muß ca. 4 cm breiter sein als das Innentuch. Bei stark schmutzenden Zusätzen (*nach ärztlicher Anordnung!*) kann ein Zwischentuch verwendet werden. • *Befestigungsmaterial*: Klettverschluß, Bindenklammer, Sicherheitsnadel und Binden. • *Körperregion*: Kopf- und Hals, Schulterblätter, Arme, Hände, Beine und Füße mit einem lockeren feuchten Umschlag versehen, z.B. bei einem Gichtanfall. • Material griffbereit im Zimmer des Bewohners vorbereiten: Schüssel mit kaltem Wasser, evtl. warme Socken, Wickeltücher, Zusätze, Blutdruckmeßgerät, Fieberthermometer (*s.o.*). *Durchführung:* Schüssel mit kaltem Wasser befindet sich im Zimmer. Bewohner vorher informieren (*s.o.*) über den Anwendungszeitraum etc. und fragen nach der tolerierbaren Verträglichkeit der feuchtkalten Wickel. Den Bewohner im Bett vorher entsprechend bequem lagern und zudecken sowie Wahl der Zudecke nach Indikation und Bedürfnissen des Bewohners wählen. Lagerungshilfsmittel einsetzen. Nach dem Anlegen des feuchtkalten Wickels ist dem Bewohner die Klingel in erreichbarer Nähe zu befestigen. Wünsche und Besonderheiten sind zu erfragen und zu berücksichtigen. Wecker stellen, um die Anwendungsdauer beachten zu können. Nach der Anwendung ist immer eine exakte Hautpflege mit Öl erforderlich, s. Standard: „Kp-Haut" und „Kp-Allg.". Evtl. ist ein Bettwäschewechsel erforderlich.	• Der Bewohner muß über die Maßnahme, Dauer und den Anwendungszeitraum entsprechend informiert werden. • Für Ruhe und Entspannung sorgen. • Vor der Anwendung ist ein Toilettengang anzubieten und die Fenster und Türen sind zu schließen. • Kontrolle der Vitalfunktionen (*vorher und nachher*). **Beachte folgende Standards:** „Vitalktr." „Wickel".

Fortsetzung nächste Seite

Standard-Nr.: 43	Abkürzung: Kälte I	Bezeichnung: Kälteanwendungen - feucht

Grundsätzliches bei einer feuchten Kälteanwendung:

Grundsätzliches:	Allgemeine Vorgehensweise:	Bemerkungen:
• Alle Materialien sind vollständig, griffbereit und strukturiert vorzubereiten: Gummiunterlage oder saugfähige Krankenunterlage als Bettschutz, Bettlaken oder Wolldecke zum Zudecken, Reifenbahre, um das Aufliegen der Bettdecke bei Schmerzen, Entzündungen usw. zu verhindern, ggf. geeignete Lagerungshilfsmittel zur Schmerzlinderung einsetzen, Blutdruckmeßgerät, ggf. Fieberthermometer und Fieberkurvenblatt, evtl. ärztlich angeordnete Zusätze, Schüssel, mit z.B. kaltem Leitungswasser, Wickeltücher, Befestigungsmaterial und Hautpflegeprodukte, z.B. Hautöl nach der Anwendung. • Grundsätzlich eine bequeme Lagerung für die Liegedauer durchführen. • Vorher, während und nachher ist eine gute Hautbeobachtung (*Haut muß gerötet sein, sie darf nicht weiß, blaß oder zyanotisch werden/sein*) und Kontrolle der Vitalfunktionen durchzuführen, s. Standard „Vitalktr." • Bei unerwarteten u. unerwünschten Reaktionen feuchtkalten Wickel sofort abnehmen. • Nach Beendigung der Maßnahme mit Hautöl das Körperteil pflegen, s. Standard: „Kp-Allg." und „Kp-Haut". Bewohner warm zudecken und evtl. Bettwäsche wechseln.	*Hinweis:* Bei einem Halswickel z.B. bei Hals- oder Mandelentzündung ist der Nervus trigeminus zu schützen.	siehe oben

Dokumentation: Die Durchführung von einem feuchtkalten Wickel oder anderen feuchtkalten Maßnahmen ist im Pflegedurchführungsblatt mit Uhrzeitangaben, Häufigkeit und Anwendungszeitraum pro Durchführung festzuhalten. Krankenbeobachtungen und sonstige Hautveränderungen (*Hautfarbe, Hautdurchblutung, Körperwärme, Aussehen, Atmung, Kontrolle der Vitalfunktionen etc.*) sind im Berichteblatt deskriptiv (*objektiv und beschreibend*) einzutragen. Evtl. müssen die Maßnahmen des Standards: „Fieber I - III" durchgeführt werden. Diese o.g. Tätigkeiten sind behandlungspflegerische „indirekte" Pflegehandlungen. Bei Veränderungen, bei Unverträglichkeiten oder anderen abweichenden Reaktionen muß die Maßnahme sofort abgebrochen werden und der Arzt ist zu informieren!
In stationären Pflegeeinrichtungen wird die Behandlungspflege über die Pflegekassen finanziert.
Im ambulanten Bereich erfolgt die Abrechnung von behandlungspflegerischen Leistungen (ärztliche Verordnung häuslicher Krankenpflege) über die Krankenkassen.

Qualifikation: Altenpfleger/in.

Standard-Nr.: 44	Abkürzung: **Kälte II**	Bezeichnung: **Kälteanwendungen - trocken** *(Behandlungspflege)*

Trockene Kälteanwendungen nach ärztlicher Anordnung erfolgen mit einer Eisblase, Eiskrawatte, mit Kühlelementen und können anstatt kühler Bäder *(häufig nicht geeignet für ältere Menschen!)* durchgeführt werden. Diese Pflegemaßnahmen führen zur lokalen Gefäßengstellung *(Arteriolenkonstriktion)*, z.B. bei Blutungen und wirken stoffwechselreduzierend, schmerzlindernd, entzündungshemmend und dienen dem Wärmeentzug, beispielsweise bei hyperpyretischen Körpertemperaturen. Die Dauer der kurz- bzw. längerdauernden Kälteanwendung ist ausschlaggebend für die erzielende Wirkung. Vor der Anwendung ist die Haut zu beobachten insbesondere die Temperatur der Haut. **Grundsätzlich ist dieser Standard in Verbindung mit dem Standard „Wickel" und „Kälte I" zu betrachten!**

Trockene Kälteanwendung:

Art:	Indikation:	Pflegeziele:	Bemerkungen:
• Eisblase und Eiskrawatte:	• z.B. bei Magenblutung und starkem Nasenbluten etc. • Halsentzündungen.	• Blutstillung soll erreicht werden; • Schmerzlinderung und Abschwellung erreichen.	• Nach ärztlicher Anordnung, die Eisblase bis zu einer Stunde an der betreffenden Körperregion anwenden; • Der Bewohner muß über die Maßnahme, Dauer und den Anwendungszeitraum entsprechend informiert werden. Toilettengang - wenn möglich - vorher ermöglichen und Fenster und Türen schließen. • Für Ruhe und Sicherheit sorgen. Bewohner beruhigen, Aspiration bei Blutungen ausschließen. Bewohner nicht alleine lassen und begleiten. • Die Vitalfunktionen sind ständig zu überprüfen und zu kontrollieren; Symptome eines Volumenmangelschocks durch Hypovolämie, z.B. bei Blutungen, frühzeitig erkennen und durch entsprechende Maßnahmen entgegenwirken; bei Blutungen und bei der gleichzeitigen Gabe von Antikoagulanzien sofort den Arzt benachrichtigen! • Bequeme und tolerierbare Lagerung durchführen mit evtl. Unterstützung der Knie. • Durch die Erwärmungs- und Auftaugefahr muß häufiger eine Überprüfungskontrolle der Pflegehilfsmittel durchgeführt werden. • Benötigte Materialien griffbereit vorbereiten. • Die Eiswürfel werden zur Hälfte in eine vorgeformte Gummiblase gegeben; Eisblase mit Verschlußstopfen verschließen, mit einem Baumwollschutzbezug versehen und an die entsprechende Körperregion legen. Toleranz erfragen und sonstige Wünsche und Bedürfnisse erkennen. • Die Anwendungsdauer ist zu beachten.
• Kühlelemente:	• Entzündungen jeder Art.	• Entzündungshemmmung, Schmerzlinderung und Abschwellung erreichen, Fiebersenkung.	• Anwendung nach ärztlicher Anordnung ca. 20 Minuten. • Weitere Maßnahmen s.o. • Benötigtes Material griffbereit vorbereiten. Gefrorene Kühlelemente *(Eispackungen)* aus dem Gefrierfach nehmen, mit einem Schutzbezug versehen und an die entsprechende Körperregion anmodellieren. Wenn die Kühlelemente bedingt durch das Auftauen warm werden, müssen sie ausgetauscht werden.

Dokumentation: Die Durchführung von trockener Kälteanwendungen ist im Pflegedurchführungsblatt mit Uhrzeitangaben, Häufigkeit und Anwendungszeitraum pro Durchführung festzuhalten. Krankenbeobachtungen und sonstige Hautveränderungen *(Hautfarbe, Hautdurchblutung, Körperwärme, Aussehen, Atmung, Kontrolle der Vitalfunktionen etc.)* sind im Berichteblatt deskriptiv *(objektiv und beschreibend)* einzutragen. Evtl. müssen die Maßnahmen des Standards: „Fieber I - III" durchgeführt werden. Diese o.g. Tätigkeiten sind behandlungspflegerische „indirekte" Pflegehandlungen. Bei Veränderungen, bei Unverträglichkeiten oder anderen abweichenden Reaktionen muß die Maßnahme sofort abgebrochen werden und der Arzt ist zu informieren!

In stationären Pflegeeinrichtungen wird die Behandlungspflege über die Pflegekassen finanziert.

Im ambulanten Bereich erfolgt die Abrechnung von behandlungspflegerischen Leistungen *(ärztliche Verordnung häuslicher Krankenpflege)* über die Krankenkassen.

Qualifikation: Altenpfleger/in.

| Standard-Nr.: 45 | Abkürzung: **Kath.-Pfl.** | Bezeichnung: **Katheterpflege** *(Behandlungspflege)* |

Da der Katheter einen Fremdkörper im menschlichen Körper darstellt, darf dieser nur dann gelegt werden, wenn absolut notwendige medizinische Gründe vorliegen. Vor dem Katheterismus sollte der Arzt genau prüfen, ob nicht andere therapeutische Alternativen statt eines Katheters zur Verfügung stehen (z.B. *Kondomurinale o.ä.*). Der Katheterismus ist mit einem chirurgischen Eingriff gleichzusetzen und erfordert von daher eine exakte Katheterpflege unter streng sterilen Kautelen durch das Pflegepersonal!

Nicht nur, daß ein transurethral liegender Verweilkatheter sehr viele Probleme für die betroffenen Menschen in allen Aktivitäten des täglichen Lebens mit sich bringt, auch verlangt der Umgang mit einem Katheter mit dem entsprechenden Urinableitungssystem, sehr viel Erfahrung und Fachkompetenz bei den Pflegenden. Die medizinisch-pflegerischen Probleme und Komplikationen durch den Katheter dürfen dabei nicht unterschätzt werden, und müssen frühzeitig erkannt und durch eine gezielte Prävention begegnet werden. Das Bundesgesundheitsamt hat bereits 1985 entsprechende Hygienerichtlinien dokumentiert, und die Versorgung mit einem geschlossenen Urindrainagesystem empfohlen, um eine Keimaszension *(Aufsteigen der Keime)* zu verhindern. Die aufsteigende **Harnwegsinfektion** durch die Kolibakterien, Proteus, Klebsiella, Pseudomonas und andere Keime, stellt das größte Pflegeproblem überhaupt dar. Von daher muß bei Menschen, bei denen ein Dauerkatheter aus diagnostischen oder therapeutischen Gründen ärztlicherseits angeordnet werden muß, mindestens zweimal am Tag eine exakte aseptische Katheterpflege, unmittelbar nach der Intimpflege s. Standard: „Intim." und bei einer Stuhlinkontinenz s. Standard: „Inkont." erfolgen. In Untersuchungen wurde beispielsweise festge-

stellt, daß bei 100 im Krankenhaus erworbenen Infektionen *(nosokomiale Infektion)*, die Harnwegsinfektionen bei Menschen mit einem Dauerkatheter mit 25% - 40% eines der größten Infektionen ausmachen, wobei insbesondere Frauen häufiger davon betroffen sind *(bedingt durch die kurze Harnröhre)* als Männer.

So wurde in diesen Erhebungen auch festgestellt, daß bei einem sog. „halboffenen" und altherkömmlichen Urineinmalbeutel eine Harnwegsinfektion nach bereits fünf Tagen aufgetreten ist, bedingt durch die zu vielen Schwachstellen des Urineinmalbeutels und Nichtbeachtung von hygienischen Richtlinien. Die Gefahr und Wahrscheinlichkeit an einer Harnwegsinfektion durch den Katheterismus zu erkranken, ist deshalb schon bei diesem System gegeben, da bei dieser Harnbeutelversorgung ein häufiger Beutelwechsel am Tag durchgeführt werden muß. Die Keime können bei jedem Beutelwechsel ungehindert an der Verbindungsstelle zwischen Katheter und Urindrainagebeutel in die Harnblase gelangen. Ein „halboffenes" Urinbeuteldrainagesystem birgt sehr viele Gefahren und zu erwartende Komplikationen, die durchaus bei einem geschlossenen Drainagesystem vermeidbar bzw. reduziert werden könnten.

Eine Prophylaxe zu der katheterinduzierten Harnwegsinfektion ist die Verwendung von geschlossenen Urindrainagesystemen. Ein geschlossenes System bietet dem „halboffenen" System gegenüber folgende Vorteile:

1. Das Urindrainagesystem hat ein Rücklaufventil mit eingebauter, belüfteter, großer Tropfkammer und Bakterien-Luftfilter zwischen Drainage und Beutel. Der im Beutel befindliche Harn kann somit nicht wieder in die Harnblase zurückfließen.

2. Am Urindrainageschlauch befindet sich eine Urinentnahmestelle und erlaubt daher eine Urinprobeentnahme ohne den Schlauch vom Katheter diskonnektieren *(trennen)* zu müssen.

3. Der Urindrainageschlauch ist 1,5 m lang und besitzt eine integrierte Schlauchklemme zum Verschließen der Ableitung. Die Länge des Urindrainageschlauches ist bei Mobilisationsmaßnahmen, Umbetten und Lagerungen sehr vorteilhaft und förderlich in der Beweglichkeit des Bewohners im Bett. Die Schlauchklemme erlaubt ein Abklemmen des Drainageschlauches, z.B. bei einem Blasentraining, bei Harnentleerung aus dem Beutel ohne das Verbindungsstück zwischen Katheter und Urindrainagebeutel diskonnektieren zu müssen.

4. Der Urindrainagebeutel hat am Ende eine nicht-tropfende Harnablaßvorrichtung und eine Verschlußklemme. Der Harn kann somit problemlos durch Öffnen der Klemme an der Ablaßvorrichtung in ein Steckbecken/Urinflasche oder in die Toilette abgelassen werden.

5. Die Beutelversorgung wird am Bettgestell *(Bettholm)* unterhalb des Blasenniveaus durch die Universalbefestigung fixiert.

6. Das geschlossene Urindrainagesystem hat ein Fassungsvermögen von 2000 ml und zeigt eine Graduierung in 100 ml-Stufen an, das z.B. bei einer Bilanzierung von größtem Interesse ist.

7. Ein Beutelwechsel ist erst nach 14 bis max. 21 Tagen im Zusammenhang mit einem durchzuführenden Katheterwechsel unter streng sterilen Kautelen erforderlich.

Fortsetzung nächste Seite

Standard-Nr.: 45	Abkürzung: Kath.-Pfl.	Bezeichnung: Katheterpflege

Durch eine standardisierte Technik und Vorgehensweise bei der Katheterpflege, können instrumentationsbedingte Komplikationen (z.B. *Entzündungen und Harnwegsinfektionen*) reduziert werden! Als weitere Ursachen für eine nosokomiale Infektion sind die eigenen Hände des Pflegepersonals zu nennen, die manchmal ungenügend desinfiziert worden sind oder die zu „flüchtig" durchgeführte Katheterpflege.

Der Bewohner wird grundsätzlich vor Beginn der Katheterpflege und/oder vor Maßnahmen am Urindrainagesystem informiert, die Fenster und Türen werden geschlossen und für Sichtschutz muß gesorgt werden. Der Bewohner muß auch in eine bequeme mindestens 20 Grad Oberkörperhochlagerung *(Kontraindikationen beachten)* oder - wenn möglich - in eine Flachlagerung gebracht werden. Die Materialien sind zu Beginn und nach Erforderlichkeit auf Vollständigkeit hin genau zu überprüfen! Vor einer Katheterpflege muß grundsätzlich eine Intimpflege und bei inkontinenten Bewohnern auch eine Inkontinenzpflege erfolgen. Harnfarbe, Harngeruch, Beimengungen, Harnkonzentration und Hautfarbe *(Fieberanzeichen!)* müssen ständig beobachtet werden. Auf Schmerzäußerungen ist zu achten und ggf. der Arzt zu verständigen. Grundsätzlich sollte der mobile Bewohner *(sofern der Bewohner auch dazu in der Lage ist)* mit dieser Tätigkeit vertraut gemacht werden, um ggf. selbständig seine Harnentleerung aus der Harnablaßvorrichtung des Katheterbeutels und andere pflegerische Notwendigkeiten durchführen zu können.

Pflegeziele:
- Vermeidung von retrograden *(aufsteigenden)* Harnwegsinfektionen und Bakterienansammlungen im Harn;
- Baldmöglichst Katheterentfernung;
- Verhinderung einer Resistenzentwicklung;
- Einsparung von Antibiotika;
- Verunreinigung des Systems durch exogene Faktoren vermeiden.

Maßnahmen bei einem Blasenverweilkatheter	**Durchführung**
• Sorgfältige Intimpflege nach Standard „Intim." und bei Stuhlinkontinenz Standard: „Inkont." durchführen:	• Im Rahmen der „Kleinen/Großen Morgen-/Abendtoilette" und nach jeder Stuhlentleerung insbesondere bei inkontinenten Bewohnern, muß eine exakte Intimpflege und Inkontinenzpflege durchgeführt werden, nach dem Standard: „Intim." und Standard: „Inkont." Im Anschluß daran muß eine sorgfältige Katheterpflege vorgenommen werden bzw. der Urindrainageschlauch entleert werden.
• Ausreichende Flüssigkeitszufuhr dient der Katheterverstopfungsprophylaxe:	• Der Bewohner soll mindestens 2,0 Liter am Tag trinken s. Standard: „Trinken" außer bei Kontraindikationen. Evtl. muß eine Bilanzierung nach Standard: „Bilz." durchgeführt, und genau in einem Bilanzierungsbogen die Ein- und Ausfuhr sowie die tägliche Bilanz protokolliert werden. Außerdem muß der Bewohner auch deshalb mindestens 2,0 Liter am Tag trinken, damit die Katheteraugen nicht durch Harnsalze, Harnsedimente, Gries etc. verstopfen und der Katheter nicht para *(nebenbei)* laufen kann. Wenn neben dem Katheter der Harn herausfließen sollte, wird der Arzt zunächst versuchen, den Katheter durch eine Blasenspülung wieder durchgängiger zu machen, bevor ärztlicherseits entschieden wird, daß ein neuer Katheter *(letzte Möglichkeit!)* gelegt werden muß.

Fortsetzung nächste Seite

150

Maßnahmen bei einem Blasenverweilkatheter	**Durchführung**
• Diskonnektion (*Trennung*) von Katheter- und Urindrainagebeutel vermeiden:	• Die Verbindungsstelle zwischen Katheter und Urindrainagebeutel stellt eine direkte und ideale Verbindung zum Körperinneren dar und darf deshalb *nicht* diskonnektiert werden. Eine Trennung zwischen Katheter und Urindrainagebeutel ist nur bei einem Beutelwechsel gestattet (*z.B. Anbringen eines Beinbeutels, tagsüber bei mobilen Bewohnern*) oder wenn ärztlicherseits eine Blasenspülung oder Blaseninstillation angeordnet wurde! In diesem Fall muß das Öffnen des geschlossenen Systems unter streng aseptischen Kautelen erfolgen. Bei einer Blasenspülung oder Blaseninstillation muß der Standard: „Blasenin./-spül." beachtet werden.
• Dekubitus an den prädisponierten (*bevorzugten*) Körperstellen verhindern und Kältereize im Intimbereich vermeiden:	• Durch prophylaktische Maßnahmen werden Druckstellen nicht nur durch das Liegen sondern auch durch den großlumigen Drainageschlauch verhindert, s. Standard: „Dekupr." und „Kp-Haut." Der Bewohner darf nicht mit dem Gesäß oder Oberschenkel auf dem Drainageschlauch liegen! • Dem Bewohner soll auch im Bett eine Unterhose angezogen werden, um eine Unterkühlung zu verhindern, sofern keine anderen Maßnahmen angezeigt sind (*Wärmeerhaltung*).
• Urinrückfluß in die Harnblase vermeiden (*Hydronephrose und Infektionsgefahr*) und korrekten Umgang mit dem Urindrainagesystem durchführen:	• Es sollte ein geschlossenes Urindrainageableitungssystem mit Rücklaufventil und Tropfkammer etc. verwendet werden, da dieses System sehr viele Vorteile bietet, um eine katheterinduzierte (*Keime gelangen am Katheter entlang in die Harnblase*) Harnwegsinfektion zu vermeiden bzw. die Gefahr zu verringern. Der richtige Umgang und die Handhabung mit der Beutelversorgung sollte dem Bewohner erklärt und gezeigt werden. • Der Urindrainagebeutel sollte immer richtig plaziert werden (*sowohl im Bett wie außerhalb des Bettes*) und zwar unterhalb des Blasenniveaus, wobei auf ein senkrechtes Urindrainagesystem stets zu achten ist. Wenn der Bewohner im Bett liegen sollte, muß der Urindrainagebeutel unter dem Bettholm am Bettgestell angebracht werden. Bei mobilen Bewohnern kann tagsüber ein Beinbeutel (*am Oberschenkel*) mit Ablaßvorrichtung unterhalb des Beutels verwendet werden, damit die Beweglichkeit außerhalb des Bettes (*z.B. auch Rollstuhlfahrer*) nicht noch zusätzlich eingeschränkt ist. • Verdrehungen oder Schlauchknicken müssen unbedingt verhindert werden, da dies schwerwiegende Folgen für den Bewohner haben können. Auch bewirkt ein durchhängender Katheterschlauch (*z.B. am Bettgestell*) eine Harnstagnation (*Harnstillstand*) und Keimvermehrung mit Aszension, ggf. muß von daher der Urindrainageschlauch mit einer Klemme am Bettlaken befestigt werden, wobei darauf geachtet werden muß, daß sich der Bewohner im Bett beschwerdefrei drehen und bewegen kann.

Fortsetzung nächste Seite

Standard-Nr.: 45	Abkürzung: Kath.-Pfl.	Bezeichnung: Katheterpflege

Maßnahmen bei einem Blasenverweilkatheter	Durchführung
siehe oben	• Der meist großlumige, durchsichtige, nicht knickende und 1,5 m lange Drainageschlauch gewährleistet einen kontinuierlichen Urinfluß in den Urindrainagebeutel. Der einwandfreie Harnabfluß muß stets beobachtet werden. • Am Katheter- und Drainageschlauch darf niemals Zug ausgeübt werden, insbesondere ist Vorsicht geboten bei Lagerungen, oder bei einem Umbetten bzw. bei einem Transport des Bewohners. Vor jedem Lagern, Umbetten und bei jedem Transfer aus dem Bett muß die Schlauchklemme oberhalb der Tropfkammer geschlossen werden, um einen Harnrückfluß zu verhindern. Auch die Befestigung des Drainagebeutels muß entsprechend der jeweiligen Lagerung geändert und jederzeit individuell nach den bekannten Grundsätzen angepaßt werden. Bei einer linken Seitenlagerung muß beispielsweise der Urindrainagebeutel auch auf der linken Seite unterhalb des Bettes angebracht werden, wobei darauf zu achten ist, daß der Schlauch nicht durchhängen darf und der Bewohner nicht auf dem Schlauch liegt! • Auch bei Mobilisationsmaßnahmen darf der Katheter nicht vom Urindrainagesystem getrennt werden und die Schlauchklemme ist vor der Maßnahme entsprechend oberhalb der Tropfkammer zu schließen und nachher wieder zu öffnen, um einen freien und ungehinderten Harnabfluß zu garantieren.
• Urindrainagesystem aus der Harnablaßvorrichtung entleeren: Material: Zellstoff; Steckbecken/Urinflasche/Urinsammelgefäß; Einmalhandschuhe; PVP-Jod-Lösung zum Desinfizieren der Ablaßvorrichtung.	• Urindrainagebeutel nie über das Nennvolumen hinaus füllen lassen. *Morgens* und *abends* oder wenn der Beutel zu ¾ voll ist, mit Einmalhandschuhen die Schlauchklemme oberhalb der Tropfkammer am Drainageschlauch schließen und den Harn an der Ablaßvorrichtung in ein Steckbecken etc. oder in die Toilette durch Öffnen der Verschlußklemme ablassen. Nach der Harnentleerung die Verschlußklemme wieder verschließen, Harnablaßvorrichtung von Urintropfen mit Zellstoff befreien, und mit einer PVP-Jod-Lösung, z.B. Betaisodona® desinfizieren, einwirken lassen und die Harnablaßvorrichtung wieder in die dafür vorgesehene Lasche stecken. Die Schlauchklemme am Schlauch wieder öffnen; Harnfarbe etc. beobachten und Veränderungen stets im Berichteblatt festhalten, ggf. den Arzt bei Veränderungen informieren.
• Urinentnahme: Material: Steriles Röhrchen für die Urinprobe; 10 ml Spritze mit entsprechender Injektionsnadel; PVP-Jod-Lösung zum Desinfizieren der Entnahmestelle.	• Ohne Unterbrechung des geschlossenen Systems kann mit Hilfe der Vorrichtung ein Frischurin für Untersuchungszwecke mit einer 10 ml Spritze steril aus der dafür vorgesehenen Entnahmestelle entnommen werden. Mit Hilfe einer Spritze und der Nadel ist die Urinprobe aus der dafür vorgesehenen Entnahmestelle am Drainageschlauch zu entnehmen. Der Harn wird in das sterile Röhrchen gegeben für Laboruntersuchungen.

Fortsetzung nächste Seite

Maßnahmen bei einem Blasenverweilkatheter	Durchführung

• Aseptische, mindestens zweimal tägliche Katheterpflege:
 	
Material: PVP-Jod-Lösung;
             Betaisodona-Salbe®;
             10 x 10 cm sterile Kompressen;
             Einmalhandschuhe.
	• Da die Keime direkt durch den Sekretspalt zwischen Harnröhrenschleimhaut und Katheter in die Harnblase gelangen können (*katheterinduzierte Infektion!*), ist mindestens zweimal täglich eine aseptische Katheterpflege durchzuführen.
	
	• *Morgens und abends* ist zunächst eine Intimpflege nach dem Standard: „Intim." und bei stuhlinkontinenten Bewohnern eine Inkontinenzpflege nach dem Standard: „Inkont." durchzuführen.
	
	• Anschließend wird der Übergang des Verweilkatheters in den meatus urethrae mit einer PVP-Jod-Lösung desinfiziert, wobei die Einwirkzeit entsprechend beachtet werden muß. Am Urethraleingang wird anschließend mit angezogenen Einmalhandschuhen eine PVP-Jod-Salbe aufgetragen und eine Kompresse um die Katheteraustrittsstelle (als „*Krawatte*") gelegt, da aus der Harnröhre sehr häufig auch Schleim austritt. Die Vorhaut muß immer über die Eichel gezogen werden.

• Beutelwechsel und Anschluß eines neuen Urindrainagesystems:
 	
⇒ *Eine Diskonnektion darf nur bei einem Beutelwechsel durchgeführt werden!*
 	
Material: PVP-Jod-Lösung;
             Nierenschale;
             Péan-Klemme;
             steril verpackter Urindrainagebeutel;
             Einmalhandschuhe.
	• Einmalhandschuhe anziehen und unter die Verbindungsstelle zwischen Katheter und Urindrainagebeutel eine Nierenschale stellen (*als Urinauffangschale*). Den Katheter mittels einer Péan-Klemme abklemmen und die Schlauchklemme oberhalb der Tropfkammer am Drainageschlauch verschließen. Die Verbindungsstelle zwischen Katheter und Urindrainagebeutel gründlich mit PVP-Jod-Lösung desinfizieren und einwirken lassen. Das neue Urindrainagesystem bereithalten und entsprechend vorbereiten (*Verschlußklemme an der Ablaßvorrichtung abklemmen, Schlauchklemme öffnen*), Schutzkappe am Schlauch des neuen Drainagebeutels entfernen, mit PVP-Jod-Lösung desinfizieren und einwirken lassen. Drainageschlauch vom Katheter an der Verbindungsstelle trennen und neuen Urindrainagebeutel sofort anschließen. Anschließend muß nochmals die Verbindungsstelle zwischen Katheter und neuen Urindrainagebeutel gründlich mit PVP-Jod-Lösung desinfiziert und entsprechend die Einwirkzeit beachtet werden. Die Péan-Klemme am Katheterschlauch ist wieder zu entfernen. Der Urindrainagebeutel muß am Bettgestell entsprechend den Anforderungen fixiert werden. Das Wechseldatum des geschlossenen Urindrainagesystems ist sichtbar mit einem wasserfesten Stift auf dem Beutel zu notieren. Für das Wohlbefinden des Bewohners muß gesorgt werden.

Fortsetzung nächste Seite

Standard-Nr.: 45   Abkürzung: Kath.-Pfl.   Bezeichnung: Katheterpflege

Maßnahmen bei einem Blasenverweilkatheter	Durchführung
• Vor der Katheterentfernung muß eine Beckenbodengymnastik und ein Blasentraining erfolgen: Material: Péan-Klemme	• Die Beckenbodenmuskulatur umgibt teilweise den Blasenschließmuskel und die Harnröhre. Bevor ein Katheter auf Dauer entfernt werden soll, muß zur Kräftigung der Beckenbodenmuskulatur eine krankengymnastische Therapie (*KG-Rezept*) erfolgen, die durch das Pflegepersonal fortgesetzt werden muß. Eine einfache, aber dennoch sehr wirkungsvolle Übung ist: a.) die Muskulatur wiederholt so fest anzuspannen, als gelte es, einen Durchfall oder das Überlaufen der Blase zu verhindern. b.) *Abklemmen des Urindrainagesystems*: wenn es geplant ist, einen Blasenverweilkatheter nach längerer Zeit zu entfernen, muß frühzeitig mit einem Blasentraining begonnen werden. Dazu ist der Katheter mittels einer Péan-Klemme abzuklemmen und es muß die Schlauchklemme oberhalb der Tropfkammer am Drainageschlauch geschlossen werden. Die Dauer des Abklemmens muß entsprechend schriftlich festgelegt und exakt dokumentiert werden. Die Zeit des Abklemmens muß entsprechend täglich gesteigert und mehrmals durchgeführt werden. Ziel ist es hierbei, daß der Bewohner durch das Miktionszentrum wieder das Gefühl für seine Blase erhält, wann sich die Blase füllt. Der Harndrang soll wieder bewußt wahrgenommen werden. Wenn die Blasenfüllung wahrgenommen wird (*nach einigen Tagen*), soll der Bewohner sich entsprechend bemerkbar machen (*Klingel*) und es kann eine Katheterentfernung nach Rücksprache mit dem Arzt vorgenommen werden.
• Katheterentfernung oder Katheterwechsel nach ärztlicher Anordnung: Material zum Katheterwechsel: PVP-Jod-Lösung; Nierenschale; Einmalhandschuhe; 10 ml Spritze; steril verpackter Einmalkatheterstöpsel; eine Krankenunterlage. ⇒ Katheterisieren der Harnblase s. Standard: „Kath./Frau und Kath./Mann".	• Bei ungestörter und komplikationsloser Drainage sollte der Silikon-Katheter nach 14 Tagen bis max. 21 Tagen gewechselt werden, s. Standard: „Kath. / Frau / Mann." • *Turnusmäßiger Katheterwechsel oder bei grober Verschmutzung und Katheterdiskonnektion*: mit Einmalhandschuhen unter das Gesäß des Bewohners eine Krankenunterlage ausbreiten und die Schlauchklemme oberhalb der Tropfkammer am Drainageschlauch verschließen. Die Verbindungsstelle zwischen Katheter und Urindrainagebeutel gründlich mit PVP-Jod-Lösung desinfizieren und einwirken lassen. Drainageschlauch vom Katheter trennen (*an dieser Stelle könnte auch nach ärztlicher Anordnung eine Blaseninstillation oder Blasenspülung erfolgen s. Standard: „Blasenin./-spül."*) und **sofort** den Katheter mit einem steril verpackten Einmalkatheterstöpsel verschließen. Vollständig mit einer 10 ml Spritze (*die Flüssigkeit aus dem Ballon aspirieren*) den Katheter entblocken und anschließend den Katheter vorsichtig herausziehen. Während des Herausziehens soll der Bewohner tief Luft holen (*s. besondere Technik bei einem Mann und beachte Standard: „Kath./Mann."*) Das Material muß entsprechend entsorgt werden; Katheterwechsel oder Katheterentfernung exakt dokumentieren im Berichteblatt.

Dokumentation: Die durchgeführten grund- und behandlungspflegerischen Pflegemaßnahmen sind im Pflegedurchführungsblatt festzuhalten. Krankenbeobachtungen und sonstige Veränderungen (*Blutungen, Harnfarbe, Harngeruch, Aussehen und Beimengungen etc.*) sind im Berichteblatt deskriptiv einzutragen. Bei Veränderungen muß der Arzt informiert werden!
In stationären Pflegeeinrichtungen wird die Behandlungspflege über die Pflegekassen finanziert.
Im ambulanten Bereich erfolgt die Abrechnung von behandlungspflegerischen Leistungen (*ärztliche Verordnung häuslicher Krankenpflege*) über die Krankenkassen.
Qualifikation: Altenpfleger/in.

Standard-Nr.: 46 Abkürzung: **Kath./Frau** Bezeichnung: **Katheterisieren bei der Frau** *(Behandlungspflege)*

Das Katheterisieren der Harnblase ist eine ärztliche Tätigkeit, die unter bestimmten Voraussetzungen auch an Pflegekräfte delegiert werden kann. Ein Katheter ist ein röhrenförmiges, starres oder elastisches Instrument, das in Hohlorgane des Körpers eingeführt wird, um etwas zurückzuführen oder zu entnehmen. Unter Katheterismus oder auch transurethraler *(durch die Harnröhre hindurch)* Harndrainage, versteht man die einmalige Urinabnahme mit Hilfe eines Katheters oder das dauernde Verweilen des Katheters in der Harnblase.

Die Katheterhygiene inklusive des Urindrainagesystems ist streng reglementiert und wurde bereits 1985 vom Bundesgesundheitsamt dokumentiert, um eine Keimaszension zu verhindern. Eine antiseptische Vorgehensweise erfordert eine aseptische und atraumatische Technik, sterile standardisierte Materialien und ein standardisiertes Katheter-Set. Die antiseptischen Maßnahmen beginnen bereits bei der obligatorischen hygienischen Händedesinfektion!

Die Art der Harnableitung richtet sich nach: Ursache, Geschlecht und Alter der Bewohnerin sowie nach Dauer der Harndrainage.

Wir unterscheiden dabei:
- **Einmalkatheterisierung**, zur Entleerung der Harnblase bei akutem Harnverhalt oder zur Restharnbestimmung;
- **Dauerkatheterisierung**, zur Entleerung der Blase auf bestimmte Zeit;
- **Supravesikale Harnableitungen**, z.B. verschiedene Urostomiearten.

Das Katheterisieren hat diagnostische und therapeutische Gründe:

1. Diagnostische Gründe: Anurieverdacht *(fehlende Harnproduktion)*, Restharnbestimmung und Urinuntersuchungen;
2. Therapeutische Gründe: Harnverhalt, chronischer Restharn, Blasenspülungen, Blaseninstillationen, prophylaktische Gründe, z.B. Dekubitus.

Es sollte zur Dauerkatheterisierung bei einer *Frau ein Nelaton-Ballon-SILIKONKATHETER (Rüsch)* verwendet werden, da er gut schleimhautverträglich ist, das Festsetzen von Harnsalzen und Blutkoagula verhindert und inkrustrationsfeindlich ist. Die Katheterisierung erfolgt unter strengen sterilen Kautelen! Die standardisierte Reihenfolge der Vorbereitung und der Durchführung beim Katheterisieren, ist bestimmend für die Asepsis und katheterinduzierten Harnwegsinfektionen.

Die Maßnahme der transurethralen Harndrainage muß mit 2 Pflegekräften durchgeführt werden: **Unterstützende Pflegekraft** und *Ausführende Pflegekraft!*

Pflegeziele:
- Harnwegsinfektionen vermeiden oder beseitigen;
- Freien Harnabfluß gewährleisten;
- Je nach Indikation baldmöglichst Katheterentfernung;
- Infektionswege und Infektionsquellen vermeiden.

Material:	**Vorbereitung:**	**1. Unterstützende Pflegekraft:**	*2. Ausführende Pflegekraft:*
Schüssel *(mit lauwarmem Wasser u. pH-neutraler Seife)*, Waschlappen, Handtuch und Einmalhandschuhe zum Waschen des Intimbereiches; Händedesinfektionsmittel zur Schnelldesinfektion;	Bewohnerin darüber informieren, daß ein Katheter gelegt werden soll und das deshalb eine Intimwäsche vorher durchgeführt werden muß. Fenster und Türen schließen, Raumtemperatur beachten und für Sichtschutz sorgen. Das Bett muß auf Arbeitshöhe gestellt werden und es erfolgt eine hygienische Händedesinfektion;	• Fenster und Türen schließen, Sichtschutz besorgen und Bett auf Arbeitshöhe stellen. Ein vorhandenes Bettgitter beidseitig entfernen; • Material für die Intimwäsche entsprechend entsorgen; • Hygienische Händedesinfektion durchführen und Einmalhandschuhe anziehen;	⇒ Durchführung der Intimwäsche mit Einmalhandschuhen nach Standard: „Intim.".

Fortsetzung nächste Seite

Standard-Nr.: 46	Abkürzung: Kath./Frau	Bezeichnung: Katheterisieren bei der Frau

Material:	Vorbereitung:	1. Unterstützende Pflegekraft:	2. Ausführende Pflegekraft:

Katheterisierungs-Set mit folgendem Inhalt:
• 1 Urinauffangschale 900 ml;
• 1 dreigeteilte Flüssigkeitsschale;
• 6 pflaumengroße Mulltupfer;
• 1 anatomische Pinzette aus Plastik;
• 1 Paar sterile Handschuhe (*Größe beachten!*);
• 1 Schlitztuch mit zwei Beschichtungen:
  - Oberseite aus saugfähigem Zellstoff;
  - Unterseite aus flüssigkeitsundurchlässiger Folie;
• 1 Unterlegtuch;
• 1 Arbeitsunterlage;
• 1 Betaisodona®-Lösung, 30 ml als Schleimhautantiseptikum;
• 1 Instillagel®, 10 ml als Gleitmittel;
 	
Zusätzlich benötigte Materialien:
1 Nelaton-Ballonkatheter mit 18 Charr. oder Arztanordnung beachten!
evtl. Röhrchen für Urinuntersuchung;
1 Spritze (*10 ml*) mit 5 ml - 8 ml Aqua dest. oder 0,9 % physiologischer Kochsalzlösung;
Urindrainagesystem mit Aufhängevorrichtung (*häufig am Beutelsystem integriert*);
	Bewohnerin den Hinweis geben, daß die Maßnahme für sie etwas unangenehm sein kann;
	Bewohnerin auf den Rücken lagern, die Beine leicht spreizen und sofern dies möglich ist, aufstellen lassen. Das Becken etwas höher lagern durch ein Kissen unter dem Gesäß. Wichtig ist ein vorgestrecktes Hüftgelenk!
		• Bei der Bewohnerin die Lagerung durchführen; evtl. Lagerungshilfsmittel aus dem Bett entfernen;
		
		• Bewohnerin beruhigen und zur Mitarbeit ermutigen (*z.B. „Brücke bauen"*);
		
		• Dauerkatheter aus der 1. Verpackung nehmen und auf die sterile Arbeitsunterlage fallen lassen;
		
		• Die in der dreigeteilten Flüssigkeitsschale befindlichen 6 Tupfer mit der antiseptischen Lösung (*Betaisodona®*) satt tränken und zwischen die Beine auf das Unterlegtuch stellen;
		• Nach der Desinfektion der Labien die Flüssigkeitsschale zwischen den Beinen entfernen und die Urinauffangschale zwischen die Beine stellen;
			⇒ Das benötigte Material entsprechend (*steril verpackt*) griffbereit auf dem Nachttisch vorbereiten und systematisch sortieren; Material auf die Vollständigkeit hin genau überprüfen;
			⇒ Hygienische Händedesinfektion durchführen;
			⇒ Katheterisierungs-Set aus der Verpackung nehmen und das Umschlagpapier öffnen. Die steril eingepackten Handschuhe beiseite legen (*Größe beachten!*) und Unterlegtuch entnehmen;
			⇒ Unterlegtuch unter das Gesäß der Bewohnerin legen;
			⇒ Umschlagpapier als sterile Arbeitsunterlage verwenden;
			⇒ Hygienische Händedesinfektion durchführen (*Schnelldesinfektion*);
			Sterile Tätigkeiten:
			⇒ sterile Handschuhe nehmen und anziehen: Unsterile Hand greift in die Innenseite des ersten, sterile sog. behandschuhte Hand faßt die Außenseite des zweiten Handschuhs;
			⇒ Genitalbereich mit dem Schlitztuch abdecken: Schlitztuchenden beinwärts anlegen;
			⇒ Große Labien (*Schamlippen*) mit Daumen und Zeigefinger der linken Hand spreizen und Desinfektion der großen (*rechts und links*) und kleinen Labien (*rechts und links*) mit je einem Tupfer nur einmal wischen! Wischrichtung: bauchwärts (*ventral*) nach rückwärts (*dorsal*). Mit fünftem Tupfer die Harnröhrenöffnung desinfizieren (*ventral nach dorsal*). Der sechste Tupfer wird in den Vaginaleingang gelegt, das Desinfektionsmittel muß einwirken! Die gebrauchten Tupfer auf dem Unterlegtuch liegen lassen;

Fortsetzung nächste Seite

Standard-Nr.: 46	Abkürzung: Kath./Frau	Bezeichnung: Katheterisieren bei der Frau

Material:	Vorbereitung:	1. Unterstützende Pflegekraft:	2. Ausführende Pflegekraft:
Zusätzliche Materialien zur Einmalkatheterisierung: Einmalkatheter, Nierenschale und evtl. steriles Röhrchen für Urinuntersuchungen; **Vorgang bei einer Einmalkatheterisierung:** Arbeitsvorgang wie oben; Einmalkatheter nach 500 ml abklemmen, nach 5 - 10 Minuten Restmenge ablassen, evtl. Urin für Untersuchungen aufheben. Nach der Einmalkatheterisierung wird der Katheter sofort wieder aus der Harnblase entfernt! ⇒ Blutungen, weißlich-gelblicher Ausfluß, weiße Beläge am Genitalbereich (*Pilzinfektionen*), übler Harngeruch, Harnfarbveränderungen und Beimengungen genau beobachten und/oder z.B. bei einer gleichzeitigen Antikoagulanzientherapie sofort den Arzt verständigen (*Verblutungsgefahr!*); **Beachte folgende Standards:** Standard: „Intim." Standard: „Bilz." Standard: „Trinken" Standard: „Inkont." Standard: „Kath.-Pfl." *(z.B. auch bei einem Katheterwechsel!).*	siehe oben	• Instillagel® aus der Verpackung nehmen und auf die Arbeitsunterlage fallen lassen; • Katheter (*in der 2. Verpackung*) nehmen und sterile Schutzhülle oberhalb entfernen. Dann der ausführenden Pflegekraft mit Schutzhülle reichen; *Destil Agua* • Spritze (*10 ml*) mit 8 ml ~~NaCl 0,9%~~ aufziehen und der ausführenden Pflegekraft reichen; • Geschlossenes Urindrainagesystem reichen und unterhalb des Blasenniveaus befestigen ohne daß der Drainageschlauch abgeknickt wird; • Gebrauchtes Material, inkl. der benötigten Handschuhe, in die Arbeitsunterlage einschlagen und entsorgen. Bei der Bewohnerin nochmals Standard: „Intim." und Standard: „Kath.-Pfl." durchführen.	⇒ Ca. 8 ml Instillagel® in die Harnröhre instillieren (*Einwirkzeit!*); ⇒ Katheter mit der sterilen Pinzette nehmen (*Katheterende zwischen Ring- und Kleinfinger*) und die Schamlippen mit dem linken Daumen und Zeigefinger spreizen. Katheter mit der rechten Hand vorsichtig ohne Gewalt in die Harnröhre einführen, bis er in der Blase liegt und Urin läuft (*Durchtritt durch den Blasenschließmuskel ist meist deutlich spürbar!*). Wenn der Urin herausläuft (*in die Urinauffangschale*) noch ca. 2 cm vorsichtig weiterschieben ohne Drehbewegungen. Vorsichtiger Druck auf die Blase öffnet die u.U. durch das Gleitmittel verklebten Katheteraugen; *Destil Agua* ⇒ Der Katheter wird mit 8 ml (NaCl 0,9%) (*Spritzenkonus an das verschlossene Katheterende ansetzen*) geblockt. Katheter danach etwas zurückziehen. Durch materialbedingte Diffusion kann der gefüllte Ballon je nach Verweildauer des Katheters bis zu 20% seines Volumens verlieren! ⇒ Urinableitungsdrainage mit dem Katheter aseptisch konnektieren, s. Standard: „Kath.-Pfl.". Vorher Konnektionsstelle am Katheter mit einer PVP-Jod-Lösung desinfizieren, bevor das neue System steril angeschlossen wird (*fest ineinanderschieben*); Schlauchklemme am Drainageschlauch muß geöffnet werden! Sterile Handschuhe ausziehen und wegwerfen; Bewohnerin bequem lagern und für ein Wohlbefinden sorgen! Bett wieder in Ausgangsposition zurückstellen und sonstige Wünsche erfragen; Harndrainage und Harn beobachten!

Dokumentation: Diese behandlungspflegerische „indirekte" Pflegemaßnahme ist im Berichteblatt festzuhalten. Krankenbeobachtungen und sonstige Veränderungen (*Blutungen, Harnfarbe etc.*) sind im Berichteblatt deskriptiv einzutragen.
In stationären Pflegeeinrichtungen wird die Behandlungspflege über die Pflegekassen finanziert.
Im ambulanten Bereich erfolgt die Abrechnung von behandlungspflegerischen Leistungen (*ärztliche Verordnung häuslicher Krankenpflege*) über die Krankenkassen.

Qualifikation: Altenpfleger/in.

Standard-Nr.: 47	Abkürzung: **Kath./Mann**	Bezeichnung: **Katheterisieren bei einem Mann** *(Behandlungspflege)*

Das Katheterisieren der Harnblase ist eine ärztliche Tätigkeit, die unter bestimmten Voraussetzungen auch an Pflegekräfte delegiert werden kann. Ein Katheter ist ein röhrenförmiges, starres oder elastisches Instrument, das in Hohlorgane des Körpers eingeführt wird, um etwas zurückzuführen oder zu entnehmen. Unter Katheterismus oder auch transurethraler *(durch die Harnröhre hindurch)* Harndrainage, versteht man die einmalige Urinabnahme mit Hilfe eines Katheters, oder das dauernde Verweilen des Katheters in der Harnblase.

Die Katheterhygiene inklusive des Urindrainagesystems ist streng reglementiert und wurde bereits 1985 vom Bundesgesundheitsamt dokumentiert, um eine Keimaszension zu verhindern. Eine antiseptische Vorgehensweise erfordert eine aseptische und atraumatische Technik, sterile standardisierte Materialien und ein standardisiertes Katheter-Set. Die antiseptischen Maßnahmen beginnen bereits bei der obligatorischen hygienischen Händedesinfektion!

Die Art der Harnableitung richtet sich nach: Ursache, Geschlecht und Alter des Bewohners sowie nach Dauer der Harndrainage.

Wir unterscheiden dabei:
- **Einmalkatheterisierung**, zur Entleerung der Harnblase, bei akutem Harnverhalt oder zur Restharnbestimmung;
- **Dauerkatheterisierung**, zur Entleerung der Blase auf bestimmte Zeit;
- **Supravesikale Harnableitungen**, z.B. verschiedene Urostomiearten.

Das Katheterisieren hat diagnostische und therapeutische Gründe:

1. Diagnostische Gründe: Anurieverdacht *(fehlende Harnproduktion)*, Restharnbestimmung und Urinuntersuchungen;

2. Therapeutische Gründe: Harnverhalt, chronischer Restharn, Blasenspülungen, Blaseninstillationen, prophylaktische Gründe, z.B. Dekubitus.

Es sollte zur Dauerkatheterisierung bei einem *Mann ein Tiemann-Ballon-SILIKONKATHETER (Rüsch)* verwendet werden, da er gut schleimhautverträglich ist, das Festsetzen von Harnsalzen und Blutkoagula verhindert und inkrustrationsfeindlich ist. Die Katheterisierung erfolgt unter strengen sterilen Kautelen! Die standardisierte Reihenfolge der Vorbereitung und der Durchführung beim Katheterisieren, ist bestimmend für die Asepsis und katheterinduzierten Harnwegsinfektionen. Die Katheterisierung bei einem Mann erfordert viel Erfahrung und Übung von den Pflegenden. Von daher sollte **immer** einem Urologen der Vorzug bei der Durchführung dieser Maßnahme gegeben werden!
Die Maßnahme der transurethralen Harndrainage muß von 2 Pflegekräften durchgeführt werden: **unterstützende Pflegekraft und** *ausführende Pflegekraft!*

Pflegeziele:
- Harnwegsinfektionen vermeiden oder beseitigen;
- Freien Harnabfluß gewährleisten;
- Je nach Indikation baldmöglichst Katheterentfernung;
- Infektionswege und Infektionsquellen vermeiden.

Material:	**Vorbereitung:**	**1. Unterstützende Pflegekraft:**	*2. Ausführende Pflegekraft:*
Schüssel *(mit lauwarmem Wasser und pH-neutraler Seife)*, Waschlappen, Handtuch und Einmalhandschuhe zum Waschen des Intimbereiches; Händedesinfektionsmittel zur Schnelldesinfektion;	Bewohner darüber informieren, daß ein Katheter gelegt werden soll und das deshalb eine Intimwäsche vorher noch durchgeführt werden muß. Fenster und Türen schließen, Raumtemperatur beachten und für Sichtschutz sorgen. Das Bett muß auf Arbeitshöhe gestellt werden und es erfolgt eine hygienische Händedesinfektion;	• Fenster und Türen schließen, Sichtschutz besorgen und Bett auf Arbeitshöhe stellen. Ein vorhandenes Bettgitter beidseitig entfernen; • Material für die Intimwäsche entsprechend entsorgen; • Hygienische Händedesinfektion durchführen und Einmalhandschuhe anziehen;	⇒ Durchführung der Intimwäsche mit Einmalhandschuhen nach Standard: „Intim.“;

Fortsetzung nächste Seite

Standard-Nr.: 47   Abkürzung: **Kath./Mann**   Bezeichnung: **Katheterisieren bei einem Mann**

Material:	Vorbereitung:	1. Unterstützende Pflegekraft:	2. *Ausführende Pflegekraft:*

Katheterisierungs-Set mit folgendem Inhalt:
• 1 Urinauffangschale 900 ml;
• 1 dreigeteilte Flüssigkeitsschale;
• 6 pflaumengroße Mulltupfer, wobei nur 3 Tupfer benötigt werden;
• 1 anatomische Pinzette aus Plastik;
• 1 Paar sterile Handschuhe (*Größe beachten!*);
• 1 Schlitztuch mit zwei Beschichtungen:
  - Oberseite aus saugfähigem Zellstoff;
  - Unterseite aus flüssigkeitsundurchlässiger Folie;
• 1 Unterlegtuch;
• 1 Arbeitsunterlage;
• 1 Betaisodona®-Lösung, 30 ml als Schleimhautantiseptikum;
• 1 Instillagel®, 10 ml als Gleitmittel;
 	
Zusätzlich benötigte Materialien:
1 Tiemann-Ballonkatheter mit 18 Charr. oder Arztanordnung beachten!
evtl. Röhrchen für Urinuntersuchung;
1 Spritze (*10 ml*) mit 5 ml - 8 ml Aqua dest. oder 0,9 % physiologischer Kochsalzlösung;
Urindrainagesystem mit Aufhängevorrichtung (*häufig am Beutelsystem integriert*);
 	
Zusätzliche Materialien zur Einmalkatheterisierung:
Einmalkatheter, Nierenschale und evtl. steriles Röhrchen für Urinuntersuchungen;
	Bewohner den Hinweis geben, daß die Maßnahme für ihn etwas unangenehm sein kann;
	Bewohner auf den Rücken lagern, die Beine sollen gestreckt sein. Das Becken etwas höher lagern durch ein Kissen unter dem Gesäß. Wichtig ist ein vorgestrecktes Hüftgelenk!
		• Bei dem Bewohner die Lagerung durchführen; evtl. Lagerungshilfsmittel aus dem Bett entfernen;
		• Bewohner beruhigen und zur Mitarbeit ermutigen (*z.B. „Brücke" bauen*);
		• Dauerkatheter aus der 1. Verpackung nehmen und auf die sterile Arbeitsunterlage fallen lassen;
		
		• Die in der dreigeteilten Flüssigkeitsschale befindlichen 6 Tupfer mit der antiseptischen Lösung (*Betaisodona*®) satt tränken, - wobei nur drei Tupfer benötigt werden - und zwischen die Beine auf das Unterlegtuch stellen;
		
		• Nach der Desinfektion die Flüssigkeitsschale zwischen den Beinen entfernen und die Urinauffangschale zwischen die Beine stellen;
		
		• Instillagel® aus der Verpackung nehmen und auf die Arbeitsunterlage fallen lassen;
			⇒ Das benötigte Material entsprechend (*steril verpackt*) griffbereit auf dem Nachttisch vorbereiten und systematisch sortieren; Material auf die Vollständigkeit hin genau überprüfen;
			⇒ Hygienische Händedesinfektion durchführen;
			⇒ Katheterisierungs-Set aus der Verpackung nehmen und das Umschlagpapier öffnen. Die steril eingepackten Handschuhe beiseite legen (*Größe beachten!*) und Unterlegtuch entnehmen;
			⇒ Unterlegtuch unter das Gesäß des Bewohners legen;
			⇒ Umschlagpapier als sterile Arbeitsunterlage verwenden;
			⇒ Hygienische Händedesinfektion durchführen (*Schnelldesinfektion*);
			Sterile Tätigkeiten:
			⇒ sterile Handschuhe nehmen und anziehen, unsterile Hand greift in die Innenseite des ersten, sterile sog. behandschuhte Hand faßt die Außenseite des zweiten Handschuhs;
			⇒ Genitalbereich mit dem Schlitztuch abdecken: Schlitztuchenden dabei kopfwärts anlegen;
			⇒ Penis mit linker Hand fassen: Mittel- und Ringfinger strecken den Penis bauchwärts und die Eichel wird mit dem Daumen und Zeigefinger festgehalten. Die Vorhaut (*sofern dies möglich ist = Phimose?*) ist bis hinter die Glansfurche zurückzuschieben. Mit zwei Tupfern hintereinander die Glans (*Eichel*) ausgiebig desinfizieren. Strichrichtung vom meatus urethrae zur Glansfurche muß beachtet werden. Mit dem dritten Tupfer die Harnröhrenöffnung nach leichter Spreizung desinfizieren. Die Einwirkzeit muß beachtet werden;
			⇒ Ca. 8 ml Instillagel® in die Harnröhre instillieren (*Einwirkzeit!*);

Fortsetzung nächste Seite

Standard-Nr.: 47	Abkürzung: Kath./Mann	Bezeichnung: Katheterisieren bei einem Mann

Material:	Vorbereitung:	1. Unterstützende Pflegekraft:	2. *Ausführende Pflegekraft:*
Vorgang bei einer Einmalkatheterisierung: Arbeitsvorgang wie oben; Einmalkatheter nach 500 ml abklemmen, nach 5-10 Minuten Restmenge ablassen, evtl. Urin für Untersuchungen aufheben. Nach der Einmalkatheterisierung wird der Katheter sofort wieder aus der Harnblase entfernt! ⇒ Blutungen, weißlich-gelblicher Ausfluß, weiße Beläge am Genitalbereich (*Pilzinfektionen*), übler Harngeruch, Harnfarbveränderungen und Beimengungen genau beobachten und/oder z.B. bei einer gleichzeitigen Antikoagulanzientherapie sofort den Arzt verständigen (*Verblutungsgefahr!*); **Beachte folgende Standards:** Standard: „Intim." Standard: „Bilz." Standard: „Trinken" Standard: „Inkont." Standard: „Kath.-Pfl." *(z.B. auch bei einem Katheterwechsel durch einen Urologen!).*	siehe oben	• Katheter (*in der 2. Verpackung*) nehmen und sterile Schutzhülle oberhalb entfernen. Dann der ausführenden Pflegekraft mit Schutzhülle reichen; • Spritze (*10 ml*) mit 8 ml NaCl 0,9 % aufziehen und der ausführenden Pflegekraft reichen; • Geschlossenes Urindrainagesystem reichen und unterhalb des Blasenniveaus befestigen, ohne daß der Drainageschlauch abgeknickt wird; • Gebrauchtes Material, inkl. der benötigten Handschuhe, in die Arbeitsunterlage einschlagen und entsorgen. Bei dem Bewohner nochmals Standard: „Intim." und Standard: „Kath.-Pfl." durchführen.	⇒ Mit der rechten Hand die sterile Pinzette nehmen (*Katheterende zwischen Ring- und Kleinfinger*) und Katheter mit der Pinzette vor der Spitze fassen. Katheterende nach Tiemann zeigt beim Einführen bauchwärts. Streckung des Penis und vorsichtig und ohne Gewalt einführen des Katheters bis hinter die erste Harnröhrenkrümmung (*etwa nach 10 cm!*). Danach wird der Penis gesenkt unter gleichzeitigem Strecken und weiterem Vorschieben des Katheters in die Harnblase. Wenn der Urin herausläuft (*in die Urinauffangschale*) noch ca. 2 cm vorsichtig weiterschieben ohne Drehbewegungen. Vorsichtiger Druck auf die Blase öffnet die u.U. durch das Gleitmittel verklebten Katheteraugen; ⇒ Der Katheter wird mit 8 ml NaCl 0,9 % (*Spritzenkonus an das verschlossene Katheterende ansetzen*) geblockt. Katheter danach etwas zurückziehen. Durch materialbedingte Diffusion kann der gefüllte Ballon je nach Verweildauer des Katheters bis zu 20 % seines Volumens verlieren! Urinableitungsschlauch mit dem Katheter aseptisch konnektieren, s. Standard: „Kath.-Pfl.". Vorher Konnektionsstelle am Katheter mit einer PVP-Jod-Lösung desinfizieren, bevor das neue System steril angeschlossen wird (*fest ineinanderschieben*). Schlauchklemme am Drainageschlauch muß geöffnet werden! Sterile Handschuhe ausziehen und wegwerfen; Bewohner bequem lagern und für ein Wohlbefinden sorgen! Bett wieder in Ausgangsposition zurückstellen und sonstige Wünsche erfragen; Harndrainage und Harn beobachten!

Dokumentation: Diese behandlungspflegerische "indirekte" Pflegemaßnahme ist im Berichteblatt festzuhalten. Krankenbeobachtungen und sonstige Veränderungen (*Blutungen, Harnfarbe etc.*) sind im Berichteblatt deskriptiv einzutragen.
In stationären Pflegeeinrichtungen wird die Behandlungspflege über die Pflegekassen finanziert.
Im ambulanten Bereich erfolgt die Abrechnung von behandlungspflegerischen Leistungen (*ärztliche Verordnung häuslicher Krankenpflege*) über die Krankenkassen.

Qualifikation: Altenpfleger/in.

| Standard-Nr.: 48 | Abkürzung: **Kathsupr.** | Bezeichnung: **Katheterpflege: - Suprapubisch -** *(Behandlungspflege)* |

Bei manchen Bewohnern ist eine äußere suprapubische Blasenpunktionsfistel therapeutisch günstiger als eine transurethrale Katheterisierung. Die suprapubische Blasenpunktion wird auch als Zystostomie oder als Bauchdeckenkatheter bezeichnet und gilt als eine Art der supravesikalen Harnableitung. Die Zystostomie bezeichnet das Einlegen eines suprapubischen Katheters durch die Bauchdecke direkt in die Harnblase und dient der temporären (*vorübergehenden*) und längerfristigen Harnableitung. Hierbei wird eine Lokalanästhesie der Punkti-

onsstelle vorgenommen und die vorher gefüllte Harnblase (*oral oder periphervenöse Blasenauffüllung, damit diese durch den Arzt genau palpiert werden kann*) oberhalb des Schambeins (*suprapubisch*) mit einem spaltbaren Trokar (*Punktionskanüle*) durch den Arzt punktiert. Die Spitze des Verweilkatheters wird vor der Punktion vom Arzt bis zum Schliffbeginn in die Punktionskanüle eingeführt. Der dünne 10 Charr. Verweilkatheter ist 65 cm lang, und besitzt eine aufrollende Spitze mit vielen kleinen Katheteraugen zur Harnableitung. Nach der ge-

lungenen Punktion der Harnblase wird der dünne Verweilkatheter in der Blase plaziert und es wird der Trokar aus der Harnblase entfernt. Der Katheter wird an der Bauchhaut mit oder ohne eine Fixierplatte festgenäht. Alle dafür benötigten Materialien befinden sich in einem Cystofix®-Set und werden von dem Arzt steril verpackt mitgebracht oder vorher von der Apotheke geholt bzw. angeliefert.

Indikationen für eine suprapubische Blasenpunktion:

- Vor gynäkologischen Untersuchungen;
- Gewinnung von sterilem Harn;
- Wenn transurethral (*durch die Harnröhre*) nicht katheterisiert werden kann;
- Harnröhrenverletzungen;
- Stenosen oder Tumorerkrankungen.

Das Pflegepersonal hat dem Arzt gegenüber bei einer Blasenpunktion eine assistierende Funktion. Während der Punktion wird der Bewohner durch die Pflegekraft begleitet und betreut. Vor der Punktion muß der Arzt evtl. Kontraindikationen ausschließen und die Harnblase muß prall gefüllt sein. Der Arzt muß die Blasengrenzen durch Palpation und Perkussion genau ermitteln und die Punktionsstelle exakt bestimmen (*Linea alba ca. 2-3 cm cranial der Symphyse, nicht seitlich abweichend*). Nach der Punktionsbestimmung erfolgt eine durch den Arzt durchzuführende subkutane (*Unterhautfettgewebe*) Lokalanästhesie der Bauchdecke, wobei die Wirkungszeit vor der Punktion abgewartet werden muß. Vor Beginn der Punktion muß die entsprechende Bauchhaut gründlich desinfiziert und durch ein steriles Abdecktuch (*mit Loch zum Punktieren*) abgedeckt werden.

Ärztliche Durchführung einer Blasenpunktion mittels Cystofix®-Set:

Grundsätzliches vor der Punktion:	**Ärztliche Durchführung:**
Der Bewohner wird grundsätzlich vor Beginn der Maßnahme durch den Arzt informiert und aufgeklärt; Fenster und Türen werden geschlossen, Raumtemperatur beachten und für Sichtschutz muß entsprechend gesorgt werden. Der Bewohner muß ebenfalls in eine bequeme Rückenlage gebracht werden und durch das Pflegepersonal mit einem Einmalrasierer an der Punktionsstelle großzügig rasiert werden. Die Verbandsmaterialien müssen vorher auf Vollständigkeit hin überprüft werden.	1. Hinteres Ende der Katheterschutzhülle abreißen und Katheteransatz mit geschlossenem Urindrainagesystem verbinden; 2. Katheterschutzhülle abreißen; Spitze des Katheters bis zum Schliffbeginn in die Punktionskanüle einführen; 3. Blase wird vom Arzt senkrecht zur Hautoberfläche punktiert. Die Punktion ist dann gelungen, wenn Urin im Schlauch des Drainagesystems sichtbar wird; 4. Katheter mit Hilfe der Schutzhülle bis zur blauen Markierung (*am Katheter*) in die Blase vorschieben; 5. Trokar über den Katheter aus der Blase zurückziehen und entfernen. Hierzu werden die seitlichen Griffplatten zunächst nach unten zusammengedrückt und langsam auseinandergezogen, bis das Kanülenrohr in zwei Hälften gespalten ist; 6. Der Katheter wird mit oder ohne Fixierplatte (*unterschiedliche Handhabung*) mit Stichnähten an der Bauchhaut festgenäht; 7. Das benötigte Material wird entsprechend entsorgt und der Bewohner erhält eine entsprechende nachsorgende Pflege und Lagerung je nach seiner Befindlichkeit.

Fortsetzung nächste Seite

Standard-Nr.: 48	Abkürzung: Kathsupr.	Bezeichnung: Katheterpflege: - Suprapubisch -

Die suprapubische Blasenpunktionsfistel muß durch einen aseptischen Verbandwechsel (*aseptische Wunde*!) und sterilen Kautelen, jeden zweiten Tag (*bei problemloser Punktionsstelle*) versorgt werden, s. dazu auch Standards: „Verbwe." und es sind hier alle Maßnahmen des Standard: „Kath.-Pfl." verbindlich, insbesondere vor der Katheterentfernung das Blasentraining. Die Punktionsstelle stellt eine Eintrittspforte für alle Keime in die Harnblase dar! Der Bewohner muß vor dem Verbandwechsel informiert werden, Fenster und Türen sind zu schließen, die Raumtemperatur ist zu beachten und evtl. ist für Sichtschutz zu sorgen. Auch muß der Bewohner dazu in eine bequeme Rückenlage (*Flachlagerung*) gelagert werden.

Pflegeziele:
- Harnwegsinfektionen vermeiden;
- Entzündungszeichen (*Wundinfektionen*) an der Einstichstelle vermeiden;
- Problemloser Verbandwechsel.

Material	Pflegemaßnahmen:
<ul><li>Einmalhandschuhe;</li><li>Sterile Handschuhe;</li><li>Nierenschale;</li><li>Sterile Schlitzkompressen 7,5 cm x 7,5 cm;</li><li>Sterile ES-Kompressen;</li><li>PVP-Jod-Lösung zum Desinfizieren der Einstichstelle (*z.B. nach ärztlicher Anordnung Betaisodonasalbe® oder Braunovidonsalbe®*);</li><li>Schere;</li><li>Elastomull als Fixation;</li><li>Evtl. Leukosilk®;</li><li>Abwurfbehälter oder Abwurfbeutel.</li></ul>	***Bei frischer Einstichstelle:*** Täglich aseptischen Verbandwechsel durchführen und beachten folgender Standards: „Verbwe." und „Kath.-Pfl.". ***Wenn die Einstichstelle verheilt ist:*** Verbandwechsel jeden zweiten Tag oder nach Verschmutzung unter sterilen Kautelen durchführen. ***Durchführung des Verbandwechsels:*** Mit Einmalhandschuhen den alten Bauchdeckenverband vorsichtig entfernen, alten Verband in einen Abwurfbehälter oder Abwurfbeutel geben und danach sterile Handschuhe anziehen. Den Einstichkanal und den Katheter unterhalb der Fixierplatte (*falls eine vorhanden ist*) vorsichtig mit einer PVP-Jod-Lösung von innen nach außen mit sterilen ES-Kompressen desinfizieren, dabei niemals am Katheter ziehen. *Wundinspektion vornehmen und Veränderungen anschließend dokumentieren!* Der Katheter wird wieder, sofern eine Fixierplatte vorhanden ist, korrekt eingeklemmt. Falls keine Fixierplatte vorhanden ist, muß der Katheterschlauch großzügig im runden Bogen (*ohne Verdrehungen und Schlauchknicken*) am Bauch zusätzlich, z.B. mit Leukosilk® fixiert werden; Anschließend einen Streifen von der z.B. Betaisodona-Salbe® (*Arztanordnung*!) direkt auf den Einstichkanal geben und mit zwei sterilen Schlitzkompressen abdecken, wobei der Katheterschlauch durch die sterilen Schlitzkompressen vorsichtig durchgezogen werden muß. Die Schlitzkompressen mit Elastomull (*Klebepflaster*) als Fixation zusätzlich abdecken. Bei der Fixation muß nochmals darauf geachtet werden, daß der Katheterschlauch nicht abgeknickt oder gar verdreht wird. Der geschlossene Urindrainagebeutel ist entsprechend unter weiterer Beachtung des Standards: „Kath.-Pfl." zu versorgen. Wurden Veränderungen beim Verbandwechsel wahrgenommen, müssen diese dem u.U. Arzt mitgeteilt werden und im bewohnerbezogenen Dokumentationssystem festgehalten werden. Der Verbandwechsel ist im Pflegedurchführungsblatt (*als Behandlungspflege*) zu bestätigen.

Dokumentation: Die behandlungspflegerische „indirekte" Pflegemaßnahme ist im Pflegedurchführungsblatt festzuhalten. Krankenbeobachtungen und sonstige Veränderungen im Berichteblatt deskriptiv eintragen und ggf. dem Arzt mitteilen
In stationären Pflegeeinrichtungen wird die Behandlungspflege über die Pflegekassen finanziert.
Im ambulanten Bereich erfolgt die Abrechnung von behandlungspflegerischen Leistungen (*ärztliche Verordnung häuslicher Krankenpflege*) über die Krankenkassen.

Qualifikation: Altenpfleger/in.

162

Leben wird bestimmt durch Bewegung, vom Tag der Zeugung an, bis über den Tod hinaus. Bewegung gilt als eine der wichtigsten Aktivitäten und ist eine existentielle Erfahrung im Leben eines jeden Menschen. Die existentielle Erfahrung des täglichen Lebens „sich bewegen" steht stellvertretend für die Übungen aller anderen Aktivitäten im Leben! Im Laufe der Sozialisation verlernt der Mensch all zu schnell das intensive Gefühl der eigenen Körperwahrnehmung, das „Hineinhorchen" in den Körper und/oder seiner Haltungsmuster und vereinzelter Bewegungsabläufe. Der Mensch internalisiert *(verinnerlicht)* bestimmte Bewegungsmuster im Verlauf des Lebens, führt diese jeden Tag aus, ohne jedesmal nachdenken zu müssen, wie diese Bewegung oder jenes Gelenk funktioniert. Erst wenn sich Einschränkungen oder sonstige Beeinträchtigungen und Einflüsse in der Beweglichkeit bemerkbar machen durch Unfall, Krankheit, Alter und Lebensgewohnheiten, besinnt sich der Mensch bewußter über die Koordination von einzelnen Körperfunktionen und seiner Strukturen. Und dabei ist es so wichtig den eigenen Körper selbst zu erspüren, zu erfahren und als „Ganzes" wahrzunehmen.

Da „sich bewegen" eines der fundamentalen Grundlagen für Körper-, Geist und Seele des menschlichen Lebens ist, ist es die Aufgabe der Pflege, die Beweglichkeit aller Gelenke der zu pflegenden Bewohner zu erhalten, zu fördern, zu unterstützen, zu aktivieren, zu verbessern und Probleme in der Bewegung fachkompetent und interdisziplinär zu begegnen, Bewegungseinschränkungen zu vermeiden bzw. entgegenzuwirken, Störungen zu erkennen, zu verhüten und vorzubeugen. Die Mobilisation von Regenerations- und Selbstheilungskräften und die Lockerung sowie Tonisierung der Muskulatur steht im Vordergrund der geplanten Pflegemaßnahmen. Bei alten Menschen mit bereits vorhandenen Störungen in ihrer Beweglichkeit kann ein Pflegeziel lauten: dem Menschen behilflich sein, mit seinen Störungen umgehen zu lernen, im Sinne seiner Selbständigkeit und zu seinem Wohlbefindens.

Bei Menschen die Lähmungen haben, Schwerkranke mit andauernder Bettruhe, Menschen mit Arthritis und Rheuma, bei primär chronischer Polyarthritis, bei Frakturen und bei Ruhigstellung oder Schonung von Gelenken bzw. seiner Strukturen, kann sich eine **Gelenkversteifung** *(Kontraktur)* und **Muskelatrophie** *(Schrumpfung der Muskulatur bzw. Zelluntergang der Muskelzellen)* im Verlauf einer Zeit mehr oder weniger schnell entwickeln! Da eine Kontraktur *(lat. contrahere, contractum = zusammenziehen)* absolut irreversibel ist, muß diese chronische Entwicklung um jeden Preis durch Lagerung und Mobilisation verhindert werden. Dies kann durchaus durch die Zuhilfenahme verschiedener Konzepte und Methoden, wie z.B. das Bobath-Konzept und die Kinästhetik u.a. erfolgen, solange sie vom Bewohner anerkannt und akzeptiert werden *(Toleranz!)*. Eine Kontraktur macht nicht nur bestimmte Bewegungsabläufe für den Menschen unmöglich, sie ist auch sehr schmerzhaft, sie bahnt eine weitergehende Immobilität an und bringt auch viele pflegerische Probleme mit sich, z.B. gestaltet es sich in der Praxis manchmal schwierig eine kontrakte Extremität zu lagern bzw. in Bewegungsabläufe zu integrieren!

Eine Kontraktur gilt als eine Gelenksteife und kommt zustande, durch eine muskuläre Verkürzung, Schrumpfung der Gelenkkapsel, Verwachsung der Gelenkfläche, knöcherne Veränderung des Gelenkspalts, spastische Nervenerkrankung und auch Hautnarben sind dafür ausschlaggebend. Da viele ältere, insbesondere bettlägerige Menschen kontrakturengefährdet sind, die beispielsweise über längere Zeit *(Tage)* hinweg ein oder mehrere Gelenke in einer konstant unphysiologischen Stellung halten bzw. sich nicht mehr ausreichend von alleine bewegen können oder wollen, muß unbedingt frühzeitig ein pflegeplanerisches Arbeiten erfolgen. Sofern keine ärztliche Bedenken bestehen, daß z.B. eine Ruhigstellung durchgeführt werden muß, ist frühzeitig eine Kontrakturenprophylaxe durch aktivierende, situationsgerechte und rehabilitative Maßnahmen, z.B. durch Bewegung und Lagerung einzuleiten. Es muß die Sorge für den Bewohner eigenverantwortlich übernommen werden, die Beweglichkeit aller Gelenke stets zu erhalten, denn: „wer rastet der rostet!"

Es ist Aufgabe und soziale Kompetenz der Pflegenden die Sorge und Verantwortung dafür zu tragen, daß die Beweglichkeit aller Gelenke erhalten, unterstützt, gefördert und ständig durch Prävention verbessert wird bzw. daß sich keinerlei Verschlechterungen einstellen können. Dies bedeutet, daß entsprechende Bewegungsanreize und Bewegungsmotive dem Bewohner tagsüber angeboten werden, so daß es für den Bewohner auch lohnenswert ist, sein Bett zu verlassen und sich zu bewegen. Es ist für den Bewohner nicht gerade motivierend, sein Bett zu verlassen, um anschließend stuporös den ganzen Tag im Aufenthaltsraum in einem Sessel ohne jegliche Inputs von außen zu sitzen *(s. Standard: „Hospipr.")* und sich nicht fortbewegen zu dürfen/können. Dies versteht sich auch nicht als Kontrakturenprophylaxe. Häufig wird durch diese Maßnahme nur das Gewissen der Pflegenden beruhigt, etwas für den Menschen getan zu haben: „Er ist hochgenommen worden" lautet vielerorts die Aussage der Pflegenden. Das Augenmerk sollte sich statt dessen darauf konzentrieren, geeignete und altersentsprechende Maßnahmen einzuleiten, um die Gelenke zur Bewegung zu motivieren und/oder bei Inaktivität die einzelnen Gelenke systematisch bei der direkten Pflege am Menschen durchzubewegen.

Wir unterscheiden die **Beuge-Kontraktur** *(Verkürzung an der Beugeseite/Streckung ist nicht mehr möglich)* von der **Streck-Kontraktur** *(Verkürzung in Streckstellung/Beugung ist nicht mehr möglich)*.

Fortsetzung nächste Seite

Standard-Nr.: 49	Abkürzung: Kontrpr.	Bezeichnung: Kontrakturenprophylaxe

Grundsätzliches zur Kontrakturenprophylaxe:

Der Bewohner ist entsprechend vor jeder Übung und Maßnahme zu informieren und aufzuklären über die Form und Dauer der Bewegungsübung. Auch ist dem Bewohner die genaue Vorgehensweise, Art, der Umfang und die Notwendigkeit kurz und prägnant (*ohne Ausschweifungen*) zu erklären. Die persönliche Schmerzgrenze darf niemals überschritten werden und die persönliche Belastbarkeit ist vorher einzuschätzen! Auch ist es wichtig, vor Beginn der Maßnahme das Zimmer entsprechend gut durchzulüften, da viele Maßnahmen gleichzeitig ein tiefes Ein- und Durchatmen bewirken können. Ein Toilettengang ist vorher anzubieten und die Fenster und Türen sind zu schließen. Alle Lagerungshilfsmittel sind aus dem *Bett (wenn die Übungen im Bett durchgeführt werden sollen*) zu entfernen und entsprechende Ableitungen (*Katheterschläuche etc.*) sind vorher zu sichern, so daß keine Zugwirkung an den Schläuchen auftreten kann. Die Vitalfunktionen sind bei resistierenden Übungen festzustellen, da diese Maßnahmen eine Beschleunigung der Herz- und Kreislaufsituation bewirken (*Kontraindikationen ausschließen!*). Der Bewohner wird in alle Aktivitäten und Maßnahmen aktiv einbezogen und erhält während der Übung Lob und Anerkennung sowie zwischen den Übungen kleinere Pausen.

Bei allen Bewegungsübungen wird immer das körpernahe Gelenk zuerst bewegt, z.B. Schultergelenk, Ellenbogengelenk, Handgelenk und Fingergelenke. Die Bewegungsübungen sollten zusätzlich durch die Krankengymnastik unterstützt werden. Der Bewohner soll in die Lage versetzt werden, seine Bewegungsübung nach dem Training selbst durchzuführen und eigenverantwortlich in seinem Interesse fortzusetzen! Bei allen Übungen ist die Intimsphäre zu wahren und genauer Blickkontakt zu halten, um frühzeitig Schmerzen, Hautveränderungen (*Zyanose oder Blässe*), Übelkeit oder eine Überforderung feststellen zu können. Der Bewohner bestimmt gemeinsam mit der durchzuführenden Pflegekraft den Rhythmus und das Tempo der Übung. Auf die entsprechende Atemtechnik muß in jedem Fall hingewiesen werden, evtl. müssen Kontraindikationen vor einer bestimmten Übung beachtet werden, wie z.B. bei Herz- und Lungenerkrankungen usw.

Folgende Bewegungsmaßnahmen können unterschieden werden:
1. Bei aktivierenden Maßnahmen, bewegt der Bewohner alleine seine Gelenke unter Anleitung einer Pflegekraft;
2. Bei assistierenden Maßnahmen, bewegt der Bewohner seine Gelenke nur tlw. alleine und ist dabei in der Lage seine Restmöglichkeiten unter Anleitung zu aktivieren;
3. Bei resistierenden Maßnahmen muß der Bewohner aktiv, gegen den manuellen Widerstand der Pflegekraft die Übungen durchführen. Diese Maßnahmen sind sehr herz- und kreislaufbelastend.

Die sechs Hauptbewegungsrichtungen:

1. Beugen (*Flexion*); Strecken (*Extension*);
2. Abspreizen (*Abduktion*); Anziehen (*Adduktion*);
3. Rückwärtsheben (*Retroversion*); Vorwärtsheben (*Anteversion*);
4. Einwärtsdrehen einer Gliedmaße (*Pronation*); Auswärtsdrehen einer Gliedmaße (*Supination*);
5. Außenrotation und Innenrotation der Beine (*nicht der Füße!*);
6. Beugung zur Fußsohle (*Plantarflexion*); Beugung zum Fußrücken (*Dorsalflexion*).

Beobachtung des Bewohners in seiner Beweglichkeit:

- Bewegungsabläufe,
- Haltungsmuster,
- Gelenkstellung,
- Funktionsgerechtes Sitzen und Bewegen,
- Sind Schmerzen bei der Bewegung vorhandenen oder Fehlstellungen,
- Gewohnheiten und Einsatz von Hilfsmitteln.

Fortsetzung nächste Seite

| Standard-Nr.: 49 | Abkürzung: **Kontrpr.** | Bezeichnung: **Kontrakturenprophylaxe** |

Pflegeziele:
- Unterstützung bei der Erhaltung und Förderung einer uneingeschränkten Beweglichkeit.
- Größtmögliche Beweglichkeit aller Gelenke an den Extremitäten erhalten und Schmerzfreiheit bewahren.
- Muskelatrophie verhindern.

Ziele	Durchführung
1. Bewegung an den Gelenken der Extremitäten erhalten:	***Mindestens 2 x tägl., z.B. bei der Körperpflege alle gefährdeten Gelenke in allen 6 Bewegungsrichtungen durchbewegen / lassen.*** Immer in Zusammenhang mit anderen Pflegemaßnahmen die Bewegungsübungen durchführen (*z.B. beim Waschen, Betten, Lagern*). Falls mehrere Personen daran beteiligt sind, muß eine genaue Absprache erfolgen, insbesondere mit der Krankengymnastik (*KG*). Isotone oder isometrische Spannungsübungen durchführen lassen. Wenn der Bewohner nicht mithelfen kann: Gelenkbereiche immer mit beiden Händen umfassen (*Gelenke mit der Hand „ins Nest" nehmen*), ***nie gegen einen Widerstand*** die Gelenke bewegen. Bei Schmerzen andere Übungen auswählen. Der Bewohner darf während der Übung keine Schmerzen haben! Der Bewohner sollte aktiv bei allen Bewegungen mitwirken, sobald sein Zustand dies erlaubt!
2. physiologische Gelenkstellung im Ruhezustand: Beachte folgende Standards: „Thrompr." „Dekupr." „Lageart" „Mobili. I und II" „Obstipr." „Pneupr." „Mund I" „Hospipr." „Vitalktr."	***Ellenbogengelenk:*** • Oberarm abwechselnd in Abduktionsstellung (*Abspreizung*) von 30 Grad und 90 Grad (*vom Körper weg*); • Unterarm abwechselnd in Streckstellung und 80 Grad Beugung. ***Handgelenk:*** • abwechselnd in Streckung und Beugung, Hand in Schalenhaltung; • Daumen in Oppositionsstellung und Positionsstellung zum Zeigefinger (*Handrücken nach oben*). ***Hüftgelenk:*** • möglichst gestreckt, keine Außenrotation bewirken; • evtl. mit kleinem Kissen die Hüfte stützen. ***Kniegelenk:*** • liegt gestreckt; • kurzfristig kleine Polster (*halbe Knierolle*) unter die Knie legen. ***Fußgelenk:*** • abwechselnd in Streckung und Beugung; • Fußstütze zur Spitzfußprophylaxe einsetzen (*Kontraindikation ausschließen*), auf ***Fersendekubitusgefahr stets achten!*** Die spastische Beugung zur Fußsohle (*Plantarflexion*) muß verhindert werden durch richtige Lagerung im Bett, z.B. kann ein weiches Kissen ans Fußende gelegt werden (*Zehen berühren leicht das Kissen, wobei die eigene Hand der Pflegekraft in den Zwischenraum zwischen Fußsohle und Kissen noch kommen muß*) oder durch das Anziehen von Schuhen im Bett (*1 x tägl. für 2 Stunden*). Fußstützende Maßnahmen durch entsprechende Fußstützen sind absolut kontraindiziert bei Hemiplegikern, da sie die Spastik weiterhin fördern! Je nach Indikation bzw. Anordnung für die Ruhigstellung des Gelenkes, werden Hilfsmittel, z.B. Kissen, Bandagen, Spreu- und Hirsekissen, Schaumstoff, Schienen (*z.B. Kramerschiene bei einem peripheren venösen Zugang*), u.a.m. benutzt. Lagerungshilfsmittel sind je nach Erforderlichkeit und Notwendigkeit zu wählen und individuell der Ist-Situation anzupassen. Keine Lagerung darf den Bewohner noch zusätzlich in seiner Lebensaktivität „sich bewegen" behindern oder noch abhängiger machen. Jede Lagerung muß nach physiologischen Gesichtspunkten durchgeführt werden.

Fortsetzung nächste Seite

Standard-Nr.: 49	Abkürzung: Kontrpr.	Bezeichnung: Kontrakturenprophylaxe

Ziele	Durchführung
3. Bewegungsmotive und Bewegungsanreize an den Gelenken der Extremitäten durchführen:	Die Bewegungsübungen (*insbesondere beim Baden*) auch Bewegungsspiele im und außerhalb des Bettes, die dem Bewohner auch Spaß machen, sollen systematisch bei allen grundpflegerischen Maßnahmen durchgeführt werden: a) Hüfte, Kniegelenk, Sprunggelenk und Zehen; b) Schulterblätter, Ellenbogengelenk, Hände und Finger. Diese Maßnahmen sollen - wenn möglich - aktiv, assistierend oder resistierend durchgeführt werden und langsam je nach Ist-Situation gesteigert werden. Bewohner/in motivieren an täglichen Bewegungsübungen und Bewegungsspielen teilzunehmen. Spaziergänge an frischer Luft anbieten.

Dokumentation: Die Lagerungen und die mit ihnen zusammenhängenden Prophylaxen müssen im Lagerungsplan festgehalten werden. Veränderungen und Beobachtungen sind im Berichteblatt einzutragen. Die Lagerungen und die Mobilisation gehören zum Leistungskomplex (*Lagern/Betten/Mobilisation*) im Rahmen der Pflegeversicherung!

Qualifikation: Physiotherapeuten, Altenpfleger/in und Pflegehelfer/in nach exakter Anleitung.

Standard-Nr.: 50	Abkürzung: **Kp-Wasch.**	Bezeichnung: **Körperpflege: Ganzwaschung im Bett** *(Grundpflege)*

Dieser Standard ist für Bewohner/innen, die aufgrund ihrer Bettlägerigkeit und Immobilität, ihre eigene Körperpflege und die Lebensaktivität „sich sauberhalten und kleiden" nicht mehr oder nur teilweise durchführen können. Die unterstützende Übernahme der grundpflegerischen Körperpflege muß in taktvoller, respektierender Art und Weise erfolgen. Die re-/aktivierende Pflege sollte dabei der Leitgedanke pflegerischen Handelns sein! Die äußere Erscheinung und Gepflegtheit des Körpers und der Kleidung sind Ausdruck einer inneren geistigen Haltung. Art und Auswahl der Kleidung erlauben es dem Menschen, sich in seiner Befindlichkeit, seiner Geschlechtlichkeit und seiner Individualität auszudrücken! Bei bewegungseingeschränkten Bewohnern muß eine Auswahl geeigneter Kleidungsstücke erfolgen, die bei dieser Tätigkeit berücksichtigt werden müssen. Es darf bei der Ausführung der Körperpflege, nicht die ehrliche und „Du-zentrierte-zwischenmenschliche" Beziehung unterschätzt werden. Die Körperpflege umfaßt einen Maßnahmenkomplex, der sehr zeitintensiv und dem Bewohner deshalb die Möglichkeit gegeben ist, u.U. ein ausführliches Gespräch zu führen. Die Maßnahme ist gekennzeichnet durch Toleranz, Akzeptanz und „Aushalten-Können", da der Bewohner soviel wie nur möglich alleine machen sollte, auch wenn dies mehr an Zeit bedeuten kann *(Hilfe zur Selbsthilfe)*. Im Zusammenhang mit der Pflegeversicherung sind hier bei der Morgen- und Abendtoilette mit und ohne Aufstehhilfe, Minutenzeitwerte je nach Pflegebedürftigkeit zugrunde gelegt worden.

Pflegeziele:
- Persönliche, individuelle Sauberkeit und Gepflegtheit sowie Wohlbefinden;
- Reinigung der Haut;
- Vermeidung von Krankheiten;
- Zweckmäßiger Schutz des Körpers und seiner Organe durch die Bekleidung.

Arbeitsablauf	Handlungsprinzip	Beobachtung und auftretende Pflegeprobleme	Umorganisation	Benötigte Pflegestandards zur Waschung
Bettenwagen (*Bettwäsche mitnehmen*) vor der Tür stehen lassen; Bewohner informieren, Fenster und Türen schließen, für Sichtschutz sorgen; Bewohner etwas zu Trinken anbieten; Raumtemperatur beachten;	Bewohner über die Maßnahme informieren, um auf Wünsche eingehen zu können und die Kooperation des Bewohners zu fördern.	Lehnt der Bewohner die Ganzwaschung (*Körperpflege*) ab? Wie war die Nacht? Zeichen von Unruhe, Schmerz- oder Angstäußerungen etc.	Grund? Anderen Zeitpunkt auswählen, evtl. später waschen; Ursachen wenn möglich beseitigen; Schmerztherapie?	Standard: „Kp-Allg." Standard: „Kp-Haut" Standard: „Trinken" Standard: „Sondenern. III"
Toilettengang anbieten (*Steckbecken / Toilettenstuhl*); Bett auf Arbeitshöhe stellen (*rückenschonende Arbeitshaltung im eigenen Interesse beachten!*) und Stuhl ans Bettende stellen als Arbeitsablage für Wäsche etc.	Entspannung schaffen und für Sicherheit und Wohlbefinden sorgen;	Hat der Bewohner einen Dauerkatheter, Anus praeter naturalis, Urostomieversorgung, Inkontinenzversorgung etc.? Pflegediagnosen beachten, evtl. ist eine Pflegeplanung erstellt worden?	Harnbeutel (*geschlossenes System!*) vorbereiten. Beutel für die Anus praeter naturalis-Versorgung / oder Urostomiebeutel-Versorgung vorbereiten. Inkontinenzmaterialien bereitlegen.	Standard: „Inkont. " Standard: „Stoma I" Standard: „Stoma II" Standard: „Stoma III" Standard: „Kath-Pfl."
Lagerungshilfsmittel entfernen; Oberkörper 30° Grad hochlagern;	Zum Wohlbefinden des Bewohners; Atemerleichternde Lagerung;	Raumtemperatur von 21 - 23° C beachten, ggf. die Zeit abwarten;	Heizung höher drehen und abwarten.	Standard: „Heben I" Standard: „Heben II"
Mund-, Zahn- und Prothesenpflege durchführen, damit der Bewohner kommunizieren kann;	Viele Bewohner können erst mit einer Prothese bzw. nach der Mundpflege mit der Pflegekraft sprechen!	Bewohner öffnet seinen Mund nicht!	Zusprechen, Geduld, streicheln und niemals Gewalt anwenden!	Standard: „Mund I" Standard: „Mund II" Standard: „Hospipr."

Fortsetzung nächste Seite

Standard-Nr.: 50	Abkürzung: Kp-Wasch.	Bezeichnung: Körperpflege: Ganzwaschung im Bett		

Arbeitsablauf	Handlungsprinzip	Beobachtung und auftretende Pflegeprobleme	Umorganisation	Benötigte Pflegestandards zur Waschung
Waschutensilien bereitstellen; 2 Waschlappen, 2 Handtücher, alles für die durchzuführenden Prophylaxen, 1 Schüssel mit Waschwasser (*Temperatur erfragen*), ärztlich verordnete Salben und Hautschutzpflegeprodukte etc. Kleidungsstükke evtl. vorbereiten!	Pflegemittel des Bewohners benutzen (*Identität*)! Wassertemperatur nach Wunsch oder Notwendigkeit der Bedürfnisse auswählen.	Keine Pflegemittel vorhanden *oder* Pflegemittel neigen sich dem Ende zu? Steht der/die Bewohner nach der Waschung auf?	Angehörige oder Pflegedienstleitung ansprechen, um Pflegemittel einzukaufen; Bewohner sucht seine Kleidung selbständig aus!	Standard: „Kp-Versch."
Oberkörper aufdecken (*bis zum Unterbauch*), Bewohner je nach Mobilität selbständig waschen lassen oder nur dort unterstützen, wo der/die Bewohner/in notwendige Hilfe benötigt!	Bewohner darf niemals auskühlen! Selbständigkeit fördern, auch wenn dies mehr Zeit bedeutet.			Standard: „Mobili. I" Standard: „Mobili. II"
Nachthemd soweit wie nötig auszuziehen und Oberkörper damit abdecken (*lassen*);	Schamgefühl respektieren und beachten, Handtuch immer unter das zu waschende Körperteil legen!	Bewohner möchte nicht von einer weiblichen / männlichen Pflegekraft gewaschen werden!	Kollege(*in*) sollte die Ganzwaschung übernehmen und diesen Wunsch im Dokumentationssystem festhalten.	
Augen von außen nach innen ohne Seife reinigen;	Vorsichtig und ruhig waschen;	Augen sind geschlossen *oder* Bewohner hat verklebte Wimpern; Bewohner hat eine Augenprothese?	Kamillenanwendung (*oder Kamillentee benutzen*) und mittels Tupfer die Augen vorsichtig reinigen! Augenprothesenpflege;	Standard: „Augpfl." Standard: „Augsa./Augtro." Standard: „Augpro."
Gesicht von Stirn über die Wangen zum Kinn rechts und links waschen (*lassen*);	Gesicht immer ohne Seife waschen!			
Nase und Mundpartie waschen (*lassen*);		Bewohner hat eine transnasale Ernährungssonde! Nasenflügelatmung? Borkenbildung in der Nasenschleimhaut? Sauerstoffverabreichung?	Sonden- und Nasenpflege durchführen und anschließend mit Leukosilk neu befestigen, Nasenflügel sowie Jochbein eincremen (*Dekubiti?*). Bei Sauerstoffverabreichung erfolgt die Nasenpflege ohne Ölpräparate.	Standard: „Nasenpfl." Standard: „Sondenern. III" Standard: „Dekupr." *oder* Standard: „Dekubeh." Standard: „Sauerst."
Ohrmuscheln und hinter den Ohren waschen;		Ohrmuschel - Dekubitus? Ohrenschmalz? Hörschwierigkeiten?	Prophylaxe und exakte Reinigung durchführen, evtl. Ohrenarzt verständigen!	Standard: „Dekupr." *oder* Standard: „Dekubeh."

Fortsetzung nächste Seite

Standard-Nr.: 50	Abkürzung: **Kp-Wasch.**	Bezeichnung: **Körperpflege: Ganzwaschung im Bett**

Arbeitsablauf	Handlungsprinzip	Beobachtung und auftretende Pflegeprobleme	Umorganisation	Benötigte Pflegestandards zur Waschung
Hals waschen;		Wundsein in den Halsfalten, evtl. Intertrigo?	Prophylaxe durchführen;	Standard: „Interpr."
Alles exakt abtrocknen;		Trockene Gesichtshaut?	Gesichtscreme des Bewohners verwenden;	Standard: „Interpr." Standard: „Kp-Haut."
1. Methode: Jetzt pH-neutrale Waschlotion ins Wasser geben! Finger, Hände (*Handbad anbieten*), Unter- / Oberarme, Achselhöhlen und dann Brust und Bauch waschen;	In langen Zügen (*herzwärts*) waschen; Handtuch unter das zu waschende Körperteil legen;	Schmutzige Fingernägel? Wundsein unter der Brust und/oder den Achselhöhlen? Ödeme?	Nagelpflege durchführen; Prophylaxe durchführen; Ödeme - Dokumentation!	Standard: „Nagelpfl.-H.F." Standard: „Interpr." Standard: „Bilz."
2. Methode: Gegenüberliegende Finger, Hand, Unter- / Oberarm, Achselhöhle waschen und abtrocknen. Davorliegende Finger, Hand, Unter- / Oberarm, Achselhöhle und dann Brust waschen und abtrocknen.		Schmutziger Bauchnabel? Harter Bauch (*Obstipation*?); Bewohner hat eine suprapubische Blasenpunktionsfistel! Bewohner hat eine (*PEG*)!	Ohrenstäbchen mit Pflegeöl tränken und den Bauchnabel damit vorsichtig säubern. Blasenpunktionsfistel oder PEG mit Verbandwechsel (*VW*) versorgen.	Standard: „Kathsupr." Standard: „Sondenern. I" Standard: „Sondenern. II" Standard: „Obstipr."
Bewohner im Bett aufrichten (*lassen*) oder zur Seite drehen;	Bettgalgen anbieten, außer bei Hemiplegie - Kontraindikation! Bewohner im Bett aufrichten: aktive Möglichkeit; Bewohner zur Seite drehen: passive Möglichkeit;	Bewohner läßt sich schlecht drehen!	Bewohner zudecken und zweite Pflegekraft zur Unterstützung, d.h. zum Festhalten in der Seitenlage, holen;	Standard: „Mobili I" Standard: „Mobili II" Standard: „Betten II"
Rücken von unten nach oben waschen und abtrocknen;	Pneumonieprophylaxe durchführen;	Bewohner ist herzkrank! Einschätzung mit Hilfe der Atemskala! Bewohner hat erste Anzeichen eines Dekubitus an der Wirbelsäule, den Schulterblättern, usw.	Nicht abklatschen sondern nur einreiben, oder Atemgymnastik durchführen in Rückenlage, wobei der Bewohner höher gelagert sein sollte und zugedeckt werden muß! Dekubitusprophylaxe durchführen;	Standard: „Pneupr." Standard: „Dekupr." *oder* Standard: „Dekubeh."

Fortsetzung nächste Seite

Standard-Nr.: 50	Abkürzung: **Kp-Wasch.**	Bezeichnung: **Körperpflege: Ganzwaschung im Bett**

Arbeitsablauf	Handlungsprinzip	Beobachtung und auftretende Pflegeprobleme	Umorganisation	Benötigte Pflegestandards zur Waschung
Exakte Hautpflege des Oberkörpers mit entsprechenden Cremes und Nachthemd wieder anziehen; Oberkörper mit der Bettdecke zudecken;	Trockene oder fettige Haut! Bewohner hat Juckreiz am ganzen Körper oder an Teilbereichen.	Richtige Auswahl der Hautpflegeprodukte nach Hauttyp! Veränderungen oder Auffälligkeiten?	Pflegeprobleme später dokumentieren und dem Arzt mitteilen.	Standard: „Kp-Haut" Standard: „Juckrpfl."
Beine aufdecken und Zehen, Füße, Unter und Oberschenkel zügig herzwärts waschen und abtrocknen (*Methode 1 oder 2 auswählen*). Anschließend Bewohner zudecken **und Wasser, Handtücher und Waschlappen wechseln!**	Zehenzwischenräume, Unterschenkel und Kniebeuge inspizieren, reinigen und korrekt abtrocknen;	Fußpilz? Nagelbettentzündung? Thrombophlebitis? Ulcus cruris? Fersendekubitus?	Schichtleitung informieren und bei Fußpilz die Füße extra waschen und ärztlich verordnete Lösung und Salbe auftragen! Prophylaxen durchführen!	Standard: „Fußpfl." Standard: „Thrompr." Standard: „Dekupr." *oder* Standard: „Dekubeh." Standard: „Ulcus cru."
Wassertemperatur erfragen, Bewohner/in flach gelagert lassen, Einmalhandschuhe anziehen, Lösung in das Waschwasser geben für die Intimwäsche;		Bewohner hält Beine eng zusammen!	Bewohner/in fragen, ob er/sie sich den Intimbereich selbständig waschen möchte.	Standard: „Intim." Standard: „Inkont." Standard: „Kath.-Pfl."
Den Bewohner wieder aufdecken bis zu den Unterschenkeln. Beide Beine (*nach Möglichkeit des Bewohners*) aufstellen lassen;		Bewohner hat einen Dauerkatheter! Durch die flache Lage hat der Bewohner Atemnot! Bewohner/in hat einen Blasenhochstand.	Katheterpflege durchführen. Bei Atemnot den Bewohner wieder etwas höher lagern! Bei Blasenhochstand den Bewohner zur rechten Seite drehen und Blase leicht beklopfen, Schichtleitung informieren;	Standard: „Kath./Frau" Standard: „Kath./Mann"
Intimbereich waschen bei **FRAUEN:** Unterbauch (*Symphyse*), äußeren Genitalbereich waschen und abtrocknen; große und kleine Schamlippen spreizen, reinigen und zum Abtrocknen abtupfen;	In Richtung After waschen (*von vorne nach hinten*);	Rötung in der Leistengegend (*Intertrigo*)? Weiße, fleckige, schmierige Beläge und Ausfluß (*Pilzinfektion*)?	Schichtleitung informieren!	Standard: „Intim." Standard: „Interpr."

Fortsetzung nächste Seite

Standard-Nr.: 50   Abkürzung: **Kp-Wasch.**   Bezeichnung: **Körperpflege: Ganzwaschung im Bett**

Arbeitsablauf	Handlungsprinzip	Beobachtung und auftretende Pflegeprobleme	Umorganisation	Benötigte Pflegestandards zur Waschung
Intimbereich waschen bei **MÄNNERN:** Unterbauch (*Symphyse*), äußeren Genitalbereich waschen, Vorhaut vorsichtig zurückziehen, Eichel säubern, Vorhaut wieder vorstreichen (*Paraphimose!*), Penis und Hoden waschen und abtrocknen;		Hodenschwellung? Bewohner hat eine Erektion;	Schichtleitung informieren; Zum späteren Zeitpunkt weiter waschen oder Bewohner selber waschen lassen und in Ruhe lassen;	Standard: „Intim."
Bewohner/in zur Seite drehen (lassen) und Gesäß sowie die Analfalte waschen und abtrocknen; Handschuhe ausziehen und wegwerfen. Nach dieser Waschung den/die Bewohner/in auf den Rücken drehen und soweit vollständig anziehen;		Es liegt eine Stuhl-/und/oder Harninkontinenz vor! Erste Anzeichen eines Dekubitus?	1. Grobreinigung mit Zellstoff etc.; 2. Feinreinigung mit Wasser und Seife;	Standard: „Inkont." Standard: „Dekupr." *oder* Standard: „Dekubeh."
Bewohner/in im Bett nach Indikation entsprechend lagern und Bettlaken faltenfrei spannen, evtl. Bettwäschewechsel in den Arbeitsablauf integrieren. Bewohner die Haare kämmen und je nach Wunsch und Jahreszeit zudecken; Anschließend ist eine Bartpflege durchzuführen (*Naß- oder Trockenrasur*);	Kleidungsstücke je nach Mobilität bereitlegen; Lagerungshilfsmittel je nach Indikation ins Bett legen und Bewohner lagern; Lagerung im Plan festhalten.			Standard: „Haarpfl." Standard: „Mobili. I" Standard: „Mobili. II" Standard: „Lageart" Standard: „Bartpfl." Standard: „Betten I" Standard: „Betten II" Standard: „Heben I" Standard: „Heben II"
Wünsche erfragen, das Bett wieder in die Ausgangsposition zurückstellen, Fenster öffnen, das Material entsorgen (*desinfizieren nach Plan*) sowie aufräumen. Bewohner/in etwas zu Trinken anbieten.		Hatte der Bewohner Schmerzen oder sonstige Veränderungen?	Exakte Dokumentation und ggf. den Arzt informieren.	Standard: „Trinken" Standard: „Bilz."

Dokumentation: Die gundpflegerischen „direkten" Pflegemaßnahmen der Körperpflege sind im Pflegedurchführungsblatt täglich zu bestätigen. Veränderungen und Beobachtungen müssen im Berichteblatt festgehalten werden. Der Maßnahmenkomplex gehört zu dem Leistungskomplex im Rahmen der Pflegeversicherung. Zuordnung erfolgt je nach Pflegebedürftigkeit in die Leistungskomplexe der Körperpflege (*Kleine / oder Große Morgen-/ Abendtoilette, mit / oder ohne Aufstehhilfe*).

Qualifikation: Altenpfleger/in und Pflegehelfer/in nach Anleitung.

| Standard-Nr.: 51 | Abkürzung: **Kp-Allg.** | Bezeichnung: **Körperpflege: Allgemein** *(Grundpflege)* |

Grundsätzliches bei der Durchführung dieser Körperpflegemaßnahmen:

Die **allgemeine Körperpflege** gehört zu der Lebensaktivität „**sich sauberhalten und kleiden**" und umfaßt alle Maßnahmen am Bewohner, die zur Erhaltung oder zum Erlangen von Wohlbefinden und Sicherheit durch ein gepflegtes äußeres Erscheinungsbild und zu einem gesunden Hautspannungszustand (*Turgor*) wesentlich beitragen. Der Maßnahmenkomplex der Körperpflege ist im Rahmen der Pflegeversicherung mitaufgenommen, in den Leistungskomplexen (*Kleine Morgen-/Abendtoilette mit/ohne Aufstehhilfe*) und Leistungskomplexen (*Große Morgen-/ Abendtoilette mit/ ohne Aufstehhilfe*).

Die Lebensaktivität „sich sauberhalten und kleiden" ist sehr eng mit der **Aktivität „sich als Mann oder Frau fühlen und verhalten**" und „**ausscheiden**" verbunden. Ziel aller pflegerischen Interventionen ist es, die Aufgaben und Funktionen der Haut auch weiterhin im Alter zu erhalten und aufrechtzuerhalten: Schutzfunktion, Temperaturregulierung, Sinnesfunktion, Kommunikationsfunktion und Immunfunktion.

Eine liebevolle und eine einfühlsame, sowohl kompetente Durchführung und/oder Unterstützung dieser Lebensaktivität ist dabei erforderlich. Der enge Haut zu Hautkontakt und die Berührung durch die eigenen Hände, hat neben dem „Reinigungseffekt" auch basal stimulierende und heilende Kräfte und kann durchaus wohltuende Energien bei einem Menschen freisetzen. Verschiedene Reize wie Druck, Berührung, Wärme und Kälte werden direkt von der Haut aufgenommen und weitergeleitet und lösen entsprechende Reaktionen bei dem Bewohner aus. Insbesondere darf der Einfluß der Wassertemperatur nicht unterschätzt wer-

den. Niedrige Wassertemperaturen am Morgen wirken belebend, höhere Wassertemperaturen am Abend wirken eher beruhigend. Auch ist ein Unterschied zu erkennen, wenn wir ganz sanft mit unseren Händen waschen oder mit einem festen und zugleich dicken Waschlappen oder Schwamm die Waschung durchführen. Diese und andere Aspekte sollten bei der Durchführung dieser Aktivität in Betracht gezogen werden, um die Bewohner besser verstehen zu können. Genauso ausschlaggebend ist liebloses, hektisches, unruhiges Vorgehen, zu technisch durchgeführte Körperpflege, ohne jeglichen Aufbau einer „Duzentrierten - zwischenmenschlichen Beziehung." Der Bewohner wird dann die Körperpflegemaßnahmen als starken Eingriff in seine Intimsphäre interpretieren, mit unabwendbaren Ängsten, Schamgefühl, als Blöße, Abhängigkeitsgefühl und als ein Ausgeliefertsein erleben. Die Körperpflegemaßnahmen werden dann als reine Strapaze und Streß wahrgenommen und der Bewohner wird froh darüber sein, wenn die tägliche Körperpflege beendet ist. Bewohner äußern ihr Unwohlsein und ihr Unbehagen subtil mit Äußerungen wie z.B.: „Heute brauchen sie das nicht zu machen, das wurde gestern schon gemacht." „Ach Schwester, sie haben noch andere Dinge zu tun, ich werde das alleine machen", oder die Heimbewohner führen die Körperpflege in den frühen Morgenstunden irgendwie durch, so daß sie die Maßnahmen bereits durchgeführt haben, bevor der Frühdienst den Dienst antritt. Als konsekutive Konsequenz kann daraus Mißtrauen, Angst, ein Minderwertigkeitsgefühl und bei älteren Menschen eine soziale Regression mit Anzeichen ei-

nes psychischen Hospitalismus *(s. Standard: Hospipr.")* erwachsen. Übertriebene Waschungen, z.B. auch mit aggressiven Waschlotionen, zu heiße und/oder zu kalte Wassertemperaturen und/oder Zimmertemperaturen sind genauso für Körper, Geist und Seele zu unterlassen (*Akzeptanz*), wie mangelhafte, und „über die Köpfe der Bewohner" hinweg entschiedene Körperpflege. Pflegende sollten bei einer re-/aktivierenden Pflege vielmehr daran interessiert sein, biographische Momente, Aspekte, Gewohnheiten und Ressourcen bei der Ausführung dieser Lebensaktivität in den Mittelpunkt pflegerischer Kompetenz zu stellen!

Wenn ein alter Mensch bislang keine Badewanne kennengelernt hat, so muß ihm erst einmal die Möglichkeit gegeben werden, sich mit der meist technisch komplizierten Hydraulik-Hubbadewanne in der Einrichtung vertraut zu machen. Individuelle und ganzheitliche Pflege und Betreuung bedeutet u.a. auch, nicht von sich auf andere zu schließen, sondern eigenes Verhalten ständig auf Richtigkeit hin zu überprüfen.

Die Körperpflegemaßnahmen dienen also dem psychosozialen Wohlbefinden, einer besseren Befindlichkeit und einer Gestimmtheit eines Menschen, die unabhängig ist von äußeren Symptomen. Belastende Streßfaktoren oder mögliche Gefahrenquellen müssen unbedingt ausgeschaltet oder vorab eingeschätzt werden. Folgende psychohygienische Grundsätze sollen Pflegende bei ihrer unterstützenden und/oder durchführenden Körperpflege am und mit dem alten Menschen leiten:

Fortsetzung nächste Seite

Standard-Nr.: 51	Abkürzung: Kp-Allg.	Bezeichnung: Körperpflege: Allgemein

1. Wahrung und respektieren der individuellen Intimsphäre und Persönlichkeit:

Da die Körperpflegemaßnahmen einen sehr intimen Pflegemaßnahmenkomplex darstellen, sollten sie von Pflegepersonen durchgeführt werden, zu denen der Bewohner bereits ein Vertrauensverhältnis aufbauen konnte (*Bezugsperson / Gruppenpflege*). Er soll und darf sich in seiner Pflegeabhängigkeit nicht ständig neuen Pflegepersonen (*z.B. fremde Aushilfen*) ausgeliefert fühlen, die die Leistungen der Körperpflege durchführen.

Der Bewohner ist *vorher* zu befragen und dies ist zu dokumentieren: von wem sie/er gewaschen werden (*Frau / Mann?*) möchte. Was empfindet sie/er als besonders belastend und unangenehm an dieser Maßnahme? Wer soll die Intimpflege durchführen? Wie kann die Intimsphäre entsprechend den Bedürfnissen des Bewohners gewahrt werden? Wann, wo, wer und wie haben sie Zuhause diese Lebensaktivität durchgeführt (*vor dem Frühstück oder danach*)? Wann haben sie gebadet oder geduscht und war evtl. jemand dabei behilflich? Welche Kleidung möchte sie/er anziehen? Sind kosmetische Artikel einzusetzen, wenn ja, welche? Anhand von diesen o.g. Beispielen (*Aufzählung könnte endlos fortgesetzt werden*) wird deutlich, wie wichtig eine Erhebung der Pflegeanamnese ist, um eine handlungsorientierte Pflegediagnose erstellen zu können. Die Maßnahmen müssen geplant empfunden werden.

Individualität respektieren, ist nicht nur eine Floskel, sondern muß im alltäglichen Miteinander und bei allen Maßnahmen gezeigt und vor allen Dingen vorgelebt werden.

2. Individuelle Pflegeleistungen (nach der Stufe der Pflegebedürftigkeit unter Beachtung der lebenspraktischen Fähigkeiten, Bedürfnisse, Lebensgewohnheiten und Biograhie) anbieten:

Die Wertigkeit „sich-wohl-fühlen", „sich als Mann oder Frau fühlen und verhalten" und der persönliche Schönheitsbegriff - gerade bei alten Menschen - ist bei jedem Menschen unterschiedlich ausgeprägt und zu werten. Vor 60 oder 70 Jahren, so muß man sich vergegenwärtigen, wurde nicht jeden Tag gebadet oder geduscht. Auch die morgendliche Waschung war von kurzer und meist flüchtiger Dauer. Da diese und andere prägende Ereignisse sich im Alter widerspiegeln können, verstehen häufig alte Menschen unseren heutigen „Reinigungsfim-

mel" nicht. Sie halten tlw. das wöchentliche Bad oder b.B. den täglichen Kleidungswechsel (*insbesondere Leibwäsche*) als völlig übertrieben und lächerlich.

Prägende Ereignisse bis zur biologischen Reife (*Prägungszeit*), sind oft die Spiegelbilder unserer heutigen Zeit und der alten Menschen. Man kann davon ausgehen, daß gerade durch Intervention die Prägungszeit, im Alter bedingt durch das Altzeitgedächtnis reaktiviert werden kann, da es fest bei ihnen verankert ist. Diese prägende Lebenszeit hat insofern für den alten Menschen den Vorteil, daß ihm die Dinge des täglichen Lebens als vertraut und gewohnt vorkommen und deshalb wird er auch weiterhin, an den lebenslang eingeübten lebenspraktischen Fähigkeiten dogmatisch festhalten. Diese waren es, die ihm die notwendige Sicherheit vermittelt haben. Aufgrund dieser Tatsache, dürfen Pflegende bei der Ausführung von Körperpflegemaßnahmen dem alten Menschen nicht irgendeine Maßnahme einfach überstülpen. Der pflegerische Leitgedanke ist hier, diesen Ist-Zustand taktvoll anzuerkennen, wertzuschätzen und zu akzeptieren. Die Dinge, die verändert werden müssen, sollten annehmbar formuliert und gezeigt werden, damit der alte Mensch die Chance erhält, die Dinge der Körperpflege langsam zu verinnerlichen. Dies setzt eine einfühlende Art und Weise in der Vorgehensweise voraus. Um diesem Anspruch gerecht werden zu können, muß vorher der Bewohner befragt werden, nach seinen vertrauten und routinierten Gewohnheiten, da er in diesen Ausführungen sicherer ist.

Eine sehr gute Vorgehensweise ist dann gegeben, wenn der individuelle Pflegeplan mit dem Bewohner besprochen und gemeinsam mit ihm festgelegt wird. Die einzelnen Körperpflegestandards dienen hierbei der fundamentalen Orientierung für Pflegende und den Bewohner sowie die Stufe der Pflegebedürftigkeit.

Eine Grundvoraussetzung professioneller Pflege in der Ausführung der Lebensaktivität „sich sauberhalten und kleiden" ist es, bewohnereigene Artikel und Kleidungsstücke zu benutzen, um den Bewohner nicht unnötig zu verwirren oder zu täuschen. Wer möchte schon von seinem(r) Kollegen(in) die Privatkleidung anziehen, oder sonstige Pflegeprodukte, die man selber gar nicht benutzt, auftragen? Es ist nachweisbar, daß jeder Mensch seinen eigenen unverwechselbaren Geruch hat und sich daran auch erkennt (*Identität*)!

Fortsetzung nächste Seite

Standard-Nr.: 51	Abkürzung: Kp-Allg.	Bezeichnung: Körperpflege: Allgemein

3. Ressourcen wecken, beachten, fördern; Eigendynamik und Unabhängigkeit in der Ausführung der Körperpflege entwickeln; Selbstheilungskräfte aktivieren:

Was nützt es einem Menschen ein Fahrrad zu besitzen, wenn er nirgends hinfahren darf? So, oder ähnlich können alle Ressourcen verstanden werden. Sie bestimmen die vorhandenen (*Rest*)-fähigkeiten und (*Rest*)-funktionen, die jeder in seinem Rahmen fördern, aktivieren und individuell einsetzen sollte. Ressourcen einsetzen im Bereich der Körperpflege erfordert manchmal etwas mehr Pflegezeit und mehr an persönlichem Engagement, aber sie sind für die psychische Befindlichkeit und dem Selbstwertgefühl eines Menschen sowie für alle Beteiligten undenkbar lohnenswert und das im Zeitalter der Pflegeversicherung!

Manchmal ist es so, daß gerade bei den Körperpflegemaßnahmen „neue" Ressourcen entdeckt werden und auch die älteren Menschen, können - wenn auch dies manchmal schwierig ist - „neue, unbekannte Wege gehen", wenn sie dabei unterstützend und liebevoll begleitet und dazu angeleitet werden! Der immobile Bewohner muß wieder in die Lage versetzt werden, seine Körperpflege ganz oder teilweise zu übernehmen. Um dieses Ziel erreichen zu können, braucht der Bewohner adäquate Anleitung und Unterstützung nach den Prinzipien „Hilfe zur Selbsthilfe", was bedeuten kann: „Hilf mir doch, es selbst zu tun!".

Die eigenen Hände sind die wichtigsten Kommunikationsmittel in der Pflege überhaupt und deshalb steht die sanfte und liebevolle Berührung bei dieser Maßnahme absolut im Vordergrund. Wer kennt das nicht, wenn Worte leer oder unangebracht sind, dann hilft manchmal eine sanfte Berührung, ein „Dasein" in der vertrauensvollen Beziehung viel mehr, als jede ausgeführte Pflegeaktion. Eine Pflegehandlung (*-aktion*) ist zwar für Pflegende leichter und objektiver als eine Berührung, aber es ist immer abzuwägen was in diesem Moment in dieser Situation wichtiger und angebrachter für den „Menschen" ist! Die eigenen oder die Hände des Bewohners haben eine wohltuende, stärkende, aufbauende und heilende Wirkung.

4. Pflegeprobleme bei der Durchführung dieser Lebensaktivität:

Gefahr von Durchzug ist stets zu vermeiden, dadurch, daß vor Beginn der Pflegemaßnahme die Fenster und Türen grundsätzlich geschlossen werden. Die Raumtemperatur von 21 - 23°C ist zu beachten. Der Bewohner darf auf keinen Fall frieren oder frösteln!

Infektionen sind zu vermeiden, die durch das unangemessene und bedenkenlose Einsetzen von Desinfektionsmitteln entstehen können. Waschlappen und Handtücher (*für oben und unten*) durch farbige Unterscheidungen trennen und entsprechend aufhängen, wenn nicht sicher gestellt werden kann, welcher Waschlappen (*welches Handtuch*) für oben oder unten war, frischen nehmen, ansonsten nach Bedarf *wechseln* (bei Inkontinenz, *s. Standard „Inkont."*).

Unfälle oder Kollaps im Bad, in der Dusche, am Waschbecken etc.: Gefährdung individuell vorher einschätzen und für angemessene Beaufsichtigung während der Maßnahme sorgen und den Klingelknopf erreichbar für den Bewohner anbringen.

Dokumentation: Die grundpflegerischen „direkten" Pflegemaßnahmen der Körperpflege sind im Pflegedurchführungsblatt zu bestätigen. Veränderungen und Beobachtungen müssen im Berichteblatt festgehalten werden. Der Maßnahmenkomplex gehört zu dem Leistungskomplex im Rahmen der Pflegeversicherung. Zuordnung erfolgt je nach Pflegebedürftigkeit in die Leistungskomplexe der Körperpflege (*Kleine / oder Große Morgen-/ Abendtoilette, mit / oder ohne Aufstehhilfe*).

Qualifikation: Altenpfleger/in und Pflegehelfer/in nach Anleitung.

| Standard-Nr.: 52 | Abkürzung: **Kp-Bad** | Bezeichnung: **Körperpflege: Baden / Voll- und Teilbad** *(Grundpflege)* |

Das Baden dient dem Menschen nicht ausschließlich zur Reinlichkeit und Sauberkeit, sondern hat vielmehr eine entspannende und wohltuende Wirkung auf Körper, Geist und Seele. Viele alte Menschen haben leider Angst vor dem Badevorgang. Sie haben z.B. Zuhause keine Badewanne kennengelernt oder sie empfinden das Baden mit seiner Apparatur und Technik als sehr kompliziert. Aus ihrer Sicht ist ein Baden ohne fremde Hilfe nicht möglich. Da dieses Phänomen bei alten Menschen bekannt ist, muß grundsätzlich vor dem Baden, das Badezimmer, die Technik und der Vorgang verständlich und anleitend (*Hilfe zur Selbsthilfe*) erklärt werden. Selbstverständlich sieht ein Badezimmer in Pflegeeinrichtungen anders aus, als ein Bad in der häuslichen Umgebung. Der mobile alte Mensch sollte bei der Badeanleitung befähigt werden, ohne fremde Hilfe ein Bad zu nehmen. Das Baden mit seiner Technologie und Kompliziertheit muß so einfach wie möglich erklärt und als etwas Schönes mit dem Bewohner gestaltet werden. Um den alten Menschen nicht ständig neu zu verwirren, ist der Badevorgang jedesmal auf die gleiche angenehme Art und Weise durchzuführen, wie es der Bewohner vielleicht zu Hause gewohnt gewesen ist. Der alte Mensch muß die Möglichkeit erhalten, sich mit der Badewanne und dem Badevorgang langsam vertraut zu machen. Hierbei muß der Bewohner seine evtl. vorhandene Angst überwinden. Werden hygienische Ziele bei der Körperpflege verfolgt, so gilt es, das Duschen dem Baden vorzuziehen. Wird ein Bewohner gebadet, so muß dieser anschließend gründlich geduscht werden, um abgelöste Schmutzpartikelchen und Seifenrückstände zu entfernen. Der Bewohner muß den gesamten Badevorgang aktiv erleben dürfen. Dies beginnt bereits beim Einlaufenlassen des Badewassers. Beim Baden eines Bewohners ist Hektik und Streß zu vermeiden und es muß sich auch die entsprechende Zeit genommen werden. Das Baden darf nicht der pflegerischen Intuition oder der Zufälligkeit überlassen werden, sondern es ist mit dem Bewohner ein bestimmter Tag und eine bestimmte Uhrzeit abzustimmen (*planende Pflege*). Vor dem Baden soll eine Mund-, Zahn- und/oder Prothesenpflege sowie evtl. eine Bartrasur durchgeführt werden. Der Umfang, Zeitaufwand und die Art aller individuellen Hilfeleistungen *vor*, *während* und *nach* dem Baden sind immer abhängig von der Stufe der Pflegebedürftigkeit und dem Allgemeinbefinden des Bewohners. Bei bettlägerigen Bewohnern ist eine zweite Pflegeperson unbedingt erforderlich. Eine Pflegekraft badet den Bewohner und die andere Pflegekraft desinfiziert, reinigt und bezieht zwischenzeitlich das Bett. Die Hilfeleistungen sind je nach Erforderlichkeit so durchzuführen, daß der Bewohner sich sicher, angstfrei und geborgen fühlen kann. Die Durchführung von medizinischen Bädern ist eine „indirekte" Pflegemaßnahme, auch nach ärztlicher Anordnung: Ganz-, Halb- und Teilbäder. Als Badezusätze kann, z.B. Kamille, Melisse, Eichenrinde, Kaliumpermanganat usw. angeordnet werden. Das Waschen der Haare ist vorher mit dem Bewohner abzustimmen (*evtl. Friseur!*).

Pflegeziele:
- Sauberhaltung des Körpers;
- Erfrischung und Wohlbefinden des Bewohners;
- Heilung von Krankheiten.

Vorbereitung:	**Durchführung:**	**Bemerkungen:**
1. Angenehme, warme Raumtemperatur im Badezimmer beachten, prüfen und für Ruhe sorgen. Kontraindikationen ausschließen; 2. 2 Waschlappen, 1 Badehandtuch (*oder 2 Handtücher*), 1 Handtuch für die Haare, 1 Haarshampoo, (*evtl. Haarspülung*), rutschfeste Unterlage für den Boden (*beim Ein- und Aussteigen*), Badezusatz, Nagelbürste, Uhr (*zur Beachtung der Badezeit*), frische Unterwäsche, Bademantel und/oder andere Bekleidungsstücke, evtl. Nachthemd, Bettjacke oder Schlafanzug etc. sind griffbereit im Badezimmer vorzubereiten;	• Bewohner mit oder ohne benötigte Gehhilfe in das Badezimmer begleiten bzw. mit Bett oder Rollstuhl in das Badezimmer fahren. Tür von außen kennzeichnen (*Symbole*), daß das Badezimmer besetzt ist und Kollegen informieren. Dem Bewohner jeden Vorgang und alle Maßnahmen vorher genau erklären. • Badewanne vorher mit klarem Wasser ausspülen und Verschluß der Badewanne verschließen. • Badewasser vom Bewohner selbständig einlaufenlassen bzw. den Bewohner dazu anleiten, bei seinem Baden mitzuhelfen, wo er kann. Das Einlaufenlassen des Badewassers erfordert Zeit, die vorher einzuplanen ist!	Grundsätzlich ist während des Badens jede Art von Zugluft und Kälte zu vermeiden. Es dürfen sich aus Sicherheitsgründen im Badezimmer keine elektrischen Apparate (*z.B. Fön, Rasierapparat etc.*) befinden. Niemals unmittelbar nach dem Essen den Bewohner baden (*2 Stunden abwarten*). Sparsamen Wäsche- und Wasserverbrauch beachten, nur soviel wie tatsächlich benötigt wird!

Fortsetzung nächste Seite

| Standard-Nr.: 52 | Abkürzung: Kp-Bad | Bezeichnung: Körperpflege: Baden / Voll- und Teilbad |

Vorbereitung:	Durchführung:	Bemerkungen:
3. ggf. Badethermometer zur Kontrolle der Wassertemperatur; 4. Plastikschürze als Kleidungsschutz für die Pflegeperson; 5. Bettwäsche zum Beziehen des Bettes: beim bettlägerigen Bewohner kann das Bett von einer zusätzlichen Pflegekraft während des Badens desinfiziert, gereinigt und das Bettzeug frisch bezogen werden; 6. Erforderliche Materialien für spezielle Pflegemaßnahmen und Prophylaxen zusammenstellen und in das Badezimmer mitnehmen; 7. Bewohner in seinem Zimmer informieren; 8. Blutdruck, Puls und Allgemeinbefinden vor dem Baden kontrollieren und Werte in das Berichteblatt eintragen; 9. Toilettengang vorher ermöglichen; 10. Hautpflegeprodukte in das Badezimmer nach Wunsch, Sinn und Zweck vom Bewohner mitnehmen lassen; 11. Sitzgelegenheit im Badezimmer (bei mobilem Bewohner) mit einem Handtuch versehen; 12. Bei immobilen und bettlägerigen Bewohnern ist der evtl. benutzte (Arjo-) Badeliegelifter vorher, z.B. mit einer Wärmflasche auf der Sitzfläche anzuwärmen.	• Die Wassertemperatur wird auf 35 - 38°C (körperwarm) im Thermostat eingestellt (außer bei Kontraindikationen, wie z.B. warmes Halbbad bei Herzkranken, Atemnot oder Beklemmungsgefühlen, nur 5-15 Minuten Badedauer einhalten!) und der Wasserhahn kann aufgedreht werden. Falls kein Thermostat zum Einstellen der Wassertemperatur vorhanden sein sollte, ist ein Badethermometer zu benutzen. • Badezusatz nach Wunsch und vor allen Dingen nach der personenbezogenen, lebenslangen Gewohnheit des Bewohners verwenden. Es können auch nach Wunsch und Verträglichkeit ätherische Öle zum Baden angeboten werden. Ärztliche Anordnungen sind strikt einzuhalten, z.B. ein Bad mit Balneum Hermal® o.ä. medizinische Badezusätze. Wird ein Wasserstrudel nach Wunsch angeboten, dürfen keine schäumenden Zusätze verwendet werden! • Je nach Pflegebedürftigkeit ist dem Bewohner beim Auskleiden behilflich zu sein. • Verbände und Prothesen (Brille, Hörgeräte, Perücke, Beinprothese etc.) sind zu entfernen; u.U. Stomabeutel vorsichtig abrollen und bei der stomaumgebenen Haut eine Grobreinigung durchführen; Urindrainagesystem vorher entleeren; Kondomurinale vorsichtig abrollen; Inkontinenzmaterialien entfernen ggf. eine Grobreinigung durchführen usw. • Dem mobilen Bewohner ist ggf. Hilfe beim Einsteigen in die Badewanne anzubieten. Bettlägerige oder pflegebedürftige Bewohner sind mit einem, z.B. Arjo-Badeliegelifter in die Badewanne zu transportieren. Oder: Hineinsteigen über das Kopfteil der Wanne. Zwei Pflegekräfte fahren den Bewohner bis an das Wannenende (Kopfteil) heran, heben ihn an und setzen ihn auf die Badewannenkante. Die Füße baumeln bereits im Badewasser. Anschließend lassen die Pflegekräfte den Bewohner langsam und vorsichtig in das Badewasser hineingleiten. Wenn der Bewohner in der Badewanne liegt oder sitzt, ist je nach Befinden mehr oder weniger warmes Wasser nachlaufen zu lassen. (Vollbad), außer bei Kontraindikationen (Herzerkrankungen, Altersjuckreiz usw.)!	Während des Badens ist der Bewohner nicht alleine zu lassen, außer wenn dies sein ausdrücklicher Wunsch ist. Die Klingel bzw. die Notrufanlage muß in jedem Fall von der Badewanne aus zu betätigen sein und dem Bewohner bekannt sein! Badetemperatur regelmäßig überprüfen (insbesondere wichtig bei Sensibilitätsstörungen des Bewohners, z.B. nach einem Apoplex). Keine zu langen und heißen Bäder bei Altersjuckreiz. Bei Herzkranken sind nur kurze Teilbäder (10 Minuten) anzubieten, wegen der Kreislaufbelastung. Das Wasser darf hier nur maximal bis zum Bauchnabel reichen! Wenn ein Ölbad zur Fettung der Haut durchgeführt werden soll, darf kein weiterer Zusatz verwendet werden. Ärztliche Anordnungen im Zusammenhang mit dem Baden, z.B. Badezusätze (z.B. Balneum-Hermal®), Bäderbehandlungen oder Badedauer sind einzuhalten.

Fortsetzung nächste Seite

Standard-Nr.: 52	Abkürzung: Kp-Bad	Bezeichnung: Körperpflege: Baden / Voll- und Teilbad

Vorbereitung:	Durchführung:	Bemerkungen:
siehe oben	• Unsichere Bewohner sind in der Badewanne entsprechend festzuhalten und zu beruhigen. Ggf. kann beim Liegen in der Wanne die Fußstütze des Badelifters etwas höher gestellt werden; dies verhindert ein Hineingleiten und Tieferrutschen. • Bewohner gründlich waschen/lassen, von oben nach unten und nach Wunsch die Haare in der Badewanne waschen, und unmittelbar danach abtrocknen. Mit einem Handtuch die Haare einwickeln als Kopfbedeckung. Finger- und Fußnägel insbesondere die Zwischenräume in den Körperfalten (*Haut-auf-Haut-Liegen*) beachten. Eine Spastik lockert und löst sich häufig erst im warmen Wasserbad! Evtl. - bei Vorhandensein - den Wasserstrudel zur Förderung der Durchblutung einstellen (*max. 5 Minuten*). • Nach der Beachtung der Badedauer (*nicht länger als maximal 20 Minuten*) ist vor dem Aussteigen das Wasser bis zur Wannenhälfte abzulassen und der Bewohner mit frischem lauwarmem Wasser und angenehmer Wassertemperatur gründlich abzuduschen. Bewohner beim Aussteigen aus der Badewanne mit oder ohne Hilfsmittel (*s.o. in umgekehrter Reihenfolge*) behilflich sein. • Nach dem Baden ist der Bewohner unverzüglich mit einem auf der Heizung vorgewärmten Badehandtuch abzutrocknen. Nach dem Baden muß ggf. eine Rückfettung der Haut mit geeigneten Hautpflegeprodukten erfolgen. • Bettlägerige Bewohner müssen nach dem Abtrocknen, Eincremen und Anziehen im Bett wieder gut zugedeckt werden. Prothesen sind wieder anzubringen bzw. zu reichen. Eine vorhandene Stomaanlage muß wieder entsprechend versorgt werden (*siehe Standard „Stoma I-III"*). Der Bewohner muß nach der Durchführung aller relevanten Pflegetätigkeiten in sein Zimmer zurückbegleitet werden (*s.o.*). • Das Handtuch als Kopfbedeckung ist erst im Zimmer des Bewohners zu entfernen, und die Haare sind nach den Bedürfnissen des Bewohners (*Spiegel reichen*) zu fönen und zu kämmen. Bei dem Bewohner sind noch vorhandene Wünsche zu erfragen (*z.B. Trinken, Lagerungen etc.*) und anschließend sollte der Bewohner in Ruhe gelassen werden. Das Baden wird gerade von älteren Menschen als sehr anstrengend empfunden.	Krankenbeobachtung ist beim Badevorgang sehr wichtig (*Puls, RR, Atmung, Gesichtsausdruck und Hautfarbe, Hautveränderungen*). Alle Materialien sind nach dem Baden wieder aufzuräumen und ggf. zu reinigen. Badewanne muß nach dem Baden desinfiziert und gereinigt werden (*s. Desinfektionsplan*). Badezimmer nach der Reinigung lüften. Erforderliche behandlungspflegerische („*indirekte*") und grundpflegerische („*direkte*") Pflegehandlungen sind vorher und nachher exakt nach **Standards** durchzuführen und ggf. zu dokumentieren: „Ankl./Auskl.", „Aromath.", „Augpfl." und „Augpro", „Bartpfl.", „Betten I-IV", „Dekupr.", „Einrbg.", „Haarpfl.", „Heben I-II", „Infekt.", „Inkont.", „Interpr.", „Intim.", „Juckrpfl.", „Kath.-Pfl.", „Kathsupr.", „Kontrpr.", „Kp-Allg.", „Kp-Haut", „Mobili I-II", „Mund I-II", „Nagelpfl.-H.F.", „Fußpfl.", „Nasenpfl.", „Obstipr.", „Ohrenpfl.", „Pflege./Herz", „Pneupr.", „Stoma I-III", „Thrombr.", „Verbwe.", „Vitalktr." und evtl. „Zystipr.".

Dokumentation: Die Maßnahme ist im Pflegedurchführungsblatt festzuhalten. Krankenbeobachtungen und sonstige Veränderungen sind im Berichteblatt einzutragen. Der Maßnahmenkomplex gehört zu dem Leistungskomplex im Rahmen der Pflegeversicherung. Zuordnung erfolgt je nach Pflegebedürftigkeit in den Leistungskomplex der Körperpflege (*Kleine / oder Große Morgen-/ Abendtoilette, mit / oder ohne Aufstehhilfe*). Diese Maßnahme ist eine grundpflegerische „direkte" Pflegehandlung. Medizinische Bäder sind eine behandlungspflegerische „indirekte" Pflegeleistung.

Qualifikation: Pflegehelfer/in nach Anleitung.

Standard-Nr.: 53	Abkürzung: **Kp-Du.**	Bezeichnung: **Körperpflege: Duschen** *(Grundpflege)*

Grundsätzlich soll das Duschen von Bewohnern dem Baden vorgezogen werden. Aktive und mobile Bewohner können, nachdem sie mit der sanitären Anlage vertraut gemacht worden sind, das Duschen mit oder ohne Hilfsmittel durchführen. In diesem Fall muß der Bewohner darüber informiert werden, daß er die Badezimmertür nicht abschließen darf und die Pflegekraft vorher informieren sollte. Wenn er Hilfe benötigt, soll er klingeln. Pflegebedürftige Bewohner werden sehr häufig mit Hilfsmitteln geduscht. Das Badezimmer muß grundsätzlich warm sein und eine Auskühlung muß verhindert werden. Viele ältere Menschen kennen keine Dusche. Bei ihnen muß deshalb die Maßnahme sehr einfühlsam unter Beachtung der Intimsphäre durchgeführt werden.

Beachten:
- Bewohner rechtzeitig über das Vorhaben informieren,
- vor dem Duschen die Vitalfunktionen überprüfen und die Werte dokumentieren,
- Toilettengang im oder außerhalb des Bettes anbieten und ermöglichen,
- Raumtemperatur im Badezimmer kontrollieren,
- benötigte Materialien sinnvoll und vollständig vorbereiten,
- unsichere Bewohner niemals alleine lassen,
- Sitzmöglichkeiten im Bad vorbereiten,
- **rutschfeste Fußmatte auf den u.U. glatten Boden** *(Fliesen)* **legen**, eine Rutschgefahr muß in jedem Fall ausgeschlossen werden.

Vorbereitung *(betrifft pflegebedürftige Bewohner):*	**Durchführung:**
• Wassertemperatur zwischen 37 - 40°C einstellen *(je nach Verträglichkeit und Besonderheiten),* immer vorher mit dem **Ellenbogen die Temperatur** überprüfen; • Raumtemperatur prüfen, ggf. regulieren, so daß es für den Bewohner angenehm ist; • evtl. Duschstuhl unter die Dusche stellen oder Sitzlifter *(geeignet für eine Duschkabine!)* anbieten zum Transfer; unbedingt Sicherheit ausstrahlen und geben; • Utensilien zum Duschen griffbereit vorbereiten: Waschlappen, Badehandtuch oder 2 Frotteehandtücher, bewohnerorientierte und für ihn bekannte pH-neutrale Seife oder Duschlotion, Haarshampoo, evtl. rutschfeste Fußmatte für den Boden, evtl. Hautpflegemittel, frische Leibwäsche, Nachthemd oder Kleidung etc., Kamm, Bürste, evtl. Fön und andere Pflegeprodukte. • Während der Bewohner duscht, sollte eine andere Pflegeperson das Bett beziehen, s. Standard:„Betten IV."; • Ggf. Materialien für die Prophylaxen vorbereiten; • im Badezimmer sollte die Pflegeperson eine Plastikschürze anziehen.	Art und Umfang der Hilfeleistung sind abhängig von der Stufe der Pflegebedürftigkeit des Bewohners. Die Hilfestellung ist so durchzuführen, daß der Bewohner sich sicher fühlt und entspannen kann. 1. Nach dem Toilettengang ist der Bewohner zur Dusche oder in das Badezimmer zu begleiten. Gehunfähige Bewohner sollten im Rollstuhl dorthin gefahren werden. 2. In der Dusche ist die Türe zu schließen, der Anwesenheitsknopf zu bestätigen und noch Wünsche zu erfragen. Auf Ableitungen oder andere Besonderheiten ist zu achten. 3. Bewohner beim Auskleiden behilflich sein und ggf. vorhandene Verbände lösen und entfernen. 4. Bewohner zur Duschwanne begleiten, Haltegriffe zeigen oder Bewohner auf den Duschstuhl setzen. Sicherheit überprüfen und für Wohlbefinden sorgen. 5. Wassertemperatur überprüfen und Bewohner von unten *(Beine)* nach oben langsam abduschen, ggf. kann sich der Bewohner selbständig abduschen *(mit oder ohne Haarwäsche!).* 6. Bewohner mit pH-neutraler Seife *(Waschlappen oder Schwamm)* waschen; Schaum gründlich abduschen. 7. Nach dem Duschen ist sofort ein Badehandtuch über die Schultern zu legen und es ist eine Hilfe anzubieten beim Aussteigen aus der Duschwanne. 8. Bewohner gründlich abtrocknen und Hautpflege, Prophylaxen durchführen und zügig wieder ankleiden. 9. Bewohner in sein Zimmer begleiten und eine Ruhepause anbieten, evtl. sind die Haare zu fönen und zu kämmen. 10. Dusche wieder aufräumen, desinfizieren und eine Reinigung durchführen.

Dokumentation: Die grundpflegerische „direkte" Pflegemaßnahme ist im Pflegedurchführungsblatt festzuhalten. Krankenbeobachtungen und sonstige Veränderungen sind im Berichteblatt einzutragen. Der Maßnahmenkomplex gehört zu dem Leistungskomplex im Rahmen der Pflegeversicherung. Zuordnung erfolgt je nach Pflegebedürftigkeit in die Leistungskomplexe der Körperpflege *(Kleine / oder Große Morgen-/ Abendtoilette, mit / oder ohne Aufstehhilfe).*

Qualifikation: Pflegehelfer/in nach Anleitung.

| Standard-Nr.: 54 | Abkürzung: **Kp-Haut** | Bezeichnung: **Körperpflege: Hautschutzpflege** *(Grundpflege)* |

Der besondere Hautschutz bzw. die besondere Hautschutzpflege hat nicht nur innerhalb der Kosmetik eine neue Dimension erfahren, sondern auch in der Altenpflege. Der Säureschutzmantel der Haut, der vor alltäglichen Einflüssen schützen soll, wurde im wahrsten Sinne des Wortes durch den Putzfimmel einfach weggewaschen. Das tägliche Duschen und das ständige Baden ist auf längere Sicht hin gesehen für die Haut als Sinnes-, Temperatur- und Schutzorgan u.v.m. sehr schädigend und eher belastend als wohltuend. Durch das zu häufige Duschen oder Baden trocknet die Haut sehr schnell aus, wird rissig, spröde, verliert ihre Elastizität und natürliche Barrierefunktion. Die Folge davon ist die Abnahme des Spannungszustandes der Haut, quälender Juckreiz und beobachtbare Effloreszenzen. Das einmal in der Woche durchgeführte Baden oder das Duschen zweimal in der Woche ist bedenkenlos, wenn anschließend eine exakte Hautpflege mit rückfettenden Substanzen durchgeführt wird.

Gerade alte Menschen leiden zudem häufig sehr stark an Alterspruritus *(Juckreiz)*, vermindertem Hautturgor *(aufgrund ungenügender Flüssigkeitsaufnahme)* und unterschiedlichen Alterserscheinungen auf der Haut. Werden Grundprinzipien der Hautpflege nicht beachtet, können u.U. schwere Hautkrankheiten und Keime während des Waschens über den ganzen Körper verteilt werden und zugleich bei immunsuprimierten Bewohnern sehr schnell im Körper generalisieren. Schwere nosokomiale *(erworbene)* Infektionen können nicht nur durch eine Schwächung der eigenen Infektabwehr entstehen, sondern auch, wenn Keime in Körperöffnungen hinein gewaschen werden, oder wenn kein Waschlappenwechsel etc. erfolgt ist. Das Krankheitsbild und das Ausmaß einer Infektion wird zusätzlich bestimmt durch einen reduzierten Allgemeinzustand, verminderten Ernährungszustand, durch Multimorbidität *(viele Krankheiten gleichzeitig)* - gerade bei alten Menschen - Infektiosität, Pathogenität und Virulenz *(Giftigkeit)* des Erregers.

In bezug auf die Altershaut ist festzustellen, daß die Altershaut an Flüssigkeits- und Fettanteilen abnimmt, die Haut trockener und spröder wird sowie an Falten zunimmt. „Das Leben ist einem alten Menschen u.U. ins Gesicht geschrieben!" Der Spannungszustand der Haut *(Turgor)* verändert sich im höheren Erwachsenenalter. So läßt sich die Haut im Alter in Falten abheben, diese bleiben stehen und die Faltenbildung geht dann nur sehr langsam zurück u.U. wird durch diese Methode eine Austrocknung *(Exsikkose)* festgestellt. Da die Haut i.d.R. eine Oberfläche von ca. 1,6 m² hat, ist sie für die Beobachtung hervorragend zugänglich und geeignet. Nichts läßt sich exakter, objektiver und besser beobachten als die Haut!

Pflegehinweise:

Ein bestimmter individuell festgelegter Tag soll vorher gemeinsam mit dem Bewohner für das wöchentliche Baden oder Duschen abgesprochen werden, s. Standard: „Kp-Allg." Da das Baden i.d.R. keinen Reinigungseffekt hat, sondern eine wohltuende Wirkung erzielen möchte, sollte man sich für diese Pflegemaßnahme sehr viel Zeit nehmen *(Badedauer richtet sich nach Grunderkrankungen!)*. Das Baden oder Duschen soll für den Bewohner ein schönes Erlebnis sein. Kurze, belebende oder beruhigende Waschungen etc. mit klarem und körperwarmem Wasser, meist ohne Seifen s. Standard: „Kp-Versch." und „Kp-Allg." sind für den Bewohner eine willkommene Abwechselung, und sie wecken „müde Geister" und erfüllen zudem gleichzeitig einen therapeutischen und heilenden Effekt.
Verschmutzte oder geruchsintensive Körperregionen *(z.B. Hände insbesondere bei Kontrakturen, Spastizität mit Faustschluß und innen liegendem Daumen, Intimbereich, evtl. Achselhöhlen)* sollten täglich oder bei Bedarf mit geruchshemmenden Zusätzen *(ohne Seife)* s. Standard: „Kp-Versch." gereinigt werden. Bewohnereigene, *gewohnte* Produkte auswählen, denn sie haben eine hohe Bedeutung für jeden Menschen *(Identität)*. Die altbewährte Praktik, daß z.B.

ein Hautpflegemittel für alle Bewohner benutzt und über eine Firma kostengünstig eingekauft wird, sollte längst der Vergangenheit angehören. Zwar ist es so, daß jede freie und selbstbestimmte Auswahl zeitintensiver ist, und das sich der Einkauf dann etwas schwieriger gestalten wird, trotzdem ist die persönliche Entscheidungsfreiheit oberste Maxime in der Altenarbeit. Mußte man vorher ein Hautpflegeprodukt für alle Bewohner einkaufen und einzeln abrechnen, so wird dies nun individuell nach Hautbeschaffenheit und Lebensgewohnheiten mit dem Bewohner und/oder seiner Angehörigen abgestimmt! Grundsätzlich sollen also, individuelle und vertraute pH-neutrale Waschpräparate und Hautpflegeprodukte nach Hautzustand und Hautbeschaffenheit ausgewählt werden, die zudem eine hohe Rückfettung gewährleisten. Die Haut ist grundsätzlich genau auf jegliche Veränderungen oder Pflegeprobleme zu betrachten. Gemachte Beobachtungen müssen im Berichteblatt festgehalten werden, ggf. ist die Schichtleitung oder/und der Arzt zur Visite zu informieren. Je nach Grunderkrankung und Hauttyp sollen verschiedene Körperwaschungen s. Standard: „Kp-Versch." eine Anwendung finden unter Berücksichtigung der verschiedensten Hauttypen!

Fortsetzung nächste Seite

Standard-Nr.: 54	Abkürzung: Kp-Haut	Bezeichnung: Körperpflege: Hautschutzpflege

Materialien für die Körperpflege und die Lebensaktivität „sich sauberhalten und kleiden":

Die Grundausstattung für die Durchführung der Körperpflege ist abhängig davon, ob der Bewohner im Bett oder am Waschbecken gewaschen wird, ob er gebadet oder geduscht werden soll, ob er die Körperpflege mit / oder ohne Aufstehhilfe benötigt, wie seine lebenslang eingeübten lebenspraktischen Fähigkeiten aussehen sowie seiner kognitiven Fähigkeiten und Gewohnheiten, die Dinge so und nicht anders zu erfassen. Darüber hinaus ist für die Motivation des Bewohners entscheidend, welche Bewegungsmotive oder Anreize es für die Ausführung dieser Lebensaktivität für ihn geben mag: Warum soll ich mich waschen und kleiden etc.; für wen und was macht es lohnenswert an diesem Tag? Hier sollten die einzelnen Pflegestandards zur Erleichterung herangezogen werden. Auch ist die Auswahl der Materialien davon abhängig, welche Ziele mit der Körperpflege verfolgt werden, welches Verhalten ein Bewohner zeigt und ggf. welche Grunderkrankung bekannt ist. Die Beurteilung des Hautzustandes und der Hautbeschaffenheit mit seinen Anhangsorganen sind darüber hinaus wichtig, für die individuelle Zusammenstellung der vielfältigen Pflegematerialien. Nach der Körperpflege sollte der Bewohner entsprechend seiner Wünsche, der Umgebungstemperaturen und der Jahreszeit angezogen werden. Auch wenn ein Bewohner bettlägerig ist, rechtfertigt es nicht, dem Bewohner jeden Tag nur ein Nachthemd anzuziehen. Es hat durchaus eine psychische Bedeutung, wenn dem Bewohner im Bett eine Bluse oder eine andere Oberbekleidung angezogen wird! Auch das Tragen von Schmuckgegenständen ist für die psychische Gestimmtheit eines Bewohners von großer Bedeutung (*Armbanduhr, Ringe, Ketten usw.*) und durchzuführen. Kosmetische Artikel sind nach Wunsch des Bewohners aufzutragen, es sei denn, es gibt Kontraindikationen für diese Entscheidung.

Pflege bei unterschiedlicher Hautbeschaffenheit des Bewohners:

1. Trockene, rissige und spröde Haut:
Es ist auf Körperfalten und druckgefährdete Körperregionen zu achten. Nach dem Waschen ist der Körper jeweils mit einer Körperlotion einzureiben bzw. leicht einzumassieren (*außer bei Kontraindikationen!*), um eine Austrocknung der Haut zu verhindern. Es sollten rückfettende Hautpflegeprodukte eingesetzt werden. Im Vordergrund stehen hier Pflegeprodukte mit lipophiler Eigenschaft. Darüber hinaus ist für eine ausreichende (*mindestens 2,0 Liter/24 Stunden*) Flüssigkeitszufuhr (*s. Standard: „Trinken"*) zu sorgen!

2. Fettige Haut und/oder schwitzige Haut:
Es sollte abgeklärt sein, ob sich der o.g. Hauttyp aufgrund einer Grunderkrankung entwickelt hat oder weil es dem jeweiligen Hauttypen eines Menschen entspricht. Hier sollte möglichst ein Pflegeprodukt ausgewählt werden, mit dem der Bewohner bislang gut zurecht gekommen ist, (*evtl. von Angehörigen mitbringen lassen oder die Pflegedienstleitung darüber informieren*). Seborrhoiker (*fettige Haut*), wie z.B. beim M. Parkinson, benötigen eher eine austrocknende Creme/ -Salbengrundlage, z.B. Desquama, Lygal, Polytar usw. Bei feuchter und schwitziger Haut ist insbesondere auf die intertriginösen Körperregionen zu achten (*unter der Brust; in Körperfalten, Achselhöhlen, Leisten, Kniebeugen, Ellenbeugen usw.*) und es sind entsprechend frühzeitig, vorbeugende Pflegemaßnahmen durchzuführen, s. Standard: „Interpr." und Standard: „Kp-Versch.".

3. Hautveränderungen:
Bei Hauterkrankungen oder sonstigen Hauteffloreszenzen gilt der Grundsatz: Erst ist die gesamte Körperpflege zügig durchzuführen, wobei die betroffenen Körperregionen ausgespart bleiben, unabhängig davon, um welche Hauterkrankung es sich handeln mag. Anschließend sind die betroffenen Areale nach Anordnung zu versorgen und zu behandeln. Der Behandlungsplan ist dabei strikt einzuhalten! Eine Keimverschleppung in die erkrankten Körperregionen muß dabei unterlassen und vermieden werden. Zudem ist es auch so, daß Bewohner, die unter einer Hauterkrankung leiden, sehr häufig in ihrer Bewegung eingeschränkt sind und über Schmerzen klagen. Die Beziehung sollte durch eine eingehende und einfühlende Pflege und Betreuung geprägt sein. Eine Schmerzfreiheit sollte in jedem Falle garantiert werden.

Dokumentation: Die grundpflegerischen „direkten" Pflegemaßnahmen der Körperpflege sind im Pflegedurchführungsblatt zu bestätigen. Veränderungen und Beobachtungen müssen im Berichteblatt festgehalten werden. Der Maßnahmenkomplex gehört zu dem Leistungskomplex im Rahmen der Pflegeversicherung. Zuordnung erfolgt je nach Pflegebedürftigkeit in die Leistungskomplexe der Körperpflege (*Kleine / oder Große Morgen-/ Abendtoilette, mit / oder ohne Aufstehhilfe*).

Qualifikation: Altenpfleger/in und Pflegehelfer/in nach Anleitung.

Standard-Nr.: 55	Abkürzung: **Kp-Versch.**	Bezeichnung: **Körperpflege: Verschiedene Waschungen** (*Grundpflege*)

Körperwaschung	Zielgruppe	Pflegeziel und Durchführung	Waschwasserzusätze	Dauer	Temperatur des Wassers
• *Basalstimulierende Bobath - Körperwaschung:*	Bewohner/innen, mit Hemiplegie oder sonstigen neurologischen Lähmungen, mit spastischen Bewegungs- und Haltungsbildern.	**Pflegeziel:** Zusammenfügen der Körperhälften insbesondere Vermeidung eines Hemineglectphänomens (*z.B. nach einem Apoplex mit Hemiplegie die sog. „Halbunaufmerksamkeit". Der Bewohner hat keine Beziehung mehr zu der gelähmten Körperhälfte und ignoriert diese sehr stark*). **Durchführung:** Von der nicht gelähmten Seite des Bewohners „querwaschen" zu der gelähmten Seite mit Betonung der Mittellinie. Der Bewohner muß zuerst seine nicht betroffene Seite spüren, um sich vorzustellen, wie sich die wahrnehmungsgestörte Seite anfühlen müßte!	- Keine -	In langen und großen Zügen arbeiten, wie in Standard „Kp-Wasch." beschrieben ist.	Körperwarmes Wasser;
• *Schweißreduzierende und geruchsreduzierende Körperwaschung:*	Bewohner/innen, mit starkem Körpergeruch und starker Schweißsekretion.	**Pflegeziel:** Reduzierung der Geruchsbildung und Schweißreduzierung.	**Schweißreduzierung:** 1 Liter Salbeitee auf 4 Liter Wasser; **Geruchsreduzierung:** 3 Eßl. Obstessig auf 5 Liter Wasser.	In langen und großen Zügen arbeiten, wie in Standard: „Kp-Wasch ." beschrieben ist.	**Schweißreduzierung:** Wassertemperatur unter Körpertemperatur; **Geruchsreduzierung:** Körperwarme Wassertemperatur;
• *Belebende Körperwaschung:*	Bewohner/innen, die eine Anregung spüren sollen, z.B. Bewohner/innen die Depressionen haben oder sehr schläfrig sind.	**Pflegeziel:** Anregung der Befindlichkeit des Bewohners. **Durchführung:** Morgens zuerst Körperstamm, dann Arme und Beine mit rauhem Waschlappen oder Schwamm, gegen die Haarwuchsrichtung waschen.	**Ätherisches Öl:** Da ätherische Öle sich mit Wasser nicht verbinden, müssen für Waschungen natürliche Emulgatoren, die zugleich hautpflegend sind verwendet werden. **1/4 Liter- bis 1 Liter H-Milch** mit dem ätherischen Öl vermischen und ins Wasser geben.	Länger als 20 Minuten;	Wassertemperatur unter Körpertemperatur;

Fortsetzung nächste Seite

Standard-Nr.: 55	Abkürzung: Kp-Versch.	Bezeichnung: Körperpflege: Verschiedene Waschungen

Körperwaschung	Zielgruppe	Pflegeziel und Durchführung	Waschwasserzusätze	Dauer	Temperatur des Wassers
siehe oben	siehe oben	**Durchführung:** Tropfend naß waschen und mit rauhem Handtuch gegen die Haarwuchsrichtung abtrocknen;	Bei Erstanwendungen einen Allergietest wie folgt durchführen: 1 Trpf. von dem Öl in die Ellenbeuge einreiben; wenn innerhalb der nächsten 48 Stunden keine Rötung sichtbar ist, kann das Öl verwendet werden, z.B.: Bergamotte, Geranium, Jasmin, Lavendel, Lemongras, Neroli, Zitrone usw.	siehe oben	siehe oben
• *Beruhigende Körperwaschung:*	Bewohner/innen, mit Hyperaktivität, Unruhezuständen, Einschlafstörungen oder Schmerzen;	**Pflegeziel:** Beruhigende Wirkung und schlafanbahnend; **Durchführung:** Am Abend mit weichem, gut ausgewrungenem Waschlappen (*oder eigenen Händen*) mit der Haarwuchsrichtung langsam und ruhig die Haut abtupfen, nicht trockenreiben;	**Ätherisches Öl (*s.o.*) einsetzen, z.B.:** Kamille, Benzoe, Patchouli, Sandelholz, Weihrauch, Ylang-Ylang, Wermut usw.	Nicht länger als 20 Minuten;	Wassertemperatur höher als die Körpertemperatur;
• *Fiebersenkende Körperwaschung:*	Bewohner/innen, mit Fieberzuständen; (*Fieber ist eine Schutzreaktion des Körpers!*).	**Pflegeziel:** Fiebersenkung.	1 Liter Pfefferminztee auf 4 Liter Wasser; **Ätherisches Öl (*s.o.*) einsetzen, z.B.:** Basilikum, Bergamotte, Cajeput, Eukalyptus.	In langen und großen Zügen arbeiten, wie in Standard „Kp-Wasch." beschrieben ist.	Wassertemperatur muß 10° Grad Celsius unter der Körpertemperatur sein.

Dokumentation: Die grundpflegerischen „direkten" Pflegemaßnahmen der Körperpflege sind im Pflegedurchführungsblatt zu bestätigen. Veränderungen und Beobachtungen müssen im Berichteblatt festgehalten werden. Der Maßnahmenkomplex gehört zu dem Leistungskomplex im Rahmen der Pflegeversicherung. Zuordnung erfolgt je nach Pflegebedürftigkeit in die Leistungskomplexe der Körperpflege (*Kleine / oder Große Morgen-/ Abendtoilette, mit / oder ohne Aufstehhilfe*).

Qualifikation: Altenpfleger/in und Pflegehelfer/in nach Anleitung.

Standard-Nr.: 56	Abkürzung: **Kp-wbeck.**	Bezeichnung: **Körperpflege: Waschen am Waschbecken** *(Grundpflege)*

Wenn der Bewohner mit oder ohne Aufstehhilfe gehen kann und sich am Waschbecken im Sitzen waschen kann und darf, sollte er dies am Waschbecken durchführen. Je nach Art der Pflegebedürftigkeit sollte er in der Ausführung dieser Lebensaktivität „sich sauberhalten und kleiden" individuelle Hilfe und Unterstützung erfahren. Die Hilfe sollte sich auf die Tätigkeiten beschränken, die er ohne Hilfe nicht durchführen kann. Damit sich der alte Mensch am Waschbecken waschen kann, sollte ihm ein rutschfester Stuhl *(Sitzfläche mit einem Handtuch abdecken)* angeboten werden. Vorteilhaft ist am Waschbecken ein Kippspiegel, damit sich der Bewohner auch während des Sitzens im Spiegel betrachten kann. Der Spiegel wird dazu vorher entsprechend eingestellt. Dieser Standard ist im Zusammenhang mit dem Standard „Kp-Wasch" zu verstehen. Der Bewohner soll sich selbständig in Ruhe oder mit entsprechender Anleitung am Waschbecken waschen.

Pflegeziele:
- Persönliche, individuelle Sauberkeit und Gepflegtheit sowie Wohlbefinden.

Arbeitsablauf	Handlungsprinzip	Beobachtung und Pflegeprobleme	Umorganisation	Benötigte Pflegestandards zur Waschung
Vor Beginn der Maßnahme muß die ausführende Pflegekraft eine hygienische Händedesinfektion durchführen. Bewohner vorsichtig wecken und informieren, Fenster und Türen schließen; evtl. für Sichtschutz sorgen und Waschbecken reinigen. Für eine angenehme Raumtemperatur sorgen.	Bewohner über die Maßnahme informieren, um auf Wünsche eingehen zu können und die Kooperation des Bewohners fördern.	Lehnt der Bewohner die Ganzwaschung ab? Wie war die Nacht? Zeichen von Unruhe, Schmerz- oder Angstäußerungen etc.? Durstgefühl?	Grund? Anderen Zeitpunkt auswählen, evtl. später waschen lassen. Ursachen - wenn möglich - beseitigen. Schmerztherapie? Zu Trinken anbieten.	Standard: „Kp-Allg." Standard: „Kp-Haut" Standard: „Kp-Wasch" Standard: „Trinken" Standard: „Sondenern. III"
Toilettengang anbieten *(Toilette, Steckbecken im Bett oder Toilettenstuhl)*, Lagerungshilfsmittel entfernen. Pflegehilfs- und Pflegemittel für den Bewohner vorbereiten und griffbereit anordnen: 2 Waschlappen, 2 Handtücher, pH neutrale bewohnereigene Seife, Becher, Zahnbürste, Zahnpasta, ggf. Prothesenbecher, Prothesenreiniger, evtl. Mundwasser, Kamm, Bürste und alle Materialien für die prophylaktischen und anderen Maßnahmen *(s. Pflegeplanung)*. Kleidung in der Anziehreihenfolge vorbereiten, evtl. frisches Nachthemd, frischen Schlafanzug, Unterwäsche oder Kleidung je nach Bedarf und Wunsch. Einmalhandschuhe, frische Bettwäsche nach Bedarf, Wäsche- und Abfallabwurf bereitstellen. Überprüfen, ob der Bewohner mit oder ohne Aufstehhilfe aufstehen kann/darf *(Dokumentation)* und ihn an das Waschbecken *(Stuhl)* setzen. Vor dem Aufstehen entsprechende Hausschuhe anziehen.	Entspannung schaffen und für Sicherheit und Wohlbefinden sorgen; Bettstellung auf Standfestigkeit überprüfen.	Kreislaufsituation beachten. Hat der Bewohner einen Dauerkatheter, Anus praeter naturalis, Urostomieversorgung, Inkontinenzversorgung etc.? Pflegediagnosen beachten, ist evtl. eine Pflegeplanung erstellt worden? Eigenständigkeit beachten und fördern. Angenehme Raumtemperatur von 21° - 23°C beachten. Falls ärztlicherseits ATS, Beine wickeln o.ä. angeordnet wurde: Beine im Bett bzw. im Liegen vorsichtig waschen/lassen und ATS o.ä. im Bett vor dem ersten Aufstehen anziehen.	Harnbeutel *(geschlossenes System!)* vorbereiten, Beutel für die Anus praeter naturalis-Versorgung / oder Urostomiebeutel-Versorgung vorbereiten, Inkontinenzmaterialien bereitlegen; Heizung höher drehen und richtige Temperatur abwarten.	Standard: „Inkont." Standard: „Stoma I" Standard: „Stoma II" Standard: „Stoma III" Standard: „Kath-Pfl." Standard: „Mobili. I" Standard: „Mobili. II" Standard: „Thrompr."

Fortsetzung nächste Seite

Standard-Nr.: 56	Abkürzung: Kp-wbeck.	Bezeichnung: Körperpflege: Waschen am Waschbecken

Arbeitsablauf	Handlungsprinzip	Beobachtung und Pflegeprobleme	Umorganisation	Benötigte Pflegestandards zur Waschung
Nach Gewohnheit und Wunsch zuerst die Mund-, Zahn- und/oder Prothesenpflege durchführen lassen, damit der Bewohner kommunizieren kann;	Viele Bewohner können erst mit einer Prothese bzw. nach der Mundpflege mit der Pflegekraft sprechen!	Bewohner öffnet seinen Mund nicht!	Zusprechen, streicheln und niemals Gewalt anwenden!	Standard: „Mund I" Standard: „Mund II" Standard: „Hospipr."
Waschbecken mit lauwarmem Wasser füllen lassen. Je nach Mobilität selbständig waschen lassen oder nur dort unterstützen, wo der/die Bewohner/in Hilfe benötigt! Ggf. kann in der Zwischenzeit das Bett gemacht werden.	Bewohner darf niemals auskühlen! Selbständigkeit fördern, auch wenn dies mehr Zeit beansprucht.			Standard: „Mobili I" Standard: „Mobili II"
Nachthemd oder Oberteil des Schlafanzuges ausziehen lassen.	Schamgefühl respektieren und beachten,	Bewohner möchte nicht von einer weiblichen / männlichen Pflegekraft gewaschen werden!	Kollege(in) sollte die Ganzwaschung übernehmen.	
Gesicht, Augen, Ohren, Nasen, Mundpartie und Hals waschen und exakt abtrocknen lassen.	Gesicht immer ohne Seife waschen!	Augen sind geschlossen *oder* Bewohner hat verklebte Wimpern. Hat der Bewohner - eine Augenprothese? - eine transnasale Ernährungssonde? - Nasenflügelatmung? - Borkenbildung in der Nasenschleimhaut.? - einen Ohrmuscheldekubitus? - Ohrenschmalz? - Hörschwierigkeiten? - Hörhilfen? - wunde Halsfalten? - eine trockene Gesichtshaut?	Kamillenanwendung *(oder Tee)* und mittels Tupfer die Augen vorsichtig reinigen! Augenprothesenpflege; Sondenpflege durchführen und anschließend mit Leukosilk neu befestigen, Nasenflügel sowie Jochbein eincremen *(Dekubiti*?). Prophylaxen und exakte Reinigung durchführen.	Standard: „Augpfl." Standard: „Augsa./Augtro." Standard: „Augpro." Standard: „Nasenpfl." Standard: „Sondenern. III" Standard: „Bett I/IV" Standard: „Interpr." Standard: „Dekupr. Dkubeh."

Fortsetzung nächste Seite

Standard-Nr.: 56	Abkürzung: Kp-wbeck.	Bezeichnung: Körperpflege: Waschen am Waschbecken

Arbeitsablauf	Handlungsprinzip	Beobachtung und Pflegeprobleme	Umorganisation	Benötigte Pflegestandards zur Waschung
Bewohnereigene pH-neutrale Waschlotion in das Waschbecken geben. Finger, Hände (*Handbad anbieten*), Unter-, Oberarme und *dann* Brust und Bauch (*Bauchnabel*) waschen lassen.	In langen Zügen (*herzwärts*) waschen; Bewohner hat eine Hemiplegie.	- schmutzige Fingernägel? - unter der Brust und/oder Achselhöhle wunde Stellen? - Ödeme? - einen schmutzigen Bauchnabel? - einen harten Bauch (*Obstipation?*)? - eine suprapubische Blasenpunktionsfistel? - eine PEG? Bewohner hat durch die Hemiplegie eine Halbseitenunaufmerksamkeit.	- Nagelpflege durchführen; - Prophylaxe durchführen; - Ödeme - Dokumentation; - Ohrenstäbchen mit Pflegeöl tränken und den Bauchnabel damit vorsichtig säubern; - Blasenpunktionsfistel/PEG mit Verbandwechsel (*VW*) versorgen.	Standard: „Nagelpfl.-H.F." Standard: „Interpr." Standard: „Bilz." Standard: „Kathsupr." Standard: „Sondenern. I" Standard: „Sondenern. II" Standard: „Obstipr." Standard: „Pfleg./Apop. I - II"
Rücken von unten nach oben waschen und abtrocknen;	Pneumonieprophylaxe durchführen;	Bewohner ist herzkrank! Einschätzung mit Hilfe der Atemskala!	Nicht abklatschen sondern nur einreiben, oder Atemgymnastik durchführen.	Standard: „Pneupr."
Exakte Hautpflege des Oberkörpers mit entsprechenden Cremes, Nachthemd oder Oberbekleidung anziehen lassen.	Richtige Auswahl der Hautpflegeprodukte nach Hauttyp!	Trockene oder fettige Haut! Bewohner hat Juckreiz am ganzen Körper oder an Teilbereichen.		Standard: „Kp-Haut" Standard: „Juckrpfl."
Hausschuhe nacheinander ausziehen lassen und Zehen bis zum Sprunggelenk waschen und exakt abtrocknen; Hausschuhe wieder anziehen. Unter- und Oberschenkel zügig herzwärts waschen und abtrocknen lassen. *Wasser im Waschbecken, Handtuch und Waschlappen auswechseln!*	Zehenzwischenräume, Unterschenkel und Kniebeuge inspizieren (*Wundsein*), reinigen und korrekt abtrocknen lassen.	Fußpilz? Nagelbettentzündung? Thrombophlebitis? Ulkus cruris? Fersendekubitus?	Arzt später darüber informieren. Bei Fußpilz die Füße extra waschen und ärztlich verordnete Lösung oder Salbe auftragen! Prophylaxen durchführen!	Standard: „Fußpflege" Standard: „Thrompr." Standard: „Dekupr." oder Standard: „Dekubeh" Standard: „Ulkus cru."

Fortsetzung nächste Seite

Standard-Nr.: 56	Abkürzung: Kp-wbeck.	Bezeichnung: Körperpflege: Waschen am Waschbecken

Arbeitsablauf	Handlungsprinzip	Beobachtung und Pflegeprobleme	Umorganisation	Benötigte Pflegestandards zur Waschung
Pflegekraft soll Einmalhandschuhe anziehen. Ggf. Unterhose ausziehen lassen oder Inkontinenzeinlage entfernen, bei Stuhlinkontinenz eine Grobreinigung mit Zellstoff und Pflegeschaum durchführen. Intimbereich waschen. Bei *FRAUEN:* Bewohnerin hinstellen lassen *(festhalten lassen am Waschbecken)* und Unterbauch *(Symphyse)*, äußeren Genitalbereich waschen und abtrocknen lassen. Bei *MÄNNERN:* Unterbauch *(Symphyse)*, äußeren Genitalbereich waschen, Vorhaut vorsichtig zurückziehen lassen. Eichel säubern, Vorhaut wieder vorstreichen *(Paraphimose!)*, Penis u. Hodensack waschen und abtrocknen lassen.	In Richtung After waschen *(von vorne nach hinten)*;	Rötung in der Leistengegend (*Intertrigo*)? Hat Bewohner/in einen Dauerkatheter? Weiße, fleckige, schmierige Beläge und Ausfluß (*Pilzinfektion*)?	Arzt informieren.	Standard: „Intim." Standard: „Kath./Frau" Standard: „Kath./Mann" Standard: „Kath.-Pfl." Standard: „Interpr."
Gesäß sowie die Analfalte waschen und abtrocknen lassen. Bei Inkontinenz entsprechende Inkontinenzmaterialien geben und ggf. nach der Reinigung Netzhose anziehen lassen. Der Bewohner soll sich wieder auf den Stuhl setzen. Einmalhandschuhe ausziehen und wegwerfen. Bewohner vollständig nach seinen Bedürfnissen anziehen lassen.	Kleidungsstücke je nach Mobilität immer in einer sinnvollen Reihenfolge bereitlegen.	Es liegt eine Stuhl- und/oder Harninkontinenz vor! Erste Anzeichen eines Dekubitus?	1. Grobreinigung mit Zellstoff etc.; 2. Feinreinigung mit Wasser und Seife;	Standard: „Inkont." Standard: „Dekupr" oder Standard: „Dekubeh." Standard: „Ankl./Auskl."
Bewohner die Haare kämmen und anschließend ist eine Bartpflege durchzuführen (*Naß- oder Trockenrasur*).				Standard: „Haarpfl." Standard: „Bartpfl." Standard: „Betten I"
Wünsche und Wohlbefinden erfragen, Bewohner für seine Anstrengungen loben! Fenster öffnen, das Material entsorgen (*desinfizieren nach Plan*) sowie aufräumen und Waschbecken reinigen. Bewohner/in etwas zu Trinken anbieten und evtl. in den Aufenthaltsraum nach Wunsch bringen.		Hatte der Bewohner Schmerzen, oder sonstige Veränderungen?		Standard: „Trinken" Standard: „Bilz."

Dokumentation: Die Maßnahme ist im Pflegedurchführungsblatt täglich festzuhalten. Krankenbeobachtungen und sonstige Veränderungen sind im Berichteblatt einzutragen. Der Maßnahmenkomplex gehört zu dem Leistungskomplex der Teilwäsche oder Waschen am Waschbecken im Rahmen der Pflegeversicherung. Zuordnung erfolgt je nach Pflegebedürftigkeit in den Leistungskomplex der Körperpflege (*Kleine / oder Große Morgen-/ Abendtoilette, mit / oder ohne Aufstehhilfe*). Diese Maßnahme ist eine grundpflegerische „direkte" Pflegehandlung.

Qualifikation: Pflegehelfer/in nach Anleitung.

| Standard-Nr.: 57 | Abkürzung: **Lageart** | Bezeichnung: **Lagerungsarten** *(Grund- und Behandlungspflege)* |

Jede Lagerung hat seine genaue Bezeichnung, ihre Besonderheiten, Wirksamkeit und die Durchführung kann auch die Folge einer ärztlichen Indikation sein. Bei jeder Lagerungsart ist ein Lagerungsplan mit Datum, Uhrzeitangaben, Lagerungsart, Besonderheiten und Handzeichen der durchgeführten Pflegekraft anzufertigen. Die Beobachtung des Bewohners spielt bei den Lagerungen eine sehr erhebliche Bedeutung und darf niemals unterschätzt werden. Lagerungshilfsmittel sind je nach Erforderlichkeit und Indikation individuell einzusetzen.

---

1. Flachlagerung durch die „Rückenlage" und Knierolle unter beide Knie zur Entspannung der Bauchmuskulatur, z.B. bei Schmerzzuständen oder zur Fußstütze:

Pflegeziel:	• Schmerzlinderung, z.B. bei Wirbelsäulenerkrankungen; • Entspannung der Bauchmuskulatur; • Spastizitätshemmung bei einer Hemiplegie *(allerdings ungünstige Lage bei Hemiplegie)*;
Maßnahmen:	1. Bett wird dazu flach gestellt *(Toleranz beachten!)*. 2. Der Bewohner erhält nur ein kleines Nackenkissen.

3. Beinhochlagerung, z.B. bei Veneninsuffizienz und Venenentzündung:

Pflegeziel:	• Aufrechterhaltung und Förderung des venösen Rückstromes; • Venösen Rückfluß zum Herzen fördern; • Schmerzlinderung *(Thrombophlebitis)*;
Maßnahmen:	1. Bettende oder Fußende entsprechend schräg bzw. hochstellen. 2. Weiche Fußstützen in das Bett als Lagerungshilfsmittel geben. 3. Unter der Matratze entsprechend feste Kopfkissen zur Beinhochlagerung verwenden. 4. Hier ist unbedingt ein Leistenknick zu vermeiden.

---

2. Oberkörperhochlagerung, halbsitzend oder sitzend mit Knieunterstützung, z.B. bei der Nahrungsaufnahme oder bei Herzerkrankungen:

Pflegeziel:	• Angstfreiheit und Linderung bei Atemnot; • Bewohner soll essen und trinken; • Atemerleichternde Lagerung; • Bewohner soll im Bett sitzen, halbsitzen oder mit leicht erhöhtem Oberkörper im Bett liegen; • Entlastung von Herz- und Kreislauf.
Maßnahmen:	1. Dazu wird das Kopfende um etwa 30 Grad erhöht eingestellt. 2. Zwei feste Kissen unter den Rücken des Bewohners lagern. 3. Da es sich hier um eine Entlastungslagerung handelt, sollte auch eine Knierolle und eine Fußstütze angeboten werden. 4. Atemhilfsmuskulatur *(Oberarme, Schultergürtel)* entsprechend mit den Kissen stützen, damit die Hilfsmuskulatur zur Atmung eingesetzt werden kann und der Thoraxraum bei der Einatmung vergrößert werden kann.

4. Beintieflagerung, z.B. bei arteriellen Durchblutungsstörungen oder arterieller Thrombose:

Pflegeziele:	• Entlastung von Herz und Kreislauf; • Förderung der Durchblutung; • Beintieflagerung durchführen, da Bewohner arterielle Durchblutungsstörungen hat.
Maßnahmen:	1. Das gesamte Bett schräg *(nach unten)* positionieren bzw. Fußende tiefstellen. 2. Evtl. kleine Knierolle anbieten.

Fortsetzung nächste Seite

Standard-Nr.: 57	Abkürzung: Lageart	Bezeichnung: Lagerungsarten

5. Trendelenburg-Lage auch als Schocklage bekannt, wird auch erforderlich bei einem zentralvenösen Zugang:		**7. 30 Grad Schräglagerung (*rechts und links*) und 90 Grad Seitenlagerung (*rechts und links*):**	
Pflegeziel:	• Förderung der venösen Durchblutung (*bis zu 100%);* • Schockbehandlung; • Kopf des Bewohners soll tief liegen und die Beine erhöht.	Pflegeziel:	• Druckentlastung erreichen; • Dekubitus vom Aufliegedruck befreien; • Therapeutische Lagerung nach Bobath durchführen, bei Hemiplegie.
Maßnahmen:	1. Sofortiger Arzt-/Notarztruf, z.B. bei dem Erkennen eines Kreislaufversagens oder anderen Schockarten (*ausgenommen: bei einem kardiogenen Schock, z.B. nach einem Herzinfarkt oder einer Lungenembolie; hier ist der Oberkörper höher zu lagern!*). Vitalwerte sind ständig und engmaschig zu kontrollieren, bis zum Eintreffen des Arztes/Notarztes. 2. Autotransfusion (*z.B. bei einem Schock oder einer orthostatischen Hypotonie*) durch Hochlagerung der Beine herstellen, durch Lagerungshilfsmittel, ganzes Bett schräg (*nach oben*) stellen oder durch das Hochhalten beider Beine. 3. Bei dem Bewohner bleiben und Bewußtlosigkeit verhindern.	Maßnahmen:	1. Das Kopfteil entsprechend flachstellen oder leicht erhöht. 2. Stützkissen nach Bedarf einsetzen, z.B. für Rücken, Extremitäten und Füße des Bewohners; 3. Leichte Bettdecke verwenden, wegen der Transpiration durch die evtl. Vielzahl der Kissen im Bett. 4. Lagerungsuhr einsetzen, d.h. nach spätestens zwei Stunden den Bewohner auf die andere Körperseite lagern und exakt dokumentieren. Lagerungszeiten sind nach einem Lagerungsplan genau einzuhalten.
6. 90 oder 180 Grad Seitenlagerung zur Dekubitusprophylaxe und bei Bewußtlosigkeit:		**8. Fritsche Lagerung (*Beine überkreuzen*) z.B. bei Blutungen im Urogenitaltrakt mit Beckenhochlagerung:**	
Pflegeziel:	• Druckentlastung; • Verhinderung einer Aspiration;	Pflegeziel:	• Blutungen im Urogenitaltrakt lindern; • Notfallmaßnahme bis zum Eintreffen des Arztes.
Maßnahmen:	1. s. Nr.: 7.	Maßnahmen:	1. Arzt verständigen. 2. Bett des Bewohners flachstellen. 3. Binde zwischen die Beine legen und Beine übereinanderschlagen. 4. Vitalwerte genau beobachten/kontrollieren evtl. Schockbehandlung (*Schocksymptome?*) bei stärkeren Blutungen einleiten.

Dokumentation: Jede Lagerung ist in einem Plan mit Datum, Uhrzeit, Lagerungsart, Besonderheiten bei der Lagerung und Handzeichen der Pflegekraft festzuhalten. Die körpergerechte Lagerung als „direkte" Pflegeleistung gehört im Rahmen der Mobilisation zur Aktivierung oder zur Prophylaxe (*Dekubitus, Kontrakturen usw.*) zu dem Leistungskomplex der Pflegeversicherung „Lagerung / Mobilisation". Die o.g. Lagerungsarten können eine „direkte" oder „indirekte" Pflegeleistung sein.
In stationären Pflegeeinrichtungen wird die Behandlungspflege über die Pflegekassen finanziert.
Im ambulanten Bereich erfolgt die Abrechnung von behandlungspflegerischen Leistungen (*ärztliche Verordnung häuslicher Krankenpflege*) über die Krankenkassen.

Qualifikation: Pflegehelfer/in nach exakter Anleitung und jeder Ersthelfer in Notfallsituationen.

Standard-Nr.: 58	Abkürzung: **MahlZ.**	Bezeichnung: **Mahlzeiten auf dem Zimmer** *(Grundpflege)*

Die Lebensaktivität „essen und trinken" ist für jeden Menschen elementar und zugleich von großer Bedeutung. Diese Aktivität im Leben genießt bei jedem Menschen einen unterschiedlich, mehr oder weniger wichtigen Stellenwert und Erinnerungen werden wach. Bei der Ausführung dieser Aktivität können unterschiedliche beeinflussende Faktoren ausschlaggebend sein: Lebensalter, Quantität und Qualität der Nahrung, körperliche, geistige, psychische Faktoren, Umwelteinflüsse, Umgebungsfaktoren, soziokulturelle Faktoren, individuelle Gewohnheiten, Neigungen und finanzielle Ressourcen. Durch unterschiedliche Wünsche, Probleme und/oder Schwierigkeiten kann es sein, daß der Bewohner seine Mahlzeiten im Zimmer einnehmen möchte und nicht im Speisesaal. Alle Mahlzeiten, die angeboten werden, müssen appetitlich, in Ruhe, genüßlich, ohne Streß und Hektik auch für die Sensorik ansprechend, gereicht werden. Bei Störungen des Bewegungsablaufes und der Bewegungsmuster (z.B. Apoplex, M. Parkinson, Arthrosen etc.) müssen geeignete Hilfsmittel zur Nahrungsaufnahme eingesetzt werden.

Pflegeziel:
- Sicherstellung aller *gewünschten* (*und ärztlich erlaubten*) Mahlzeiten für die Bewohner/innen, die ihre Mahlzeiten im Zimmer einnehmen möchten;
- Ansprechende (*Sensorik*) Gestaltung des Essentabletts und der Teller, um eine appetitanregende Darreichung der Speisen zu gewährleisten;
- Bewohnerbezogene Zusammenstellung der Mahlzeiten (*Schonkost, Diabeteskost usw.*).

Durchführung der Mahlzeiten:

Vorarbeiten:	Anrichten im Zimmer:	Servieren:	Nachbereitung:	Hilfsmittel:
• Befragung der Bewohner/innen täglich bis 13.00 Uhr, was zum **Frühstück** und zum **Abendbrot** gewünscht wird, durch das Pflegepersonal der Wohnbereiche. Es darf nicht sein, daß der Bewohner nur am Aufnahmetag nach seinem Essenswunsch befragt wird und die nächsten Jahre sein Marmeladenbrot erhält, da er dies ein einziges Mal geäußert hat! • Eintragen der Essenswünsche in eine dafür vorgesehene Liste. • Kontrolle der Liste durch eine erfahrene Pflegefachkraft; diese bestätigt die Bewohnerwünsche nochmals mit ihrer Unterschrift! Übertragen der Wünsche in eine übersichtliche Strichliste. • Weitergabe der Strichliste an die Küchenleitung. • Die Brote etc. werden für alle Bewohner in der Küche vorbereitet, außer für die Bewohner, die ihr Brot etc. alleine streichen usw. können.	• vor dem Servieren in den Zimmern, Händedesinfektion durchführen und Schürze umbinden. • Brot, Aufschnitt und/oder andere Beilagen werden von der Küche für die Bewohner bereits vorbereitet, die dazu nicht mehr selbständig in der Lage sind. ***Für die anderen Bewohner/innen:*** • Brot auf den Frühstücksteller, Wurst und Käse auf einen kleinen Teller legen (*Wurst, Käse, Garnitur mit einer Gabel portionieren*), Marmelade und Butter ist bereits portioniert. • Alles auf einem Tablett anrichten: das Besteck wird immer von außen nach innen gedeckt; das Messer wird rechts, die Gabel links und der Löffel oberhalb des Tellers plaziert.	• Tablett in eine Hand nehmen; anklopfen, 3 Sek. abwarten, ob der Bewohner sich meldet, dann in das Zimmer eintreten. • Bewohner freundlich ansprechen und ihm mitteilen, was man zu Essen bringt, Eßplatz ordentlich herrichten, evtl. herumstehende Sachen auf dem Tisch wegräumen. Dem Bewohner dabei im Gespräch das Essen schmackhaft machen. Bewohner evtl. vor der Nahrungsaufnahme lagern (*Oberkörperhochlagerung*). Das Tablett auf den Tisch stellen, evtl. muß eine Eßhilfe nach der Verteilung der Mahlzeiten (*oder Kollege/in führt diese Tätigkeit in der Zwischenzeit durch!*) angeboten werden s. Standard „Ernähr.". Eine Serviette ist dem Bewohner anzubieten. Niemals automatisch ein „Lätzchen" umbinden.	• Abräumen des Eßplatzes; Bewohner fragen, ob es ihm geschmeckt hat. Bei Unzufriedenheit herausfinden, woran es gelegen haben könnte. Wenn sich Kritik häuft: in sachlicher Form an die Küchenleitung weitergeben. Eßverhalten und Eßgewohnheiten der Bewohner beobachten und ggf. ***im Berichteblatt dokumentieren;*** • Eßplatz (*Tisch*) reinigen, Tisch abwischen, evtl. beiseite gestellte Sachen wieder hinstellen, Mundpflege s. Standard „Mund I" durchführen und Händewaschen ermöglichen. Ggf. Fußboden von groben Essensresten säubern (*fegen oder wischen*); Verabschiedung vom Bewohner. • evtl. bequeme Lagerung durchführen.	• Anti - Rutsch - Unterlagen. • Bestecke mit vergrößerten Griffen, um Bewohnern mit einer Behinderung der oberen Gliedmaßen leichteren Griff zu ermöglichen. • Nagelbrett zum Streichen von Brot und Brötchen, insbesondere zur Erleichterung bei Hemiplegikern einsetzen. • Bei einem Teller mit erhöhtem Tellerrand läßt sich die Nahrung mit einer Hand aufnehmen, ohne ein weiteres Besteckteil zum Schieben zu benutzen. Weitere Hilfsmittel sind über die Sanitätshäuser zu erfragen und individuell einzusetzen.

Fortsetzung nächste Seite

Standard-Nr.: 58	Abkürzung: MahlZ.		Bezeichnung: Mahlzeiten auf dem Zimmer	

Vorarbeiten:	Anrichten im Zimmer:	Servieren:	Nachbereitung:	Hilfsmittel:
Hinweis: Das **Mittagessen** kann für die Bewohner, die im Zimmer ihre Mahlzeiten einnehmen möchten, bereits in einem Wärmeteller vorbereitet werden.	• Teller mit Serviette und Besteck kommen in die Mitte. Die Tasse wird unten rechts neben den Teller gestellt. Der Teelöffel wird senkrecht unter den Tassengriff gelegt. Das Kännchen wird oberhalb der Tasse rechts neben den Teller gestellt *(entfällt, wenn statt der Tasse ein Schnabelbecher genommen werden muß)*. • Marmelade und Butter oberhalb des Tellers, Wurst und Käse oben links, Quark links neben den Teller. Suppe wird in Schälchen portioniert, wenn diese schon kalt ist, kurz in der Mikrowelle *(falls vorhanden!)* erwärmen *(60 sec.)*. Darauf achten, daß das Geschirr zusammenpaßt! • Beim Abendbrot die Garnitur nicht vergessen. • Quark auf Wunsch mit einem Teelöffel Marmelade verrühren *(Bewohner danach fragen)*.	siehe oben	• Nachdem alle Tabletts abgeräumt worden sind, wird der Servierwagen in die Spülküche gebracht.	siehe oben

Grundsätzliches bei der Nahrungsaufnahme:

Die Essenszeiten müssen dem Bewohner bekannt sein! Vor der Nahrungsaufnahme muß ggf. der Zahnprothesensitz kontrolliert werden und es sollte ein Toilettengang angeboten werden. Auf geeignete Sitzhaltung ist auch im Bett zu achten:
Liegt der Bewohner im Bett, so ist der Oberkörper entsprechend hochzulagern und zu stützen. Der Nachttisch ist an das Bett zu stellen, ggf. muß ein Bettgitter *(eine Seite!)* entfernt werden. Bei Hemiplegikern immer an der hemiplegischen Seite den Nachttisch aufstellen s. Standard: „Pfleg./Apop I-II;".

Im Sitzen: Die Greiffunktion der Finger muß gewährleistet sein sowie die Beweglichkeit im Schulterbereich; Kopf in Verlängerung der Wirbelsäule, Rücken evtl. mit weichem Kissen abstützen; Hüfte in Beugehaltung; Sitzmöglichkeit sichern, z.B. Rollstuhl usw. Der Kopf und die Schultern sind leicht nach vorne zu beugen und die Unterarme sollten auf dem Tisch *(Nachttisch)* fest aufliegen. Das Tablett muß griffbereit hingestellt werden und eine Kippgefahr muß ausgeschlossen werden *(Verbrühungsgefahr!)*.

Dokumentation: Veränderungen und Beobachtungen im Zusammenhang mit der Nahrungsaufnahme müssen im Berichteblatt festgehalten werden. Der Maßnahmenkomplex und die Hygiene im Zusammenhang mit der Nahrungsaufnahme gehört zu dem Leistungskomplex (*Hilfe bei der Nahrungsaufnahme, mundgerechte Zubereitung*) im Rahmen der Pflegeversicherung.
Qualifikation: Pflegehelfer/in.

190

Vom griechischen Wort für Arzneimittel: „Pharmakon" leiten sich einige Begriffe der Pharmakologie ab, wie z.B. Pharmakon, Pharmakologie, Pharmazie, Pharmakotherapie und viele andere mehr. Die mündliche und schriftliche *(z.B. im Medikamentenblatt mit Handzeichen des Arztes)* Anordnung von Medikamenten und die Aufklärung über Wirkung und Nebenwirkung, obliegt nach strenger Prüfung, ausschließlich dem *Arzt (Anordnungsverantwortung und Aufklärungspflicht)*. Die Pflegekräfte sind maßgeblich dafür verantwortlich, daß das richtige **M**edikament, am richtigen **O**rt, in richtiger Form, dem richtigen **P**atienten/Bewohner, zur richtigen **E**innahmezeit und in der richtigen **D**osis verabreicht wird *(„5-R-Regel" = MOPED).*

Das Vorbereiten, Richten, Verabreichen von Medikamenten, und in diesem Zusammenhang gemachte Beobachtungen fallen in den Zuständigkeitsbereich der *„indirekten" Pflegeleistungen (früher: Behandlungspflege).* Bei der Wirkung von Arzneimitteln ist durch den Alterungsprozeß *(Degeneration)* einiges zu bedenken. Im Alter nimmt die Muskelmasse des menschlichen Körpers erheblich ab, ebenso der Wasseranteil. Der Anteil an Fetten dagegen nimmt im Körper des alten Menschen zu. Dies hat die Konsequenz, daß fettlösliche Arzneimittel, z.B. die meisten Tranquilizer, wesentlich länger im Körper verbleiben. Auch reduziert sich im Alter die Zahl der „Minifilter", die in den Nieren das Blut reinigen. Die Filtrationsfähigkeit der Nieren verläuft hierdurch langsamer. Nierengängige Arzneimittel bleiben somit im allgemeinen länger im Körper des älteren Menschen. Die Leber verkleinert sich im Alter durch Degenerationsprozesse. Hierdurch stehen im Alter weniger Enzyme zur Verfügung und der Blutdurchfluß der Leber nimmt ab. Die Verarbeitung von Arzneimitteln in der Leber des alten Menschen verläuft deshalb langsamer. Der Magen des alten Menschen entleert sich langsamer und der Dünndarm nimmt die Arzneimittel wesentlich langsamer auf.

Pflegeziele:

- Gesundheit erhalten und Linderung von Beschwerden des Bewohners erreichen;
- Symptomatische, kausale *(Ursache wird beseitigt)* und seelische Wirkung erzielen;
- Ist-Zustand verbessern;
- Bewohner, soll seine Medikamente nach ärztlicher Anordnung einnehmen;
- Nebenwirkungen *(wie z.B. Müdigkeit, Allergien, Schwindel, Übelkeit usw.)* gering halten oder vermeiden.

Die Anwendung einer Arznei ist immer dann als erfolgreich anzusehen, wenn der gewünschte Wirkstoffspiegel im Blut gleichbleibend ist und eine Kumulation *(Anhäufung von Medikamenten im Organismus, z.B. durch verminderte Ausscheidung)* verhindert wird bzw. nicht auftreten kann.

Arzneimittel sind Stoffe oder Zubereitungen, die im oder am menschlichen Körper Anwendung finden. Sie dienen dazu:

1. Krankheiten zu verhindern, zu verhüten, zu lindern, zu heilen oder zu erkennen;

2. Krankheiten zu diagnostizieren und die Funktion und Beschaffenheit des Körpers zu erkennen.

3. Wirkstoffe oder Körperflüssigkeiten des Körpers zu ersetzen *(Substitution)*;

4. Krankheitserreger, Parasiten und körperfremde *(transidente)* Stoffe oder Keime abzuwehren;

5. Körperzustände- oder -funktionen *(z.B. durch Psychopharmaka)* zu beeinflussen.

Arzneimittel wirken:

1. prophylaktisch: Krankheiten vorbeugen *(z.B. Schutzimpfung)*;

2. diagnostisch: Krankheiten erkennen oder ausschließen;

3. therapeutisch: a) kausal   =   direkte Bekämpfung der Krankheitsursache *(Antibiotika gegen Infektionserreger)*;

   b) Substitution   =   Ergänzung fehlender Stoffe *(z.B. Insulin)*;

   c) symptomatisch =   gegen Krankheitserscheinungen;

   d) palliativ   =   lindernd, ohne die Ursache zu beheben;

   e) temporär   =   vorübergehend Symptome etc. zu beseitigen.

Fortsetzung nächste Seite

Standard-Nr.: 59	Abkürzung: Medik.	Bezeichnung: Medikamentenverabreichung

„5-R-Regel" = M O P E D

1. Das richtige **M**edikament: **M**OPED	Dreimalige Kontrolle durch die Pflegefachkraft: 1. Beim Griff nach dem Medikament; 2. Beim Herausnehmen aus der Packung; 3. Vor dem Verabreichen des Medikamentes; Das Richten des ärztlich angeordneten Medikamentes (*schriftlicher Nachweis im Medikamentenblatt*!) auf einem vorgesehenen Medikamententablett erfolgt durch eine Pflegefachkraft, anhand des Medikamentenblattes im Dokumentationssystem. ***Bedarfsmedikationen*** müssen eindeutig und interpretationsfrei vom Arzt angeordnet werden, z.B. durch Angaben von Symptomen oder durch eine genaue Beschreibung eines Bewohnerzustandes. Es genügt nicht als Grund „Unruhe oder Aggressivität" anzugeben. Jeder Pflegemitarbeiter versteht unter diesem Begriff etwas anderes! Vor dem Stellen der Medikamente ist eine hygienische Händedesinfektion durchzuführen.
2. Der richtige **O**rt der Applikation, die richtige Form der Applikation: m**O**PED	1. oral (*Mund*): Vor der Medikamenteneinnahme den Bewohner immer halbsitzend und bequem im Bett lagern oder auf einen Stuhl setzen, wobei der Kopf und der Oberkörper leicht nach vorne geneigt sein sollte. Medikamente je nach Mobilität und geistigen Fähigkeiten des Bewohners geben oder verabreichen und vergewissern, ob das/die Medikament/e auch eingenommen worden ist/sind. Bei desorientierten und verwirrten Bewohnern ist deshalb eine Mundinspektion nach der Einnahme und nach dem Schlucken (*Aufforderung*) erforderlich. Die Medikamente dürfen sich nicht in der Wangentasche befinden. Bei psychisch veränderten alten Menschen ist es häufig der Fall, daß sie die im Mund befindlichen Medikamente vergessen herunterzuschlucken. Nichtüberzogene Tabletten (*keine Dragees und Kapseln*!) können mit Hilfe eines Mörsers durchaus zerkleinert werden und in Wasser gelöst, unmittelbar danach verabreicht werden, z.B. bei Schluckstörungen, Schluckbehinderung oder bei Ekel und Übelkeitsgefühl mit Würgereiz durch die feste Form des Medikamentes. Nach der Einnahme der Medikamente soll der Bewohner mindestens 50 ml zu trinken angeboten bekommen, s. Standard „Trinken", „Sondenern. I-III" (*Medikamente werden zerkleinert und in Flüssigkeit gelöst, durch die Sonde mit Hilfe einer Spritze, verabreicht*!). Bewohner grundsätzlich nach der Einnahme genau beobachten, z.B. nach Nebenwirkungen etc. Eine Reihe von festen Tabletten, die über den Magen-Darm-Kanal eingenommen werden, können Schäden an der Speiseröhre hervorrufen, wenn sie liegend oder ohne ausreichend Flüssigkeit eingenommen werden. Dazu gehören auch Aspirin, Antirheumamittel, Kaliumsalze und Zytostatika. Diese Medikamente sind mit den Mahlzeiten einzunehmen, da sie nüchtern den Magen schädigen würden (*Gastritis, Ulcus etc.*). 2. rektal (*Darmausgang*): s. Standard „Einlauf I-II"; für Sichtschutz sorgen; Bewohner in eine bequeme Seitenlagerung lagern mit angewinkelten Knien; 3. vaginal (*Scheide*): s. Standard „Intim."; für Sichtschutz sorgen; bequeme Rückenlagerung durchführen; 4. perkutan (*Haut*): s. Standard „Einrbg.", „Kälte I-II", „Kp-Haut", „Kp-Versch.", „Wärme I-II" und „Wickel"; 5. Injektion (i.m., s.c. usw.): s. Standard „Injekt./s.c." und „Injekt./i.m."; 6. Infusion: s. Standard „Infu."; 7. Inhalation: s. Standard „Inhalat.", „Aromath." und „Atmung"; 8. Anwendung am Auge: s. Standard „Augpfl.", Ohr: s. Standard „Ohrenpfl.", in der Nase: s. Standard „Nasenpfl." und an der Mundschleimhaut: s. Standard „Mund I-II".
3. Der richtige **P**atient/Bewohner: mo**P**ED	Richtiger Bewohner - Name kontrollieren, um Verwechslungen immer auszuschließen. Im Speisesaal immer durch Namensschilder die Sitzplätze der Bewohner kennzeichnen. Die Medikamente nicht einfach auf den Tisch stellen, sondern dem Bewohner persönlich geben mit mindestens 50 ml Wasser. Persönlich davon überzeugen, daß der Bewohner das Medikament auch eingenommen hat.

Fortsetzung nächste Seite

| Standard-Nr.: 59 | Abkürzung: Medik. | Bezeichnung: Medikamentenverabreichung |

---

4. Die richtige Einnahmezeit:

MOPED

Richtigen Zeitpunkt (*Uhrzeit; Tageszeit; vor, während, nach dem Essen etc.*) und ärztliche schriftliche Anordnung beachten. Zeitintervalle sind strikt einzuhalten sowie die Abstände zu den Mahlzeiten. Betablocker senken, wenn man sie morgens um 8.00 Uhr gibt, die Herzfrequenz und den Blutdruck wesentlich schneller und effektiver, als wenn die gleiche Dosis am Nachmittag eingenommen wird. Der Kaliumverlust bei der Gabe von Diuretika ist morgens und mittags geringer als abends.

Zahlreich sind die Ausnahmen unter den Medikamenten, die mit den Mahlzeiten eingenommen werden sollen, so z.B. manche Rheumamittel, ASS-Präparate, die den nüchternen Magen schädigen würden.

Wechselwirkungen mit Lebensmitteln

Im Bereich der Medikamenteneinnahme gibt es Wechselwirkungen von Arzneimitteln mit Lebensmitteln. Zum Beispiel:

- Bewohner, die das blutverdünnungsmittel Marcumar einnehmen, sollten Vitamin K-arme Kost verzehren.
- Bei der Therapie mit Erythromycin und Allopurinol müssen die Heimbewohner sehr viel trinken.
- Tetracyclin (*Antibiotika*) hat in Verbindung mit Milch (*durch das Calzium*) eine paradoxe Wirkung. Bewohner die Antibiotika einnehmen, sollten Milchzubereitungen nicht trinken oder essen!
- Neuroleptika werden durch den Genuß gerbstoffhaltiger Tees teilweise oder ganz in ihrer Wirkung unwirksam. Sehr geringer Gerbstoffanteil ist enthalten in: Hagebuttentee, Kamillenblütentee, Malvenblütentee und Pfefferminzblättertee.

---

5. Die richtige Dosierung:

MOPED

Die ärztliche Dosierung ist abhängig vom: Alter, Geschlecht, Körpergewicht und Krankheitsbild. Die richtige Dosierung (*heilende Wirkung*) und Konzentration ist besonders beim Verdünnen von Lösungen, Tropfenzählern etc. notwendig. Vorsicht ist geboten bei verschiedenen mg-Angaben!

Bei der Mischung von mehreren flüssigen Arzneimitteln miteinander, also auch Injektionen und Infusionen, ist mit folgenden Veränderungen zu rechnen:

1. Paradoxe Wirkung.
2. Herabgesetzte Wirkung.
3. Anders geartete Färbungen, Trübungen und Ausfällungen.

Es ist grundsätzlich zu empfehlen, flüssige Arzneimittel **nicht zu mischen**. Die getrennte Abfüllung sollte erst unmittelbar vor der Einnahme erfolgen.

Verschiedene Dosierungsmöglichkeiten:

Normaldosis:	Die Medikamentenmenge, die ein Bewohner gut verträgt.
Initialdosis:	Die einmalige Verabreichung der Behandlungsmedikamente.
Einzeldosis:	Die Menge, die der Bewohner auf einmal einnimmt.
Tagesdosis:	Die Menge, die der Bewohner über Tag einnimmt.
Sättigungsdosis:	Die Medikamentenmenge, die Bewohner erhalten - Medikamentenspiegel - um einen Wirkstoffspiegel zu erhalten.
Erhaltungsdosis:	Die Menge, die den Medikamentenspiegel im Blut aufrecht erhält.
Maximaldosis:	Die Menge, die ein Bewohner vertragen kann.
Letaldosis:	Die Menge, die bei einem Bewohner tödlich wirken kann.

Fortsetzung nächste Seite

Standard-Nr.: 59	Abkürzung: Medik.	Bezeichnung: Medikamentenverabreichung

Aufbewahrung:

– Geschlossene und abschließbare Medikamentenschränke, die für Unbefugte nicht zugänglich sind.

– Betäubungsmittel (*Opiate*) müssen in einem diebstahlsicheren Schrank aufbewahrt werden (*Nachweis im Betäubungsmittel-Buch*).

– Zugang nur für benannte Pflegepersonen.

– Arzneimittel dürfen nicht aus der Alublisterverpackung (*Originalpackungen*) in andere Flaschen oder Behälter umgefüllt werden.

– Beipackzettel („*Waschzettel*") belassen und Verfalldatum beachten.

– Lagerungsvorschriften beachten (*kühl, trocken, Kühlschrank, z.B. Insulin, lichtgeschützt usw.*).

– Arzneimittelform und Verabreichungsart beachten.

– Abgelaufene Arzneimittel an die Lieferapotheke zurückgeben.

– Augentropfen bei Anbruch mit Datum versehen und nach vier max. sechs Wochen zur Vernichtung in die Apotheke geben.

Dokumentation: Nach genauer ärztlicher schriftlicher Anordnung wird das Medikament im Medikamentenblatt eingetragen und schriftlich durch das Handzeichen des Arztes bestätigt. Bei Telefonanordnungen ist die ärztliche Anordnung nachträglich durch den Arzt zu dokumentieren bzw. zu bestätigen. Diese Maßnahmen (*Aufbewahren, Vorbereiten, Richten, Verabreichen der Medikamente und Beobachtungen*) sind behandlungspflegerische „indirekte" Pflegeleistungen.
In stationären Pflegeeinrichtungen wird die Behandlungspflege über die Pflegekassen finanziert.
Im ambulanten Bereich erfolgt die Abrechnung von behandlungspflegerischen Leistungen (*ärztliche Verordnung häuslicher Krankenpflege*) über die Krankenkassen.

Qualifikation: Altenpfleger/in.

Standard-Nr.: 60	Abkürzung: **Mittelstr./Frau**	Bezeichnung: **Mittelstrahluringewinnung bei einer Frau** *(Behandlungspflege)*

Neben dem Blasenpunktionsurin und dem Katheterurin bei einem liegenden Katheter, ist die Mittelstrahluringewinnung die am wenigsten belastende Form der keimarmen Harngewinnung für Laboruntersuchungszwecke. Diese Maßnahme setzt eine Arztanordnung voraus! Die Mittelstrahluringewinnung gewährt eine keimarme Harngewinnung aus der Harnblase. Da die Blase hierzu gut gefüllt sein muß, kann der Harn erst nach 3 - 5 Stunden nach der letzten Miktion *(Vorgang des Wasserlassens)* mit oder ohne einem Einmalkatheter gewonnen werden. Eine Einmalkatheterisierung wird ausschließlich dann durchgeführt, wenn die Bewohnerin unter Harninkontinenz leidet und keine Instruktionen bzw. Anleitungen sinngemäß umsetzen kann. Es muß der Standard: „Intim.", „Inkont." und bei einer Einmalkatheterisierung der Frau der Standard: „Kath./ Frau" beachtet werden. Die Maßnahme der transurethralen Einmalkatheterisierung muß von 2 Pflegekräften durchgeführt werden: **unterstützende Pflegekraft und *ausführende Pflegekraft!*** Die Bewohnerin muß über diese Maßnahme rechtzeitig informiert werden.

Pflegeziel:
- Keimarme Mittelstrahluringewinnung für Laboruntersuchungen.

Mittelstrahluringewinnung ohne Einmalkatheter:

Material:	Durchführung:
• Möglichkeiten bei mobilen Bewohnerinnen: Toilette, Steckbecken, Urinflasche oder Toilettenstuhl; • Schüssel *(Waschbecken)* mit lauwarmem Wasser, Waschlappen, Handtuch und pH-neutraler Seife; • PVP-Jod-Lösung, z.B. Betaisodona®-Lösung; • 5 pflaumengroße Tupfer oder sterile ES-Kompressen *(10 cm x 10 cm)*; • 2 Nierenschalen *(1. Nierenschale mit den Tupfern und 2. Nierenschale als Abwurfschale)* • 1 steriles kleines Gefäß mit Deckel; • 1 Klebeschild vorbereiten: *(Name und Geburtsdatum der Bewohnerin, Abnahmedatum und Anschrift)*; • 1 Paar Einmalhandschuhe und Händedesinfektionsmittel für die Pflegekraft;	1. Benötigtes Material für eine Intimwäsche und Mittelstrahluringewinnung entsprechend vorbereiten; Fenster und Türen schließen, für Ruhe, Sicherheit und für entsprechenden Sichtschutz sorgen *(Intimsphäre!)*. 2. Die Bewohnerin zur Toilette begleiten oder Toilettenstuhl bzw. Steckbecken im Zimmer vorbereiten. Ihr beim Auskleiden - wenn nötig - behilflich sein. Wenn die Bewohnerin ihren Mittelstrahlurin nicht alleine abnehmen *(z.B. wegen Zittern der Hände etc.)* und auch keine Intimwäsche selbständig durchführen kann, muß dies von der Pflegekraft *(wenn möglich von einer Frau)* mit angezogenen Einmalhandschuhen übernommen werden. Vorher ist hier eine hygienische Händedesinfektion durchzuführen! 3. Falls die Bewohnerin nicht solange stehen kann *(über der Toilette/dem Toilettenstuhl)*, ist eine Intimwäsche im Liegen im Bett oder Sitzen auf einem Toilettenstuhl *zügig* durchzuführen nach dem Standard: „Intim." und evtl. Standard: „Inkont." Grundsätzlich immer von der Symphyse zum Anus vorsichtig waschen, niemals umgekehrt! Mit weichem Handtuch abtrocknen bzw. abtupfen. Das benötigte Material ist entsprechend zügig zu entsorgen und es muß nochmals eine Händeschnelldesinfektion durchgeführt werden. 4. Die 5 Tupfer oder ES-Kompressen befinden sich in einer Nierenschale *(1. Nierenschale)* und werden mit der antiseptischen Lösung *(z.B. Betaisodona®)* satt getränkt und zwischen die Beine, oder wenn die Bewohnerin stehen kann, wird die Nierenschale mit den Tupfern auf eine Ablage gestellt. Es werden beide großen Labien *(Schamlippen)* und dann beide kleinen Labien mit je einem Tupfer desinfiziert, s. auch Standard: „Kath.-Frau". Nur einmal wischen! Wischrichtung: bauchwärts *(ventral)* nach rückwärts *(dorsal)*. Das Desinfektionsmittel muß einwirken! Mit fünftem Tupfer die Harnröhrenöffnung desinfizieren *(ventral nach dorsal)*. Die gebrauchten Tupfer werden jedesmal in die zweite Nierenschale *(Abwurfschale)* gelegt.

Fortsetzung nächste Seite

Mittelstrahluringewinnung ohne Einmalkatheter:

Material:	Durchführung:
siehe oben	5. Danach wird die Bewohnerin nochmals über den genauen Vorgang informiert und mobile Bewohnerinnen dabei instruiert. Die Bewohnerin setzt sich auf die Toilette, auf den Toilettenstuhl oder im Bett auf ein Steckbecken und läßt die erste Urinportion aus der Harnblase abfließen, wobei sie dann den Vorgang des Wasserlassens unterbrechen muß. Unmittelbar danach wird ihr ein steriles Gefäß gereicht (*Gefäß nur von außen berühren*) bzw. wird das Gefäß zwischen den Beinen festgehalten und die Bewohnerin läßt die zweite Urinportion nach Anweisung in das Gefäß abfließen. Nach dem Abfließenlassen der zweiten Urinportion (*wenn das Gefäß mit Harn gefüllt ist*), muß der Harnfluß nochmals angehalten werden und das Gefäß wird zwischen ihren Beinen entfernt. Nun kann sie ihren restlichen Harn in die Toilette, den Toilettenstuhl oder das Steckbecken abfließen lassen, da dieser nicht mehr gebraucht wird. Die Bewohnerin wird für die gelungene Zusammenarbeit gelobt. 6. Das gefüllte Gefäß wird sofort mit dem vorbereiteten Klebeschild verschlossen und anschließend bis zur Abholung (*Labor*) kühl (*nicht im Kühlschrank!*) aufbewahrt. Nach der Ausscheidung wird der Bewohnerin entsprechend Toilettenpapier zum Abwischen ihres Intimbereiches zur Verfügung gestellt. Evtl. mit feuchten Reinigungstüchern oder Schüssel, Waschlappen und Handtuch den Intimbereich zum allgemeinen Wohlbefinden reinigen/lassen (*Betaisodona® läßt die Hautregion braun werden!*). Anschließend der Bewohnerin das Händewaschen ermöglichen und entsprechend ihrer Bedürfnisse wieder korrekt ankleiden. Bewohnerin aus der Toilette begleiten oder sie im Bett nach ihren Wünschen oder Anforderungen lagern etc.

Einmalkatheterisierung zur Mittelstrahluringewinnung: (s. Standard: „Kath./ Frau")

Material:	Vorbereitung:	1. Unterstützende Pflegekraft:	2. Ausführende Pflegekraft:
Schüssel (*mit lauwarmem Wasser und pH-neutraler Seife*), Waschlappen, Handtuch und Einmalhandschuhe zum Waschen des Intimbereiches; Händedesinfektionsmittel zur Schnelldesinfektion;	Bewohnerin darüber informieren, daß ein Katheter gelegt werden soll und daß deshalb eine Intimwäsche vorher noch durchgeführt werden muß. Fenster und Türen schließen, die Raumtemperatur beachten und für Sichtschutz sorgen; Das Bett muß auf Arbeitshöhe gestellt werden und es erfolgt eine hygienische Händedesinfektion;	• Fenster und Türen schließen, Sichtschutz besorgen und Bett auf Arbeitshöhe stellen; Ein vorhandenes Bettgitter beidseitig entfernen; • Material für die Intimwäsche entsprechend entsorgen; • Hygienische Händedesinfektion durchführen und Einmalhandschuhe anziehen;	⇒ Durchführung der Intimwäsche mit Einmalhandschuhen nach Standard: „Intim.". ⇒ Das benötigte Material entsprechend (*steril verpackt*), griffbereit auf dem Nachttisch vorbereiten und systematisch sortieren. Material auf Vollständigkeit hin genau überprüfen. ⇒ Hygienische Händedesinfektion durchführen.

Fortsetzung nächste Seite

196

Einmalkatheterisierung zur Mittelstrahluringewinnung: *(s. Standard: „Kath./ Frau")*

Material:	Vorbereitung:	1. Unterstützende Pflegekraft:	2. Ausführende Pflegekraft:

Katheterisierungs-Set mit folgendem Inhalt:
• 1 Urinauffangschale 900 ml;
• 1 dreigeteilte Flüssigkeitsschale;
• 6 pflaumengroße Mulltupfer;
• 1 anatomische Pinzette aus Plastik;
• 1 Paar sterile Handschuhe (*Größe beachten!*);
• 1 Schlitztuch mit zwei Beschichtungen:
  a) Oberseite aus saugfähigem Zellstoff;
  b) Unterseite aus flüssigkeitsundurchlässiger Folie;
• 1 Unterlegtuch;
• 1 Arbeitsunterlage;
• 1 Betaisodona®-Lösung, 30 ml als Schleimhautantiseptikum und Instillagel 10ml als Gleitmittel;
• 1 Nelaton-Einmalkatheter (*aus PVC*) mit 18 Charr. oder Arztanordnung beachten!
• 1 steriles kleines Gefäß mit Deckel;
• 1 Klebeschild vorbereiten: (*Name und Geburtsdatum der Bewohnerin, Abnahmedatum und Anschrift*);
• Händedesinfektionsmittel.
	Bewohnerin den Hinweis geben, daß die Einmalkatheterisierung für sie etwas unangenehm sein kann; Bewohnerin auf den Rücken lagern, die Beine leicht spreizen und sofern dies möglich ist, aufstellen lassen. Das Becken etwas höher lagern durch ein Kissen unter dem Gesäß. Wichtig ist ein vorgestrecktes Hüftgelenk!	• Bei der Bewohnerin die Lagerung durchführen; evtl. Lagerungshilfsmittel aus dem Bett entfernen;
		
		• Bewohnerin beruhigen und zur Mitarbeit ermutigen (*z.B. Brücke bauen*);
		
		• Die in der dreigeteilten Flüssigkeitsschale befindlichen 6 Tupfer mit der antiseptischen Lösung (*Betaisodona®*) satt tränken und zwischen die Beine auf das Unterlegtuch stellen;
		• Nach der Desinfektion der Labien, die Flüssigkeitsschale zwischen den Beinen entfernen und die Urinauffangschale zwischen die Beine stellen;
		
		• Instillagel® aus der Verpackung nehmen und auf die Arbeitsunterlage fallen lassen;
			⇒ Katheterisierungs-Set aus der Verpackung nehmen und das Umschlagpapier öffnen. Die steril eingepackten Handschuhe beiseite legen (*Größe beachten!*) und Unterlegtuch entnehmen.
			⇒ Unterlegtuch unter das Gesäß der Bewohnerin legen.
			⇒ Umschlagpapier als sterile Arbeitsunterlage verwenden.
			⇒ Hygienische Händedesinfektion durchführen (*Schnelldesinfektion*).
			
			Sterile Tätigkeiten:
			⇒ Sterile Handschuhe nehmen und anziehen: Unsterile Hand greift in die Innenseite des ersten, sterile sog. behandschuhte Hand faßt die Außenseite des zweiten Handschuhs.
			⇒ Genitalbereich mit dem Schlitztuch abdecken: Schlitztuchenden beinwärts anlegen.
			⇒ Große Labien (*Schamlippen*) mit Daumen und Zeigefinger der linken Hand spreizen und Desinfektion der großen (*rechts und links*) und kleinen Labien (*rechts und links*) mit je einem Tupfer vornehmen; nur einmal wischen! Wischrichtung: bauchwärts (*ventral*) nach rückwärts (*dorsal!*). Mit fünftem Tupfer die Harnröhrenöffnung desinfizieren (*ventral nach dorsal*). Der sechste Tupfer wird in den Vaginaleingang gelegt. Das Desinfektionsmittel muß einwirken Die gebrauchten Tupfer auf dem Unterlegtuch liegen lassen.
			
			⇒ Ca. 8 ml Instillagel® in die Harnröhre instillieren (*Einwirkzeit!*).

Fortsetzung nächste Seite

Standard-Nr.: 60	Abkürzung: Mittelstr./Frau	Bezeichnung: Mittelstrahluringewinnung bei einer Frau

Einmalkatheterisierung zur Mittelstrahluringewinnung: (s. Standard: „Kath./ Frau")

Material:	Vorbereitung:	1. Unterstützende Pflegekraft:	2. Ausführende Pflegekraft:
siehe oben	siehe oben	• Steriles Gefäß (*von außen anfassen*) der ausführenden Pflegekraft reichen; • Steriles Gefäß von der ausführenden Pflegekraft nehmen und mit einem Deckel schließen; • Gebrauchtes Material inkl. der benötigten Handschuhe in die Arbeitsunterlage einschlagen und entsorgen. Bei der Bewohnerin nochmals Standard: „Intim." durchführen. • Gefäß bis zur Abholung entsprechend kühl und sicher aufbewahren.	⇒ Einmalkatheter mit der sterilen Pinzette nehmen (*Katheterende zwischen Ring- und Kleinfinger*) und die Schamlippen mit dem linken Daumen und Zeigefinger spreizen. Katheter mit der rechten Hand vorsichtig ohne Gewalt in die Harnröhre einführen, bis er in der Blase liegt und Urin läuft (*Durchtritt durch den Blasenschließmuskel ist meist deutlich spürbar!*). Wenn die 1. Urinportion abgelaufen ist (*in die Urinauffangschale*), sofort die 2. Urinportion in das sterile Gefäß ablaufen lassen und dann der unterstützenden Pflegekraft reichen. Die restliche Urinmenge in die Urinauffangschale ablaufen lassen. ⇒ Nach der Mittelstrahluringewinnung in das sterile Gefäß, wird der Einmalkatheter sofort wieder aus der Harnröhre entfernt und eine Intimwäsche nach Standard: „Intim." durchgeführt. ⇒ Bewohnerin bequem lagern und für ein Wohlbefinden sorgen! Bett wieder in Ausgangsposition zurückstellen und sonstige Wünsche erfragen.

Dokumentation: Diese behandlungspflegerische „indirekte" Pflegemaßnahme ist im Berichteblatt festzuhalten. Krankenbeobachtungen und sonstige Veränderungen während der Maßnahme (*Blutungen, Harnfarbe etc.*) sind im Berichteblatt deskriptiv einzutragen.
In stationären Pflegeeinrichtungen wird die Behandlungspflege über die Pflegekassen finanziert.
Im ambulanten Bereich erfolgt die Abrechnung von behandlungspflegerischen Leistungen (*ärztliche Verordnung häuslicher Krankenpflege*) über die Krankenkassen.

Qualifikation: Altenpfleger/in.

| Standard-Nr.: 61 | Abkürzung: **Mittelstr./Mann** | Bezeichnung: **Mittelstrahluringewinnung bei einem Mann** *(Behandlungspflege)* |

Neben dem Blasenpunktionsurin und dem Katheterurin bei einem liegenden Katheter, ist die Mittelstrahluringewinnung die am wenigsten belastende Form der keimarmen Harngewinnung für Laboruntersuchungszwecke. Diese Maßnahme setzt eine Arztanordnung voraus! Die Mittelstrahluringewinnung gewährt eine keimarme Harngewinnung aus der Harnblase. Da die Blase hierzu gut gefüllt sein muß, kann der Harn erst nach 3-5 Stunden nach der letzten Miktion (*Vorgang des Wasserlassens*) mit oder ohne einem Einmalkatheter gewonnen werden. Eine Einmalkatheterisierung wird ausschließlich dann durchgeführt, wenn der Bewohner unter Harninkontinenz leidet und keine Instruktionen bzw. Anleitungen sinngemäß umsetzen kann. Es muß der Standard: „Intim.", „Inkont." und bei einer Einmalkatheterisierung des Mannes der Standard: „Kath./ Mann" beachtet werden. Die Maßnahme der transurethralen Einmalkatheterisierung muß von 2 Pflegekräften durchgeführt werden: **unterstützende Pflegekraft und *ausführende Pflegekraft!*** Der Bewohner muß über diese Maßnahme rechtzeitig informiert werden.

Pflegeziel:

- Keimarme Mittelstrahluringewinnung für Laboruntersuchungen.

Mittelstrahluringewinnung ohne Einmalkatheter:

Material:	Durchführung:
• Möglichkeiten bei mobilen Bewohnern: Toilette, Steckbecken, Urinflasche oder Toilettenstuhl; • Schüssel (*Waschbecken*) mit lauwarmem Wasser, Waschlappen, Handtuch und pH-neutraler Seife; • PVP-Jod-Lösung, z.B. Betaisodona®-Lösung; • 3 pflaumengroße Tupfer oder sterile ES-Kompressen (*10 cm x 10 cm*); • 2 Nierenschalen (*1. Nierenschale mit den Tupfern und 2. Nierenschale als Abwurfschale*); • 1 steriles kleines Gefäß mit Deckel; • 1 Klebeschild vorbereiten: (*Name und Geburtsdatum des Bewohners, Abnahmedatum und Anschrift*); • 1 Paar Einmalhandschuhe und Händedesinfektionsmittel für die Pflegekraft.	1. Benötigtes Material für eine Intimwäsche und Mittelstrahluringewinnung entsprechend vorbereiten; Fenster und Türen schließen, für Ruhe, Sicherheit und für entsprechenden Sichtschutz sorgen (*Intimsphäre!*). 2. Den Bewohner zur Toilette begleiten oder Toilettenstuhl bzw. Steckbecken im Zimmer vorbereiten. Ihm beim Auskleiden - wenn nötig - behilflich sein. Wenn der Bewohner seinen Mittelstrahlurin nicht alleine abnehmen (*z. B. wegen Zittern der Hände etc.*) und auch keine Intimwäsche selbständig durchführen kann, muß dies von der Pflegekraft (*wenn möglich von einem Mann*) mit angezogenen Einmalhandschuhen übernommen werden. Vorher ist hier eine hygienische Händedesinfektion durchzuführen! 3. Falls der Bewohner nicht solange stehen kann (*über der Toilette/dem Toilettenstuhl*), ist eine Intimwäsche im Liegen im Bett oder Sitzen auf einem Toilettenstuhl *zügig* durchzuführen nach dem Standard: „Intim." und evtl. Standard: „Inkont." Das Präputium (*Vorhaut*) muß zurückgezogen werden und die Harnröhrenöffnung muß mit Wasser, Waschlappen und pH-neutraler Seife gewaschen und gründlich abgetrocknet werden. Das benötigte Material ist entsprechend zügig zu entsorgen und es muß nochmals eine Händeschnelldesinfektion durchgeführt werden.

Fortsetzung nächste Seite

Standard-Nr.: 61	Abkürzung: Mittelstr./Mann	Bezeichnung: Mittelstrahluringewinnung bei einem Mann

Mittelstrahluringewinnung ohne Einmalkatheter:

Material:	Durchführung:
siehe oben	4. Die 3 Tupfer oder ES-Kompressen befinden sich in einer Nierenschale (*1. Nierenschale*) und werden mit der antiseptischen Lösung (*z.B. Betaisodona*®) satt getränkt und zwischen die Beine, oder wenn der Bewohner stehen sollte, wird die Nierenschale mit den Tupfern auf eine Ablage gestellt. Es wird die Eichel (*bei zurückgezogener Vorhaut/Achtung Phimose*!) mit je einem Tupfer desinfiziert, s. auch Standard: „Kath.- Mann". Nur einmal wischen! Das Desinfektionsmittel muß einwirken! Mit drittem Tupfer die Harnröhrenöffnung desinfizieren. Die gebrauchten Tupfer werden jedesmal in die zweite Nierenschale (*Abwurfschale*) gelegt. 5. Danach wird der Bewohner nochmals über den genauen Vorgang informiert und mobile Bewohner dabei instruiert. Der Bewohner setzt sich auf die Toilette, den Toilettenstuhl oder im Bett auf ein Steckbecken und läßt die erste Urinportion aus der Harnblase abfließen, wobei er dann den Vorgang des Wasserlassens unterbrechen muß. Unmittelbar danach wird ihm ein steriles Gefäß gereicht (*Gefäß nur von außen berühren*) bzw. wird das Gefäß zwischen den Beinen festgehalten und der Bewohner läßt die zweite Urinportion nach Anweisung in das Gefäß abfließen. Nach dem Abfließenlassen der zweiten Urinportion (*wenn das Gefäß mit Harn gefüllt ist*), muß der Harnfluß nochmals angehalten werden und das Gefäß wird zwischen seinen Beinen entfernt. Nun kann er seinen restlichen Harn in die Toilette, den Toilettenstuhl oder das Steckbecken abfließen lassen, da dieser nicht mehr gebraucht wird. Der Bewohner wird für die gelungene Zusammenarbeit gelobt. 6. Das gefüllte Gefäß wird sofort mit dem vorbereiteten Klebeschild verschlossen und anschließend bis zur Abholung (*Labor*) kühl (*nicht im Kühlschrank*!) aufbewahrt. Nach der Ausscheidung wird dem Bewohner entsprechend Toilettenpapier zum Abwischen seines Intimbereiches zur Verfügung gestellt. Evtl. mit feuchten Reinigungstüchern oder Schüssel, Waschlappen und Handtuch den Intimbereich zum allgemeinen Wohlbefinden reinigen/lassen (*Betaisodona*® *läßt die Hautregion braun werden*!). Anschließend dem Bewohner das Händewaschen ermöglichen und entsprechend seiner Bedürfnisse wieder korrekt ankleiden. Bewohner aus der Toilette begleiten oder im Bett nach seinen Wünschen oder Anforderungen lagern etc.

Fortsetzung nächste Seite

Standard-Nr.: 61	Abkürzung: Mittelstr./Mann	Bezeichnung: Mittelstrahluringewinnung bei einem Mann

Einmalkatheterisierung zur Mittelstrahluringewinnung: (s. Standard: „Kath./ Mann")

Material:	Vorbereitung:	1. Unterstützende Pflegekraft:	2. Ausführende Pflegekraft:

Schüssel (*mit lauwarmem Wasser und pH-neutraler Seife*), Waschlappen, Handtuch und Einmalhandschuhe zum Waschen des Intimbereiches; Händedesinfektionsmittel zur Schnelldesinfektion;
 	
 Katheterisierungs-Set mit folgendem Inhalt:
 • 1 Urinauffangschale 900 ml;
 • 1 dreigeteilte Flüssigkeitsschale;
 • 6 pflaumengroße Mulltupfer (*3 werden nur benötigt*);
 • 1 anatomische Pinzette aus Plastik;
 • 1 Paar sterile Handschuhe (*Größe beachten!*);
 • 1 Schlitztuch mit zwei Beschichtungen:
    a) Oberseite aus saugfähigem Zellstoff;
    b) Unterseite aus flüssigkeitsundurchlässiger Folie;
 • 1 Unterlegtuch;
 • 1 Arbeitsunterlage;
 • 1 Betaisodona®-Lösung, 30 ml als Schleimhautantiseptikum und Instillagel 10ml als Gleitmittel;
 • 1 Tiemann-Einmalkatheter (*aus PVC*) mit 12 Charr. oder Arztanordnung beachten!
 • 1 steriles kleines Gefäß mit Deckel;
	Bewohner darüber informieren, daß ein Katheter gelegt werden soll und daß deshalb eine Intimwäsche vorher noch durchgeführt werden muß. Fenster und Türen schließen, die Raumtemperatur beachten und für Sichtschutz sorgen. Das Bett muß auf Arbeitshöhe gestellt werden und es erfolgt eine hygienische Händedesinfektion.
	 Bewohner den Hinweis geben, daß die Einmalkatheterisierung für ihn etwas unangenehm sein kann;
	 Bewohner auf den Rücken lagern, die Beine leicht spreizen und sofern dies möglich ist, aufstellen lassen. Das Becken etwas höher lagern durch ein Kissen unter dem Gesäß; Wichtig ist ein vorgestrecktes Hüftgelenk!
		• Fenster und Türen schließen, Sichtschutz besorgen und Bett auf Arbeitshöhe stellen; Ein vorhandenes Bettgitter beidseitig entfernen;
		 • Material für die Intimwäsche entsprechend entsorgen;
		 • Hygienische Händedesinfektion durchführen und Einmalhandschuhe anziehen;
		
		 • Bei dem Bewohner die Lagerung durchführen; evtl. Lagerungshilfsmittel aus dem Bett entfernen;
		 • Bewohner beruhigen und zur Mitarbeit ermutigen (*z.B. Brücke bauen*);
		
		 • Die in der dreigeteilten Flüssigkeitsschale befindlichen 6 Tupfer mit der antiseptischen Lösung (*Betaisodona®*) satt tränken und zwischen die Beine auf das Unterlegtuch stellen;
		 • Nach der Desinfektion die Flüssigkeitsschale zwischen den Beinen entfernen und die Urinauffangschale zwischen die Beine stellen.
			⇒ Durchführung der Intimwäsche mit Einmalhandschuhen nach Standard: „Intim";
			 ⇒ Das benötigte Material entsprechend (*steril verpackt*), griffbereit auf dem Nachttisch vorbereiten und systematisch sortieren; Material auf die Vollständigkeit hin genau überprüfen;
			 ⇒ Hygienische Händedesinfektion durchführen;
			 ⇒ Katheterisierungs-Set aus der Verpackung nehmen und das Umschlagpapier öffnen. Die steril eingepackten Handschuhe beiseite legen (*Größe beachten!*) und Unterlegtuch entnehmen;
			 ⇒ Unterlegtuch unter das Gesäß des Bewohners legen;
			 ⇒ Umschlagpapier als sterile Arbeitsunterlage verwenden;
			 ⇒ Hygienische Händedesinfektion durchführen (*Schnelldesinfektion*);
			
			 Sterile Tätigkeiten:
			 ⇒ Sterile Handschuhe nehmen und anziehen: Unsterile Hand greift in die Innenseite des ersten, sterile sog. behandschuhte Hand faßt die Außenseite des zweiten Handschuhs;
			 ⇒ Genitalbereich mit dem Schlitztuch abdecken: Schlitztuchenden kopfwärts anlegen;
			 ⇒ Penis mit linker Hand fassen: Mittel- und Ringfinger strecken den Penis bauchwärts und die Eichel wird mit dem Daumen und Zeigefinger festgehalten. Die Vorhaut (*sofern dies möglich ist = Phimose?*) ist bis hinter die Glansfurche zurückzuschieben. Mit zwei Tupfern hintereinander die Glans (*Eichel*) ausgiebig desinfizieren. Strichrichtung vom Meatus urethrae zur Glansfurche muß beachtet werden. Mit dem dritten Tupfer die Harnröhrenöffnung nach leichter Spreizung desinfizieren. Die Einwirkzeit muß beachtet werden;

Fortsetzung nächste Seite

Standard-Nr.: 61	Abkürzung: Mittelstr./Mann	Bezeichnung: Mittelstrahluringewinnung bei einem Mann

Einmalkatheterisierung zur Mittelstrahluringewinnung: *(s. Standard: „Kath./ Mann")*

Material:	Vorbereitung:	1. Unterstützende Pflegekraft:	2. *Ausführende Pflegekraft:*
• 1 Klebeschild vorbereiten: *(Name und Geburtsdatum des Bewohners, Abnahmedatum und Anschrift);* • Händedesinfektionsmittel.	siehe oben	• Instillagel® aus der Verpackung nehmen und auf die Arbeitsunterlage fallen lassen; • Steriles Gefäß *(nur von außen anfassen)* der ausführenden Pflegekraft reichen; • Steriles Gefäß von der ausführenden Pflegekraft nehmen und mit einem Deckel schließen; • Gebrauchtes Material inkl. der benötigten Handschuhe in die Arbeitsunterlage einschlagen und entsorgen. Bei dem Bewohner nochmals Standard: „Intim" durchführen; • Gefäß bis zur Abholung entsprechend kühl und sicher aufbewahren.	⇒ Ca. 8 ml Instillagel® in die Harnröhre instillieren (*Einwirkzeit!*); ⇒ Mit der rechten Hand die sterile Pinzette nehmen (*Katheterende zwischen Ring- und Kleinfinger*) und Katheter mit der Pinzette vor der Spitze fassen. Katheterende nach Tiemann zeigt beim Einführen bauchwärts. Streckung des Penis und vorsichtig und ohne Gewalt einführen des Katheters bis hinter die erste Harnröhrenkrümmung (*etwa nach 10 cm!*). Danach wird der Penis gesenkt unter gleichzeitigem Strecken und weiterem Vorschieben des Katheters in die Harnblase. Druck auf die Blase öffnet die u.U. durch das Gleitmittel verklebten Katheteraugen. Wenn die 1. Urinportion herausläuft (*in die Urinauffangschale*), sofort die 2. Urinportion in das sterile Gefäß ablaufen lassen und dann der unterstützenden Pflegekraft reichen. Die restliche Urinmenge in die Urinauffangschale ablaufen lassen. ⇒ Nach der Mittelstrahluringewinnung in das sterile Gefäß, wird der Einmalkatheter sofort wieder aus der Harnröhre entfernt und eine Intimwäsche nach Standard: „Intim." durchgeführt. Die Vorhaut muß wieder vollständig vorgeschoben werden zur Vermeidung einer Paraphimose (*Einklemmung der Vorhaut hinter dem Eichelkranz = Stauungsschwellung der Vorhaut und der Eichel mit Nekrosegefahr!*). ⇒ Bewohner bequem lagern und für ein Wohlbefinden sorgen! Bett wieder in Ausgangsposition zurückstellen und sonstige Wünsche erfragen.

Dokumentation: Diese behandlungspflegerische „indirekte" Pflegemaßnahme ist im Berichteblatt festzuhalten. Krankenbeobachtungen und sonstige Veränderungen während der Maßnahme (*Blutungen, Harnfarbe etc.*) sind im Berichteblatt deskriptiv einzutragen.
In stationären Pflegeeinrichtungen wird die Behandlungspflege über die Pflegekassen finanziert.
Im ambulanten Bereich erfolgt die Abrechnung von behandlungspflegerischen Leistungen (*ärztliche Verordnung häuslicher Krankenpflege*) über die Krankenkassen.

Qualifikation: Altenpfleger/in.

| Standard-Nr.: 62 | Abkürzung: **Mobili. I** | Bezeichnung: **Mobilisation: Allgemeine Maßnahmen** (*Grundpflege*) |

Mobilisation meint: „In Bewegung setzen und in Bewegung sein" und beweglich machen, um an Aktivitäten des täglichen Lebens teilnehmen zu können und Lebensaktivitäten unabhängig auszuführen. Das Ziel jeder Mobilisation ist es, dem Bewohner vor „Bettlägerigkeit und Immobilität" zu bewahren und seine Beweglichkeit zu erhalten, zu verbessern und zu fördern, um eine größtmögliche Beweglichkeit aller Gelenke zu erreichen. Die re/ -aktivierende Mobilisation dient vor allem zu therapeutischen und prophylaktischen Zwecken und bedarf einer **genauen Arztanordnung.** Prinzipiell ist jede Art der Bewegungsübung sowohl aktiv als auch resistierend und assistierend empfehlenswert und sinnvoll, solange die Übungen den Bewohner nicht überfordern. Denn: Altenpflege heißt auch fordern *ohne* zu überfordern.

Ein gesundes Verhältnis zwischen An- und Entspannung mit kleinen Pausen ist stets zu beherzigen. Dabei darf auf gar keinen Fall außer acht gelassen werden, daß die Schmerzgrenze bei allen Übungen niemals überschritten werden darf. Das Tempo, das Gleichmaß und der Rhythmus einer Übung sollen durchaus mit dem Bewohner vorweg besprochen werden. Die Art und Zeitdauer der gezielten individuellen Mobilisationsmaßnahmen richten sich immer nach der Übungsart, den Bedürfnissen des Bewohners, seinen Gegebenheiten, seinem Allgemeinbefinden, seiner Probleme, Ressourcen, Einschränkungen und nach seinem Krankheitsbild. Eines ist allerdings hier noch festzuhalten: „Pflege orientiert sich niemals *nur* an eine ärztliche Diagnose, sondern an dem individuellen Verhalten und der persönlichen Einstellung eines Menschen"! Vor Beginn jeder Mobilisation sind die Türen und Fenster zu schließen und eine angenehme gut durchgelüftete Zimmertemperatur herzustellen. Der Bewohner muß vor und während der Maßnahme genau für eine Übungsmaßnahme instruiert werden. Der Bewohner soll - wenn er dies kann - instruiert werden, die Übungen selbständig fortzusetzen! Die Übungen müssen so gestaltet werden, daß der Atemrhythmus des Bewohners (*einatmen durch die Nase, ausatmen durch den Mund mit Lippenbremse*) in einem Gleichmaß und in einer Regelmäßigkeit von Inspiration und Exspiration erfolgen kann. Mobilisationsmaßnahmen führen zu einer tieferen Einatmung und Belüftung der unteren Lungenspitzen, was zur Folge haben kann, daß Sekrete u.U. abgehustet werden können. Die Vitalfunktionen sind vorher und nachher immer zu kontrollieren und zu dokumentieren. Das frühestmögliche Aufstehen des alten Menschen mit krankengymnastischer Therapie und Unterstützung, ist die bestmögliche Prophylaxe überhaupt. Folgende Standards sind hier zu beachten:

Beachten Sie bitte folgende Standards:

Dekubitus:	⇒	Standard: „Dekupr."
Pneumonie:	⇒	Standard: „Pneupr."
Obstipation:	⇒	Standard: „Obstipr."
Thrombose:	⇒	Standard: „Thrompr."
Kontrakturen:	⇒	Standard: „Kontrpr."
Vitalwertkontrollen:	⇒	Standard: „Vitalktr."

Pflegeziele:

- Verhütung der Verwirrung und Desorientierung (*Förderung geistiger und manueller Fähigkeiten*);
- (Re)Aktivierung der körperlichen Kräfte;
- Unterstützung und Förderung der ATL´s (*größtmögliche Selbständigkeit und Unabhängigkeit des Bewohners*);
- Erhaltung bzw. Wiederherstellung der Beweglichkeit aller Gelenke;
- Verhinderung weiterer Sekundärerkrankungen;
- Zusätzliche Krankheitsauswirkungen vermeiden, wie Schmerzen und Immobilität.

Als **Mobilisationsmaßnahmen** bieten sich aktiv, resistierend und assistierend an: Verschiedene Lageveränderungen im Bett, Höherrutschen im Bett, Drehen und Aufsetzen im Bett, Transfer und Handlings im und außerhalb des Bettes, Bein- und Vorfußübungen, erstes Aufstehen nach langer Bettlägerigkeit, Kreislauf- und Muskeltraining, Spannungs- und Entspannungsübungen der Muskeln, Aufsetzen en bloc, Stehtraining, Gehversuche, Treppensteigen und Spaziergänge an frischer Luft.

Fortsetzung nächste Seite

| Standard-Nr.: 62 | Abkürzung: Mobili. I | Bezeichnung: Mobilisation: Allgemeine Maßnahmen |

Erstes Aufstehen nach langer Bettlägerigkeit: *(s. auch Standard „Heben I")*

Die Frühmobilisation sollte so schnell wie möglich einsetzen und kann auf verschiedene Weisen erfolgen. Jedes Einbeziehen des Menschen in Bewegungsabläufe, Bewegungsmuster und Denkvorgänge führt zur Mobilisierung körperlicher und geistiger sowie zwischenmenschlicher Kräfte. Die Restfunktionen und Fähigkeiten des alten Menschen sollen stets miteinbezogen werden! Dies geschieht, z.B. während des Höherrutschens im Bett, bei dem Gang zur Toilette, der Durchführung der Körperpflege oder beim bewußten Führen eines Gesprächs. Die Frühmobilisation läßt sich in viele Aktivitäten des täglichen Lebens und auch bei der Übernahme pflegerischer Handlungen problemlos integrieren. Dabei richten sich die Bewegungsart und das Ausmaß nach den Möglichkeiten und dem Verhalten des betreffenden Menschen. Somit wird die Mobilisation zur Grundlage der aktivierenden bzw. re-/aktivierenden Pflege, die versucht, das Allgemeinbefinden stets zu steigern.
Der Arzt muß mit der Mobilisation einverstanden sein und Komplikationen müssen ausgeschlossen werden, evtl. kann der Arzt Antithrombosestrümpfe oder das Wickeln der Beine als

zusätzliche Thromboseprophylaxe anordnen! Beim ersten Aufstehen eines älteren Menschen nach langer Liegezeit (*z.B. Bettlägerigkeit und Immobilität oder nach längerer Krankheit*), ist neben der Kollapsgefahr bedingt durch eine Orthostase (*Blutdruckabfall*), insbesondere die Muskelschwäche und im schlimmsten Fall die Muskelatrophie der Beinmuskulatur zu beachten. Es ist unbedingt darauf zu achten, daß vor dem ersten Aufstehen ein Kreislauftraining im Bett durch entsprechende Bewegungsübungen, z.B. durch die Krankengymnastik vorgenommen werden muß oder Muskelpumpübungen s. auch Standard: „Thrompr.". Niemals den Bewohner ohne vorherige Mobilisation aus dem Bett nehmen! Der gesamte Kreislauf muß nach einer längeren Bettlägerigkeit wieder an eine vertikale Körperhaltung gewöhnt werden durch: Sitzen im Bett auf der Bettkante.

Vorbereitung des Bewohners:

Bewohner über den Zweck, die Art, den Zeitpunkt und die Dauer der Maßnahme und die Vorgehensweise informieren und in den Übungen begleiten sowie genau instruieren. Fenster und Türen schließen und die Raumtemperatur kontrollieren, Toilettengang anbieten, Bett auf Arbeitshöhe stellen. Beim Bewohner versuchen, vorhandene Ängste, z.B. durch Schmerzen, abzubauen oder zu lindern. Vertrauen durch die fachkompetente Durchführung aufbauen und die eigene Leistung des Bewohners durch Lob und Anerkennung als auch Motivation würdigen. Vermittlung einer zuversichtlichen vertrauensvollen Haltung in alle Maßnahmen der Mobilisation bzw. Reaktivierung. Für ein ruhiges, spannungsfreies Umfeld sorgen! Falls der Bewohner demotiviert sein sollte aufzustehen, entsprechende Bewegungsanreize, z.B. Besuch der

Kinder etc. geben und ankündigen, die es für den Bewohner lohnenswert machen, sein Bett zu verlassen! Es ist auf eine angenehme Raumtemperatur zu achten.
- Puls und Blutdruck kontrollieren: bei systolischem Wert unter 100 mmHg erhöhte Aufmerksamkeit;
- festes Schuhwerk vorbereiten und einen Stuhl vor das Bett stellen; Bettdecke abdritteln und entfernen, ggf. Lagerungshilfsmittel aus dem Bett nehmen und den Oberkörper im Bett hoch lagern;
- ggf. Katheterschlauch (*Beinbeutel?*), Sonden etc. so legen, daß sie beim Aufstehen nicht behindern und keine Zugwirkung entstehen kann, u.U. für diese Zeit diskonnektieren!

Formen der Mobilisation:

| **Aufsetzen en bloc:** *(Bewohner ist über die Vorgehensweise informiert)* | • Pflegekraft stellt sich in Taillenhöhe des Bewohners mit beiden Beinen fest an das Bett. Bewohner liegt auf dem Rücken (*Bettmitte/Bettrand*) mit 30° Oberkörperhochlagerung und soll (*evtl. wenn möglich*) beide Beine anziehen (*anwinkeln*); der Bewohner kann sich am Bettaufrichter bzw. Bettgalgen entsprechend festhalten.
• ***Bewohner soll passiv bleiben:*** Pflegekraft steht in Grätschstellung vor dem Bett und dreht den Körper des Bewohners mit den angewinkelten Beinen (*zu sich hin*) auf die Seite. Dann faßt die Pflegekraft mit ihrem Arm durch die Achselhöhle des Bewohners und legt ihre Hand auf das Schulterblatt des Bewohners. Mit der anderen Hand umfaßt sie die Kniebeuge des Bewohners und richtet den Bewohner durch Gewichtsverlagerung ihres Oberkörpers auf (*harmonischer Bewegungsablauf = Drehen und Aufsetzen en bloc*). |

Fortsetzung nächste Seite

204

Formen der Mobilisation:

siehe oben	• *Bewohner kann aktiv sein:* Oberkörper vom Liegen im Bett mit dem sog. „Schaufelgriff" nach Bobath (*beide Hände der Pflegekraft fassen das rechte und linke Schulterblatt des Bewohners an*) im Bett aufsetzen und zügig die Beine über die Bettkante hinausziehen; dem Bewohner die Bewegungsabläufe genau erklären, ihn informieren und zur Mitarbeit instruieren. Deutliche klare Kommandos geben und soweit erforderlich in seinen Bemühungen aktivierend unterstützen.
Bewohner sitzt auf der Bettkante:	• Oberkörper des Bewohners aufrechthalten, Gleichgewicht halten, Beine zudecken und den Rücken bequem und sicher abstützen; • Bewohner soll seinen Kopf hoch und die Augen geöffnet halten sowie geradeaus vorausschauen und zum Durchatmen angeregt werden (*evtl. basalstimulierende Einreibung durchführen*); • Bewohner genau beobachten (*Hautfarbe, Fingernägel, Lippen, Müdigkeit, Erschöpfung, Gähnen, Pulsverhalten, Ödembildung, Schmerzen, Gemütslage, Bewußtseinslage usw.*) und nach dem Befinden ständig erkundigen. Niemals den Bewohner alleine lassen! • Bei bemerkbarer Kreislaufschwäche den Bewohner sofort zurück ins Bett legen, Kopfende flach stellen, ggf. Beinhochlagerung und Vitalzeichenkontrolle durchführen; • *1. - 3. Tag:* Bewohner mit/ohne Unterstützung im Bett aufsetzen lassen (*Schaufelgriff/aktiv oder Stützgriff/passiv*) und zweimal am Tag auf die Bettkante setzen.
Erste Stehversuche vor dem Bett durchführen:	• Bewohner auf der Bettkante sitzen lassen und (*2. Pflegekraft*) Hausschuhe bereits im Bett anziehen; • *4. - 6. Tag:* Erstes Aufstehen des Bewohners: Vor dem Bett Stehübungen und Gleichgewichtsübungen mit Unterstützung (*oder Hilfsmittel z.B. Gehhilfen?*) durchführen.
Gehen im Zimmer: Voraussetzung dafür ist: 1. freies Sitzen auf der Bettkante und 2. sicheres Stehen vor dem Bett.	• *7. - 10. Tag:* Erstes Gehen im Zimmer des Bewohners, wobei die Knie durchgedrückt werden müssen: Wenige Schritte im Zimmer langsam umhergehen lassen unter Begleitung einer Fachkraft; Sitzen im Sessel oder Lehnstuhl anbieten und ermöglichen; stufenweise die Dauer der Steh- und Gehübungen steigern und niemals den Bewohner alleine lassen.
Bewohner wieder in das Bett bringen:	• Gesäß des Bewohners an die Bettkante lehnen, hinsetzen lassen und in umgekehrter Vorgehensweise (*en bloc Methode*) verfahren; Bewohner in eine bequeme, schmerzarme Lagerung bringen, Wäschewechsel und Körperpflege im Bett anbieten, evtl. Katheter, Sonden etc. wieder placieren, Lagerungskissen verwenden, Vitalzeichenkontrolle durchführen und Ergebnisse festhalten.

Fortsetzung nächste Seite

Standard-Nr.: 62	Abkürzung: Mobili. I	Bezeichnung: Mobilisation: Allgemeine Maßnahmen

Hinweis:
- Im Rahmen der Pflegeplanung werden die Maßnahmen in kleinen Schritten (*im Rhythmus des Bewohners*) bewohnerorientiert geplant!
- Maßnahmen zur Reaktivierung und ihre Auswirkungen, die Dauer und Uhrzeit sind im Pflegedurchführungsblatt zu dokumentieren.

Der Bewohner muß über alle Mobilisationsmaßnahmen informiert und miteinbezogen werden. Für den Rehabilitationserfolg ist es wichtig, dem Bewohner die Pflegeziele mitzuteilen. Jede Überforderung muß verhindert werden. Während der Maßnahmen darf es nicht zu Hektik, Zeitmangel und Unsicherheiten von seiten der Pflegekraft kommen. Um eine mögliche Orthostase auszuschließen, sind vorher, während und nachher die Vitalfunktionen zu kontrollieren. Eine examinierte Pflegekraft muß vor dem ersten Aufstehen eines Bewohners im Zimmer anwesend sein, um frühzeitig bei Gefahren oder Besonderheiten eingreifen zu können.

Dokumentation: Die grundpflegerischen „direkten" Pflegemaßnahmen der Mobilisation sind im Pflegedurchführungsblatt täglich zu bestätigen. Veränderungen und Beobachtungen müssen im Berichteblatt festgehalten werden. Der Maßnahmenkomplex gehört zu dem Leistungskomplex (*Lagern/Betten/Mobilisation*) im Rahmen der Pflegeversicherung.

Qualifikation: Altenpfleger/in und teilweise auch Pflegehelfer/in nach exakter Anleitung.

Standard-Nr.: 63	Abkürzung: **Mobili. II**	Bezeichnung: **Mobilisation: Besondere Maßnahmen** *(Grundpflege)*

„Sich bewegen" ist eine elementare Lebensaktivität, um verschiedene Dinge des täglichen Lebens ausführen zu können. Die Mobilisation durch besondere therapeutische Maßnahmen kann sich sowohl auf ein einzelnes Gelenk als auch auf den gesamten Körper und / oder auf die geistigen Fähigkeiten beziehen. Möglichkeiten der Mobilisierung bzw. Reaktivierung sind zugleich Möglichkeiten ein Stück verlorene Kontrolle im physischen und psychischen Bereich zurückzugewinnen. Mobilisation kann aber auch den derzeitigen Ist-Zustand nicht schlimmer werden lassen. Besondere Mobilisationsmaßnahmen durch ein gezieltes und spezielles Training, die Teilnahme und Durchführung besonderer Maßnahmen, die Stimulierung einer Körperhälfte, das Einschleifen von bestimmten Bewegungsabläufen und Bewegungsmustern müssen immer bedarfsgerecht ausgewählt, und sinnvoll individuell eingesetzt werden. Um diese Ziele auch erreichen zu können, werden hier auch andere Fachbereiche interdisziplinär mit den Mitarbeitern der Altenhilfe zusammenarbeiten, wie z.B. die Krankengymnastik, Ergotherapie, Beschäftigungstherapie usw. Durch allgemeine und besondere Mobilisationsmaßnahmen kommt es zur:

Pflegeziele:
- Förderung der vorhandenen Kräfte u. Energien (*Ressourcen*), so daß die Selbständigkeit und das Selbstwertgefühl des alten Menschen gefördert werden;
- Beanspruchung des Bewegungsapparates, die vorhandene Beweglichkeit wird erhalten bzw. noch gefördert, Defiziten wird begegnet und sie werden abgebaut;
- Anregung des Herz - Kreislaufsystems, um seine Leistungsfähigkeit entsprechend der individuellen und krankheitsbezogenen Möglichkeiten, Restfähigkeiten und Restfunktionen zu erhalten bzw. zu fördern;
- Intensivierung der Atmung (*Steigerung der Einatmung*) und somit hat die Mobilisation positive Auswirkungen auf die unteren Lungenspitzen, die im Liegen nur unzureichend belüftet werden können, wegen der oberflächlichen Atmung.

Die besonderen Maßnahmen müssen vom Bewohner nach exakter Anleitung selbst durchgeführt werden oder vom Pflegepersonal im Rahmen ihrer Kompetenz und Aufgaben durchgeführt werden. Es sind hier ganz klare Absprachen und Zuständigkeiten mit der Krankengymnastik zu treffen.

Bei folgenden Erkrankungen müssen besondere (*frühzeitige*) Maßnahmen durch die Krankengymnastik durchgeführt werden!

- Zustand nach einer Apoplexie (*Kann durch das Bobath-Konzept sinnvoll durch die Pflegekräfte ergänzt werden, damit der betroffene Mensch lernt, seine betroffene Körperhälfte in alle Aktivitäten des täglichen Lebens miteinzubeziehen, s. auch Standard: „Pfleg./Apop. I / II"*);
- Zustand nach einer Schenkelhalsfraktur und TEP (*Totalendoprothese*);
- Morbus Parkinson;
- Erkrankungen des rheumat. Formenkreises (*PCP, Arthrosen*);
- Osteoporose;
- Geh- und Gangschulungen;
- Vergrößerung des Bewegungsausmaßes;
- Kräftigung der Gelenke und Muskulatur.

Dokumentation: Die grundpflegerischen „direkten" Pflegemaßnahmen der Mobilisation sind im Pflegedurchführungsblatt täglich zu bestätigen. Veränderungen und Beobachtungen müssen im Berichteblatt festgehalten werden. Der Maßnahmenkomplex gehört zu dem Leistungskomplex (*Lagern/Betten/Mobilisation*) im Rahmen der Pflegeversicherung.

Qualifikation: Altenpfleger/in und teilweise auch Pflegehelfer/in nach exakter Anleitung.

| Standard-Nr.: 64 | Abkürzung: **Mund I** | Bezeichnung: **Mund-, Zahn- und Prothesenpflege** *(Grundpflege)* |

Um die Lebensaktivität *„essen und trinken"* ausführen zu können, ist eine exakte Mundpflege und somit intakte Mundschleimhaut Grundvoraussetzung. Diese Aktivität ist ein individuelles Bedürfnis und subjektives Empfinden bei jedem Menschen. Mundgeruch beeinflußt jede Kommunikation. Essensreste, die zwischen den Zähnen sind, wirken nicht nur appetitmindernd, sie sind auch die Auslöser von verschiedenen Entzündungen in der Mundhöhle, die wiederum Zahnprobleme und Zahnprothesenprobleme auslösen. Unannehmlichkeiten haben ganzheitliche Auswirkungen auf den Geist, die Seele und den Körper eines Menschen sowie natürlich auch auf seine Gesundheit, Krankheit, Mit- und Umwelt. Gerade bei alten Menschen muß eine exakte Mundpflege erfolgen. Sie haben ein vermindertes Durstempfinden und leiden darüber hinaus auch sehr häufig an mehreren Krankheiten (*Multimorbidität*), die medikamentöser Therapien (*temporär, heilend oder palliativ*) bedürfen. So ist

es nachweislich, daß einige dieser Arzneimittelgruppen zu einer extremen Mundtrockenheit führen können, wie z.B. Psychopharmaka, Antibiotika und Antitussiva. Zahnabbrüche, Sprengungen, Konkrementablagerungen und Einrisse an den Zähnen können nicht nur ein Hinweis für eine schlechte Mundpflege sein, sondern auch auf Alkoholabusus und evtl. auf ein Depravationssyndrom hinweisen.

Das veränderte Durstgefühl, die mangelnde Flüssigkeitsaufnahme (*unter 1000 ml / Tag*), die fehlende Anregung der Speichelsekretion und letztendlich eine Mundatmung (*bei Pneumonien*), können nachhaltige Erkrankungen in der Mundhöhle und der Mundschleimhaut verursachen. So können durchaus auf dieser Grundlage Soor (*Pilzbefall*), Parotitis (*Ohrspeicheldrüsenentzündungen*), Aphthen (*Schleimhautdefekte*), Rhagaden (*Einrisse am Mundwinkel durch Überdehnung bei herabgesetzter Elastizität*) oder gar eine Verwirrtheit mit Ori-

entierungsstörungen sowie eine primäre Obstipation (*Stuhlverstopfung, die organisch nicht faßbar ist*) provoziert werden. Die o.g. Erkrankungen können bei ausbleibender Therapie und mangelhafter Pflege im Körper generalisieren und schwere Folgen nachsichziehen. Bewohner/innen, die nicht mehr oder nur ungenügend diese Aktivität der Mundhygiene ausführen können, bedürfen individueller (*dies kann bei jedem anders aussehen*) pflegerischer Unterstützung. Dieser Standard richtet sich an alle aktiven und kooperationsfähigen Bewohner/innen. Mund-, Zahn-, und Zahnprothesenpflege muß nach jeder Mahlzeit durchgeführt werden, um beispielsweise Konkrementauflagerungen zu verhindern. Gute Mundhygiene ist auch wichtig, um die verbliebenen Zähne und den Mund gesund und somit geschmeidig rosarot zu erhalten. Ein frischer Mundgeschmack hilft vor Entzündungen der Mundschleimhaut und Prothesengeruch!

Pflegeziele:
- Für Wohlbefinden und Erhaltung einer intakten Mundschleimhaut sorgen;
- Mundschleimhaut soll rosig, feucht und geschmeidig sein;
- Belag-/ und borkenfreie Mundschleimhaut;
- Beschwerdefreie Trink- und Nahrungsaufnahme;
- Gesunde Zahnerhaltung und funktionierende Speichelsekretion;
- Munderkrankungen verhindern oder beseitigen.

Je nach Notwendigkeit lassen sich drei Arten der Mundpflegemaßnahmen voneinander unterscheiden:

1. Unspezifische Mundpflege:	Bei *intakter* Mundschleimhaut und nach *jeder* Nahrungsaufnahme, dazu gehört die Zahn- und/oder Prothesen- und/oder Lippenpflege und/oder das Ausspülen der Mundhöhle mit Mundwasser (*ohne alkoholische Zusätze*).
2. Spezifische Mundpflege:	Als *prophylaktische* und zielgerichtete Mundpflegemaßnahme, z.B. Soor- und Parotitisprophylaxe bei Mundatmung, bei der Einnahme bestimmter Medikamente und bei Sterbenden. Erfüllt die Mundpflege einen prophylaktischen Sinn und Zweck, so müssen *spezifisch* gerichtete Mundpflegemaßnahmen eingesetzt werden, s. Standard: „Mund II".
3. Therapeutische Mundpflege:	Ärztlich angeordnete Mundpflegemaßnahmen (*z.B. adstringierende Mundspülungen*) zur Behandlung von verschiedenen *Mundkrankheiten*. Sobald eine behandlungspflegerische Mundpflege durch den Arzt angeordnet worden ist, handelt es sich um eine therapeutische Mundpflege!

Fortsetzung nächste Seite

| Standard-Nr.: *64* | Abkürzung: **Mund I** | Bezeichnung: **Mund-, Zahn- und Prothesenpflege** |

Grundsätzliches zur Mundpflege:

Bei den Mundpflegemaßnahmen sind individuelle, gewohnte Situationen, biographische Aspekte und lebenspraktische Fähigkeiten und Erfahrungen miteinzubeziehen. Bekannte Bewegungsanreize und Bewegungsmotive sollten angeboten werden, da sie dem Bewohner vertraut sind, und weil ein bestimmter Bekanntheitsgrad (*Routine*) bei der Ausführung der Mundpflege vorausgesetzt werden kann. Die jeweilige Ist-Situation, Behinderung und Einschränkung in den Aktivitäten des täglichen Lebens bei dem Bewohner sind stets bei den Mundpflegemaßnahmen zu berücksichtigen. Die Mundpflege setzt eine einfühlende Art und Weise in der Durchführung voraus, mit vorausschauendem Denken, Entscheiden und Handeln.

Vorgehensweise: Bequeme Oberkörperhochlagerung im Bett herstellen, Handtuch auf die Brust legen, Nierenschale, Becher (*halbgefüllt mit lauwarmem/kaltem Wasser / Wünsche beachten*) mit 1 Tropfen Mundwasser zum Nachspülen, Zahnbürste mit Zahnpasta, evtl. Prothesenschale zum Säubern der Prothese reichen. Prothesen nur im Ausnahmefall über Nacht im Reinigungsbad mit Reinigungstablette im Becher belassen, da sehr schnell eine Kieferveränderung eintreten kann und der Prothesensitz beeinträchtigt werden kann.

Hinweise: Haftpulver / oder Cremes führen zu Irritationen der Mundschleimhaut und sind daher nach Möglichkeit nicht einzusetzen. Bei unruhigen und verwirrten Bewohnern sollten nach jeder Nahrungsaufnahme die Zähne mit weicher Zahnbürste (nur anfeuchten) sehr vorsichtig und taktvoll geputzt werden (Verletzungsgefahr). Niemals sollte hierbei mit den Fingern in die Mundhöhle gegangen werden, denn der Bewohner könnte unkontrolliert zubeißen!

Bewohner hat *keine* Zahnprothese sondern eigene Zähne:	**Bewohner hat *eine* Zahnprothese:**
1. Morgens und dreimal tgl. oder nach jeder Mahlzeit sowie vor der Nachtruhe Zähneputzen wie vom Bewohner gewohnt ermöglichen und Mundhöhle ausspülen lassen; dabei sollte der Bewohner mit Mundwasser kräftig gurgeln (*keine erzieherischen Maßnahmen zum Vorgang des Zähneputzens, evtl. nur kleine Hinweise zum Zähneputzen geben!*). 2. Je nach Notwendigkeit den Bewohner nach dem Zähneputzen bitten, die Mundschleimhäute kontrollieren zu dürfen. Ggf. Mundhöhle mit lauwarmem Tee ausspülen lassen oder auswischen. 3. Nach dem Zähneputzen, Prothesenpflege und nach der Mundspülung muß eine Lippenpflege durchgeführt werden. Der Lippenstift z.B. Labello-Stift darf nur für einen Bewohner benutzt werden. Bei Bewohnern, die nicht essen dürfen oder können, muß die Speichelsekretion (*Parotitisprophylaxe*) durchgeführt werden, z.B. mit stimulierenden Mitteln, s. Standard: „Mund II". 4. ***Beachte:*** Bei sehr trockenen Schleimhäuten, Entzündungen, Belägen, Rhagaden o.ä.: keine handelsübliche Zahnpasta verwenden, Zähne lediglich mit **weicher Zahnbürste** vorsichtig abbürsten, Mund anschließend mit frischem lauwarmem Kamillen-/, (*heilend*) oder Salbeitee (*desinfizierend*) spülen lassen.	1. Morgens und dreimal tgl. oder nach jeder Mahlzeit und vor der Nachtruhe die Zahnprothese aus der Mundhöhle nehmen oder geben lassen und in die Prothesenschale legen und reinigen. Anschließend noch vorhandene Zähne putzen. ***Waschbecken mit Wasser füllen (Bruchgefahr!) und Prothese mit einer Zahnbürste und Zahnpasta reinigen.*** 2. Prothese unter fließendem Wasser abspülen und in die Prothesenschale mit warmem Wasser legen. In die Prothesenschale sollte eine Reinigungstablette gegeben werden. Die Prothese muß ganz mit Wasser bedeckt sein. 3. Die Reinigungskraft der Tablette sollte 10 Minuten wirken. Wenn der Bewohner seine Prothese über Nacht nicht einsetzen möchte, muß die Prothese nach 10 Minuten gründlich abgespült werden und in die mit Wasser gefüllte Prothesenschale gelegt werden. Der Mund muß in jedem Fall nach der Prothesenentfernung sowie vor dem Einsetzen der Prothese ausgespült bzw. ausgewischt werden (*Kontrolle der Mundschleimhaut*). 4. ***Beachte:*** Bei Entzündungen, Druckstellen, Rhagaden, Aphthen u.ä.: Prothese bis zur Abheilung rauslassen oder lediglich zu den Mahlzeiten anbieten und für *rasche Abheilung* des Problems sorgen, s. Standard: „Mund II".

Dokumentation: Die grundpflegerische „direkte" Pflegemaßnahme ist im Pflegedurchführungsblatt zu bestätigen. Veränderungen und Beobachtungen müssen im Berichteblatt festgehalten werden. Der Maßnahmenkomplex gehört zu dem Leistungskomplex (*Mundpflege, Prothesenpflege und Zahnpflege*) im Rahmen der Pflegeversicherung. Zuordnung erfolgt je nach Pflegebedürftigkeit in den Leistungskomplex der Körperpflege (*Kleine / oder Große Morgen-/ Abendtoilette, mit / oder ohne Aufstehhilfe*).

Qualifikation: Pflegehelfer/in.

Standard-Nr.: 65	Abkürzung: **Mund II**	Bezeichnung: **Soor- und Parotitisprophylaxe** *(spezifisch/therapeutisch/Grundpflege)*

Bei desorientierten und schwerpflegebedürftigen Heimbewohnern, die nicht mehr ihre Mundpflege selbständig durchführen können, ist eine exakte Mundhygiene von besonderer Bedeutung, da sehr häufig die physiologische Mundreinigung (*Speichel und Zungenmuskulatur*) ausbleibt, da der Bewohner seinen Mund nicht mehr ausspülen kann, ohne u.U. zu aspirieren. Viele Bewohner/innen verwehren auch manchmal jeden mechanischen Eingriff in die *Mundhöhle (z.B. durch Schlagen oder Zubeißen)*. Besonders bei diesen Bewohnern ist eine einfühlende und ruhige Art und Weise während der Vorgehensweise unerläßlich. Eine ruhige Vorgehensweise verhindert häufig ein Abwehrverhalten! Gewaltsam darf niemals die Mundhöhle geöffnet werden. Borkenbildungen, Beläge, trockene, geschwollene und rissige Mundschleimhaut, Mundgeruch sowie rissige spröde Lippen sind meist ein Zeichen einer ungenügenden Mundpflege und stellen einen idealen Nährboden für viele Keime dar. Wenn dreimal täglich eine exakte Mundpflege - wie beschrieben - durchgeführt wird, bleiben Speichelsekretion und Mundschleimhaut intakt und der Bewohner kann beschwerdefrei Nahrung zu sich nehmen und atmen, außerdem bilden sich weniger Druckstellen unter der Prothese. Wenn eine Munderkrankung vorliegt, handelt es sich um eine behandlungspflegerische Tätigkeit, die eine spezifische und/oder therapeutische Vorgehensweise erfordert!

Pflegeziele:
- Intakte und geschmeidige Mundschleimhaut und für belagfreie/- sowie rosig und gut durchblutete Mundflora sorgen;
- Anregung der Speichelsekretion und beschwerdefreie Ein- und Ausatmung;
- Verhinderung und/oder Beseitigung eines Mundsoors und/oder einer Parotitis;
- Keinen schlechten Mundgeruch haben *(Magenkranke!)*;
- Für einen angenehmen Mundgeschmack sorgen.

Materialien zur *spezifischen* Mundpflege	Spüllösungen zur *spezifischen* Mundpflege	Durchführung der *spezifischen* Mundpflege	Erweiterte, *therapeutische* ärztliche Maßnahmen bei:
Mundpflege-Tablett mit Stapeldeckel: • Das Mundpflege-Tablett besteht aus einem zweckdienlichen Deckel (*dient bei der Arbeit als Untersatz*) somit ist der Inhalt staubgeschützt. Alle Teile sind spülmaschinengeeignet und thermodesinfizierbar; • Auf dem Mundpflege-Tablett befinden sich zwei quadratische Becher und eine Schraubdose für die Mundspüllösung. *1. Becher:* dient als Abwurf für die gebrauchten Tupfer; *2. Becher:* darin befinden sich **immer** ausreichend Tupfer; *3. Schraubdose:* beinhaltet eine geeignete Spüllösung.	**Mundwasser:** • Besserer Mundgeschmack und zur allgemeinen Mundhygiene, keine besondere pflegerische Wirkung, es wird ein psychischer Effekt verfolgt! **NaCl-Lösung 0,9% = 4,5 g Kochsalz:** • (= *einen gestrichenen, vollen Teelöffel*) auflösen in 500 ml Wasser, zum Nachspülen geeignet. **Wasserstoffperoxydlösung (*H₂O₂*):** • Einen Eßlöffel einer 3%igen Lösung in ein Glas Wasser (*Steigerung der Konzentration bis auf 1 : 2 möglich/ein Anteil Wasserstoffperoxyd, zwei Anteile Wasser*). H_2O_2 löst Beläge und Verkrustungen; einmal tgl. anwenden und danach mit NaCl 0,9 % iger Lösung oder mit Wasser (*Mundwasser*) unbedingt nachspülen!	1. **Vorbereitende Maßnahmen:** Vor Beginn der Maßnahme Händedesinfektion; Bewohner über die Maßnahme informieren und im Zimmer die Fenster und Türen schließen. Das Bett muß auf Arbeitshöhe gestellt werden (*falls dies möglich ist*). Den Bewohner zum Zähneputzen und zur Mundpflege immer **aufsetzen bzw. hochlagern!** Aspirationsprophylaxe durchführen; das Mundpflege-Tablett muß nach Vollständigkeit im Zimmer überprüft werden; Einmalhandschuhe anziehen. Die Mundpflege sollte durch eindeutige Ansprache und/oder Berührungen signalisiert werden (*z.B. mit dem Finger über die Lippen streichen und durch Ansprache zum Öffnen des Mundes motivieren*).	**Mundsoor:** • z.B. Moronal® (*ärztliche Anordnung*) wirkt antimykotisch als Suspension (*nach Abstrich*). **Parotitis:** • **Antibiotika:** Nach ärztlicher Anordnung. • **Stimulation der Speichelproduktion:** Massage der Speicheldrüsen durch Ausstreichen der Ohren- und Kieferspeicheldrüse jeweils von der Drüse zum Ausführungsgang. • **Fruchtsäuren zum Trinken anbieten:** kalte Zitronen-, Traubensäfte oder andere Vitamin C-haltige Getränke zum Mund Ausspülen oder zum Trinken anbieten; Vorsicht bei längerer Anwendung, da Säure das Dentin angreifen kann.

Fortsetzung nächste Seite

Standard-Nr.: 65	Abkürzung: Mund II	Bezeichnung: Soor- und Parotitisprophylaxe

Materialien zur *spezifischen* Mundpflege	Spüllösungen zur *spezifischen* Mundpflege	Durchführung der *spezifischen* Mundpflege	Erweiterte, *therapeutische* ärztliche Maßnahmen bei:
Die im Mundpflege-Tablett befindliche Ablage ist vorgesehen für: • eine kleine Taschenlampe; • drei Mundspatel; • drei Pagavit-Stäbchen oder Lemonsticks (*wirken erfrischend*); • 1 Péan-Klemme findet Anwendung bei grober Verschmutzung (*nur im Ausnahmefall Verletzungsgefahr!*) • einen Labello-Stift oder Bepanthen-Salbe® für die Lippenpflege. **Darüber hinaus werden noch folgende Materialien benötigt:** • 1 Handtuch als Vorlage; • 1 Paar Venyl-Handschuhe; • evtl. Glandosane® (*künstlicher Speichel*) bei sehr trockener Schleimhaut; • Alle Gegenstände zur Zahn- und/oder Prothesenpflege. ***Beachte:*** • Standard: „Mund I".	**Myrrhe** (*heilend*): • Als Tee oder Tinktur; Tinktur bei Pinselungen unverdünnt anwenden, für Mundspülungen 50 - 100fach verdünnen (*5 Tropfen auf 200 ml Wasser*). **Salbei** (*desinfizierend*): • Als Tee oder Tinktur: Tinktur bei Pinselungen unverdünnt. • Zur Mundspülung 2,5 g Tee pro Tasse als Aufguß. Salbeitee führt bei längerer Anwendung zur Mundtrockenheit! **Kamille** (*heilend*): • Als Tee oder als Kamillosanlösung; (*20 Tropfen auf 200 ml Wasser*). • Salbeitee, Kamillentee oder andere Teearten nach Wunsch des Bewohners (*möglichst frisch, lauwarm, ungesüßt*) anbieten und evtl. Angehörige nach Vorlieben fragen. **Doreperol® o. Hexoral®:** • Nach *ärztlicher Anordnung* wirkt desinfizierend; darf nur unverdünnt angewendet werden. **Glandosane®** (*künstlicher Speichel*): • Wirkt anfeuchtend als Spray und wird unverdünnt mit oder ohne Geschmack angewendet. **Pagavit-Stäbchen oder Lemonsticks:** • Wirken erfrischend; Eislutscheffekt im gefrorenen Zustand; bei längerer Anwendung Mundtrockenheit und Abfallprobleme!	2. **Mundinspektion:** Mundhöhle mit der Taschenlampe inspizieren und weiteres Vorgehen je nach Ist-Situation bzw. Abwehrhaltung des Bewohners; ***Nicht mit Gewalt vorgehen!*** Ruhiges Zureden und behutsames, gefühlvolles Vorgehen fördert die Bereitwilligkeit des Bewohners! 3. **Zähneputzen und Prothesenpflege:** Standard „Mund I", Prothesen entfernen, reinigen und Mundhöhle ausspülen lassen, Prothese wieder einsetzen / oder über Nacht im Prothesenbecher belassen. 4. **Auswischen der Mundhöhle:** Wenn mit einer Péan-Klemme gearbeitet werden muß, hat dies atraumatisch zu erfolgen, d.h. den Tupfer exakt einklemmen, Mundspatel benutzen und Gaumenbereich, Zunge, Wangentaschen und Zahnreihen mit dem eingeklemmten Tupfer reinigen. Nach jedem Wischvorgang den Tupfer wechseln! Auswischen oder Spülen des Mundes bzw. Gurgeln mit geeigneten Lösungen (*Kamillosan*®, *Salbei, Myrrhe, Hexoral*®, *Doreperol*®, H_2O_2 *usw.*). 5. **Inkrustrationen entfernen:** Butter mit Zitrone vermischen. Mit der Lösung sind die Borken- und Schleimbildungen an der Zungen- und Wangenschleimhaut sowie am Gaumen vorsichtig zu entfernen. Die Mundschleimhaut mit Butter und Zitrone vorsichtig bestreichen.	• ***Auswischen der Mundhöhle***: Mittels Péan-Klemme und Tupfer oder mit Lemonsticks oder Pagavit-Stäbchen. Gekühlte Lemonsticks verstärken den Stimulationseffekt und haben einen Eislutscheffekt. Die Lemon- oder Pagavit-Stäbchen dürfen niemals zur täglichen Mundpflege eingesetzt werden, da sie bei längerfristiger Anwendung zur Mundtrockenheit führen! • ***Stimulation des Geruchssinns***: Nach ä. A.: z.B. Muzinol®; Den Bewohner an ätherischen Ölen riechen lassen, wie z.B. Pampelmusen-, Zitronen- oder Orangenöl, oder evtl. Aromatherapie mit entsprechendem Öl einsetzen. **Schleimhautblutungen:** • Nach ä. A.: z.B. Bepanthen-Salbe®. **Aphthen und Rhagaden:** • Mit Myrrhetinktur die Mundhöhle ausspülen lassen oder mit einer Lösung die Mundhöhle auswischen. **Schmerzen im Mund:** • Ggf. zahnärztliches Konsil einleiten; Nach ä. A. kann zur Linderung der Schmerzen, z.B. Kamistad® - Gel als analgetische Wirkung eingesetzt werden. **Vermehrter Speichelfluß:** • Nach ä. A.: z.B. Anticholinergika, Belladonna® - Extrakt o.ä. einsetzen. (*ä. A. = ärztliche Anordnung*)

Fortsetzung nächste Seite

Standard-Nr.: 65   Abkürzung: Mund II   Bezeichnung: Soor- und Parotitisprophylaxe

Materialien zur *spezifischen* Mundpflege	Spüllösungen zur *spezifischen* Mundpflege	Durchführung der *spezifischen* Mundpflege	Erweiterte, *therapeutische* ärztliche Maßnahmen bei:
siehe oben	**Zitronensäure-Glycerin 2%:** • Wirkt wasseranziehend und wird verwendet bei trockener, intakter Mundschleimhaut. **Gefrorener Eiswürfel mit Ananassaft:** • Erfrischungseffekt, löst Borken und wirkt prophylaktisch.	6. **Mundinspektion durchführen:** Mit Taschenlampe und Mundspatel die Mundhöhle beleuchten. 7. **Anregung der Speichelsekretion:** a) Brotrinde oder Kaugummi zum Kauen geben; *oder:* b) saure Bonbons oder Eiswürfel anbieten, aber nicht bei Aspirationsgefahr; *oder:* c) Zitronenscheibe nur bei *intakter* Mundschleimhaut; d) Den Geruchssinn anregen (*Aromatherapie*!) und ausreichende Flüssigkeitszufuhr! 8. **Lippenpflege:** Lippenpflege-Stift oder Bepanthen-Salbe® auftragen.	siehe oben

Dokumentation: Diese behandlungspflegerische „indirekte" Pflegemaßnahme ist im Pflegeplanungsblatt festzuhalten. Krankenbeobachtung und jede Veränderung muß im Berichteblatt eingetragen werden. Bei Munderkrankungen erfolgt eine strikte ärztliche Anordnung!
In stationären Pflegeeinrichtungen wird die Behandlungspflege über die Pflegekassen finanziert.
Im ambulanten Bereich erfolgt die Abrechnung von behandlungspflegerischen Leistungen (*ärztliche Verordnung häuslicher Krankenpflege*) über die Krankenkassen.

Qualifikation: Altenpfleger/in.

Standard-Nr.: 66	Abkürzung: **Nagelpfl-H.F.**	Bezeichnung: **Nagelpflege: Hand- und Fußpflege** *(Grundpflege)*

Die Hand- und Fußpflege muß bei allen Bewohnern durchgeführt werden, die aufgrund ihrer Pflegebedürftigkeit die Pflege ihrer Hände und Füße nicht mehr ohne fremde Hilfe durchführen können. Das Handbad, das Händewaschen oder das Fußbad gehört zu den routinemäßigen Tätigkeiten in der Altenpflege, auch um eine Gepflegtheit zu repräsentieren. Das Schneiden der Fingernägel bedarf grundsätzlich der Einwilligung und der Zustimmung des Bewohners. **Beachte:** das Nägelschneiden ohne Einwilligung des Bewohners erfüllt den Tatbestand einer Körperverletzung.

Die Fußnägel sind bei alten Menschen durch eine Fußpflegekraft zu schneiden.
Nägel können sich aufgrund von äußeren Einflüssen, beruflichen Tätigkeiten oder bei Organstörungen verändern, z.B. Uhrglasnägel, Krallennägel, Nagelablösungen, Nagelstrukturveränderungen, Nagelfarbveränderungen, Entzündungen des Nagels und des Nagelbettes. Die hier beschriebene Maßnahme wird bei der Körperpflege oder bei Bedarf durchgeführt.
Das *tägliche* Händeeincremen ist eine wichtige prophylaktische Maßnahme und führt der Haut am Tage langanhaltende Feuchtigkeit zu. Zusätzlich wird die Haut gepflegt, es werden die hauteigenen Funktionen unterstützt, es wird Feuchtigkeit gespeichert und es wird eine Austrocknung der Haut verhindert, selbst während des Händewaschens.
Die Hände sind häufig die „Visitenkarte" eines Menschen. Am Zustand der Hände und Fußnägel lassen sich häufig Rückschlüsse zum bisherigen Leben, z.B. schwer arbeitende Hände, bestimmte Berufsgruppen u.v.m. ziehen.

Pflegeziele:
- Entzündungen, Einwachsungen und sonstige Veränderungen verhindern oder beseitigen;
- Altersentsprechende gepflegte Hände und Füße.

Material:	Handpflege:	Fußpflege erfolgt i.d.R. durch die Fußpflegerin, den Fußpfleger:	Nachbereitung Besonderheiten:
• Nagelschere; • Nagelzange *(nur in Ausnahmefällen)*; • Nagelfeile; • Handtuch; • Schüssel mit lauwarmem Wasser; • pH-neutraler Seifenzusatz • Pflegemittel, z.B. Kamill-Hand- und Nagellotion; • evtl. Watte, Tupfer u. Nagellackentferner und Nagellack.	1. *Handbad* bei jeder Körperpflege im Bett oder am Waschbecken (*s. Standard „Kp-Wasch."*) ermöglichen, mit pH-neutraler Waschlotion. 2. Während oder im Anschluß an die tägliche Körperpflege sind die *Nagelränder zu reinigen.* Handtuch unter die Hand legen und bewohnereigene Nagelbürste verwenden, ansonsten schmutzige Ränder mit einem Waschlappen vorsichtig entfernen (*wegen der Verletzungsgefahr keine Schere oder sonstige spitze Gegenstände benutzen*), Waschutensilien entfernen. 3. *Fingernägel kurz und halbrund feilen.* Das Feilen der Nägel sollte dem Schneiden Vorzug gegeben werden! 4. Hände nach dem Feilen, z.B. mit Kamill-Hand- und Nagellotion eincremen und evtl. Nagellack ermöglichen! 5. Handtuch entfernen.	1. *Fußbad* im Bett oder im Sitzen in einer Fußwanne (*s. Standard „Kp-Wasch."*), mit pH-neutraler Waschlotion ermöglichen. Die Fußwanne muß auf einer rutschfesten Unterlage stehen! 2. Während oder im Anschluß an das Fußbad *Nagelränder reinigen:* hierfür bewohnereigene Nagelbürste verwenden, ansonsten Ränder mit einem Waschlappen vorsichtig säubern (*Verletzungsgefahr ausschließen*). Anschließend Waschutensilien entfernen und Handtuch unter einen Fuß legen. 3. *Unkomplizierte Fußnägel gerade feilen.* 4. *Komplizierte Fußnägel* werden durch eine *Fußpflegekraft* behandelt. 5. Füße auf Wunsch mit rückfettender schnell einziehender Pflegelotion eincremen und evtl. Nagellack ermöglichen. 6. Handtuch entfernen. **Achtung:** Das Fußnägelschneiden muß bei alten Menschen in jedem Fall von einer erfahrenen Fußpflegekraft übernommen werden. Der Bewohner ist hierzu bei der *Fußpflegekraft* anzumelden.	Alle gebrauchten Gegenstände sind anschließend zu reinigen, abzutrocknen und wegzuräumen. Jede Verletzung der Fußnägel durch unsachgemäßes Arbeiten muß verhindert werden! Besondere Aufmerksamkeit ist den Bewohnern zu widmen, die z.B. Antikoagulanzien einnehmen müssen, an arteriellen und venösen Durchblutungsstörungen leiden oder Stoffwechselerkrankungen, z.B. Diabetes mellitus haben. Auch bei Gicht, Arthrose oder bereits vorhandenen Kontrakturen ist eine behutsame Vorgehensweise angezeigt. Veränderungen der Nägel oder am Nagelbett sind u.U. dem Arzt mitzuteilen. Besonders bei quälendem Juckreiz ist auf kurze Fingernägel zu achten. Bei inkontinenten und zugleich desorientierten Bewohnern ist täglich auf saubere und gepflegte Hände und Fingernägel zu achten (*Schmierinfektion!*) *Beachte:* „Die Hände sind die häufigsten Keimüberträger"! Das Händewaschen muß routinemäßig erfolgen bei Verschmutzung, extremer Schweißbildung, nach jedem Toilettengang und ggf. vor und nach der Nahrungsaufnahme.

Dokumentation: Die grundpflegerische „direkte" Pflegemaßnahme ist im Pflegedurchführungsblatt festzuhalten. Nagelveränderungen etc. müssen im Berichteblatt eingetragen werden und ggf. muß der Arzt informiert werden.

Qualifikation: Pflegehelfer/in nach Anleitung.

| Standard-Nr.: 67 | Abkürzung: **Nasenpfl.** | Bezeichnung: **Nasenpflege** *(Grundpflege)* |

Die Nasenpflege ist außerordentlich wichtig, da die Nasenschleimhäute austrocknen können und eine Borkenbildung mit Behinderung der Atmung entstehen kann. Die Lebensaktivität „atmen" wird bei der Austrocknung der Nasenschleimhaut stark beeinträchtigt. Jede Pflegekraft muß Sorge dafür tragen, daß der Bewohner ohne Probleme durch die Nase ein- und ausatmen kann. Die Nasenpflege ist besonders bei Fieber, bei einer nasoenteralen Sonde, einem Sauerstoffkatheter oder einer Sauerstoffbrille und bei Atemwegserkankungen von großer Bedeutung.

Pflegeziele:
- Erhaltung / Verbesserung der Atmung;
- Verhinderung einer Austrocknung und Borkenbildung der Nasenschleimhaut;
- Nasenflügeldekubiti bei der nasoenteralen Verweilsonde oder Sonden bei einer Sauerstoffverabreichung verhindern.

Material	**Vorgehensweise**
Tablett mit: • Nierenschale; • Watteträgern; • Kochsalzlösung 0,9 % *(NaCl)*; • Nasensalbe, z.B. Bepanthen®; • Babyöl bzw. Olivenöl *(nicht bei Sauerstoffsonden)*; • Handtuch oder Taschentüchern; • Majoranbutter.	1. Fenster und Türen schließen; 2. Bewohner über den Sinn und Zweck der Maßnahme informieren; 3. Bett auf Arbeitshöhe stellen; 4. bequeme 30° Oberkörperhochlagerung; 5. Handtuch auf die Brust legen; 6. Watteträger mit Öl tränken, leicht drehend und vorsichtig in den Naseneingang max. 1 cm einführen *(nicht bei Sauerstoffgabe)*; 7. Öl für kurze Zeit einwirken lassen; 8. Aufgeweichte oder abgelöste Borken mit neuem Watteträger und mit NaCl. entfernen und reinigen; 9. Nasenschleimhäute bei einer Sauerstoffverabreichung nur mit NaCl reinigen; 10. Nasenschleimhaut mit Majoranbutter oder mit einer ärztlich verordneten Nasensalbe bestreichen, um eine erneute Austrocknung oder Borkenbildung zu vermeiden, ggf. Luftanfeuchtung, s. Standard „Pneupr."; 11. Alle gebrauchten Watteträger entsorgen und Bewohner wieder bequem lagern und evtl. Aromatherapie anbieten. ⇒ ***Vorgang mehrmals am Tag wiederholen!***

Dokumentation: Die grundpflegerische „direkte" Pflegemaßnahme ist im Pflegedurchführungsblatt zu bestätigen. Veränderungen und Beobachtungen müssen im Berichteblatt festgehalten werden. Der Maßnahmenkomplex gehört je nach Zuordnung in die Leistungskomplexe *(kleine / oder große Morgen-/ Abendtoilette, mit / oder ohne Aufstehhilfe)* im Rahmen der Pflegeversicherung.

Qualifikation: Pflegehelfer/in.

214

Unter Obstipationsbehandlung versteht man, die verzögerte Darmentleerung, den erschwerten Stuhlgang, der von trockener und harter Konsistenz ist. Dieser ist ärztlicherseits medikamentös zu therapieren. Der Arzt trifft aufgrund seiner Anordnungsverantwortung die Entscheidung, die für Pflegende verbindlich ist (*arztabhängiger Handlungsbereich!*). Die Pflegenden und der Arzt müssen - im Sinne der ihnen anvertrauten Bewohner - partnerschaftlich zusammenarbeiten. Die Obstipationsbehandlung wird nach genauer Anordnung des behandelnden Arztes im Bereich der Durchführungsverantwortung der Pflegekräfte durchgeführt. Die Obstipation oder Stuhlverstopfung ist eine Defäkationsstörung (*Störung der Stuhlentleerung*) und kann primäre (organisch nicht faßbar) und/oder sekundäre (*organisch faßbar*) Ursachen haben, s. Standard: „Obstipr.".

Pflegeziele:
- Für weichen, gut geformten und regelmäßigen Stuhlgang sorgen;
- Behandlung und Beseitigung der Obstipation;
- Bewohner soll beschwerdefrei abführen können.

Wenn der Bewohner nicht mehr abführen kann, oder wenn gar die Erfassung sehr nachlässig im Hygieneblatt durchgeführt worden ist, kann eine Stuhlverstopfung mit sehr starken Schmerzen einhergehen und im Extremfall ein Darmverschluß entstehen. Ein Darmverschluß ist ein lebensbedrohliches Ereignis und erfordert eine sofortige Krankenhauseinweisung (*Notfall*), da versucht werden muß, den Stuhl mit Hilfe einer Sonde abzusaugen. Der Bewohner kann bei einem bestehenden Darmverschluß auch Kot erbrechen! Bei Verdacht auf einen Darmverschluß keine Einläufe mehr durchführen und den Arzt sofort verständigen!

Möglichkeiten der Behandlung bei einer bestehenden Stuhlverstopfung nach Arztanordnung:

1. Ärztliche Verordnungen:
   a) orale Abführmittel (*vorübergehende peristaltikanregende oder synthetische Mittel*);
   b) rektale Abführmethoden:
      - Klistiere, z.B. Practo- oder Mikroklistiere (*s. Standard: „Einlauf II"*),
      - Suppositorien (*s. Standard: „Einlauf II"*),
      - Einlauf, z.B. Hebeeinlauf, Senkeinlauf, Schaukeleinlauf (*s. Standard: „Einlauf I"*),
      - rektale Ausräumung (*s. Standard: „Einlauf II"*).

2. Die Durchführung der Maßnahme erfordert besondere Sorgfalt und großes Taktgefühl gegenüber dem Bewohner. Die Erfolgskontrolle muß unbedingt dem Arzt mitgeteilt und im Hygieneblatt festgehalten werden.

3. Es muß nach dem Standard: „Obstipr." die weitere Pflege exakt erfolgen, denn eine Therapie der Obstipation erübrigt noch nicht eine Prophylaxe, da es jederzeit wieder zu einer Obstipation kommen kann.

Dokumentation: Die behandlungspflegerischen „indirekten" Pflegemaßnahmen sind im Berichteblatt einzutragen. Der Stuhlgang wird im Hygieneblatt vermerkt. Veränderungen und Beobachtungen (*im Zusammenhang mit der Ausscheidung*) müssen ebenfalls im Berichteblatt eingetragen werden. Die Durchführung von Einläufen oder Medikamentenverabreichung etc. sind behandlungspflegerische Tätigkeiten.
In stationären Pflegeeinrichtungen wird die Behandlungspflege über die Pflegekassen finanziert.
Im ambulanten Bereich erfolgt die Abrechnung von behandlungspflegerischen Leistungen (*ärztliche* Verordnung häuslicher Krankenpflege) über die Krankenkassen.

Qualifikation: Altenpfleger/in.

| Standard-Nr.: 69 | Abkürzung: **Obstipr.** | Bezeichnung: **Obstipationsprophylaxe** *(Grundpflege)* |

Unter Obstipation versteht man eine verzögerte Darmentleerung. Der Stuhl ist von trockener und harter Konsistenz und kann deshalb nur erschwert entleert werden. Normalerweise ist der Stuhlgang (*Defäkation*) regelmäßig und von breiiger, homogener und geformter Konsistenz. Die Stuhlentleerung erfolgt je nach dem Biorhythmus, der Nahrungs- und Flüssigkeitsaufnahme, der körperlichen Aktivität und nach den Lebensgewohnheiten. Die Lebensaktivität „ausscheiden" ist von den persönlichen Lebens- und Eßgewohnheiten eines Menschen abhängig und wird durch diese Faktoren sehr stark beeinflußt. Viele alte Menschen leiden unter einer chronischen Stuhlverstopfung, sind verdauungsgeschädigt und nehmen dann schon meist jahrelang entsprechende Laxanzien (*Abführmittel*) ein, ohne vorher die später resultierenden Folgen abschätzen zu können. Chronische Verstopfung ist eine Folge des Ballastdefizits in der täglichen - meist einseitigen - Ernährung. Eine Obstipation ist nicht nur sehr schmerzhaft, sondern kann auch durch die stark einsetzende Bauchpresse zu einer Apoplexie oder zu anderen Komplikationen führen. Die Obstipation kann eine Folgeerscheinung sein, von der Einnahme bestimmter Medikamente, bei starker Bewegungseinschränkung, falscher (*zu wenig Ballaststoffe!*) und unzureichender Ernährung und bei Flüssigkeitsverlusten. Die Prophylaxe (*arztunabhängiger Handlungsbereich*) setzt großes Einfühlungsvermögen und Taktgefühl voraus.

Einer Obstipationsprophylaxe bedürfen alle Bewohner, deren Defäkation gestört ist durch:

- falsche Ernährung,
- unzureichende Flüssigkeitsaufnahme,
- Bewegungsmangel,
- andere körperliche und psychische Ursachen.

Die Obstipation oder Stuhlverstopfung ist eine Defäkationsstörung (*Störung der Stuhlentleerung*) und hat eine primäre (*organisch nicht faßbar*) und/oder sekundäre (*organisch faßbar*) Ursache.

Ursachen einer Obstipation:	Symptome bei einer Obstipation:
Primäre Ursachen: • Bewegungsarmut; • Unterdrückung des Stuhlentleerungsreizes; • schlackenarme Ernährung; • ungenügende Flüssigkeitsaufnahme; • Laxanzienabusus. *Sekundäre Ursachen:* • Gestörter Defäkationsmechanismus, z.B. durch Hämorrhoiden; • fieberhafte Erkrankungen; • chronische Darmentzündungen.	• harter, trockener, dunkler Stuhl, infolge des Wasserentzugs; • seltene Defäkation, Völlegefühl, Appetitlosigkeit, Unwohlsein; • schmerzhafte Darmentleerungen (*Tenesmen*) und Druckschmerzen im Bauch; • Mundgeruch und Kopfschmerzen.

Fortsetzung nächste Seite

Standard-Nr.: 69	Abkürzung: Obstipr.	Bezeichnung: Obstipationsprophylaxe

Pflegeziele:	Pflegemaßnahmen:
1. Stuhlverstopfung frühzeitig erkennen: *Bedeutung:* • Stuhlverhalten und Stuhlgang beobachten; • Vorgang (*Dauer*), Häufigkeit und Stuhlkonsistenz beobachten; • Stuhlverstopfung als Nebenwirkung bei der Einnahme bestimmter Medikamente ausschließen.	⇒ Die Häufigkeit der Darmentleerung muß schriftlich in einem Plan erfaßt werden sowie ggf. das Aussehen: Form, Farbe, Konsistenz (*hart oder weich*) und Menge. ⇒ In der Pflegeanamnese erfassen (*direkt oder indirekt*), ob bereits Abführmittel eingesetzt worden sind und ob andere Zivilisationskrankheiten bekannt sind, die mit der Stuhlverstopfung im Zusammenhang stehen könnten.
2. Faserreiche Ernährung sicherstellen und für weichen, regelmäßigen und geformten Stuhlgang sorgen: *Bedeutung:* • Ausgewogene faserreiche Vollwertkost anbieten; • Mindestens 2,0 Liter pro Tag trinken; • Keine stopfenden Nahrungsmittel anbieten; • Stuhltreibende Nahrungsmittel anbieten; • Mittagessen sollte ausreichend Ballaststoffe enthalten.	⇒ Vollkornprodukte, Kleiebrote, Vollkornteigwaren, Knollengemüse, Früchte, Obst, Gemüse, Sauerkraut und rohe Salate anbieten, sofern der Bewohner essen darf, kann und will. ⇒ Wünsche und Gewohnheiten sowie die vorliegenden Krankheiten berücksichtigen. ⇒ Hausmittel einsetzen, wie z.B. nüchtern 1 Glas lauwarmes Wasser (*kohlensäurehaltige Getränke!*) jeden Morgen trinken lassen; Datteln oder Feigen einlegen und nüchtern essen lassen. ⇒ 2 Eßlöffel Leinsamen oder Weizenkleie mit ausreichender Flüssigkeit dem Bewohner anbieten, Joghurt bzw. Buttermilch oder andere Quarkspeisen geben. ⇒ Dem Bewohner vor dem Schlafengehen 1 Glas Pflaumensaft zum Trinken geben. ⇒ Der Bewohner soll mindestens 2,0 Liter am Tag trinken (*Kontraindikationen ausschließen!*), s. Standard: „Trinken".
3. Eine ruhige und ungestörte sowie selbständige Stuhlentleerung ermöglichen: *Bedeutung:* • Der Verlust von privater Intimsphäre trägt erheblich zu einer Stuhlverstopfung bei.	⇒ Fenster und Türen schließen und in der Toilette für eine angenehme Raumtemperatur sorgen; umgebungsabhängige Faktoren berücksichtigen! Ziel ist es hier, die räumlichen Voraussetzungen zu verbessern bzw. herzustellen. ⇒ Stuhlentleerungszeiten beachten und entsprechend ein Toilettentraining nach einem Plan durchführen. ⇒ Den Stuhlgangsentleerungsreiz niemals unterdrücken und sofort die Toilette aufsuchen lassen und evtl. den Bewohner zur Toilette begleiten (*Wegezeiten beachten*). ⇒ Für Ruhe und Sicherheit während der Ausscheidung sorgen, Intimsphäre wahren und beachten. ⇒ Bewohner die nötige Zeit zum Abführen einräumen, z.B. Zeitung lesen lassen auf der Toilette usw. ⇒ Für Sichtschutz (*im Doppelzimmer*) sorgen, Angehörige und mobile Mitbewohner solange aus dem Zimmer bitten.

Fortsetzung nächste Seite

Standard-Nr.: 69	Abkürzung: Obstipr.	Bezeichnung: Obstipationsprophylaxe

Pflegeziele:	Pflegemaßnahmen:
siehe oben	⇒ Die Selbständigkeit beim Vorgang der Ausscheidung erhalten, fördern und/oder wieder-gewinnen, z.B. durch Haltegriffe, entsprechende Kleidung (*die allein aus- und angezogen werden kann*), in erreichbarer Nähe und Höhe das Toilettenpapier und Klingelknopf anbringen, das Waschbecken sollte sich problemlos in Reichweite des Bewohners befinden, das Händewaschen nach dem Toilettengang ermöglichen sowie Handtuch zum Abtrocknen der Hände anbieten; der Toilettensitz muß gesichert und in entsprechender Höhe sein. ⇒ sich Zeit nehmen bzw. den Bewohner in Ruhe lassen, hier kann Zeit wertvoll sein!
4. Für ausreichende Bewegung sorgen: *Bedeutung:* • Die Darmtätigkeit (*Peristaltik*) wird durch Bewegung entsprechend angeregt!	⇒ Klopf - Bauchleibmassage nach dem Uhrzeigersinn regelmäßig durchführen und während der Übung auf die Atemtechnik (*Nase einatmen, Mund ausatmen mit Lippenbremse, niemals den Atem anhalten lassen*) achten. Magen und Harnblase dabei aussparen! Beispiel: Der Bewohner liegt auf dem Rücken und zieht die Knie gerade soweit an, daß sich die Bauchdecke entspannen kann. Linke Hand der Pflegekraft auf die Blinddarmgegend legen, die rechte Hand darüber, da sich so der Druck besser „dosieren" läßt. Die Hände streichen jetzt mehrfach in einem Kreis kräftig bis zum rechten unteren Rippenbogen, hinüber zum linken, abwärts zurück zum Ausgangspunkt. Nach zehn Streichungen kann man auch „klopfen". Nach einigen Klopftouren am Schluß wieder streichen! ⇒ Spaziergänge an frischer Luft durchführen. ⇒ Gymnastische Übungen (*auch Sitzgymnastik*) evtl. mit krankengymnastischer Anleitung durchführen.
5. Peristaltik anregen und Stuhlentleerung fördern: *Bedeutung:* • Bei sekundärer Obstipation dürfen keine peristaltikfördernde Maßnahmen durchgeführt werden!	⇒ Bauchpresse unterstützen, z.B. während der Stuhlausscheidung für die Beine des Bewohners einen Hocker anbieten. ⇒ Nierengürtel geben, um einen inneren Druck aufbauen zu können. ⇒ Warmen, feuchten Bauchwickel, s. Standard: „Wärme I" anbieten (*Kontraindikation ausschließen!*). ⇒ Medikamentöse Maßnahmen nach ärztlicher Anordnung durchführen, z.B. durch peristaltikanregende oder synthetische Abführmittel. ⇒ Nach ärztlicher Anordnung Standard: „Einlauf I" und/oder „Einlauf II" durchführen.
6. Obstipationsfördernde Krankheiten - wenn möglich - beseitigen.	⇒ Erkrankungen, die zu einer Obstipation führen können, medizinisch-pflegerisch begegnen, so z.B. fieberhafte Erkrankungen, als Nebenwirkung nach der Einnahme bestimmter Medikamente etc.

Fortsetzung nächste Seite

| Standard-Nr.: 69 | Abkürzung: Obstipr. | Bezeichnung: Obstipationsprophylaxe |

Maßnahmen nach jeder Stuhlausscheidung:

Nach jeder Stuhlentleerung eine Stuhlvisite durchführen auf:

Form: ⇒ z.B. dünnflüssig oder dickbreiig,

Farbe: ⇒ z.B. schwarz, z.B. bei Blutungen (*Teerstuhl*),

Beimengungen: ⇒ z.B. Parasiten, Schleimauflagen, Eiter, unverdaute Speisen, z.B. bei Pankreatitis, da die Verdauungssäfte fehlen.

Nach einer Stuhlausscheidung Standard: „Intim." durchführen, Hände waschen ermöglichen und den Bewohner wieder korrekt ankleiden bzw. im Bett lagern. Für das Wohlbefinden sorgen und auf noch vorhandene Bedürfnisse eingehen. Notwendige Prophylaxen durchführen. Fenster zum Lüften öffnen (*kein Durchzug!*).

Stuhlgang im Fäkalienraum entsorgen und Toilettenstuhl oder andere Hilfsmittel desinfizieren, reinigen und wieder entsprechend aufräumen. Stuhlgangsverhalten und den Stuhlgang in der dafür vorgesehenen Dokumentation eintragen.

Dokumentation: Die grundpflegerischen „direkten" Pflegemaßnahmen sind im Pflegedurchführungsblatt einzutragen. Der Stuhlgang wird im Hygieneblatt festgehalten. Veränderungen und Beobachtungen müssen ebenfalls im Berichteblatt eingetragen werden. Der Maßnahmenkomplex gehört zu dem Leistungskomplex (*Darm- und Blasenentleerung*) im Rahmen der Pflegeversicherung.

Qualifikation: Pflegehelfer/in.

Standard-Nr.: 70	Abkürzung: **Ohrenpfl.**	Bezeichnung: **Ohrenpflege** *(Grundpflege)*

Um die Vielfalt der Schalleindrücke akustisch wahrnehmen und analysieren zu können, hat sich das Gehör zu einem hochsensiblen Organ entwickelt, das sich in Bruchteilen einer Sekunde auf unterschiedliche Klangeindrücke einstellen kann. Um ein einwandfreies problemloses Hören zu ermöglichen, ist es notwendig, bei der täglichen Körperpflege die Ohrenpflege miteinzubeziehen. Die tägliche Ohrenpflege, inklusive der dort befindlichen Haare *(nehmen im Alter stark zu)*, wird mit lauwarmem Wasser, weichem Waschlappen, pH-neutraler Seife, einem Handtuch und evtl. Wattestäbchen im Zusammenhang mit der Körperpflege durchgeführt und betrifft ausschließlich die äußeren Ohrmuscheln. Der äußere Gehörgang kann evtl. in Ausnahmefällen mit einem Hautöl behandelt *(leichter Zug am Ohr nach hinten, erleichtert den Zugang)* werden. Der innere Gehörgang reinigt sich physiologisch, durch das produzierte Ohrenschmalz *(Cerumen)*. Die Ohrenschmalzproduktion und

physiologische Reinigung des Gehörganges verringert sich im Alter. Der Ohrenschmalzpfropf ist zwar seltener, aber dafür von harter und fester Konsistenz. Häufig wird der Pfropf durch Seifeneinlagerungen und Verkrustungen mit dem Gehörgang verklebt. Hartnäckiges, festes Ohrenschmalz *(Ceruminalpfropf)* führt zur Schwächung der Schalleindrücke und sollte von daher sehr behutsam mit einem mit Ölpräparaten getränkten Watteträger *(Watte darf vom Watteträger nicht in den Gehörgang abrutschen oder steckenbleiben)* aufgeweicht und nach der Einwirkzeit entfernt werden. Sollte der Bewohner über Schwerhörigkeit klagen, sollte ein Hals-, Nasen-, Ohrenarzt hinzugezogen werden, der eine geeignete Therapie einleiten wird. Auch muß bei Ohrenausfluß, z.B. bei einer Mittelohrentzündung, Ohrenschmerzen oder anderen Beobachtungen und Äußerungen in diesem Zusammenhang ein Hals-, Nasen-, Ohrenarzt benachrichtigt werden. Bei bettlägerigen alten Menschen muß täglich

mehrmals eine Dekubitusprophylaxe an den Ohrmuscheln, durch eine exakte Hautpflege der Ohrmuscheln und konsequente Druckentlastung, siehe Standard „Dekupr." durchgeführt werden.
Die Reinigung des inneren Gehörganges mit dem Medikament „Cerumenex®" und das manuelle tiefe Einführen von Wattestäbchen sollte nicht durchgeführt und auch nicht empfohlen werden, weil der Zustand des Trommelfells nicht bekannt ist. Jede Manipulation im inneren Gehörgang, kann schwerwiegende Komplikationen nachsichziehen. Die Altersschwerhörigkeit wird als Presbyakusis bezeichnet. Ursache kann eine Atrophie der Ganglionspirale und das Abnehmen der Anzahl der sensiblen Nervenendigungen im Ohr und im Gehörnerv sein. Durch diese Abnahme erhält das Gehörzentrum im Gehirn weniger Informationen und Schalleindrücke können in ihrer Bedeutung nicht erkannt werden.

Pflegeziele:
- Einwandfreies Hören;
- Infektionen im Gehörgang vermeiden;
- Saubere gepflegte Ohrmuschel.

Durch Altersschwerhörigkeit schalten ältere Menschen häufig ab, resignieren und wollen auch nicht mehr zuhören und hinhören. Dieses Verhalten birgt die Gefahr in sich, sich gesellschaftlich zu isolieren, abzukapseln und auf längere Sicht gesehen, sind sie davon bedroht zu hospitalisieren, weil sie nichts oder nur schlecht Mitteilungen verstehen können. Die Isolation ist gleichzusetzen mit einem „Einsam-sein". Denn isolierte Menschen haben das Grundbedürfnis Kontakte etc. zu pflegen, finden aber keinen Anschluß oder die Gelegenheit, obwohl sie dies wünschen. Der schlecht hörende alte Mensch kann somit mit mißtrauischem Verhalten reagieren. Auch liegen die Probleme vor allem bei Schwerhörigen darin, von den Hörenden nie oder nicht richtig verstanden zu werden und sie nicht richtig zu verstehen. Mißverständnisse sind vorprogrammiert und deshalb an der Tagesordnung; Mißtrauen kann daraus erwachsen. Lachen andere, so kann ein schwerhöriger alter Mensch glauben, daß man ihn auslacht. Reagiert er nicht fix genug und kann er nicht mitreden, wird er schnell als dumm abgestempelt. Bei andauernder Schwerhörigkeit, die ärztlicherseits nicht therapiert werden kann, sollte sich der alte Mensch eine Hörhilfe, z.B. ein Hörgerät anschaffen. Wenn sich der schwerhörige alte Mensch ein Hörgerät mit einer Mikroelektronik anschafft, sollte bedacht werden, daß er einige Zeit der Eingewöhnung braucht, in der er lernen muß, die neuen Höreindrücke *(insbesondere den Hintergrundlärm)*, der auch störend sein kann, richtig zu deuten. Zwei Anforderungen, die eine Hörgeräte-Versorgung erfüllen muß, ist ein

angenehmer Klang und besseres Hören für den Schwerhörigen. Hörgeräte arbeiten heute automatisch, sind klein, diskret und auch deshalb kaum zu bemerken, weil das Hörgerät hinter der Ohrmuschel verschwindet, optimal angepaßt wurde, und weil man nicht mehr mit den Händen an den Ohren hantieren muß, um die Einstellung ständig zu verändern. Hörgeräte haben einen Ein- und Ausschalter, einen Regler für die Lautstärke und ein Batteriefach. Jeder Hörverlust ist individuell und von daher stehen heute eine Vielzahl von Hörgeräten zur Verfügung, die auch ästhetische Probleme lösen, ähnlich wie bei Brillengestellen. Falls ein Hörgerät angeschafft werden muß, soll eine individuelle Beratung durch einen Hörgeräte-Akustiker-Meister erfolgen, um die individuellen Erfordernisse, Handhabungen und Probleme kennenzulernen und besser berücksichtigen zu können. Regelmäßig muß das Ohrstück mit speziellen Reinigungsmitteln *(Hörgeräte-Akustiker danach fragen!)* gereinigt werden. Das Ohrgerätgehäuse kann mit einem trockenen Lappen oder Pinsel abgewischt werden. Die Ursache für Beeinträchtigungen des Hörvermögens kann eine leere Batterie sein. Die Knopfbatterien *(rund und klein)* im Gehäuse müssen ausgewechselt werden. Ansonsten wird mit dem Schwerhörigen mit deutlichen Mundbewegungen und bei normaler Lautstärke gesprochen. Nachts soll das Hörgerät aus der Ohrmuschel genommen und ausgeschaltet werden um Druckstellen zu vermeiden.

Dokumentation: Die tägliche Ohrenpflege gehört zu dem Leistungskomplex im Rahmen der Pflegeversicherung. Zuordnung erfolgt je nach Pflegebedürftigkeit in den Leistungskomplex der Körperpflege *(Kleine / oder Große Morgen-/ Abendtoilette, mit / oder ohne Aufstehhilfe)*. Diese Maßnahme ist eine grundpflegerische „direkte" Pflegehandlung. Die spezielle Ohrenpflege, z.B. bei Erkrankungen ist nach ärztlicher Anordnung eine behandlungspflegerische „indirekte" Pflegeleistung. Die Knopfbatterien müssen vom Bewohner bezahlt werden.

Qualifikation: Pflegehelfer/in nach Anleitung.

| Standard-Nr.: 71 | Abkürzung: **Pers./Hyg.** | Bezeichnung: **Persönliche Hygiene in der Pflege** |

Hygiene ist vom Wort „Gesundheit" abgeleitet und umfaßt alle Maßnahmen der öffentlichen Gesundheitsvorsorge. Die persönliche Hygiene ist für alle Pflegemitarbeiter/innen notwendig, um eine Keimverschleppung (*direkt oder indirekt*) und somit eine Infektion zu verhindern. Die Pflegekräfte kommen im Laufe ihres Arbeitseinsatzes mit vielen Bewohnern und deren Ausscheidungen in Kontakt. Aufgrund der häufigen Haut - zu - Hautkontakte können u.a. Keime übertragen werden und - gerade bei immunsuprimierten Bewohnern - schwere Infektionskrankheiten verursachen. Nosokomiale Infektionen (erworbene Krankenhausinfektion) aller Art müssen verhindert werden, durch entsprechende hygienische Kautelen (*Vorsichtsmaßnahmen*). Erworbene Krankenhausinfektionen sind: Infektionen der unteren Atemwege, Infektionen der Harnwege, Infektionen des Darmtrakts, Infektionen der oberen Atemwege, Fieber unbekannter Ursache, Virusinfektionen, Venenkatheterinfektionen, Blutvergiftungen und sonstige Infektionen. Bei der nosokomialen Infektion handelt es sich häufig um opportunistische Keime, Naßkeime und andere Keime, die entsprechend gefährliche Infektionen beim alten und insbesondere beim geschwächten Menschen und/oder Pflegepersonal auslösen können. Die einzuhaltenden hygienischen Regeln sind von daher ebenso wichtig, wie die Einhaltung und Beachtung der verschiedenen, richtigen Methoden der Desinfektion, Sterilisation und der Umgang mit der eigenen, persönlichen Hygiene und somit Gesundheit. Da die Hände die häufigsten Keimträger überhaupt darstellen, kommt der hygienischen Händedesinfektion eine besondere Bedeutung zu.

Pflegeziele:
- Sicherstellung der persönlichen Hygiene im Hause;
- Sicherstellung einer Vermeidung von Kontaminationen (*Bewohner → Mitarbeiter → Bewohner → Mitarbeiter*);
- Wohlbefinden schaffen und Gesundheit erhalten;
- Infektionen vermeiden.

Hygienische Händedesinfektion:

1. *Methode bei nicht infizierten Händen:* Hände und Unterarme 1 Minute mit einer Flüssigseife waschen, dann gut abtrocknen (*Einmalhandtuch*) und mit 3 ml Händedesinfektionsmittel aus dem Spender die Hände und Unterarme 30 Sekunden lang desinfizieren;
2. *Methode bei verschmutzten Händen:* Hände und Unterarme zuerst mit 3 ml aus dem Spender 30 Sekunden lang desinfizieren (*sichtbare Verschmutzungen zuerst mit einem Einmal-handtuch und Händedesinfektionsmittel entfernen*), dann mit Flüssigseife 1 Minute lang waschen, abtrocknen und nochmals die Hände mit 3 ml Händedesinfektionsmittel aus dem Spender gründlich 30 Sekunden desinfizieren.
3. *Methode nur mit 3 ml Händedesinfektionsmittel desinfizieren, nicht waschen:* Schnelldesinfektion;

Bedingungen einer persönlichen Hygiene in der Altenpflege

Voraussetzungen:	Durchführung:	Nachbereitung:
• Jede/r Mitarbeiter/in hat Kenntnis von den Grundlagen der Hygiene und über die korrekte hygienische Händedesinfektion; • Körperliche Sauberkeit wird bei allen Mitarbeiter/innen vorausgesetzt; • Die Haare müssen sauber und gepflegt sein, lange und halblange Haare müssen zu einem Zopf geflochten bzw. hochgesteckt werden. Die Haare dürfen während der Arbeit nicht mit den Händen berührt werden; • Die Fingernägel müssen kurz und unlackiert sein; • Jede/r Mitarbeiter/in besitzt eine angemessene Arbeitskleidung (*Kassak u. Hose oder Kittel, die mit einem Namensschild versehen sind*), die **nur** im Hause getragen werden darf. Die Dienstbekleidung muß bei mindestens 60 Grad waschbar sein. Wollsachen und andere Jacken und Pullover dürfen nicht getragen werden. • Arbeitsschuhe müssen vorne geschlossen sein und hinten einen Riemen besitzen. Sie müssen leicht zu reinigen und zu desinfizieren sein (*kein Holz*!).	• Ablegen der Privatkleidung vor Dienstbeginn und Verwahrung in einem Spind im Umkleideraum, anlegen der Arbeitskleidung; • Abnehmen von Ringen (*außer Ehering*), Armreifen, langen Ketten und langen Ohrringen. Ablegen der Uhr bei Küchen- und Pflegemitarbeitern; • Desinfizieren der Hände vor jedem Betreten eines Bewohnerzimmers und nach jeder Pflegemaßnahme (*Schnelldesinfektion*); • Desinfizieren und Waschen der Hände nach jeder Zigarettenpause; • Tragen von Schürzen bei der Eßhilfe und bei der Zusammenstellung der Speisen in den Wohnbereichen; • Tragen von Kopftüchern in der Küche und im Abwasch; • Ggf. sind Einmalartikel und Einmalhandschuhe in der Pflege zu benutzen, je nach Erforderlichkeit.	• Desinfizieren der Hände vor und nach Arbeitsende; • Wechseln der Arbeits- gegen die Privatkleidung im Umkleideraum; • Schmutzige Wäsche ist unverzüglich zu waschen und im separaten Beutel zu transportieren!

| Standard-Nr.: 72 | Abkürzung: **Pfleg./Apop. I** | Bezeichnung: **Pflege: Apoplexie I** *(Bobath-Konzept/Allgemein)* |

Um komplexere Bewegungen durchführen zu können, in der Lebensaktivität „sich bewegen", ist es zwingend, diejenigen Körperteile selektiv und gezielt bewegen zu können, die zur Erfüllung einer Tätigkeit benötigt werden und gleichzeitig die Anteile von Muskeln zu hemmen, die dabei nicht benötigt werden. Bei einem Schlaganfall kommt es zu Störungen der selektiven (*auswählend*) und zielgerichteten koordinierten Bewegungen. Frau und Herr Bobath entwickelten ein Behandlungs- und Rehabilitationskonzept für Menschen mit Hemiplegie (*Halbseitenlähmung*), z.B. nach einem Apoplex (*Schlaganfall*). Bereits 1941 beobachtete die Krankengymnastin Bertha Bobath an einem halbseitig gelähmten Patienten, daß er

bei bestimmten Lagerungen, Handlings oder Bewegungen zunehmend spastischer wurde und bei anderen wiederum seine Spastizität verlor. Bei einem Schlaganfall können Haltung, Tonus und Sensorik ausfallen. Dadurch werden die entwicklungsgeschichtlich älteren Reflexe enthemmt, was zur Spastik (*Tonuserhöhung*) führt, die eine koordinierte und selektive Bewegung unmöglich macht. Spastik entsteht durch den Ausfall der Kontrollfunktion in der Hirnrinde, durch ein Wiederaufleben der frühkindlichen Reflexe (*Greifreflex, Babinski-Reflex*). Das rehabilitative Bobath - Konzept ist eine sehr freie und offene Methode, die sich an den Bedürfnissen des hemiplegischen Bewohners mit seinen spastischen An-

teilen orientiert. Das Bobath-Konzept erlaubt dem Bewohner alles, was ihm größtmögliche Selbständigkeit, mit möglichst wenig Spastik und Schmerzen, erreichen läßt.
Es ist Aufgabe des Gehirns, die Reize aus der Umwelt und aus dem eigenen Körper wahrzunehmen und darauf zu reagieren. D.h. wir müssen dem Gehirn ständig Reize anbieten, als sog. Inputs. Es hat die Möglichkeit, sich zu reorganisieren, und verlorengegangene Funktionen können durch bisher ungenutzte Hirnareale übernommen und trainiert werden (*Plastizität*).

Pflegeziele:

- Die betroffene (*hemiplegische/hemiparetische / Parese = Schwächung von Muskelgruppen*) Körperseite in alle Bewegungsabläufe des täglichen Lebens integrieren und aktiv miteinbeziehen;
- Wahrnehmung der betroffenen Körperseite fördern;
- Die Spastik hemmen, um Bewegungen zu ermöglichen und aufzubauen;
- Physiologische Bewegungen einschleifen (*facilitieren*);
- Hilfe zur Selbsthilfe erreichen (*Selbständigkeit*);
- Therapeutische Ziele den ganzen Tag verfolgen durch ein „24 - Stunden - Management";
- Alle beteiligten Berufsgruppen einbeziehen, damit Fortschritte erzielt werden können.

Das Bobath - Konzept gibt Hilfe für Therapeuten, Pflegefachkräfte, Angehörige und Gepflegte!

Schulung der betroffenen hemiplegischen Seite durch spastikhemmende Lagerungen und Handlings.

Ziel: Förderung und Verbesserung der Mobilität und der eigenen Körperwahrnehmung, durch:

1. Hemmen der abnormen Haltungs- und Bewegungsmuster und Integration der betroffenen Körperseite.
2. Hemmen der Spastik über die Peripherie durch spastikhemmende Lagerungen und Handlings (*Handhabung*).
3. Einschleifen (*facilitieren*) der normalen Bewegungsabläufe im alltäglichen Leben.
4. Stimulation der Tiefen- und Oberflächensensibilität.
5. Gezieltes Betreuen des Menschen über 24-Stunden.

„24-Stunden-Konzept, rund um die Uhr!"

Fortsetzung nächste Seite

| Standard-Nr.: 72 | Abkürzung: **Pfleg./Apop. I** | Bezeichnung: **Pflege: Apoplexie I** |

Der Schlaganfall (*Apoplex*) kann „schlagartig" oder aber auch schleichend auftreten. Ursache der Halbseitenlähmung durch den *Apoplex* liegt in einer Schädigung des Zentralnervensystems (*ZNS*). Eines der wichtigsten Aufgaben des ZNS ist das Hemmen von überschüssigen Bewegungen. Nach einem Schlaganfall können die betroffenen Menschen häufig nicht mehr selektive Bewegungen kontrolliert durchführen sondern bewegen sich im gesamten spastischen (Total-)Muster. Eine Hemiplegie muß nicht immer die Folge einer Apoplexie sein!

Ursachen:	Formen:	Folgen:
• **Gefäßverengung durch arteriosklerotische Veränderungen** *(der ischämische Insult;)* • **Herzrhythmusstörungen** *(20 - 50 % als Folge einer Herzinsuffizienz);* • **starker Blutdruckabfall** *(in den frühen Morgenstunden);* • **Transitorisch - ischämische Attacke** *(TIA;)*	⇒ Minderdurchblutung (*TIA*)	**Apoplex** Ausfall der betroffenen Hirnregion mit Schädigungen auf der gegenüberliegenden Körperseite und den damit verbundenen Körperfunktionen, durch Kreuzung der Pyramidenbahnen im Hirnstamm. • Lebensbedrohliche Störungen der Vitalfunktionen; • Lähmungen von Muskelgruppen.
• **Intrazerebrale Massenblutung** *(hämorrhagischer Insult)*, durch Ruptur eines intrazerebralen Gefäßes, z.B. durch Hypertonie;	⇒ Hirnblutung	
• **Verschluß durch einen Thrombus** *(Hirnembolie).*	⇒ Hirnembolie (*Hirninfarkt*)	

Das spastische Totalmuster *(= Wernicke-Mannsches Bild/Prädilektionstyp)*

1. Kopf	• Fällt seitlich zur gelähmten Seite und das Gesicht ist zur „gesunden" Seite gedreht.
2. Obere Extremität *(Beugemuster)*	• Der paretische *(gelähmte)* Schultergürtel: heruntergezogen und asymmetrisch, d.h. ungleich; • Schulterblatt: wird an die Wirbelsäule herangezogen; • Schulter: der Arm ist zur Körpermitte gerichtet *(Adduktion)*; • Ellenbogen: Unterarm ist einwärtsgedreht *(Pronation)* und leicht gebeugt; • Handgelenk: zur Kleinfingerkante geneigt und gebeugt *(Flexion)* mit ulnarer *(ellenseitig)* Abduktion; • Finger: dorsalflektiert; Daumen ist nach innen zur Handinnenfläche gekrallt mit Faustschluß.
3. Rumpf	• erscheint verkürzt und ist nach hinten gedreht.
4. Untere Extremität *(Streckmuster)*	• Becken: nach hinten gedreht und nach oben gezogen; • Hüfte: gestreckt, das Bein ist zur Körpermitte gerichtet *(Adduktion)* und einwärtsgedreht; • Knie: überstreckt; • Fuß: Spitzfußstellung, die Fußsohle zeigt nach innen *(Inversion)* und die Innenkante ist nach oben gezogen; • Zehen: sind gebeugt und aneinandergepreßt, bei einem positiven Babinski-Reflex wird evtl. der große Zeh gestreckt; • Bein: zeigt beim Gehen eine Zirkumduktion *(Kreiselung)* mit einer Außenrotation.

Fortsetzung nächste Seite

Standard-Nr.: 72   Abkürzung: Pfleg./Apop. I   Bezeichnung: Pflege: Apoplexie I

Störungen bei einem Schlaganfall

1. Motorische Störungen:	2. Sensorische Störungen bzw. Wahrnehmungsstörungen:	3. Vegetative Störungen:	4. Neuropsychologische Störungen:
Das sind Störungen der kortikal (*Gehirnrinde*) kontrollierten willkürlichen Bewegung. Hier verändert sich das Haltungs- und Bewegungsbild und die Bilateralität. Bilateralität = Störung zwischen links- und rechtsseitigen Informationen • Hemiplegie oder Hemiparesen betreffen eine Körperseite (*z.B. linksgeschädigtes Gehirn = Minderung der Willkürmotorik der Muskelkraft auf der rechten gelähmten Seite*) Zunächst ist die Lähmung schlaff, später spastisch. Das „Chaos - Syndrom" bezeichnet Störungen der eigenen Körperwahrnehmung, z.B. erscheint der Bewohner im Bett häufig völlig hilflos, zerwühlt sein Bett und hat innerhalb seines Bettes die Orientierung verloren. • Tonuserhöhung (*Spastik*) 3 Stadien: 1. Pseudoschlaffes Stadium; (*verlorengegangener Muskeltonus*); 2. Spastisches Stadium 3. Stadium der Restsymptomatik.	Störung der Fähigkeit, Reize über die Basissinnesorgane zu verarbeiten: Aufnahme, Weiterleitung und Verarbeitung von Informationen. Basissinne: Gleichgewichtssinn (*Innenohr*), Tiefen- und Oberflächensensibilität, Geschmackssinn, Geruchssinn und visuelle Wahrnehmung durch die Augen und akustische Wahrnehmung (*Ohren*). Es ist wichtig, daß sofort sensorische Informationsreize an das Gehirn (*Input*) weitergeleitet werden. Je mehr Reize das Gehirn erreichen, um so besser können motorische Reaktionen (*Output*) als Verhaltensmuster wieder er-/ gelernt werden! • Sensomotorische Defizite: • Die gelähmte Seite wird nicht mehr gefühlt oder unzureichend wahrgenommen (*Tiefensensibilität*); sie wird vom Betroffenen verdrängt und als nicht existierend betrachtet. Die Körpermitte ist verschoben zur gesunden Seite und es hat den Anschein als ob sich der Bewohner von seiner betroffenen Körperseite wegschiebt (*Störungen des Körpergefühls*). • Störungen der Oberflächensensibilität auf der gelähmten Seite, z.B. Tastsinn und Berührungen etc.; • Störungen des Geschmacks- und Geruchssinnes; • Gleichgewichtsstörungen; • Agnosie: Ist eine Störung des Erkennens von Gegenständen, und eine Störung der Synthese (*Aufbau*), der von den Sinnesorganen, in der Hauptsache dem Auge und dem Ohr, dem Hirn zugeleiteten Wahrnehmungen. Hier ist die Verarbeitung der Sinneseindrücke gestört, nicht die Wahrnehmung! Obwohl die Sinnesorgane intakt sind, können Gegenstände zwar visuelle und akustisch wahrgenommen werden, aber die Bedeutung kann nicht erkannt werden. Weitere agnostische Störungen sind: Tast- / Greif- und Sehstörungen. Der Bewohner sieht nur Teile von einem Gesicht, da ihm die Fähigkeit fehlt zu kompensieren und zu koordinieren, so daß es eine Einheit bildet. Bei der Aufgabe des Betroffenen ein Fahrrad zu malen, malt der Bewohner durchaus von den Teilen her gesehen ein Fahrrad richtig und vollständig, aber er stellt die Gegenstände getrennt voneinander dar. Der Betroffene erkennt nicht den Zusammenhang von einem Sattel und einem Fahrradlenker bzw. Fahrradgestell.	Störungen des vegetativen Nervensystems • z.B.: Stuhl- und Harninkontinenz.	Das sind Hirnleistungen, die diagnostiziert werden aufgrund des Verhaltensmusters der Bewohner. Bei der Neuropsychologie handelt es sich um Grenzbereiche zwischen Neurologie, Psychologie und Psychiatrie. • Wesensveränderungen und Persönlichkeitsverkargungen, d.h. der Betroffene wirkt in seinem Verhalten kalt, unpersönlich und gleichgültig (*indifferent*); Gefühlsschwankungen mit Tendenz zu depressiven Verstimmungen oder zur Affektinkontinenz (*einmal fröhlich dann plötzlich zu Tode betrübt*); Reizbarkeit, Apathie, Angst, Antriebslosigkeit; Konzentrationsstörungen und Gedächtnisschwankungen evtl. hirnorganische Krampfanfälle. Formale Denkstörungen, d.h. Mangel an gedanklichen Zusammenhängen. Im Gespräch kann nicht das wesentliche erkannt werden und der Betroffene kommt vom 100ste ins 1000ste. Fragen werden nicht verstanden und Nebensächliches wird als absolut wichtig erachtet.

Fortsetzung nächste Seite

Standard-Nr.: 72   Abkürzung: Pfleg./Apop. I   Bezeichnung: Pflege: Apoplexie I

Störungen bei einem Schlaganfall

1. Motorische Störungen:	2. Sensorische Störungen bzw. Wahrnehmungsstörungen:	3. Vegetative Störungen:	4. Neuropsychologische Störungen:
• Störungen im facio - oralen Bereich, die zerebrale Facialisparese (*Gesichtslähmung*). Hauptverantwortlich für die mimische Muskulatur ist der 7. Hirnnerv *(Nervus facialis)*. • Feststellung (*durch den Arzt*): Zunächst einmal bittet man den Bewohner, seine mimische Muskulatur gezielt einzusetzen, z.B. Augen öffnen und schließen, Augenbrauen anheben, die Wangen mit Luft füllen oder die Nase bewegen usw. Gelingt dies nicht: - Facialisparese. ***Symptome:*** – Mundwinkel hängt herunter; – Tabakblasen, vermehrter Speichelfluß, der nicht kontrolliert werden kann; – kein Mundverschluß (*Mund weit offen*); die Essensreste können noch nach Stunden in der Wangentasche (*Unterkiefer*) sein. • Die hemiplegische Gesichtshälfte kann nicht ausreichend bewegt werden; die Asymmetrie wird beim Lächeln, Sprechen usw. sehr deutlich.	• Weitere Störungen sind: – räumliche Orientierungsstörungen. – Apraxien (*Handwerksstörungen*): Unfähigkeit eine sinnvolle Handlung durchzuführen, obwohl dies von der Motorik möglich wäre. – Bewohner sieht keinen Zusammenhang zwischen Getränk, Glas und Trinken. – Neglectphänomen ist die Halbseitenunaufmerksamkeit; die betroffene Körperseite wird ganz extrem vernachlässigt, bezogen auf den eigenen Körper, als auch auf Umweltreize. Bewohner liegt auf seiner Hand und merkt dies gar nicht. Dies bezieht sich nicht nur auf optische Wahrnehmungen, sondern auch auf akustische und taktile Reize. • Anosognosie: fehlende Krankheitseinsicht des Bewohners. Er realisiert sein Leiden nicht. • Hemianopsie: sind echte Sehschäden im Sehzentrum, so daß es zu Gesichtsfeldeinschränkungen kommt. Der Schaden liegt im Sehzentrum. Der Bewohner übersieht die Türrahmen (*Verletzungsgefahr*) oder ißt nur die Hälfte von seinem Teller. • Aphasie Eine Aphasie ist eine Sprachstörung, bedingt durch krankhafte Veränderungen im Sprachzentrum des Gehirns, das bei den meisten Menschen in der linken Hirnhälfte liegt. Es kann das Sprachverständnis oder die Sprachproduktion oder auch beides gestört sein. Die Lage und Ausdehnung bestimmen den Schweregrad und die Persistenz (*Andauern*) der Aphasie. Bei einer Sprachstörung können Konsonante nicht deutlich ausgesprochen werden. Der Bewohner spricht leise und benötigt Sprechpausen. Er spricht in kurzen Sätzen (*Telegrammstil*) - wenn er sprechen kann - und muß häufig schon nach sehr kurzen Worten Luft holen. Seine Stimme klingt monoton und heiser.	siehe oben	siehe oben

Fortsetzung nächste Seite

Standard-Nr.: 72	Abkürzung: Pfleg./Apop. I	Bezeichnung: Pflege: Apoplexie I

Störungen bei einem Schlaganfall

1. Motorische Störungen:	2. Sensorische Störungen bzw. Wahrnehmungsstörungen:	3. Vegetative Störungen:	4. Neuropsychologische Störungen:
• Lähmungen der Zungenmuskulatur = Hypoglususparese (*Gefahr - ständiger Aspiration*); • Augenlidlähmung; • Dysarthrien = krampfartige Muskelverspannungen (*spastisch*) in der Zungen-Lippen-Region. Die Nahrung kann hier nicht mehr in der Mitte des Mundes placiert werden und fällt u.U. wieder aus dem Mund heraus. Die Kaubewegungen sind der Konsistenz der Nahrung nicht angepaßt.	a) ***Motorische Aphasie*** = Broca - Aphasie Festgestellt wurde diese Aphasie von dem französischen Arzt Broca im Jahre 1861. Es handelt sich um eine Schädigung der hinteren Stirnwindungen in der linken Hirnhälfte. Es kommt hier zu einer Störung des oral-expressiven Elements, d.h. zu einer Störung der Ausdrucksfähigkeit. Der Betroffene weiß, was er sagen möchte, kann es aber nicht sagen. b) ***Sensorische Aphasie*** (*Sensoriker*) = Wernicke - Aphasie Festgestellt wurde diese Aphasie von dem oberschlesischen Psychiater Carl Wernicke im Jahre 1874. Durch Zerstörung der linken oberen Schläfenlappenwindung kommt es zu einer Störung des oral - rezeptiven Elements, d.h. zu einer Störung der Sprachaufnahme und des Sprachverständnisses. Der Betroffene ist unfähig ein gesprochenes oder geschriebenes Wort richtig zu verstehen, obwohl er das Worte laut aussprechen kann. Schwierigkeiten beim Verstehen! c) ***Semantische Aphasie*** Störung des abstrakten Denkens: Bewohner kann sprechen, aber er versteht abstrakte Begriffe nicht mehr. d) ***Amnestische Aphasie*** Hier werden die Worte (*Wortfindungsstörungen*) umschrieben oder Gegenstände als „Dingsda" bezeichnet.	siehe oben	siehe oben

Fortsetzung nächste Seite

Standard-Nr.: 72   Abkürzung: Pfleg./Apop. I   Bezeichnung: Pflege: Apoplexie I

Behandlung, Rehabilitation und Pflege bei Apoplexie

Behandlung im Akutstadium:	Rehabilitation des Hemiplegikers und interdisziplinäre Zusammenarbeit mit anderen beteiligten Berufsgruppen:	Pflege- und Behandlungsplan nach dem Bobath - Konzept bei Hemiplegie
• Krankenhauseinweisung mit Intensivüberwachung (*Monitoring*); • evtl. operative Behebung der Ursache; • Überwachung von Bewußtsein; • Herzkreislaufkompensation; • Zentralvenöser Zugang für die Infusionstherapie; • Heparinisierung; • Thrombozytenaggregationshemmer; • Gabe von Kalziumantagonisten; • evtl. Thrombolytika; • evtl. operative Thrombenarteriektomie; • Verbesserung der Stoffwechselleistung; • Verbesserung der Erregungsübertragung an den Synapsen; • Behandlung einer evtl. bestehenden Exsikkose.	• **Kranken- und Altenpflegekräfte**: Pflege und Rehabilitation nach Bobath; • **Ärzte**: Medizinische Diagnostik und Therapie; • **Physiotherapeuten**: Krankengymnastik nach Bobath; • **Ergotherapeuten**: Anleitung und Förderung zur Selbsthilfe; • **Sprachtherapeuten**: frühzeitige Behandlung der Aphasie; • **Sozialarbeiter**: übergreifende soziale Aufgaben; • **Psychologen**: Hirnfunktions- und Gedächtnistraining, Gesprächsführung, Umgehen mit der Krankheit lernen usw.	1. Raumbewußtsein; 2. Lagerung/Mobilisation: • hemiplegische Seite; • „gesunde" Seite; • Rückenlage; 3. Aktivitäten im Bett: Drehen und Aktivitäten im Bett / Handling; Vom Liegen zum Sitzen; 4. Transfer: mit und ohne Hilfsmittel; 5. Sitzen im Stuhl oder Rollstuhl am Tisch; 6. Selbstaktivitäten; 7. Gehen; 8. Behandlung von Mund- und Schluckbeschwerden; 9. Unterstützung der Blasen- und Darmfunktion; 10. Unterstützung der psychisch - geistigen - sozialen Aktivitäten.

Eine frühzeitige Rehabilitation und Mobilisation durch die Pflegekräfte, Ergotherapie, Krankengymnastik und Logopädie ist entscheidend, um einer dauernden Pflegebedürftigkeit entgegenzuwirken!

Dokumentation: Bei einem Verdacht einer Apoplexie ist eine sofortige Krankenhauseinweisung, zur differentialdiagnostischen Abklärung und Einleitung einer Therapie zwingend!

Standard-Nr.: 73	Abkürzung: **Pfleg./Apop. II**	Bezeichnung: **Pflege: Apoplexie II** *(Bobath-Konzept/Lagerung und Handling)*

Nach einem Schlaganfall (*Apoplex*) mit einer Halbseiten-lähmung (*Hemiplegie*) sind antispastische Lagerungen und Handlings *(Handhabungen im Umgang des Betrof-fenen)* außerordentlich wichtig. Da das Bobath-Konzept ein „24-Stunden-Konzept" ist, müssen die gesetzten

Ziele mit allen Beteiligten des Pflegeprozesses bespro-chen und konsequent umgesetzt werden, um Fortschritte zu erzielen. Das Bobath-Konzept verfolgt die Eigen-ständigkeit des Betroffenen, das Entgegenwirken der abnormen Haltungs- und Bewegungsmuster und die

Vermeidung der Beuge- und Streckspastik. Dieser Stan-dard ist in Verbindung mit dem Standard „Pfleg./Apop. I" anzuwenden.

Pflegeziele:
- Die Vermeidung von abnormen Haltungs- und Bewegungsmustern, zugunsten normaler alltäglicher Bewegungsabläufe;
- Vorbeugen einer Subluxation (*Verrenkung*) im betroffenen Schultergelenk oder einer schmerzhaften Schulter;
- Bewohner lernt seinen Körper wieder als eine Einheit kennen und akzeptieren;
- Integration seiner betroffenen, hemiplegischen Körperhälfte.

Grundsätzliches zur Lagerung

Bett und Lagerungsmaterial:	Grundsätzliches:	Lagerungskriterien:
• Normales Bett (*vorteilhaft: Pfle-gebett*); • Normale, feste Matratze; • 3-max. 4 weiche Daunenkissen, da sie sich der Körperform anpassen und anmodelliert werden können; • keine Hilfsmittel, wie Bettgalgen, feste Fußstütze, Einlegen von Ge-genständen in die gelähmte Hand, da durch diese Hilfsmittel die Spastik gefördert werden kann; • evtl. nach Zustimmung des Be-troffenen 1 Bettgitter auf einer Bettseite anbringen.	• Grundsätzlich bleibt das Bett *immer* flachgestellt. Der Bewohner kann sonst im Bett herunter-rutschen, und es besteht durch Schwerpunktverlagerung extreme Dekubitusgefahr und zusätz-lich wird das spastische Muster gefördert. Der Bewohner erhält im Bett, für seinen Kopf nur ein kleines Kopfkissen, damit die beiden Schulterblätter nicht auf einem Kissen liegen; dies fördert die Spastik! Die Schulter ist in protrahierter Stellung (*keine Knochenkanten des Schulterblattes sind von hinten tastbar*) zu lagern. • Vor jeder Lagerung, jedem aktivierenden Handling, oder Transfer wird der Bewohner lang-sam und in Ruhe informiert, Toilettengang (*Steckbecken etc.*) anbieten, die Fenster und Türen sind zu schließen, evtl. ist auf Ableitungen, z.B. Katheterschlauch etc. zu achten, diese sind zu sichern. Das Bett wird, wenn möglich, auf Arbeitshöhe gestellt und zur Lagerung wird die Bettdecke entfernt. Nachdem die Lagerung durchgeführt worden ist, muß der Bewohner wie-der seinen Bedürfnissen entsprechend zugedeckt werden. Auf Besonderheiten ist zu achten. Wünsche und Bedürfnisse sind immer zu erfragen bzw. zu erkennen. • Niemals einen Bettbügel („*Galgen*") benutzen, dies erhöht die Spastizität durch Anstrengung der nicht betroffenen Seite (*kein Kompensationstraining!*). • Zur Spitzfußprophylaxe keine Fußstützen (*Kästen*) im Bett verwenden. Durch die Fußstütze wird das Spastizitätsmuster gefördert! Flexion im Knie - Druck mit dem Vorfuß gegen die Stütze - positive Stützreaktion (*Reflex*) wird ausgelöst - dadurch erhöhte Spastik mit der Ge-fahr von Kontrakturenbildung! • Keine Rollen/Binden in die gelähmte Hand geben; nur sinnvoll, wenn der Bewohner motiviert werden muß, die Finger zu bewegen, damit einer Versteifung der Fingergelenke vorgebeugt wird. Beim Hemiplegiker ist diese Maßnahme ein Pflegefehler, weil das Spastizitätsmuster und die Kontrakturen dadurch gefördert werden (*Greifreflex*) und weil die Bewegung der Fin-ger ausbleibt! Der Reiz auf die Handinnenfläche löst den Greifreflex aus, die Folge ist eine erhöhte Spastik und Förderung einer Kontraktur etc.	• Jede Lagerung, jedes Handling und jeder Trans-fer ist zugleich eine Therapie und Rehabilitation für den Betroffenen. • Bei allen aktivierenden Maßnahmen muß der Betroffene seine Körperseite wahrnehmen. Um das zu erreichen, sind alle Verrichtungen von der gelähmten Seite aus durchzuführen, z.B. Nachtschrank entsprechend placieren usw. • Bequemlichkeit und Schmerzfreiheit bei allen Aktivitäten. • tonusregulierend und Hemmung der Spastizität. • Input`s schaffen und geben, für die betroffene Seite, z.B. die Ansprache und die Aktivitäten er-folgen alle von der hemiplegischen Seite aus. • Prophylaktische Gesichtspunkte und direkte Pflegehandlungen müssen immer beachtet und kontinuierlich durchgeführt werden. • Die Lagerung muß alle 2 Stunden verändert werden. **Beachte folgende Standards:** Standard: „Ankl./Auskl." Standard: „Augenpfl." Standard: „Betten I-IV".

Fortsetzung nächste Seite

| Standard-Nr.: 73 | Abkürzung: **Pfleg./Apop. II** | Bezeichnung: **Pflege: Apoplexie II** |

Grundsätzliches zur Lagerung

Bett und Lagerungsmaterial:	Grundsätzliches:	Lagerungskriterien:
siehe oben	• Den gelähmten Arm und die gelähmte Hand immer etwas erhöht lagern, damit keine Ödeme entstehen können bzw. wenn Ödeme vorhanden sind, ist dies eine geeignete Entstauungslage (*Arzt ist darüber zu informieren!*). • Zur Korrektur der Lage, darf niemals am gelähmten Arm oder an der gelähmten Hand gezogen werden. Die betroffene Schulter ist stark verletzungsgefährdet und es kann durch das Ziehen am Arm eine Subluxation oder zu einer erheblich schmerzhaften Schulter kommen. Den betroffenen Arm immer unter dem Ellenbogen anfassen (*„ins Nest nehmen"*) und die Lage des Armes im/oder außerhalb des Bettes somit korrigieren. Der betroffene Arm muß langsam und tonussenkend bewegt und physiologisch gelagert werden. • Niemals als Lagerungshilfe eine Knierolle einsetzen, weil das Spastizitätsmuster und die Entstehung einer Kontraktur des betroffenen Beines im Bett dadurch gefördert werden kann. • Keine zu weichen Matratzenauflagen, dadurch wird die Retraktion (*zurückziehen, zurücksinken bzw. zurückfallen der gelähmten Körperhälfte*) verstärkt. Das Handling und jede Lagerung im Bett wird durch eine zu weiche Matratze erschwert. • Körpermassen nicht im Bett anheben sondern ziehend (*1. Becken, 2. Beine, 3. Oberkörper*) bewegen.	Standard: „Dekupr." Standard: „Heben I / II" Standard: „Hospipr." Standard: „Inkont." Standard: „Interpr." Standard: „Kontrpr." Standard: „Kp-Wasch" Standard: „Kp-Allg." Standard: „Kp-Haut" Standard: „Kp-Versch." Standard: „Mobili I-II" Standard: „Mund I-II" Standard: „Obstipr." Standard: „Pneupr." Standard: „Sondenern. I-III" Standard: „Thrompr." Standard: „Trinken" Standard: „Vitalktr.".

Das Handling nach Bobath (Prinzipien):

• Für den Bewohner entspricht jedes Handling nach Bobath einem Lernprozeß, der das Wiedererlernen und den Wiederaufbau gesunder, gezielter Bewegungsmuster zum Inhalt hat. Ziel ist die Selbständigkeit des Bewohners.

• Je aktiver und mobiler der Bewohner sein kann, desto langsamer soll das Tempo des Handlings sein (*z.B. wegen der eigenen überschießenden Hyperaktivität des Betroffenen*).

• Ein präzises kurzes Kommando, z.B. „Po hoch und Po runter" kann vom Bewohner besser realisiert werden als eine lange höfliche Aufforderung. Kurze und knappe Teilaufträge an den Bewohner sind besser als komplexe Aufgaben.

• Das Handling ist so aufgebaut, daß es immer nur einen Weg zur selbständigen Durchführung der Bewegung aufzeigt (*Hilfe zur Selbsthilfe*).

• Die Hände der Pflegekraft zeigen dem Bewohner durch Berührungen, wie er sich bewegen soll oder was als nächstes getan werden soll.

• Alle Handlings erfolgen rückenschonend (*wenn sie korrekt durchgeführt werden*) für die Pflegekraft.

• Immer die Beine des Bewohners anwinkeln und im Bett aufstellen, um die Hebelwirkung auszunutzen und nicht den ganzen Körper auf einmal drehen. Bei Lagerungen etc. ist folgende Reihenfolge zu beachten:

1. Becken,
2. Beine,
3. Oberkörper.

Vorteile:

• Wenn der Bewohner langsam, in Etappen gedreht wird, kann er sich besser visuell, akustisch und taktil orientieren;

• Integration aller Prophylaxen.

Fortsetzung nächste Seite

| Standard-Nr.: 73 | Abkürzung: Pfleg./Apop. II | Bezeichnung: Pflege: Apoplexie II |

Allgemeine therapeutische Grundlagen im Umgang mit Hemiplegikern nach dem Bobath-Konzept:

1. Raumbewußtsein	Wie bereits erwähnt, s. Standard „Pflege./Apop I" haben Hemiplegiker die Tendenz ihre gelähmte Seite zu ignorieren und nicht mehr wahrzunehmen. Die Zimmereinrichtung sollte so gestaltet sein, daß alle Gegenstände auf der hemiplegischen Körperseite stehen, damit der Bewohner vom Bett aus über seine behinderte Seite greifen und schauen muß. Alle Pflegeverrichtungen, selbst die tägliche Ansprache des Bewohners, muß von der hemiplegischen Seite aus erfolgen. Das Nachtschränkchen muß immer auf der gelähmten Seite stehen.
2. Lagerung des Hemiplegikers auf die betroffene Körperseite *(beste Lagerung für den Hemiplegiker überhaupt!)* Ausgangsposition: Der Bewohner hat eine *rechtsseitige Hemiplegie* und liegt auf dem Rücken.	1. Beachte immer das Grundsätzliche, die Lagerungskriterien, die Handlings nach Bobath. 2. Kopf mit einem kleinen Daunenkissen gut abstützen. 3. Hände falten lassen: der Daumen der hemiplegischen Seite liegt obenauf, die Handballen aneinander - Finger in Ruhe einfädeln lassen. 4. Um das Becken auf die gegenüberliegende linke Bettkante nach hinten zu schieben, können je nach Mobilität und Pflegebedürftigkeit des Bewohners, zwei Möglichkeiten durchgeführt werden. Die erste Möglichkeit ist die aktive Art des Bewohners, er unterstützt die Pflegekraft bei den Lagerungen und dem Handling. Bei der zweiten passiven Möglichkeit, ist der Bewohner nur sehr begrenzt oder gar nicht in der Lage mitzuhelfen. **Aktive Möglichkeiten den Bewohner zur Seite zu drehen** *(Beachte 1 - 4 , s.o.)*: • Gelähmtes Bein mit dem „Gabelgriff-Druck" *(linke Hand unterhalb des Kniegelenkes, rechte Hand am Sprunggelenk)* im Bett aufstellen. Das gesunde Bein soll der Bewohner nach Aufforderung selber im Bett aufstellen und sich mit der Fußsohle nach dem Kommando „Po hoch" hochdrücken. Das linke gesunde Bein ist etwas mehr zur linken Bettkante gespreizt, da der Bewohner auf die linke Bettseite gebracht werden muß, um ihn anschließend auf die hemiplegische rechte Körperseite lagern zu können. • Mit der rechten Hand der Pflegekraft wird das im Bett aufgestellte hemiplegische Bein am Sprunggelenk gehalten *(verhindert das Wegrutschen oder die Spastizität des Beines im Bett)*. Nach dem Kommando „Po hoch" wird die linke Hand der Pflegekraft unter die Taille des Bewohners geschoben. Das nicht betroffene Bein bzw. die Fußsohle des Bewohners, stützt sich auf der Matratze ab und hilft somit, das Gesäß anzuheben. Nach dem die linke Hand der Pflegekraft unterhalb der Taille ist, erfolgt das Kommando „Po runter". • Nach einer wiederholten Aufforderung „Po hoch", wird das Becken auf die gegenüberliegende linke Bettseite geschoben. Das hemiplegische rechte Bein wird dabei von der Pflegekraft weiterhin gehalten und die linke Hand bleibt unterhalb der Taille placiert. Durch eigene Gewichtsverlagerung der Pflegekraft wird das Becken im Bett zur linken Bettseite weggeschoben. Anschließend erfolgt das Kommando „Po runter" wenn das Becken auf der linken Bettseite *(Nähe der linken Bettkante)* geschoben wurde. • Die Pflegekraft hält weiterhin das hemiplegische Bein mit dem „Gabelgriff-Druck" der rechten Hand fest. Die Hände des Bewohners werden nun auseinandergefaltet und der Bewohner legt selbständig seinen hemiplegischen rechten Arm abgespreizt neben die Matratze, damit der Bewohner nicht nach der Drehung auf seinem hemiplegischen Arm liegt. Die linke Hand der Pflegekraft umfaßt das linke *(gesunde)* Schulterblatt und dreht den Bewohner auf seine hemiplegische Seite. Den sich drehenden Bewohner auf die betroffene Körperseite vorsichtig abbremsen, damit er nicht auf die hemiplegische Gesichtsseite *(in das Kopfkissen)* fällt.

Fortsetzung nächste Seite

230

Allgemeine therapeutische Grundlagen im Umgang mit Hemiplegikern nach dem Bobath-Konzept:

2. Lagerung des Hemiplegikers auf die betroffene Körperseite
(beste Lagerung für den Hemiplegiker überhaupt!)

Ausgangsposition:
Der Bewohner hat eine *rechtsseitige Hemiplegie* und liegt auf dem Rücken.

Passive Möglichkeiten den Bewohner zur Seite zu drehen *(Beachte 1-4, s.o.)*:
- Gelähmtes Bein mit dem „Gabelgriff-Druck" *(linke Hand unterhalb des Kniegelenkes, rechte Hand am Sprunggelenk)* im Bett aufstellen. Das gesunde Bein soll der Bewohner nach Aufforderung selber im Bett aufstellen. Das linke Bein ist etwas mehr zur linken Bettseite gespreizt, da der Bewohner auf die linke Bettkante gebracht werden muß, um ihn anschließend auf die hemiplegische rechte Körperseite lagern zu können. Die Hände des Bewohners müssen auseinandergefaltet sein und der Arm muß entsprechend placiert werden, damit der Bewohner nicht nach der Drehung auf seinem Arm liegt *(s.o.)*.
- Bewohner vorsichtig zur betroffenen Körperseite drehen, indem die rechte Hand das Sprunggelenk fixiert und die linke Hand der Pflegekraft zum linken Schulterblatt des Bewohners greift. In dieser Position den Bewohner zur hemiplegischen rechten Körperseite drehen bzw. kippen und vor dem Herausfallen aus dem Bett sichern, z.B. dadurch, daß das Becken und der Oberkörper von dieser Bettseite aus, nach hinten *(zur linken Bettseite)* gezogen wird. Die Pflegekraft geht dazu auf die gegenüberliegende, linke Bettseite.
- Das Becken muß nun von hinten *(Gesäß)* auf die davorliegende linke Bettkante gezogen werden:
  1. Hand der Pflegekraft greift in Taillenhöhe unter den Bewohner, schiebt dann beide Hände zum Becken vor und faßt in Beckenhöhe am Beckenkamm zu;
  2. Das Becken wird nach einem Schwung langsam, mit gestreckten Armen nach hinten gezogen; die Pflegekraft hat dabei ihre eigenen Beine in Schrittstellung *(evtl. in zwei Arbeitsvorgängen bei sehr schweren Bewohnern!)* und führt eine Gewichtsverlagerung nach hinten durch.

5. Hände in der Seitenlagerung wieder falten lassen. Da das betroffene, hemiplegische Bein *(ab Kniegelenk)* mit dem Rumpf eine gerade Verlängerung bilden muß, wird das hemiplegische Bein von hinten herausgezogen. Dazu wird mit der linken Hand der Pflegekraft der Oberschenkel des hemiplegischen Beines gefaßt und mit der rechten Hand der Beckenkamm. Synchron, mit beiden Händen, zieht die linke Hand den Oberschenkel heraus, währenddessen die rechte Hand am Beckenkamm entgegengesetzt drückt. Das gesunde Bein wird anschließend angewinkelt und auf einem festen Daunenkissen höher gelagert, so daß der Bewohner im Bett eine Schrittposition beider Beine *(wie beim Gehen eines Menschen)* einnimmt.

6. Wenn das Becken und die Beine korrekt gelagert worden sind, muß der Oberkörper, von hinten, d.h. vom Rücken her *(linke Bettseite)* noch so gelagert werden, daß er bis zum hemiplegischen Kniegelenk eine gerade Linie bildet. Dazu nimmt die Pflegekraft mit der rechten Hand das darunterliegende *(rechte)* Schulterblatt und greift mit der linken Hand über den Brustkorb, unterhalb des Oberarmes in die Mitte zum Sternum *(Brustbein)*. Die Pflegekraft muß mit ihren Beinen eine Schrittstellung einnehmen, um mit etwas Schwung den Oberkörper von hinten heranziehen zu können. Wenn der Oberkörper mit dem Kniegelenk eine gerade Verlängerung bildet, muß der Rücken mit festen Daunenkissen abgestützt werden. Das Bettgitter wird von dieser Bettseite hochgestellt.

7. Die Pflegekraft geht wieder auf die hemiplegische rechte Seite des Bewohners; der Bewohner muß seine Hände wieder auseinanderfalten, weil jetzt die hemiplegische Schulter herausgezogen werden muß. Dazu wird der Bewohner - so fern er das kann - angeleitet, seinen Oberkörper mit Hilfe der linken Hand *(gesunde Seite)* abzustützen, damit die Pflegekraft mit der linken Hand durch die Achselhöhle hindurch zum Schulterblatt greifen kann *(Knochenkanten)*. Die rechte Hand der Pflegekraft berührt die Mitte des Sternums und synchron wird die hemiplegische Schulter und somit der gesamte Oberarm vorsichtig herausgeschoben. Dabei drückt die Pflegekraft mit der rechten Hand ans Sternum. Unmittelbar danach, erfolgt eine Kontrolle des hemiplegischen Schulterblattes, wobei darauf zu achten ist, daß keine Knochenkanten des Schulterblattes von hinten zu tasten sind. Der Arm wird in Außenrotation in ca. 90° vom Körper entfernt gelagert. Die Handinnenfläche wird nach oben gedreht.

8. Der Bewohner wird nach seinen Bedürfnissen zugedeckt; Wünsche und Bequemlichkeit erfragen; Bett wieder in Ausgangsposition zurückstellen und Klingel reichen.

Fortsetzung nächste Seite

| Standard-Nr.: 73 | Abkürzung: Pfleg./Apop. II | Bezeichnung: Pflege: Apoplexie II |

Allgemeine therapeutische Grundlagen im Umgang mit Hemiplegikern nach dem Bobath-Konzept:

| **3. Lagerung des Hemiplegikers auf die „gesunde" Körperseite**

Ausgangsposition:
Der Bewohner hat eine *rechtsseitige Hemiplegie* und liegt auf dem Rücken. | 1. Beachte immer das Grundsätzliche, die Lagerungskriterien, die Handlings nach Bobath.
2. Kopf mit einem kleinen Daunenkissen gut abstützen.
3. Hände falten lassen: der Daumen der hemiplegischen Seite liegt obenauf, die Handballen aneinander - Finger in Ruhe einfädeln lassen.
4. Die Pflegekraft steht auf der betroffen, gelähmten Körperseite und schiebt das Becken des Bewohners folgendermaßen heran:

Aktive Möglichkeiten den Bewohner zur Seite zu drehen *(Beachte 1-4, s.o.):*
• Gelähmtes Bein mit dem „Gabelgriff-Druck" *(linke Hand unterhalb des Kniegelenkes, rechte Hand am Sprunggelenk)* im Bett aufstellen. Das gesunde Bein soll der Bewohner nach Aufforderung selber im Bett aufstellen und sich mit der Fußsohle nach dem Kommando „Po hoch" hochdrücken. Das rechte hemiplegische Bein ist etwas mehr zur rechten Bettkante gespreizt, da der Bewohner auf die rechte Bettseite gebracht werden muß, um ihn anschließend auf die gesunde, nicht betroffene linke Körperseite lagern zu können.
• Mit der rechten Hand der Pflegekraft wird das im Bett aufgestellte hemiplegische Bein am Sprunggelenk gehalten *(verhindert das Wegrutschen oder die Spastizität des Beines im Bett)*. Nach dem Kommando „Po hoch" wird die linke Hand unter die Taille des Bewohners geschoben. Das nicht betroffene Bein bzw. die Fußsohle des Bewohners stützt sich auf der Matratze ab und hilft somit, das Gesäß anzuheben. Nachdem die linke Hand der Pflegekraft unterhalb der Taille ist, erfolgt das Kommando „Po runter".
• Nach einer wiederholten Aufforderung „Po hoch", wird das Becken zur rechten Bettseite herangezogen. Das hemiplegische rechte Bein wird dabei von der Pflegekraft gehalten und die linke Hand bleibt unterhalb der Taille placiert. Durch eigene Gewichtsverlagerung der Pflegekraft *(nach hinten)* wird das Becken im Bett herangezogen! Anschließend erfolgt das Kommando „Po runter", wenn das Becken auf die rechte Bettkante geschoben wurde.
• Das hemiplegische Bein muß nun zur rechten Bettkante hin nachgestellt werden. Die Hände des Bewohners auseinanderfalten lassen und der Bewohner soll seinen linken Oberarm vom Brustkorb abspreizen. Die Pflegekraft hält weiterhin das hemiplegische Bein mit dem „Gabelgriff-Druck" der rechten Hand am Sprunggelenk fest. Die linke Hand der Pflegekraft umfaßt das davorliegende rechte hemiplegische Schulterblatt und dreht den Bewohner auf seine nicht betroffene, gesunde Körperseite. Den sich drehenden Bewohner auf die nicht betroffene Körperseite vorsichtig abbremsen.

Passive Möglichkeiten den Bewohner zur Seite zu drehen *(Beachte 1-4, s.o.):*
• Gelähmtes Bein mit dem „Gabelgriff-Druck" *(linke Hand unterhalb des Kniegelenkes, rechte Hand am Sprunggelenk)* im Bett aufstellen. Das gesunde Bein soll der Bewohner nach Aufforderung selber im Bett aufstellen. Das rechte Bein ist etwas mehr zur rechten Bettseite im Bett gespreizt, da der Bewohner auf die rechte Bettkante gebracht werden muß, um ihn anschließend auf die nicht betroffene, gesunde linke Körperseite lagern zu können. Die Hände des Bewohners müssen auseinandergefaltet sein und der linke Arm des Bewohners muß entsprechend placiert werden, damit der Bewohner nicht nach der Drehung auf seinem Arm liegt.
• Bewohner vorsichtig zur nicht betroffenen linken Körperseite drehen, indem die rechte Hand das Sprunggelenk fixiert und die linke Hand zum davorliegenden, rechten Schulterblatt greift. In dieser Position den Bewohner zur nicht betroffenen Körperseite drehen bzw. kippen und vor dem Herausfallen aus dem Bett sichern.
• Das Becken muß nun von hinten *(Gesäß)* auf die rechte Bettkante herangezogen werden:
  1. Hand der Pflegekraft greift in Taillenhöhe unter den Bewohner, schiebt die Hände zum Becken und faßt in Beckenhöhe am Beckenkamm zu.
  2. Das Becken wird nach einem Schwung langsam nach hinten gezogen; die Pflegekraft hat dabei ihre eigenen Beine in Schrittstellung *(evtl. in zwei Arbeitsvorgängen durchführen, bei sehr schweren Bewohnern!)* und führt eine Gewichtsverlagerung nach hinten durch. |

Fortsetzung nächste Seite

| Standard-Nr.: 73 | Abkürzung: **Pfleg./Apop. II** | Bezeichnung: **Pflege: Apoplexie II** |

Allgemeine therapeutische Grundlagen im Umgang mit Hemiplegikern nach dem Bobath-Konzept:

3. Lagerung des Hemiplegikers auf die „gesunde" Körperseite Ausgangsposition: Der Bewohner hat eine *rechtsseitige Hemiplegie* und liegt auf dem Rücken.	5. Hände in der Seitenlagerung wieder falten lassen. Da das nicht betroffene linke Bein (*ab Kniegelenk*) mit dem Rumpf eine gerade Verlängerung bilden muß, wird das gesunde Bein von hinten herausgezogen. Dazu wird mit der rechten Hand der Pflegekraft der gesunde Oberschenkel des Beines gefaßt und mit der linken Hand der Beckenkamm. Synchron, mit beiden Händen, zieht die rechte Hand den linken Oberschenkel heraus, währenddessen die linke Hand der Pflegekraft am Beckenkamm entgegengesetzt drückt. Das hemiplegische Bein wird anschließend angewinkelt und auf einem festen Daunenkissen höher gelagert, so daß der Bewohner im Bett eine Schrittposition beider Beine (*wie beim Gehen eines Menschen*) einnimmt. 6. Wenn das Becken und die Beine korrekt gelagert worden sind, muß der Oberkörper von hinten, d.h. vom Rücken her (*rechte Bettseite*) noch so gelagert werden, daß er eine gerade Linie bildet bis zum gesunden, nicht betroffenen Kniegelenk. Dazu nimmt die Pflegekraft mit der linken Hand das darunterliegende (*linke*) Schulterblatt und greift mit der rechten Hand über den Brustkorb, unterhalb des Oberarmes in die Mitte zum Sternum (*Brustbein*). Die Pflegekraft muß eine Schrittstellung ihrer Beine einnehmen, um mit etwas Schwung den Oberkörper von hinten heranzuziehen. Wenn der Oberkörper mit dem Kniegelenk eine gerade Verlängerung bildet, muß der Rücken mit festen Daunenkissen abgestützt werden. Das Bettgitter wird von dieser (*rechten*) Bettseite hochgestellt. 7. Die Pflegekraft geht auf die gesunde linke Körperseite des Bewohners. Der Bewohner muß seine Hände wieder auseinanderfalten, weil jetzt die gesunde Schulter herausgezogen werden muß. Dazu wird der Bewohner - so fern er das kann - angeleitet, seinen Oberkörper etwas anzuheben, damit die Pflegekraft mit der linken Hand durch die Achselhöhle hindurch zum Schulterblatt greifen kann (*Knochenkanten*). Die rechte Hand der Pflegekraft berührt die Mitte des Sternums und synchron wird die gesunde Schulter und somit der gesamte Oberarm vorsichtig herausgeschoben. Dabei drückt die Pflegekraft mit der rechten Hand ans Sternum. Unmittelbar danach, erfolgt eine Kontrolle des gesunden Schulterblattes, wobei darauf zu achten ist, daß keine Knochenkanten des Schulterblattes von hinten zu tasten sind. Der gesunde Arm sucht sich seinen Platz. Der gelähmte Arm muß von der Schulter bis zu den Fingern durch ein zum Schiffchen gelagertes Daunenkissen unterstützt und in das Kissen hineingelagert werden. Der Winkel zum Körper sollte möglichst über 90° betragen. Immer am Handgelenk anfassen und das Ellenbogengelenk „ins Nest" nehmen und in das „Schiffchenkissen bequem hineinlagern. Das Daunenkissen entsprechend von außen anmodellieren. 8. Der Bewohner wird nach seinen Bedürfnissen zugedeckt; Wünsche und Bequemlichkeit erfragen; Bett wieder in Ausgangsposition zurückstellen und Klingel reichen.
4. Lagerung des Hemiplegikers auf dem Rücken *(ungünstige Lagerung bei Hemiplegikern!)*	*Allgemeines zur Rückenlage:* 1. Beachte immer das Grundsätzliche, die Lagerungskriterien und die Handlings nach Bobath. 2. Die Rückenlage sollte nur in Notfällen als Alternative genutzt werden, weil sie das spastische Muster verstärkt und Sekundärschäden, wie z.B. Dekubitus am Kreuzbein und an den Fersen usw. begünstigen kann. 3. Kopf ist in Blickrichtung der gelagerten Hand gedreht und gut mit einem kleinen Daunenkissen abgestützt. 4. Hände falten lassen; 5. Arm, Schulter, Gesäßhälfte und Oberschenkel der betroffenen Körperseite auf ein Kissen parallel zum Körper lagern (*Protraktion der Schulter*). Durch die Daunenkissen wird der Oberschenkel und das Becken nach vorne gebracht und ein Spitzfuß verhindert. Die Beine sind gestreckt und es erfolgt keine Unterstützung durch Kissen am oder unterhalb der Knie oder an der Wade (*Spastizitäts- und Kontrakturengefahr!*). 6. Hemiplegischer Arm und Schulterblatt wird gestreckt und auf ein Kissen erhöht gelagert. 7. Handfläche der hemiplegischen Hand nach unten drehen und Finger spreizen.

Fortsetzung nächste Seite

Standard-Nr.: 73	Abkürzung: Pfleg./Apop. II	Bezeichnung: Pflege: Apoplexie II

Allgemeine therapeutische Grundlagen im Umgang mit Hemiplegikern nach dem Bobath-Konzept:

5. Handling - Bewohner in Richtung Fußende bewegen durch eine Pflegeperson	1. Beachte immer das Grundsätzliche, die Lagerungskriterien und die Handlings nach Bobath. 2. Kopf gut abstützen mit einem kleinen Daunenkissen. 3. Hände des Bewohners falten lassen. 4. Bewohner in die Seitenlage drehen (*siehe: „Passive und Aktive Möglichkeit den Bewohner zur Seite zu drehen"*). 5. Pflegeperson: beide Hände schräg von unten am Becken des Bewohners ansetzen und in Schrittstellung mit gestreckten Armen der Pflegekraft den Bewohner in Richtung Fußende nach unten ziehen; wenn erforderlich kann der Bewohner gleichzeitig in Richtung Bettkante gezogen werden; 6. Anschließend den Oberkörper heranziehen: Die 1. Hand der Pflegeperson umfaßt von unten das Schulterblatt des Bewohners und die 2. Hand liegt auf dem Sternum. Der Bewohner wird mit seinem Oberkörper nach hinten zurückgezogen (*s.o. Lagerungen*). 7. Bewohner immer auffordern mit der gesunden Körperseite zu unterstützen, entweder durch Druck oder durch Abstützen auf der Matratze.
6. Handling - Drehen des Bewohners durch eine Pflegeperson	*Vorgehen: - Drehen auf die Seite!* 1. Beachte immer das Grundsätzliche, die Lagerungskriterien und die Handlings nach Bobath. 2. Kopf gut abstützen mit einem kleinen Daunenkissen. 3. Hände des Bewohners dabei nicht falten lassen. Die Hände (*sicher*) abgespreizt neben den Körper legen, damit eine bessere Möglichkeit zur Mithilfe besteht und damit der Bewohner nach der Drehung nicht auf seinem Arm liegt. 4. Beine aufstellen mit dem „Gabelgriff-Druck". 5. Becken und Beine auf die gewünschte Körperseite drehen (*kippen*) und anschließend Becken nach hinten ziehen (*siehe: „Passive und Aktive Möglichkeit den Bewohner zur Seite zu drehen"*). 6. In der Seitenlage den Bewohner auffordern, Hände wieder zu falten und den Oberkörper möglichst evtl. selbständig nachzuholen (*evtl. Hilfestellung mit dem „Schaufelgriff"*).
7. Handling - Seitwärtsbewegen im Bett durch eine Pflegeperson	1. Beachte immer das Grundsätzliche, die Lagerungskriterien und die Handlings nach Bobath. 2. Kopf gut abstützen mit einem kleinen Daunenkissen. 3. Hände des Bewohners dabei falten lassen. 4. Rechte Hand der Pflegekraft fixiert das Sprunggelenk, die Beine wie oben beschrieben („*Gabelgriff-Druck"*) aufstellen lassen. 5. Linke Hand der Pflegekraft faßt weit unter das Becken des Bewohners, mit dem Kommando „Po hoch - Po runter" schieben; 6. Nach einem weiteren Kommando „Po hoch" den Bewohner an die gewünschte Bettkante ziehen oder wegschieben (*s.o. Lagerungen*). 7. Beine nachholen bzw. nachstellen lassen. 8. Oberkörper nachholen mit dem „Schaufelgriff" (*aktiv*) oder mit dem Stützgriff (*passiv*). *„Schaufelgriff":* • Bewohner liegt auf dem Rücken: Von oben über die Schulter bis zu den Schulterblättern des Bewohners greifen; • Bewohner hält die gefalteten Hände und gestreckten Arme nach unten; • Kommando: „KOPF HOCH" und in dem Moment der Anspannung des Bewohners, den Oberkörper mit gestreckten Armen der Pflegekraft zur gewünschten Bettkante ziehen, durch Gewichtsverlagerung nach hinten. - Nicht heben! • Kurze Kommandos erleichtern den Vorgang! Vorteil: - Aktivierung der Rumpf- und Bauchmuskeln!

Fortsetzung nächste Seite

Standard-Nr.: 73	Abkürzung: Pfleg./Apop. II	Bezeichnung: Pflege: Apoplexie II

Allgemeine therapeutische Grundlagen im Umgang mit Hemiplegikern nach dem Bobath-Konzept:

8. Sitzen im Bett	1. Beachte immer das Grundsätzliche, die Lagerungskriterien und die Handlings nach Bobath. 2. Genügend Hilfsmittel, z.B. feste Kissen zur aufrechten Haltung in den Rücken legen. 3. Das Bett bleibt flach gestellt, damit die halbliegende Stellung ausgeklammert wird. 4. Es werden so viele Kissen benötigt, daß der Rücken im Bett gerade gehalten werden kann. Der Nacken und der Kopf werden nicht abgestützt, damit der Bewohner lernt, seinen Kopf selbständig zu halten und zu kontrollieren. 5. Das Körpergewicht wird in Sitzposition im Bett gleichmäßig auf beide Gesäßhälften verteilt. 6. Mit dem „Schaufelgriff" (s. oben) oder passiv mit dem „Stützgriff" (siehe Standard „Heben I und II"), den Bewohner im Bett zum Sitzen aufsetzen. 7. Einen Bettisch vor den Bewohner über das Bett schieben; der Tisch unterstützt dabei beide Arme und hilft dem Betroffenen die aufrechte Sitzhaltung zu üben. 8. Bewohner streckt die Ellenbogen durch und faltet die Hände, der geschädigte Daumen muß oben liegen. *Vorteile durch das Sitzen im Bett:* • Training des Gleichgewichtssinns; • Kontrolle der Kopfhaltung. *Merke*: Bewohner nie in eine halbliegende Stellung bringen, da sie das Spastizitätsmuster fördert!
9. Vom Liegen im Bett zum Sitzen auf der Bettkante Der Transfer findet immer über die betroffene Körperseite statt.	1. Beachte immer das Grundsätzliche, die Lagerungskriterien und die Handlings nach Bobath. 2. Bewohner mit gebeugten Knien auf die betroffene, gelähmte Körperseite drehen (Technik, siehe: Seitwärtsdrehen im Bett). 3. In der Seitenlagerung (an der rechten Bettkante) mit einer Hand unter die Achsel der betroffenen Körperseite bis an das Schulterblatt greifen. 4. Mit der anderen Hand die Beine, unterhalb der beiden Kniekehlen über den Bettrand führen. 5. Bewohner mit Schwung zum Sitzen auf die Bettkante bringen, dabei das eigene Körpergewicht seitlich verlagern. 6. Bewohner kann mithelfen, indem er mit der gesunden linken Hand über die geschädigte Seite greift und sich an der Matratze abstützt.
10. Vom Sitzen auf der Bettkante zum Sitzen auf einem Stuhl	1. Beachte immer das Grundsätzliche, die Lagerungskriterien und die Handlings nach Bobath. Bewohner sitzt bereits auf der Bettkante und hat feste Schnürschuhe an und der Armlehnstuhl wurde kopfwärts placiert. Zum Transfer immer Seitenlehnen abnehmen und Fußstützen wegklappen. 2. Vor den Bewohner stellen. 3. Hände des Bewohners falten lassen. 4. Bewohner an die Bettkante ziehen zum Schrägsitz. 5. Füße des Bewohners müssen den Fußboden sicher und fest berühren. 6. Eine Hand der Pflegerperson greift unter die hemiplegische Schulter. 7. Kopf des Bewohners muß auf der Schulter der Pflegekraft liegen, wenn der Bewohner dies kann. 8. Die zweite Hand von der Pflegeperson muß unter die rechte Gesäßhälfte fassen. 9. Hemiplegisches Knie des Bewohners mit den eigenen von außen durch V-Stellung der eigenen Beine vor dem Wegrutschen sichern.

Fortsetzung nächste Seite

| Standard-Nr.: 73 | Abkürzung: Pfleg./Apop. II | Bezeichnung: Pflege: Apoplexie II |

Allgemeine therapeutische Grundlagen im Umgang mit Hemiplegikern nach dem Bobath-Konzept:

10. Vom Sitzen auf der Bettkante zum Sitzen auf einem Stuhl	10. Körpergewicht nach hinten verlagern und Bewohner über seine geschädigte Seite aus dem Bett herausschwenken. 11. Gesäß muß sich ganz hinten im Stuhl befinden. 12. Beide Füße müssen im Sitzen fest auf dem Boden stehen. 13. Im Rollstuhl ist darauf zu achten, daß der Bewohner nicht eine Lage im Beugemuster einnimmt. 14. Bei der Sitzhaltung am Tisch ist stets darauf zu achten, daß der Bewohner nah genug am Tisch sitzt. Sein hemiplegischer Arm muß mit seinem Ellenbogen auf dem Tisch liegen. Wenn der Oberkörper sehr instabil ist, kann die hemiplegische Körperseite mit Hilfe von Daunenkissen gestützt werden, um eine sichere und körpergerechte physiologische Sitzhaltung, z.B. zum Essen oder zu sonstigen Aktivitäten, zu ermöglichen.
11. Beispiele für Aktivitäten im Alltag Unterstützung durch ergotherapeutische und krankengymnastische Behandlung erforderlich!	Viele Aktivitäten können schnell erlernt werden, da sie dem Bewohner vertraut sind. Bei allen Aktivitäten ist es sinnvoll, eine systematische Reihenfolge der Tätigkeiten einzuhalten, um das Pflegeziel, die psychische Stabilisierung durch mehr Selbständigkeit wieder zu erlangen. *Waschen auf einem Hocker (nicht im Rollstuhl):* • Der Bewohner sitzt während des Waschens auf einem normalen Stuhl vor dem Waschbecken um sich zu waschen. Die Wassertemperatur ist vorher zu kontrollieren (*Sensibilitätsstörungen*!). Der hemiplegische Arm liegt in seinem Gesichtsfeld im Wasserbad des Waschbeckens. Zum Waschen und Abtrocknen sind rauhe Waschlappen und Handtücher zu verwenden. Alle Maßnahmen der Körperpflege müssen - zur Körperwahrnehmung - langsam aber intensiv durchgeführt werden. *An- und Auskleiden:* • Bewohner muß auf einem Stuhl mit gerader Rückenlehne sitzen, niemals auf der Bettkante (*Gleichgewichtsstörungen*!). Beim An- oder Auskleiden ist strikt eine sinnvolle Reihenfolge einzuhalten und die Kleidungsstücke sind im Gesichtsfeld des Bewohners nach seinen Wünschen vorzubereiten und hinzulegen. Zuerst die hemiplegische Seite anziehen. Die gesunde Körperhäfte immer zuerst ausziehen! Hier können Hilfsmittel zum Erlangen der Selbständigkeit eingesetzt werden. *Geh- und Stehübungen:* • Die Geh- und Stehübungen erfolgen durch eine Krankengymnastik. Sie fördert auch die Stabilität beim Gehen des Bewohners!

Dokumentation: Die Maßnahmen: Mobilisation, Aktivierung, Aufstehen, Transfer, Zubettgehen usw. sind im Pflegedurchführungsblatt täglich zu bestätigen. Veränderungen und Beobachtungen müssen im Berichteblatt festgehalten werden. Bei der Rehabilitation von Hemiplegikern muß eine Pflegeplanung im Pflegeplanungsblatt durchgeführt werden, um Erfolge etc. sofort festzustellen. Der Maßnahmenkomplex gehört zum Leistungskomplex (*Lagern, Betten und Mobilisation*) im Rahmen der Pflegeversicherung. Die Maßnahmen der Krankengymnastik und Ergotherapie müssen durch den Arzt genehmigt werden!

Qualifikation: Altenpfleger/in und Pflegehelfer/in nach exakter Anleitung.

236

Der Anteil der Diabetiker an der Gesamtbevölkerung der Bundesrepublik Deutschland beträgt ca. 3%. Der Diabetes mellitus (*„honigsüßer Durchfluß"*) als Zuckerverwertungsstörung ist eine erblich, chronisch verlaufende Stoffwechselerkrankung. Sie ist durch Störungen, im Kohlenhydrat-, Fett- und Eiweißstoffwechsel gekennzeichnet. Beim Diabetes mellitus (*Zuckerkrankheit*) besteht ein absoluter oder relativer Mangel an Insulin. Im Verlauf kann es zu akuten Stoffwechselentgleisungen (*Koma und/oder Schock*) und diabetestypischen Komplikationen und gefährlichen Spätschäden in verschiedenen Organen kommen. Das Hormon Insulin wird in den Langerhans'schen Inseln der Bauchspeicheldrüse gebildet. Es hat die Aufgabe, den Blutzuckerspiegel zu senken.

Die Gegenspieler des Insulins sind die Hormone Adrenalin und Glukagon, sie steigern den Blutzucker.

Wenn das Insulin aus verschiedenen Gründen nicht mehr wirksam ist, spricht man von einem relativen Insulinmangel. Einen absoluten Insulinmangel im Kindes- oder Jugendalter und bei jüngeren Erwachsenen nennt man Typ 1 oder auch juveniler Diabetes. Beim Altersdiabetes findet sich der Häufigkeitsgipfel in der zweiten Lebenshälfte. Er wird als Typ 2 bezeichnet und betrifft Frauen häufiger. Ursache für den Altersdiabetes ist das Übergewicht, die Einnahme von bestimmten Medikamenten und andere endokrine Erkrankungen. Der Diabetes mellitus kann in verschiedene Schweregrade eingeteilt werden:

Schweregrade des Diabetes mellitus

Potentieller Diabetes mellitus	Latenter (*subklinischer*) Diabetes mellitus	Manifester Diabetes mellitus
Hier treten keine Symptome auf; es wird eine Vermutungsdiagnose durch den Arzt gestellt. Die Wahrscheinlichkeit des Auftretens ist gegeben bei folgenden Personen: – Eineiiger Zwilling, deren anderer Partner Diabetiker ist. – Kind von Eltern mit einem manifesten Diabetes mellitus.	Bei starken Belastungen, Streß und akuten Erkrankungen (*Fieber*) machen sich die Symptome bemerkbar.	Erhöhte Blutzuckerwerte im Blut und in der Glukoseausscheidung im Harn. Die Glukoseausscheidung im Harn ist nachweisbar, bei Werten über 180 mg% (*Harnschwelle*) mit Dehydration (*Wasserverlust*) des Organismus.

Blutzuckernormalwerte: 60 - 100 mg/dl. (*nüchtern*),
160 mg/dl. (*1 Stunde nach dem Essen*),
120 mg/dl. (*2 Stunden nach dem Essen*).

Bei einer Entgleisung kann es zu einer Hypo- und/oder Hyperglykämie kommen.

Als **Hypoglykämie** wird eine Unterzuckerung (*BZ nüchtern unter 45 mg/dl.*) bei alten Menschen bezeichnet. Eine Hypoglykämie entwickelt sich rasch und kann zu einem hypoglykämischen Schock führen.

Eine **Hyperglykämie** ist eine Blutzuckererhöhung von über 180mg/dl nüchtern und kann im schlimmsten Fall zu einem Koma diabetikum führen.

Fortsetzung nächste Seite

Standard-Nr.: 74	Abkürzung: Pfleg./Diab.	Bezeichnung: Pflege: Diabetes mellitus

Diagnose:	Ursachen:	Symptome:	Vitalfunktionen:	Hautzustand:	Blutzuckerwerte:
Koma diabetikum	Insulinmangel (*z.B. zuwenig oder vergessene Insulininjektionen*), Diätfehler, Hungerzustände, Pankreatitis, Infektionen usw.	Das diabetische Koma entwikkelt sich langsam über Tage. Appetitlosigkeit, Übelkeit, Erbrechen, gesteigertes Durstgefühl, häufiges Wasserlassen (*Pollakisurie*), Müdigkeit und Atemnot. Es kann zu einer Somnolenz (*Schläfrigkeit*) kommen.	Der Blutdruck ist meist niedrig (*Blutdruckabfall*) und durch Übersäuerung (*metabolische Azidose*) kommt es zur verstärkten Atmung (*Kußmaulsche Atmung beim ketoazidotischen Koma*). Da Ketonkörper mit ausgeatmet werden, riecht die Ausatmungsluft azetonähnlich (*obstartig*). Der Puls ist weich und tachykard (*Pulsfrequenz über 100 Schläge/pro Minute*).	Der Hautspannungszustand (*Turgor*) ist sehr schlecht und die Haut ist trocken mit Dehydration (*Wasserverlust, insbesondere beim hyperosmolarem Koma*). Der Wasserverlust (*osmotische Wirkung*) und Entwässerung der einzelnen Zellen, ist maßgeblich für die Bewußtseinsstörungen verantwortlich. Die Muskulatur ist schlaff. Der Tod kann eintreten durch die Hirnschädigungen. Die Augäpfel (*Bulbi*) sind weich.	Über 180 mg/dl., wobei manche Menschen erst bei Werten ab 250 mg/dl. und mehr entsprechende Symptome zeigen können.
Hypoglykämischer Schock	Insulinüberdosierung, Hyperinsulinismus, Alkoholismus, usw.	Die Hypoglykämie entwickelt sich sehr rasch über Stunden. Leistungsschwäche, Unruhe, Verwirrtheit, Zittern, Reizbarkeit, starkes Schwitzen (*Hyperhidrosis*), Heißhunger, Müdigkeitsgefühl und Sehstörungen. Es kann zu einer Bewußtseinstrübung mit Bewußtseinslosigkeit und evtl. zu Krämpfen kommen.	Der Blutdruck kann normal sein und die Atmung ist flach als auch unregelmäßig. Der Puls ist gut gefüllt und tachykard (*s.o.*) mit Herzklopfen.	Die Haut ist schwitzig und die Augäpfel sind hart.	Unter 45 mg/dl.

Spätfolgen und Komplikationen bei einem Diabetes mellitus sind:

– Durchblutungsstörungen,
– Diabetische Fußgangrän,
– Peripher arterielle Verschlußkrankheit,
– Polyneuropathien,
– Netzhautveränderungen am Auge, bishin zur Erblindung,
– erhöhte Schlaganfallgefahr und die Zunahme von Verwirrtheitszuständen.

Fortsetzung nächste Seite

| Standard-Nr.: 74 | Abkürzung: Pfleg./Diab. | Bezeichnung: Pflege: Diabetes mellitus |

Pflegeziele:

- Stabilisierung und Kompensation der Stoffwechsellage;
- Krankheitsverarbeitung bei festgestelltem Diabetes oder bei zunehmenden Komplikationen;
- Beschwerdefreies Leben im Alltag;
- Regelung der Lebensweise und Bewohner soll die Symptome einer Unterzuckerung kennen;
- Vermeidung von Infektionen;
- Einhaltung der Diät (*BE-Broteinheiten = 12 g Kohlenhydrate*);
- Einhaltung der medikamentösen Behandlung mit oralen Antidiabetika oder parenteralen Insulingaben.

Spezielle - und allgemeine Pflegemaßnahmen bei Diabetes mellitus

Spezielle Therapie und Pflege bei Entgleisungen	Allgemeine Pflegemaßnahmen:
Entgleisungen *(Warnsymptome)* erkennen und geeignete Maßnahmen bei Auffälligkeiten sofort einleiten: **1. Hypoglykämie** - Blut - und Harnzuckerwert ermitteln; - Bei Abweichungen den Arzt informieren; - Zuckerwasser - gesüßter Tee - sofort oral zum Trinken anbieten; - Laufende Kontrollen der BZ-Werte, des Bewußtseinszustandes und der Vitalfunktionen; - Bewohner beobachten und nicht alleine lassen, bis zum Eintreffen des Arztes. **2. Hyperglykämie** - Blut- und Harnzuckerwert ermitteln; - Bei Abweichungen den Arzt informieren; - Laufende Kontrolle der Blutzuckerwerte (*BZ*), des Bewußtseinszustandes und der Vitalfunktionen; - Bewohner beobachten und nicht alleine lassen, bis zum Eintreffen des Arztes.	- Mobile Bewohner sollen Traubenzucker (*Zucker geht schnell ins Blut*) oder Kekse mitführen und bei Erstanzeichen selbständig einnehmen; - regelmäßige Kontrolle der Vitalfunktionen und der Blut- und Harnzuckerwerte, nach ärztlicher Anordnung; - regelmäßiges augenärztliches Konsil veranlassen; - sorgfältige Fußpflege durch die Fußpflegefachkraft, keine zu engen Strümpfe, nicht barfuß gehen lassen und auf geeignete Schnürschuhe achten; **verboten**: Fußnägelschneiden durch Pflegekräfte; - Normalgewicht anstreben und Körpergewicht kontrollieren (*nach dem Quetelett-Index*); - regelmäßige Einnahme von 5 bis maximal 6 kleinen Mahlzeiten pro Tag (*inklusive der Zwischenmahlzeiten*), die nach Broteinheiten berechnet worden sind. Die Diabetesdiät wird nach Broteinheiten (*BE*) ärztlicherseits angeordnet. Die Mahlzeiten täglich regelmäßig zu festen Zeiten anbieten. Austauschtabelle der BE anwenden und evtl. Wunschkost anbieten. - regelmäßige orale oder/und parenterale Medikamenteneinnahme nach der „5 -R-Regel" und der genauen ärztlichen Anordnung. - Medikamentöse Behandlung (*fünf-R-Regel!*): Die Tabletten nicht auf nüchternen Magen geben, sondern während der Mahlzeit mit 50 ml Wasser einnehmen lassen. Insulin muß subkutan (*= s.c. in das Unterhautfettgewebe*) injiziert werden. Bei einer oralen Zufuhr machen die Fermente des Magensaftes das Insulin unwirksam. Der Wirkungseintritt und die -dauer der Insuline ist unterschiedlich. Altinsulin wirkt sofort, die Wirkungsdauer beträgt nur 4 Stunden. Die Depot-Insuline haben eine verzögerte Wirkung, der Wirkungseintritt erfolgt langsamer. Insulininjektionen können auch dreimal am Tag durchgeführt werden. Insuline immer im Kühlschrank aufbewahren. Die Anzahl der Insulin-Einheiten (*I.E.*) und der Zeitpunkt der Verabreichung von Insulininjektionen wird durch den Arzt angeordnet. Das Insulin wird 20 - 30 Minuten vor der Nahrungsaufnahme subkutan (*s.c.*) verabreicht, damit sich die Wirkung bis zur Nahrungsaufnahme entfalten kann. **Beachte folgende Standards:** Standard: „Augpfl."; „Bilz."; „Dekupr."; „Ernähr."; „Infekt."; „Injekt./s.c."; „Interpr."; „Intim."; „Juckrpfl."; „Kp-Allg."; „Kp-Haut"; „Medik."; „Mund I und II"; „Nagelpfl-H.F."; „Fußpfl."; „Obstipr."; „Pneupr."; „Thrompr."; „Trinken"; „Ulkus cru."; „Verbwe."; „Vitalktr.".

Fortsetzung nächste Seite

Standard-Nr.: 74	Abkürzung: Pfleg./Diab.	Bezeichnung: Pflege: Diabetes mellitus

Pflegeziele:
- Blutzuckerbestimmung und Kontrolle der Blutzuckerwerte;
- Hyperglykämie oder Hypoglykämie verhindern.

Methoden der Blutzuckeruntersuchung

Methoden:	Material:	Durchführung:
Blutzuckeruntersuchung „sensorisch"	• Automatisches, digitales Blutzucker-Meßgerät (*verschiedene Geräte und Funktionen!*); • Blutzucker-Teststreifen (*Blutglukose Sensor Elektroden*); • Lanzette; • Zellstofftupfer evtl. kleines Pflaster; • ggf. Pflaster und Einmalhandschuhe (*als Selbstschutz*).	• Bewohner wird auf die bevorstehende Maßnahme angesprochen und entsprechend informiert. Der Bewohner muß mit der Durchführung dieser Maßnahme einverstanden sein. Einmalhandschuhe anziehen und Ohrläppchen vorher am unteren Ende etwas massieren. • Zur Blutgewinnung wird mittels einer Lanzette ins Ohrläppchen gestochen. Teststreifen wird ins Gerät *eingeführt (BSE Codierung: Gerät und Teststreifen müssen immer identisch sein)*. Jedes Gerät (*je nach Fabrikat*) funktioniert unterschiedlich. Eine Codierung der Teststreifen mit dem Gerät ist zwingend. Erster Bluttropfen mit einem Zellstofftupfer entfernen und dann den nächsten Bluttropfen auf die markierte Stelle des Teststreifens geben. Die ganze gekennzeichnete Fläche auf dem Teststreifen muß mit dem Bluttropfen bedeckt sein. Einstichkanal mit Zellstofftupfer durch den Bewohner komprimieren lassen und anschließend evtl. (*bei Nachbluten!*) mit einem kleinen Hautpflaster versorgen. • Nach dem Countdown des Blutzuckergerätes von 20 - 0 Sekundentakt, den Blutzuckerwert exakt in mg%/dl. ablesen. Werte sofort eintragen im Dokumentationssystem, z.B. Diabetesblatt oder Berichteblatt. Bei Stoffwechselentgleisungen s.o. Teststreifen, Lanzette (*in den Kanülensammler*), Zellstoff und Einmalhandschuhe entsorgen.
Blutzuckeruntersuchung „visuell"	• Blutzucker-Teststreifen (*z.B. Haemo-Glukotest 20 - 800®*); • Lanzette; • Zellstofftupfer evtl. kleines Pflaster; • ggf. Pflaster und Einmalhandschuhe (*als Selbstschutz*); • Uhr mit Sekundenzeiger.	• Visuelle Auswertung mit Hilfe einer Farbskala, z.B. auf dem Haemo-Glukotest 20 - 800® Etikett. Bewohner wird auf die bevorstehende Maßnahme angesprochen und entsprechend informiert. Der Bewohner muß mit der Durchführung dieser Maßnahme einverstanden sein. Einmalhandschuhe anziehen und Ohrläppchen vorher am unteren Ende etwas massieren. • Zur Blutgewinnung wird dann mittels einer Lanzette zügig ins Ohrläppchen gestochen. Erster Bluttropfen wird mit einem Zellstofftupfer entfernt. Der nächste Tropfen Blut wird auf das dafür bestimmte Farbfeld gesetzt. Mit Zellstoff zügig den Bereich der Einstichstelle reinigen. Einstichkanal mit Zellstofftupfer durch den Bewohner komprimieren lassen und anschließend evtl. (*bei Nachbluten!*) mit einem kleinen Hautpflaster versorgen.

Fortsetzung nächste Seite

Standard-Nr.: 74	Abkürzung: Pfleg./Diab.	Bezeichnung: Pflege: Diabetes mellitus

Methoden der Blutzuckeruntersuchung

Methoden:	Material:	Durchführung:
siehe oben	siehe oben	• Nach einer Minute wird das Blut mit einem Zellstofftupfer vom Teststreifen abgewischt und zweimal nachgewischt; nach einer weiteren Minute wird ein Farbvergleich mit Hilfe der Farbskala auf dem Etikett der Teststreifen vorgenommen. Sollte der Blutzucker über 300 mg/dl liegen, ist nochmals eine Minute zu warten und erneut ein Farbvergleich vorzunehmen *(also 3 Minuten nach dem Abtropfen)* evtl. ist der Arzt zu informieren. Werte sind genau in das Dokumentationssystem einzutragen, z.B. Diabetesblatt oder Berichteblatt. Bei Hepatitis oder Antikoagulanzientherapie wird auf ärztliche Anordnung der Zucker im Harn und nicht im Blut festgestellt.
Harnzuckeruntersuchung	• Harnzucker-Teststreifen *(gibt es in unterschiedlicher Art)*; • Harngefäß; • Einmalhandschuhe; • Uhr mit Sekundenzeiger.	• Die Pflegekraft muß Einmalhandschuhe anziehen. Der Bewohner soll in ein sauberes Gefäß wasserlassen; der Bewohner muß dazu genau instruiert werden. Der frische Harn wird in einem sauberen Gefäß aufgefangen, anschließend das dafür vorgesehene Feld am Teststreifen kurz *(maximal 1 Sekunde)* in den frischen Harn eintauchen. • Beim Herausnehmen des Teststreifens die seitliche Kante des Teststreifens am Gefäßrand abstreifen, um überschüssigen Harn zu entfernen. Harnteststreifen auf einem Zellstofftupfer ablegen bis die Ablesezeit von zwei Minuten abgelaufen ist. Nach zwei Minuten wird der Teststreifen mit der Farbskala auf dem Etikett verglichen und der Wert abgelesen. Der festgestellte Wert wird in das Dokumentationssystem, z.B. Diabetesblatt oder Berichteblatt eingetragen. Der Teststreifen wird nach dem Gebrauch entsorgt und das Gefäß entleert, desinfiziert und gereinigt. Bei positivem Harnzuckerbefund muß der Arzt benachrichtigt werden.

Dokumentation: Die Maßnahme ist im Diabetesblatt oder im Berichteblatt festzuhalten. Abweichungen vom Normbereich des Blutzuckers oder Zucker im Harn sind sofort dem Arzt mitzuteilen. Die Mitwirkung therapeutischer und diagnostischer Maßnahmen ist eine behandlungspflegerische „indirekte" Pflegeleistung. Die Kontrolle der Vitalfunktionen, das Aufrechterhalten der Vitalfunktionen und die Einleitung von Notfallmaßnahmen, z.B. bei einer Hypo- oder Hperglykämie ist eine grundpflegerische „direkte" Pflegeleistung.
In stationären Pflegeeinrichtungen wird die Behandlungspflege über die Pflegekassen finanziert.
Im ambulanten Bereich erfolgt die Abrechnung von behandlungspflegerischen Leistungen *(ärztliche Verordnung häuslicher Krankenpflege)* über die Krankenkassen.

Qualifikation: Altenpfleger/in.

Herzerkrankungen aller Art, wie z.B. die Herzinsuffizienz, Angina pectoris oder der Herzinfarkt haben eine besondere Bedeutung, da nicht nur das befallene Organ - das Herz - in Mitleidenschaft gezogen wird, sondern indirekt auch alle anderen Organe des Körpers, Körperfunktionen und alle physischen und psychischen Lebensaktivitäten. An dieser Stelle soll verzichtet werden, auf die detaillierte Beschreibung von Herzkrankheiten einzugehen, da unterschiedliche Ursachen für eine Herzerkrankung ausschlaggebend sein können. Vielmehr wird auf allgemeine Grundsätze bei der „Pflege von Herzkranken" hingewiesen.

Die häufigsten Herzerkrankungen im Alter sind:
a) Herzinsuffizienz,
b) Angina pectoris,
c) Herzinfarkt.

Wenn der Organismus nicht mehr ausreichend mit Blut und Sauerstoff versorgt werden kann, obwohl ausreichend Blut vorhanden ist, wird von einer Herzinsuffizienz gesprochen.

Das federführende Symptom einer Links- und Globalinsuffizienz ist eine Dyspnoe *(Atemnot)*, bei körperlichen Aktivitäten als Belastungsdyspnoe bezeichnet. Diese Atemnot nimmt später im weiteren Verlauf auch im Ruhezustand zu. Weiter kommt es zur Tachypnoe *(beschleunigte Atmung)* bis hin zu der schwersten Form einer Orthopnoe. Die Orthopnoe tritt bei einer Flachlagerung auf und stellt die schlimmste Art der Atemnot dar. Hier bekommt der Bewohner nur noch bei einer aufrechten Oberkörperhochlagerung ausreichend Luft.
Eine Stauungsbronchitis mit Husten und Auswurf kann bei Herzkranken ebenfalls auftreten.
Wird die Pulsfrequenz ermittelt, ist eine Tachykardie *(Pulsbeschleunigung über 100 Schläge/Minute)* feststellbar. Hier kann eine Arrhythmie *(unregelmäßige Herzschlagfolge)* auftreten.
Da es bei einer Linksherzinsuffizienz zu einer Überlastung des rechten Herzens kommen kann, findet sich hier eine Lungenstauung *(Lungenödem)*.
Bei einer Rechtsherzinsuffizienz kommt es zu Bein- und Knöchelödemen, Zyanose *(Blaufärbung)* der Akren *(Endgliedmaßen)* an Fingernägeln, Nasenspitze, Lippen, Ohrläppchen sowie an einer Atemnot. Bei einer Rechtsherzinsuffizienz sind die Halsvenen prall gefüllt *(insbesondere im Liegen)*. Es kann zu Magenschmerzen, zur Pfortaderstauung und zur Leberschwellung kommen. Ferner kann es zu einer Nykturie *(vermehrtes nächtliches Wasserlassen)*, Oligurie *(verminderte Harnausscheidung unter 500 ml / 24 Stunden)*, Eiweißausscheidung kommen und es treten kardiale *Ödeme (bis hin zur Aszites, d.h. Bauchwassersucht)* auf. Die subjektive Belastbarkeit nimmt erheblich ab.

Treten anfallsartige Herzschmerzen von kurzer Dauer auf, kann es sich um einen Angina *pectoris (Enge der Brust)* Anfall handeln. Auslöser sind meist körperliche Belastungen, psychische Stressoren u.v.m.
Die Schmerzen sind retrosternal mit Ausstrahlung zum linken *(teilweise auch rechten)* Arm und zu anderen Körperregionen. Angina pectoris Symptome sind ähnlich wie bei einem Herzinfarkt. Die zunächst kurzen Anfälle können sich verstärken und die Dauer kann sich bis zu 20 Minuten verlängern! Über 30% der Anfälle gehen in einen Herzinfarkt über *(Prä-Infarktangina)*.
Der Herzinfarkt *(umschriebene Nekrose / Gewebstod von Herzmuskelgewebe)* entsteht durch eine Mangelversorgung im Myokardgebiet. Dieser Zustand stellt ein lebensbedrohliches Ereignis dar und führt zu einem kardiogenen Schock. Der kardiogene Schock führt u.U. zu einem akuten Herzkreislaufstillstand. Der Schock stellt eine Alarmreaktion dar, wenn ein Mißverhältnis zwischen Herzzeitvolumen und dem Durchblutungsbedarf in den Endstrombahnen *(Kapillarsystem)* und dem Gewebe besteht. Der Betroffene verspürt bei einem Herzinfarkt retrosternale Schmerzen mit Todesängsten usw. Die Schmerz-Symptomatik ist uncharakteristisch und von daher kann nur ein Elektrokardiogramm *(EKG)* und bestimmte Blutuntersuchungen die Diagnose sichern.

Fortsetzung nächste Seite

Standard-Nr.: 75	Abkürzung: Pfleg./Herz	Bezeichnung: Pflege: Herzerkrankungen

Bei bradykarden (*verlangsamte*) Herzrhythmusstörungen gibt es die Möglichkeit einen Herzschrittmacher zu implantieren. Ein elektrischer Impuls, über eine Sonde dem Herzen zugeleitet, regt dieses zu Aktionen an, bis zur Besserung der Bradykardie. Bewohner die einen Herzschrittmacher haben, müssen bei jedem Sturz oder Hinfallen in das Krankenhaus eingewiesen werden, um die Schrittmacherfunktion überprüfen zu lassen.

Pflegeziele:

- Für Wohlbefinden sorgen durch Angst- und Beschwerdefreiheit;
- Risikofaktoren vermeiden und Ursachen versuchen auszuschalten;
- Engmaschige Kreislauf- und Vitalzeichenkontrolle;
- Bei Schmerzäußerungen sofort reagieren und Alarmzeichen stets ernstnehmen.

Pflege und Betreuung im Akutstadium:	Allgemeine Pflegemaßnahmen:	„Direkte" Pflegeleistungen (*Grundpflege*):	„Indirekte" Pflegeleistungen (*Behandlungspflege*):	Beachte folgende Standards:
• Sofortige Bettruhe und Bewohner nicht mehr bewegen lassen. • Arzt bzw. Notarzt sofort verständigen! • Genaue Kontrolle der Vitalfunktionen. • Bewußtseinslage ständig kontrollieren bis der Bewohner evtl. ins Krankenhaus gebracht wurde oder der Arzt eingetroffen ist. • Bei Bewußtlosigkeit: „stabile Seitenlage" durchführen, um eine Aspiration zu verhindern (*vorher Mundhöhle freimachen und Atemwege freihalten*) durch Reklination (*Überstreckung*) des Kopfes. • Wenn der Bewohner ansprechbar ist: Oberkörperhochlagerung als Schocklagerung und allgemeine Schockbehandlung (*niemals Beine zur Autotransfusion höher lagern!*) durchführen.	• Bei allen Verrichtungen des täglichen Lebens, für Sicherheit, **Ruhe** und Ausgeglichenheit sorgen. Erregungen vermeiden und bei allen Tätigkeiten kleinere Pausen einlegen. • Bewohner Herzbett anbieten oder im Bett mit Lagerungshilfsmitteln eine Herzbettlagerung durchführen. • Anpassen der körperlichen Leistung an die Belastbarkeit des Herzens und der psychischen Befindlichkeit. • Flüssigkeitszufuhr kontrollieren mit einem Trinkplan (*1 - 1,5 Liter/24h*) die Menge erfassen, da Herzkranke nicht sehr viel trinken dürfen. Evtl. ist eine Flüssigkeitsbilanzierung durchzuführen.	• Den Bewohner zur Selbständigkeit oder zur Mithilfe bei allen Verrichtungen während der Körperpflege, Ernährung und Mobilität auffordern - die Anstrengungen müssen jedoch minimal bleiben. • Die Ganzkörper- oder Teilwäsche sollte möglichst immer zügig von unten nach oben (*Hand-Oberarm, Unterbauch-Brustkorb usw.*) erfolgen, - also zum Herzen hin.- • Das Abklatschen mit Franzbranntwein oder ähnl. Präparaten ist kontraindiziert - Einreibungen mit geeigneten Präparaten zur Pneumonieprophylaxe ist hingegen erlaubt. • Vor und nach dem Baden RR-Kontrolle; das warme Halbbad selbst darf nur von sehr kurzer Dauer sein; nicht zu heiß; Wasserstand darf nur bis zum Bauchnabel reichen. Bewohner sehr genau dabei beobachten!	• Ärztliche Behebung des Grundleidens, sofern dies möglich ist, z.B. Blutdruck senken durch Antihypertonika und Stärkung der Herztätigkeit durch Herzglykoside. Ärztlicherseits ist es auch wichtig, die Beschwerden und Symptome zu lindern. • Verabreichung von Digitalispräparaten (*Digoxin, Digitoxin*), Analgetisierung (*Schmerzmittel*) und evtl. Sedierung (*Ruhigstellung*), z.B. mit Diazepam® nur nach ärztlicher Anordnung durchführen. Digitalisüberdosierung beachten wie: Zwillingspuls, Müdigkeit, Appetitverlust, Übelkeit, Erbrechen, Farbsehen, Diarrhoe und Verwirrtheit. Nitropräparate werden meist als Bedarfsmedikation angeordnet, wobei im Akutstadium immer der Blutdruck vorher gemessen werden muß! Bei einem Nitroderm-Pflaster, als Zusammenspiel von anderen verabreichten Digitalispräparaten, wird der Wirkstoff (*Nitroglycerin*) über die Haut aufgenommen (*transdermal*).	Standard: „Absg./Mu./Na." Standard: „Atmung" Standard: „Bilz." Standard: „Dekupr." Standard: „Einrbg." Standard: „Ernähr." Standard: „Kp-Wasch." Standard: „Kp-Allg." Standard: „Kp-Bad" Standard: „Kp-Haut" Standard: „Lageart" Standard: „Medik." Standard: „Mobili. I/II" Standard: „Obstipr." Standard: „Pneupr." Standard: „Sauerst." Standard: „Trinken" Standard: „Thrompr." Standard: „Vitalktr.".

Fortsetzung nächste Seite

Standard-Nr.: 75	Abkürzung: Pfleg./Herz		Bezeichnung: Pflege: Herzerkrankungen	

Pflege und Betreuung im Akutstadium:	Allgemeine Pflegemaßnahmen:	„Direkte" Pflegeleistungen (*Grundpflege*):	„Indirekte" Pflegeleistungen (*Behandlungspflege*):	Beachte folgende Standards:
• Bewohner warm zudecken, da jeder Schockpatient friert und beruhigen, da der Bewohner Todesangst haben kann und stark unruhig ist. • Beengende Kleidung sofort öffnen, Frischluftzufuhr oder Sauerstoffverabreichung (*3 Liter/pro Minute*) mit Nasensonde oder Sauerstoffbrille durchführen. • Evtl. Nitropräparate als Spray oder Kapseln, wie z.B. Nitrolingual® (*sublingual/unter die Zunge*) verabreichen. Vorher ist aber hier wichtig, den Blutdruck zu messen. Wenn der systolische Blutdruckwert unter 100 liegen sollte, dürfen auf gar keinen Fall Nitropräparate gegeben werden, da die Nieren einen Blutdruck benötigen von mindestens 70 mmHg. Durch die Weitstellung der Gefäße, bedingt durch die Nitrogabe, wird der Blutdruck stark gesenkt! Nitropräparate, die sublingual (*unter die Zunge*) gegeben werden, wirken innerhalb von 5 Minuten. Nach der Gabe und spätestens nach 15 Minuten ist nochmals der Blutdruck zu messen. Wenn diese Präparate keine Erleichterung bringen, besteht bei anhaltenden Herzschmerzen der Verdacht auf einen Herzinfarkt oder aber auch auf starke Blähungen!	• Ausgewogene, leichtverdauliche, ballaststoffreiche Kost, salzarm, kalorienarm und cholesterinfrei anbieten und eine Pressatmung (*beim Stuhlgang*) unbedingt verhindern. Bei der Lebensaktivität „essen und trinken" ist an 6 kleinere Mahlzeiten über den Tag verteilt zu denken. Bei der Gabe von Blutgerinnungshemmern (*Antikoagulanzien, wie z.B. Heparin®, Liquemin® usw.*) ist eine Vitamin-K-arme Kost zu veranlassen. • Wenn möglich sollte der Bewohner über Risikofaktoren durch den Hausarzt aufgeklärt werden, wie z.B. kein Nikotin, keinen Alkohol, nur koffeinfreien Kaffee und er sollte auf eine gesunde Lebensweise hingewiesen werden. • Gute Hautpflege und Atemgymnastik (*Krankengymnastik!*) durchführen, da das Gewebe schlecht durchblutet wird und Ödeme vorhanden sein können. Bei Beinödemen kann eine Entstauungslage, z.B. durch Hochlagerung der Beine durchgeführt werden. • Baumwollkleidung (*Bewohner schwitzt stark!*) nicht zu eng - besser luftig und leicht tragbar.	• Toilettenstuhl zur Nacht evtl. anbieten, da Herzkranke in der Nacht unter dem nächtlichen und häufigen Wasserlassen (*Nykturie*) sehr leiden.	• Die Aufklebefläche des Herzpflasters muß fettfrei sein und der Aufklebeort (*Oberkörper, Oberarme*) muß täglich geändert werden. Das Nitroderm-Pflaster wird häufig im Zusammenhang mit der morgendlichen Körperpflege gewechselt. • Entsprechendes Erfassungsblatt erstellen, zur Erfassung, Vermeidung oder Reduzierung der Ödeme und medikamentöse Ausschwemmung durch den Arzt veranlassen, z.B. durch Saluretika-Gaben von Lasix®. Wenn ausschwemmende Medikamente verabreicht werden, muß an eine Kaliumsubstitution gedacht werden (*Kaliumverlustprophylaxe*). Bei Ödembildung kann der Arzt einen Sammelurin (*Urin wird gesammelt von 7.00 Uhr bis zum darauffolgenden Tag 7.00 Uhr*) anordnen. Die Gesamtmenge wird nach 24 Stunden abgelesen; evtl. benötigt der Arzt von der gesammelten Harnmenge noch eine Urinmenge von 10 - max. 20 ml zu Untersuchungszwecken. • Evtl. Bilanzierung durchführen. • Ggf. Körperumfang (*Waden, Bauch*) täglich/wöchentlich messen mit einem Meßband und Umfang der Körperregion protokollieren. Gewichtskontrollen einmal wöchentlich durchführen und Ergebnisse festhalten.	siehe oben

Fortsetzung nächste Seite

Standard-Nr.: 75	Abkürzung: Pfleg./Herz	Bezeichnung: Pflege: Herzerkrankungen

Pflege und Betreuung im Akutstadium:	Allgemeine Pflegemaßnahmen:	„Direkte" Pflegeleistungen (*Grundpflege*):	„Indirekte" Pflegeleistungen (*Behandlungspflege*):	Beachte folgende Standards:
• **Bei Herz- Kreislaufstillstand**: Einleitung und Durchführung einer Wiederbelebung (*Reanimation*). Dazu muß unter dem Rükken im Bett des Bewohners, eine feste Unterlage gelegt werden oder der Bewohner muß dazu auf den Fußboden gelegt werden. Die Reanimation erfolgt solange, bis der Arzt im Heim etc. eintrifft und weitere Anweisungen trifft.	• **Aufregungen jeglicher Art vermeiden.** • Genaue Krankenbeobachtung (*insbesondere das Mund-Nasen-Dreieck*) durchführen und regelmäßige Kontrolle der Vitalzeichen. • Je nach Belastbarkeit re-/aktivieren und die Stufen der Mobilisation einhalten und den Bewohner niemals überfordern.	siehe oben	• Häufiger am Tag die Beine hochlagern oder bei einem Lungenödem eine bequeme Oberkörperhochlagerung als atemerleichternde Lagerung durchführen. Nicht linksseitig lagern, da sonst die Herzbelastung zu groß ist. Täglich RR- und Pulskontrollen durchführen, wenn nicht anders vom Arzt angeordnet worden ist.	siehe oben

Dokumentation: Die durchgeführten Pflegemaßnahmen sind im Pflegedurchführungsblatt festzuhalten. Krankenbeobachtungen und sonstige Veränderungen sind im Berichteblatt deskriptiv (*beschreibend*) einzutragen. Diese Maßnahmen, insbesondere das Aufrechterhalten der Vitalfunktionen sind grundpflegerische „direkte" Pflegeleistungen. Ärztliche Maßnahmen in diesem Zusammenhang sind behandlungspflegerische "indirekte" Pflegehandlungen. Bei Äußerungen von Herzschmerzen mit Todesängsten oder bei sonstigen Beobachtungen muß der Arzt bzw. im Notfall der Notarzt / Bereitschaftsarzt sofort informiert werden!
In stationären Pflegeeinrichtungen wird die Behandlungspflege über die Pflegekassen finanziert.
Im ambulanten Bereich erfolgt die Abrechnung von behandlungspflegerischen Leistungen (*ärztliche Verordnung häuslicher Krankenpflege*) über die Krankenkassen.

Qualifikation: Altenpfleger/in. Die Symptome bei akuten Herzkrankheiten sollen bei allen Pflegemitarbeiter/innen bekannt sein!

Standard-Nr.: 76	Abkürzung: **Pneu.-Giebel**	Bezeichnung: **Pneumonieprophylaxe/Giebelrohr** *(Behandlungspflege)*

Das Giebelrohr ist ein Totraumvergrößerer und dient der Atemgymnastik. Der Totraum ist die Kapazität der nicht am Gasaustausch teilnehmenden Luftwege bzw. das entsprechende Luftvolumen. Die Anwendung eines Gie-belrohres ist eine behandlungspflegerische Maßnahme, die ärztlich genau verordnet sein muß! Der Bewohner muß während der Maßnahme genau beobachtet werden *(Hautfarbe, Atmung, Übelkeit, Schwindel etc.)*. Das Gie-belrohr muß nach der Anwendung desinfiziert *(keimarm)* werden *(Einlegen nach exakter Beachtung der bekannten Desinfektionsregeln/-menge/ und -Zeit)*.

Pflegeziele:
- Der/die Bewohner/in soll die kohlendioxidangereicherte Luft wieder einatmen;
- Durch die Stimulation des Atemzentrums kommt es zu einer tieferen Atmung sowie zu einer beschleunigten Atemfrequenz.

Material:	Vorgehensweise:
• 5 - 6 Segmente *(Totraumverlängerungsstücke)*;	⇒ Die Maßnahme, inkl. die Anzahl der Segmente, Anwendungsdauer und Häufigkeit muß **ärztlich** genau angeordnet sein; ⇒ 1 Segment = 100 ml Luft.
• Zeituhr;	⇒ Die Maßnahme sollte bei alten Menschen nicht länger als 10 Minuten dauern und 3 x täglich durchgeführt werden. Die Durchführung erfolgt im Rahmen der Grundpflege *(morgens/ nach der Körperpflege, mittags/vor der Mittagsruhe, abends/vor dem Zubett-gehen)*.
• Ovales Mundstück; • Nasenklemme;	⇒ Nasenpflege nach Standard: „Nasenpfl." durchführen und Giebelrohr mit Nasenklemme und Mundstück griffbereit vorbereiten und dem/der Bewohner/in geben. ⇒ Der/die Bewohner/in soll das ovale Mundstück in den Mund nehmen und ganz normal damit ein- und ausatmen. Der Totraum wird somit durch die tiefere Atmung vergrößert! Das lange Giebelrohr muß u.U. während der Maßnahme vom Pflegepersonal festgehalten werden/ bzw. vom Bewohner selbst.
• Nierenschale mit Zellstoff.	⇒ Die Nierenschale mit dem darin befindlichen Zellstoff wird für das abgehustete Sekret benötigt.
Mundpflege nach Standard: „Mund I" muß anschließend erfolgen.	

Dokumentation: Die behandlungspflegerische „indirekte" Pflegemaßnahme ist im Pflegeplanungsblatt mit Datum, Uhrzeit und Häufigkeit festzuhalten, wenn eine Pflegeplanung für diese Maßnahme erstellt worden ist.
In stationären Pflegeeinrichtungen wird die Behandlungspflege über die Pflegekassen finanziert.
Im ambulanten Bereich erfolgt die Abrechnung von behandlungspflegerischen Leistungen *(ärztliche Verordnung häuslicher Krankenpflege)* über die Krankenkassen.

Qualifikation: Altenpfleger/in.

Standard-Nr.: 77	Abkürzung: **Pneupr.**	Bezeichnung: **Pneumonieprophylaxe** *(Grundpflege)*

Pneumonie ist eine Lungenentzündung, die grundsätzlich alle Heimbewohner u.U. bekommen können, deren normale Atemtätigkeit, z.B. durch Bettlägerigkeit, ungenügende Lungenventilation und oberflächliche Atmung, Sekretansammlungen, Beeinflussung durch sedierende und schlafanbahnende Medikamente gestört, behindert oder durch Zusatzerkrankungen erschwert ist. Ältere Menschen, die bettlägerig sind sowie Bewohner mit Lungen- oder Herz-Kreislaufkrankheiten, können sehr schnell daran erkranken. Auch ist an die immunsupprimierten *(abwehrgeschwäche)* Bewohner mit Infektionskrankheiten zu denken!

Pflegeziele:

- Für eine gute und ausreichende Belüftung beider Lungenhälften sorgen;
- Atemwege frei- und/oder feucht halten;
- Bewohner soll schmerzfrei und ohne Probleme tief ein- und ausatmen können;
- Bewohner soll seine Sekrete abhusten können;
- Für eine intensive Belüftung der Lungenspitzen und für eine tiefere Atmung sorgen;
- Stimulation der Atmung.

Material:	Maßnahmen:

- Mundpflegetablett, s. Standard: „Mund I" und „Mund II";
 	
 - Mentholhaltige Salben, die transdermal wirken;
 	
 - Franzbranntwein und Hautschutzpflegeprodukte *(kein Öl verwenden, da die Hautporen sonst verstopfen)*;
 	
 - Nierenschale mit Zellstoff;
 	
 - Handtuch;
 	
 - evtl. Absauggerät *(nach ärztlicher Anordnung)*;
 	
 - evtl. Gibelrohr *(nach ärztlicher Anordnung)*;
 	
 - Abwurfbehälter;
 	
 - Aromalampe mit ätherischem Öl.
	1. Intensive Belüftung der Lungenspitzen und tiefere Atmung bewirken: s. Standard: „Pneupr.-Giebel";
	
	 2. Anregung einer tiefen Ein- und Ausatmung:
	 - Im Liegen für frische Luft sorgen *(keine Zugluft)* evtl. für Luftbefeuchtung sorgen;
	 - Aromatherapie mit einer Auswahl von ätherischen Ölen durchführen;
	 - Bewußtes Ein- und Ausatmen einüben lassen bzw. darauf achten;
	 - Bewohner darf bei den Maßnahmen nicht frösteln;
	 - Die Krankengymnastik kann durch gezielte Maßnahmen ebenfalls das bewußte Ein- und Ausatmen des Bewohners bewirken. Ziel aller Anregungen zum tiefen Ein- und Ausatmen ist es, daß diese Maßnahmen vom Bewohner selbständig übernommen und regelmäßg fortgesetzt werden!
	
	 3. Für eine gute und ausreichende Belüftung beider Lungenhälften sorgen - Bewohner soll seine Sekrete abhusten können:
	 - Oberkörperhochlagerung, die sog. „V-Lagerung/Schiffchenlagerung" von zwei Kopfkissen;
	 - Bewohner auffordern durchzuatmen evtl. zeigen *(bei geöffnetem Fenster)*;
	 - Luftballon aufblasen lassen;
	 - Atemgymnastik durchführen, z.B. durch die Nase einatmen, durch den Mund ausatmen *(Lippenbremse!)*;
	 - Bewohner mit Franzbranntwein den Rücken von unten nach oben abklatschen oder „sternförmig" abklopfen:
	    - Nieren und Wirbelsäule aussparen;
	    - Kontraindikationen ausschließen *(Herzkrankheiten, Kopfverletzungen etc.)*;
	    - Nierenschale mit darin befindlichem Zellstoff zum Abhusten von Sekret reichen;
	    - Bewohner soll einatmen und *beim* langsamen Ausatmen muß der Rücken mit hohlen Handflächen abgeklatscht werden;
	    - Rücken des Bewohners anschließend mit dem Handtuch abtrocknen, d.h. abwedeln;
	    - Rücken anschließend mit rückfettendem Hautpflegeprodukt einfetten, da Alkohol die Haut sehr stark austrocknet.
	
	 4. Bewohner soll seine Sekrete abhusten und schmerzfrei ein- und ausatmen können:
	 - Flüssigkeitsbilanz, s. Standard „Bilz.";
	 - Einreiben mit mentholhaltigen Salben, Rückenvibrationen durchführen mit alkoholischen Lösungen;
	 - Inhalative Maßnahmen nach ärztlicher Anordnung, Sekretolytika, Expektoranzien etc. als Unterstützung einsetzen;
	 - Mundpflege, s. Standard „Mund I" und „Mund II"; Nasenpflege, s. Standard „Nasenpfl.".

Dokumentation: Die grundpflegerischen „direkten" Pflegemaßnahmen sind im Pflegeplanungsblatt mit Datum, Uhrzeit und Häufigkeit festzuhalten, wenn eine Pflegeplanung für diese Maßnahme erstellt worden ist bzw. in der Pflegedurchführung zu bestätigen.

Qualifikation: Altenpfleger/in.

| Standard-Nr.: 78 | Abkürzung: **Pneupr./Atsk.** | Bezeichnung: **Pneumonieprophylaxe/Atemskala*** *(Grundpflege)* |

Die Atemskala dient zur Einschätzung der Atemsituation des Bewohners!

Bewohnername: _____

Einstufung von **0 - 3** je nach Situation einschätzen!	Bereitschaft zur Mitarbeit	Vorliegende Lungener-krankungen	Bereits durchge-machte Lungen-erkrankungen	Abwehr-schwäche	Manipula-tive Maß-nahmen	Rau-cher	Schmer-zen	Schluckstö-rungen	Mobili-tätsgrad	Bewußt-seinslage	Medika-mente, die die At-mung se-dieren	**Gesamt-ergebnis**
Datum:												

* in Anlehnung an „C. Bienstein, Bildungszentrum des Deutschen Berufsverbandes für Krankenpflege, Essen"

Bewertung: 0 - 6 Punkte ⇔ **nicht gefährdet,**
7 - 15 Punkte ⇔ **gefährdet,**
16 - 33 Punkte ⇔ **hochgradig gefährdet bzw. Atemstörung vorhanden.**

Fortsetzung nächste Seite

Standard-Nr.: 78   Abkürzung: Pneupr./Atsk.   Bezeichnung: Pneumonieprophylaxe/Atemskala

P	1. Bereitschaft zur Mitarbeit	P	2. Vorliegende Lungenerkrankungen	P	3. Bereits durchgemachte Lungenerkrankungen
0	Eine hohe Bereitschaft zur Mitarbeit ist durch kontinuierliche Mitarbeit gekennzeichnet.	0	Es liegen keine Lungenerkrankungen vor.	0	Der Bewohner hat keine Lungenerkrankungen durchgemacht.
1	Der Bewohner zeigt Bereitschaft zur Mitarbeit unter Aufforderung.	1	Es liegt ein leichter Infekt vor, der den nasalen und oralen Bereich betrifft.	1	Der Bewohner hat leichte Lungenerkrankungen durchgemacht, z.B. bronchopulmonale Infekte aufgrund grippaler Infekte im letzten Vierteljahr.
2	Er zeigt ab und zu Bereitschaft zur Mitarbeit, jedoch nur bei Aufforderung.	2	Es liegt ein Infekt vor, der den bronchopulmonalen Bereich betrifft.	2	Der Bewohner hat schwere Verläufe durchgemacht.
3	Er zeigt keine Bereitschaft zur Mitarbeit oder kann keine Bereitschaft deutlich machen.	3	Es liegen Lungenerkrankungen vor.	3	Der Bewohner hat schwere Lungenerkrankungen durchgemacht, die eine wahrnehmbare Atemfunktionseinschränkung hinterlassen haben.

P	4. Abwehrschwäche	P	5. Manipulative Maßnahmen	P	6. Raucher
0	Es liegt keine Immunabwehr vor.	0	Es werden keine manipulativen Maßnahmen im Atemtrakt durchgeführt.	0	Der Bewohner ist Nichtraucher und ist in seinem direkten Umfeld nur geringfügig rauchexponiert.
1	Es liegt eine leichte Immunabwehr vor aufgrund einer nicht generalisierten Infektion.	1	Es werden manipulative, pflegetherapeutische Maßnahmen wie eine Nasenpflege, s. Standard: „Nasenpfl" oder Mundpflege Standard: „Mund I / II" durchgeführt.	1	Der Bewohner raucht ca. 6 Zigaretten der Schadstoffgruppe 1 oder ist regelmäßiger Passivraucher.
2	Es liegt eine erhöhte Abwehrschwäche vor.	2	Es erfolgt zusätzlich eine Absaugung.	2	Der Bewohner raucht ca. 6 Zigaretten der Schadstoffgruppe 1 oder ist regelmäßiger Passivraucher, z.B. durch seinen Partner oder in seinem direkten Umfeld.
3	Es liegt eine völlige Immunabwehrschwäche vor.	3	Es erfolgt kontinuierlich eine orale/nasale Absaugung.	3	Der Bewohner raucht mehr als 6 Zigaretten der Schadstoffgruppe 3.

(P = Punkte)

Fortsetzung nächste Seite

Standard-Nr.: 78 Abkürzung: Pneupr./Atsk. Bezeichnung: Pneumonieprophylaxe/Atemskala

P	7. Schmerzen	P	8. Schluckstörungen	P	9. Mobilitätsgrad
0	Es sind keine Schmerzen vorhanden.	0	Es liegt keine Schluckstörung vor.	0	Es liegt keine Mobilitätseinschränkung vor.
1	Es sind leichte, kontinuierliche Schmerzen vorhanden.	1	Es liegt eine Schluckstörung bei flüssiger Nahrungsaufnahme vor.	1	Es liegt eine verlangsamte / eingeschränkte Mobilität vor, die durch Inanspruchnahme von Gehstützen und sonstigen Hilfen kompensiert wird oder durch eine veränderte Körperhaltung, die sich auch im Bett äußert (*z.B. Hemineglectphänomen bei Apoplexie*).
2	Es sind hauptsächlich Schmerzen in dem Bereich vorhanden, der auf die Atmung Einfluß nimmt.	2	Eine Schluckstörung liegt auch bei breiiger Nahrungsaufnahme vor.	2	Es liegt eine Mobilitätseinschränkung vor, so daß Bettruhe vonnöten ist und eine Mobilisierung nur im Sessel oder Stuhl erfolgen kann.
3	Es sind ständig Schmerzen vorhanden, die wahrnehmbar auf die Atmung Einfluß nehmen.	3	Es liegt eine komplette Schluckstörung vor, der Bewohner hat eine PEG.	3	Es liegt eine völlige Mobilitätseinschränkung vor.

P	10. Bewußtseinslage	P	11. Medikamente, die die Atmung sedieren
0	Bewohner ist bewußtseinsklar.	0	Bewohner erhält keine beeinflussenden Medikamente.
1	Bewohner ist schläfrig. Das Denken ist verlangsamt und es liegen formale und inhaltliche Denkstörungen vor.	1	Bewohner erhält regelmäßig Hustensaft.
2	Bewohner ist sehr stark desorientiert (*zeitlich, örtlich, räumlich und situativ*).	2	Bewohner erhält Psychopharmaka.
3	Bewohner ist überhaupt nicht ansprechbar. Reaktionen vorhanden, allerdings stark verlangsamt.	3	Die Medikamente, die eingenommen werden müssen, führen zur Beeinflussung der Atmung, zur Austrocknung der Mundschleimhaut (*Psychopharmaka*) und ggf. zur Obstipation.

(P = Punkte)

Dokumentation: Die Punktzahl der Einschätzung dieser grundpflegerischen „direkten" Pflegemaßnahme ist im Pflegeplanungsblatt festzuhalten, wenn eine Pflegeplanung für diese Maßnahme erstellt worden ist.

Qualifikation: Altenpfleger/in.

250

In unserer Zeit ist die Religion den meisten Menschen auf der Welt Fundament und Orientierung für die Gestaltung ihres Lebens. Sie ist für viele Menschen die Richtschnur für das tägliche Handeln und Tun, hilft bei der Antwort auf die Frage nach dem Sinn des Lebens und erfüllt den Wunsch der Menschen nach Sicherheit, Zuversicht, Geborgenheit und Liebe. In den internationalen Grundregeln des Weltbundes der Krankenschwestern und Krankenpfleger wurde 1973 gefordert, daß „die Pflege ohne Rücksicht auf die Nationalität, die Rasse, den Glauben, die Hautfarbe, das Alter, das Geschlecht, die politische Einstellung oder den sozialen Rang ausgeübt wird". Um die Pflege eines alten Menschen ganzheitlich und bedürfnisorientiert gestalten zu können, müssen seine religiösen Bedürfnisse und Wünsche mitberücksichtigt werden. Die Religion ist für manche Menschen, der stärkste Glaube überhaupt.

Religion:	*Vorschriften:*	*Der Tod in den Religionen:*
Der katholische Bewohner	Die Einhaltung von Fastenzeiten; das Verbot von Fleisch- und Alkoholgenuß am Karfreitag und am Aschermittwoch bis Ostersamstag, da sie die Zeit der Umkehr (*Freitagsopfer!*) darstellt. Zur Ausübung des katholischen Glaubens gehören die sieben Sakramente: Taufe, Firmung, Eucharistie (*Heilige Kommunion*), Buße, Krankensalbung, Priesterweihe und Ehe. Im Zimmer befindet sich häufig ein Marienbild und/oder ein Kreuz und manche Menschen beten über mehrere Stunden mit dem Rosenkranz.	Der Tod bedeutet für die römisch-katholische Kirche die Verwandlung in einen neuen, heilen Menschen, zu einem hoffnungsvollen Leben in Vollendung, ohne Trauer und Schmerz mit Kraft, Freude, Gemeinschaft (*1. Kor. 15, 42 - 43*). Liegt ein Bewohner im Sterben, sollte auf Wunsch der zuständige Pfarrer benachrichtigt werden. Dieser wird dem Bewohner die heilige Kommunion und die Krankensalbung spenden und mit ihm beten, z.B. das „Vater unser". Auch kann dem Bewohner durch den Pfarrer die Beichte abgenommen werden. Hierzu sind die räumlichen Voraussetzungen zu erfüllen und es ist für Ruhe zu sorgen. Nach dem Tod eines Bewohners muß im Zimmer eine Kerze als Zeichen der Teilhabe an der Auferstehung angezündet werden. Der Tote muß so versorgt werden, daß die Angehörigen ihren Verstorbenen jederzeit zum Abschiednehmen nochmals sehen können (*s. Standard „Sterbpfl."*).
Der evangelische Bewohner	Der 1. Advent ist in der evangelischen Kirche der Beginn des Kirchenjahres. Dieser Tag hebt sich, anders als bei den Katholiken, von den übrigen Sonntagen ab. Die Freude auf das Kommen Christi wird mit einem kleinen Geschenk (*z.B. Spruchkarte oder Jahreskalender*) ausgedrückt. Weitere große Feiertage im Kirchenjahr der evangelischen Christen sind Karfreitag, Buß- und Bettag und der 31. Oktober als Erinnerung an die Reformation. Andachtskalender oder Poster mit Bibelzitaten, religiösen Texten oder friedvollen Bildern, die den Bewohner nicht belasten, sondern ihm Mut machen oder Trost spenden, können im Bewohnerzimmer sichtbar angebracht werden. Sie begleiten den Bewohner durchs Kirchenjahr.	Die seelsorgerische Begleitung und Betreuung eines Sterbenden in Form eines Gebetes oder der Abendmahlsfeier kann eine Hilfe für Sterbende sein. Hierzu ist der Pastor auf Wunsch des Bewohners zu benachrichtigen. Auch der evangelische Bewohner glaubt an ein neues friedvolles Leben nach dem Tod. Der Tote muß so versorgt werden, daß die Angehörigen ihren Verstorbenen jederzeit zum Abschiednehmen sehen können. (*s. Standard „Sterbpfl."*)
Der jüdische Bewohner	Das Judentum kennt zwar keine unterschiedlichen Konfessionen, die Ausprägung des religiösen Lebens bzw. die Einhaltung von den in der Heiligen Schrift beschriebenen Gesetzen ist nicht einheitlich.	Der Tod ist im jüdischen Glaube kein Ende, sondern ein Übergang (*„Hineingehen"*) in ein anderes Dasein. Das Judentum glaubt an eine Vergeltung guter sowie böser Taten im Jenseits. Andererseits ist der Jude verpflichtet sein Leben stets so zu gestalten, daß er so lange wie möglich auf der Erde Gott dient, indem er Gottes Gesetze streng befolgt und danach lebt. Einem Schwerkranken darf niemals die Hoffnung auf eine Heilung genommen werden. Er bedarf ständig Mut, Zuspruch und ehrliche Zuversicht.

Fortsetzung nächste Seite

Religion:	Vorschriften:	Der Tod in den Religionen:
Der jüdische Bewohner	Die Kopfbedeckung wird „Jarmulke" genannt und ist Ausdruck großer Ehrfurcht vor Gott und symbolisiert das Selbstbewußtsein und Selbstvertrauen des Juden. Auch bei bettlägerigen Bewohnern ist die Kopfbedeckung von Bedeutung und darf niemals abgenommen werden. Es ist nach jüdischer Auffassung die Pflicht der Angehörigen, sich um den Kranken zu kümmern und für ihn bei Gott um Heilung zu bitten. Es gibt auch bei Juden sog. Speisegesetze, die unterschiedlich befolgt werden müssen. Die vegetarische Kost, die erlaubt ist, nennt man „koscher". Verboten ist Schweinefleisch und Aale, Fleisch und Milchspeisen zusammen, sie müssen von verschiedenem Geschirr gegessen werden.	Liegt ein jüdischer Bewohner im Sterben, soll sofort die jüdische Gemeinde (_Angehörige_) benachrichtigt werden. Um den Sterbenden kümmert sich ein Rabbiner und mit ihm oder mit seinen Angehörigen oder Freunden spricht der Sterbende das Sündenbekenntnis, meist auf hebräisch. Nach dem Ableben sorgen Mitglieder der Chewra Kadischa „Heilige Gemeinschaft" (_Beerdigungsgesellschaft_) für den Toten. Sie waschen ihn, kleiden ihn in ein weißes Leinengewand und legen ihn in einen einfachen Holzsarg. Häufig macht die Familie noch eine Totenwache (_bis zu 36 Stunden ist das Verweilen eines Toten im Zimmer gesetzlich erlaubt - bei geöffnetem Fenster!_).
Der islamische Bewohner	Die Reinigung des Körpers kommt nach islamischem Gesetz einer großen Bedeutung zu. Da alles, was den Körper verläßt, als „unrein" bezeichnet wird, bed. dies für den Muslim, daß er sich immer wieder reinigen (_waschen_) muß (_einschl. der Körperhaare unter fließendem Wasser_). Gesicht, Hände und Füße müssen laut Vorschrift vor dem Gebet, vor dem Fasten und vor dem Lesen im Koran gewaschen werden. Bei den Moslems hat das Händewaschen und die _Körperpflege (z.B. Bartpflege etc.) rituelle (spirituelle)_ Bedeutung und sie steht als Symbol der inneren Sauberkeit zu verstehen. Ein Bewohner darf niemals bloßliegen im Bett! Sofort nach dem Aufstehen und vor den Mahlzeiten müssen die Hände gewaschen werden. Bettlägerigen Bewohnern sollte die Gelegenheit dazu gegeben werden. Zur körperlichen Reinheit gehört auch die Entfernung sämtlicher Körperhaare (_meist wird dies von den Angehörigen durchgeführt_). Das Tragen einer Kopfbedeckung bei Frauen ist eine elementare Pflicht und ein Gebot. Durch das große Zusammengehörigkeitsgefühl in der Großfamilie ist es für die Muslime selbstverständlich, daß Bewohner im Heim häufig und in großer Zahl besucht werden. Der Bewohner wird nicht im Stich gelassen, dies ist eine vorgeschriebene Pflicht, von daher sind ständige Besuche elementar. Bestimmte Nahrungsmittel gelten als „unrein" wie z.B. Schweinefleisch, Wurst insbes. Blutwurst, Alkohol und alkoholhaltige Speisen. Blutübertragungen sind nur aus der eigenen Familie gestattet. Bei großen Operationen ist die Zustimmung von einem männlichen Familienoberhaupt einzuholen. Der Gläubige verrichtet 5 x am Tag täglich sein Gebet nach dem Koran. Der Koran schreibt vor, daß ein gläubiger Muslim im Monat Ramadan von Sonnenaufgang bis Sonnenuntergang absolut nichts essen und trinken darf. Darüber hinaus sind dann alle Maßnahmen die „unrein" machen, wie z.B. rektale Temperaturmessung, Medikamenteneinnahme etc. zu unterlassen, bzw. bedürfen der Zustimmung des Familienoberhauptes. Die Frau ist im Islam dem Mann in allen Bereichen stets untergeordnet und braucht in vielen Lebensbereichen die Zustimmung und Einwilligung des Mannes.	Der Islam betrachtet sich als Überhöhung des Christen- und des Judentums. Er gründet sich auf die Lehren des Korans. Danach ist das menschliche Schicksal vorherbestimmt, stehen Belohnung und Bestrafung der Menschen im Paradies und der Hölle fest. In dieser Religion trennt der Tod die Seele vom Körper. Der Tod bedeutet für den Muslim kein Ende des Lebens, sondern eine Verwandlung. Bei sterbenden Bewohnern ist ein islamischer Seelsorger zu benachrichtigen. Der Sterbende hebt den Finger zum Himmel (_wenn er dazu in der Lage ist, oder es hebt ein Angehöriger den Finger des Sterbenden_) und spricht das Sterbegebet (_Shahada_), das Glaubensbekenntnis. Im Pflegeheim kann auch jede Pflegekraft den Finger des Sterbenden heben, ohne das Glaubensbekenntnis zu sprechen. Der Sterbende wird so gedreht, daß sein Gesicht nach Mekka (_Südosten_) gewandt ist. Nach dem Tod wird der Leichnam (_von einem Muslim_) gewaschen und aus einem Gefäß mit fließendem Wasser abgespült. Bei dem Tod eines Mannes werden die Hände über dem Bauch zusammengelegt, bei Frauen über der Brust. Der Leichnam wird in Leintücher gewickelt und auf die rechte Seite gedreht. Der Verstorbene wird meist tränenreich und mit viel Wehgeschrei verabschiedet, als Ausdruck der Trauer.

Fortsetzung nächste Seite

Standard-Nr.: 79	Abkürzung: Religiosität	Bezeichnung: Erfüllen der religiösen Bedürfnisse verschiedener Glaubensbekenntnisse

Religion:	Vorschriften:	Der Tod in den Religionen:
Zeugen Jehovas	Die Zeugen Jehovas lehnen grundsätzlich Weihnachten, Ostern und Namenstage als heidnische Feste mitsamt den volkstümlichen Bräuchen ab. Sie feiern auch keinen Geburtstag. Zwischen den Mitgliedern der Zeugen Jehovas besteht eine enge Verbundenheit; sie duzen sich und reden sich mit „Bruder" oder „Schwester" an. Im Zimmer befindet sich u.U. die Zeitung „Der Wachturm".	Die Auferstehung erfolgt zur Zeit der Herrschaft Jehovas auf Erden. Bei sterbenden Bewohnern erfolgt keinerlei Zeremonie, denn die Auferstehung ist für ihn die tragende Kraft (s. Standard „Sterbpfl.").
Christliche Wissenschaft	Es liegen keine religiösen Bräuche vor. Der „Ausüber" - speziell für dieses Amt ausgebildetes Gemeindemitglied - bemüht sich, Krankheiten ausschließlich durch Gebete zu heilen. Der Kranke hat die freie Wahl zwischen dieser geistigen Hilfe und der Behandlung mit Medikamenten und Therapien. Die Angehörigen der Christlichen Wissenschaft kommen täglich, um mit dem Kranken oder Sterbenden zu beten.	Verrichtungen nach dem Tod: Der Leichnam einer weiblichen Person soll von einer Person gleichen Geschlechts zur Bestattung vorbereitet werden. Sonst sind keine Besonderheiten zu beachten.

Qualifikation: Pflegehelfer/in mit Erfahrung.

Standard-Nr.: 80	Abkürzung: **Sauerst.**	Bezeichnung: **Sauerstoffverabreichung** *(Behandlungspflege)*

Sauerstoff ist ein Medikament! Die Sauerstoffmenge *(Liter/pro Minute)*, die Anwendungsdauer und die Verabreichungsart *(durch Nasenkatheter, Nasensonde, Sauerstoffbrille und Sauerstoffmaske)* bestimmt der Arzt. Sauerstoff wird dann ärztlicherseits angeordnet, wenn der Bewohner eine starke Atemnot hat, eine starke Zyanose der Akren aufweist und eine verminderte Herzleistung hat, z.B. durch Durchblutungsstörungen der Herzkranzgefäße usw. Eine Sauerstoffgabe ist kontraindiziert bei chronisch - respiratorischer Ateminsuffizienz *(z.B. Asthma bronchiale)* und Kohlensäuredruckerhöhung; die Kohlendioxydabgabe muß in jedem Fall gewährleistet sein. Das Atemzentrum *(Nodus vitalis)* im verlängerten Rückenmark *(Medulla oblongata)* hat sich bei den betroffenen Personen bereits an den erhöhten Kohlensäurespiegel *(Hypoxämie)* im Blut gewöhnt. Gefahr bei einer Sauerstoffverabreichung: **Atemstillstand!**

Auch beruhigende Medikamente, die eine Atemdepression oder Beeinträchtigung des Atemzentrums provozieren können, bedürfen einer differenzierten ärztlichen Anordnung.

Da Sauerstoff die Schleimhäute sehr stark und schnell austrocknet, ist ärztlicherseits darauf zu achten, daß keine Medikamente gegeben werden, die u.U. die Schleimhäute noch mehr austrocknen können.

Sauerstoff wird angeliefert durch Sanitätshäuser in blauen Stahlgasflaschen. Die Anlieferung erfolgt flüssig, gasförmig; die Gasflaschen stehen unter Druck und haben ein Hauptventil.

Anlieferung: a) 2 Liter transportable Sauerstoffflasche für ambulante Pflegeeinrichtungen,

b) 10-50 Liter Stahlgasflaschen für stationäre Pflegeeinrichtungen.

Indikationen für eine Sauerstoffgabe:
– plötzliche Atemnot mit Zyanose der Akren;
– Verschiedene Schockarten, Lungenerkrankungen *(nicht bei einer Obstruktion)*;
– Herz- und Kreislauferkrankungen;
– in der Regel verabreicht man 1,5 Liter/Minute bei einer Dauerinhalation *(s. Arztanordnung)*;
– bei kurzfristiger Indikation 3,0 Liter/Minute *(s. Arztanordnung)*.

Pflegeziele:
- Atemnot beheben und subjektive Beschwerden in diesem Zusammenhang lindern;
- Körperzellen mit ausreichend Sauerstoff versorgen;
- Hautdurchblutung verbessern;
- Akzeptanz der Sauerstoffapplikation bei dem Bewohner erreichen.

Sicherheitshinweise im Umgang und Gebrauch von Sauerstoffflaschen:

Explosionsgefahr:	• durch Umstürzen; • durch Schlageinwirkung; • durch Heizkörper *(über 50°C)*.
Erhöhte Feuergefahr:	• durch elektrische Funken; • durch, z.B. Zigarettenrauchen, Kerzenflammen; • durch Berührung mit Fett oder Öl *(z.B. durch eingecremte Hände)*.

Fortsetzung nächste Seite

Standard-Nr.: 80   Abkürzung: Sauerst.   Bezeichnung: Sauerstoffverabreichung

Sicherheitshinweise im Umgang und Gebrauch von Sauerstoffflaschen:

Wechsel der Flasche:	• nie unbeaufsichtigt im Bewohnerzimmer aufbewahren und immer vor Manipulationen durch unbefugte Personen schützen; • **Achtung!** Flasche nie völlig leer werden lassen (*Mindestmanometerstand 40 atü = Wechsel der Flasche*).
Betriebsbereit:	• die Anlage muß ständig betriebsbereit und einsatzbereit sein; • bei Störungen oder Ausfällen sofort für Ersatz sorgen; • Überprüfungsplakette (*TÜV-Fristen beachten/alle 10 Jahre*) und Verfalldatum beachten (*Aufkleber beachten*) und die Gebrauchsanweisung durchlesen; • Die Flaschen nur liegend oder in angekettetem Zustand mit geschlossenem Ventil und Schutzkappe transportieren;

Sauerstoffsysteme bestehen aus einem Druckmesser (*Manometer*), Feinregulator, Druckminderer, Durchflußströmungsmesser, Feinreglerventil, Behälter für Aqua dest., Sauerstoffsprudler und zum Bewohner führender Sauerstoffschlauch, an dem die jeweilige Verabreichungsart angeschlossen wird. Die Funktionsfähigkeit, die Betriebsbereitschaft und der Sauerstoffgehalt in der Flasche muß stets kontrolliert werden, um auch in Notfallsituationen sofort agieren zu können.

Der Sauerstoffgehalt läßt sich mit Hilfe einer Formel berechnen:

Wie lange reicht der Sauerstoffvorrat aus?	Rauminhalt, d.h. Größe der Flasche, z.B. 10 Liter	multipliziert	Manometerstand, z.B. 60 atü	Gesamtliter der Flasche	Geteilt durch die angeordnete Literzahl pro Minute, z.B. 2 Liter/Minute	Ergibt den Sauerstoffvorrat von:
Beispiel:	**10 Liter**	**Mal**	**60 atü**	**= 600 Liter**	**Geteilt durch 2 Liter/Min.**	**= 300 Minuten**

Verabreichungsart von Sauerstoff:

Nasenkatheter und Nasensonde:	Sauerstoffbrille:	Sauerstoffmaske:
Nasenkatheter und Nasensonden dienen der längerfristigen Sauerstoffgabe. Der Bewohner kann trotz der Sauerstoffgabe problemlos essen, trinken, sich bewegen und kommunizieren. *Grundsätzliches:* Vor jeder Sauerstoffverabreichung (*unabhängig von der Verabreichungsart*) und zwischendurch muß eine exakte Nasenpflege, s. Standard: „Nasenpfl." durchgeführt werden. Bei Sauerstoffgaben ist allerdings darauf unbedingt zu achten, daß die Nasenpflege ohne ölhaltige Präparate durchgeführt wird!	Die Sauerstoffbrille eignet sich gut zur Dauerinhalation bei geringen Sauerstoffmengen. Bei den Sauerstoffbrillen (*Einmalprodukt*) handelt es sich um zwei ca. 2 cm lange Einflußstutzen mit Schaumstoff, die in die Nasenlöcher eingeführt werden. Die Schlauchschlaufen liegen wie Brillenbügel hinter den Ohrmuscheln oder werden am Hinterkopf befestigt (*beachte Standard: Dekupr."*). Durch die kurzen Einflußstutzen ergibt sich allerdings ein Sauerstoffverlust an die Umgebungsluft.	Die Sauerstoffmaske ist nur im Notfall zur kurzfristigen Inhalation einzusetzen, da Beklemmungs- und Erstikkungsängste durch eine Maske auftreten können. Sie behindert die Kommunikation und das Essen und Trinken wird durch die Maske unmöglich.

Fortsetzung nächste Seite

Standard-Nr.: 80	Abkürzung: Sauerst.	Bezeichnung: Sauerstoffverabreichung

Verabreichungsart von Sauerstoff:

Nasenkatheter und Nasensonde:	Sauerstoffbrille:	Sauerstoffmaske
Der Katheter und die Sonden werden in Kunststoff zur einmaligen Anwendung angeboten. Die Nasensonde weist am Ende einen Schaumstoffansatz auf, der einen festen Halt und eine Druckverteilung in der Nasenschleimhaut garantiert und einen Nasendekubitus verhindert. Der 8 oder 12 Charr. dicke Insufflationskatheter dient ebenfalls der Sauerstoffgabe über die Nase. Der Nasenkatheter wird vor dem Einführen in die Nase, von der Nasenspitze bis zum Ohrläppchen genau abgemessen und ins Nasenloch, am Nasenboden entlang vorsichtig eingeführt und bis zum weichen Gaumen vorgeschoben. Der Katheter darf nicht zu tief eingeführt werden (*Sauerstoff gelangt ansonsten durch Insufflation in den Magen*). Nach dem Einführen muß mit einer Taschenlampe in der Nasenöffnung und in der Mundhöhle eine Lagekontrolle durchgeführt werden. Anschließend erfolgt eine Fixierung, z.B. mit Urimed®-Klett Universalfixierung oder mit hautfreundlichem Pflaster auf der Wange oder Stirn. Hier ist eine exakte Nasenflügeldekubitusprophylaxe, s. Standard: „Dekupr." durchzuführen. Katheter und Sonde eignen sich gut zur Dauerinhalation; die Sonde und der Katheter muß alle 8 Stunden von einem Nasenloch in das andere gewechselt werden; täglich muß die Sonde oder der Katheter gewechselt werden (*Kontaminationsgefahr*!). Es muß stets auf die Durchgängigkeit des Insufflationsschlauches geachtet werden, als auch Abknickungen der Schläuche sind zu vermeiden. Der Bewohner soll durch seine Nase einatmen!	Der Bewohner soll durch die Nase einatmen, um ein Entweichen des Sauerstoffs über den Mund zu verhindern. Die Sauerstoffbrille muß täglich erneuert werden!	Eine Sauerstoffmaske besteht aus: • Gummimaske mit Einwegventil (*oder seitliche Öffnungen an der Maske*) für die Ausatmung; • Gummikopfband, welches die Maske am Hinterkopf festhält; • Zusätzlich kann sie ausgestattet sein mit einem Gummibeutel als Sauerstoffreservoir mit Zuleitungsschlauch; Die Maske wird locker über den Mund und die Nase gesetzt und mit dem Gummikopfband am Hinterkopf befestigt.

Fortsetzung nächste Seite

Standard-Nr.: 80	Abkürzung: Sauerst.	Bezeichnung: Sauerstoffverabreichung

Durchführung einer Sauerstoffverabreichung:

1. Die ausführende Pflegekraft muß sich vor dem Kontakt mit der Sauerstoffflasche die Hände gründlich waschen und desinfizieren. Die Hände dürfen nicht mit fetthaltigen Cremes eingerieben werden!

2. Gerät sicher im Bewohnerzimmer vorbereiten, unbedingt vor Sturz, Umfallen und vor unbefugtem Hantieren schützen. Da Sauerstoff sehr schnell die Schleimhäute austrocknet, muß dieser mit frischem sterilem Aqua dest. angefeuchtet werden; dazu wird ein dafür vorgesehener Behälter mit Aqua dest. bis zur Markierung gefüllt. Bevor der Sauerstoff zum Bewohner gelangt, durchströmt dieser den Befeuchtungsbehälter. Dieser Behälter muß regelmäßig desinfiziert werden, sonst lösen die Aerosole schwere Infektionen in den Atemwegen aus! Aqua destillata wird zu diesem Zweck bereits als Fertigpackung für Sauerstoffflaschen angeboten und muß lediglich am Sauerstoffgerät angeschraubt werden.

3. Bewohner - wenn möglich - über die Art und Dauer der Applikation informieren und beruhigen; bequeme Oberkörperhochlagerung durchführen, s. Standard: „Atmung", mit aufgerichtetem Oberkörper und aufgestützten Armen, damit der Bewohner seine Atemhilfsmuskulatur einsetzen kann. Sauerstoffkatheter, Sonde oder Brille (je nach ärztlicher Anordnung) bereitlegen, sowie Fixationspflaster.

4. Vor dem Einführen des Katheters, der Sonde oder der Sauerstoffbrille dem Bewohner ein Taschentuch geben, schneuzen lassen und ohne Ölpräparate, Standard: „Nasenpfl." und „Mund I" durchführen. Unmittelbar danach ggf. den Nasenkatheter abmessen, den Haupthahn der Sauerstoffflasche langsam öffnen und Manometerstand (Inhalt) ablesen; den Feinregler öffnen sowie die angeordnete Sauerstoffmenge in Liter/pro Minute (wie oben beschrieben) exakt einstellen.

5. Nach der Nasen- und Mundpflege, unter bereits laufender Sauerstoffinsufflation den Katheter, die Sonde, oder die Brille, in die Nase einführen und eine Lagekontrolle bei einem Nasenkatheter mit Hilfe einer Taschenlampe durchführen. Nasenkatheter, Sonde und Sauerstoffbrille exakt (wie oben beschrieben) fixieren und vor dem Herausziehen entsprechend sichern.

6. Dem Bewohner ist anschließend eine Nierenschale mit Zellstoff, Taschentüchern und Abfalltüten griffbereit hinzustellen, damit evtl. vorhandene Sekrete abgehustet werden können. Sonde nach ca. 8 Stunden in das andere Nasenloch wechseln und täglich den Katheter, die Sonde oder die Sauerstoffbrille erneuern. Regelmäßig exakte Nasenpflege, Mundpflege und Dekubitusprophylaxe, insbesondere am Nasenflügel, an den Wangenknochen und an der Stirn (je nach Befestigung des Sauerstoffschlauches) durchführen. Je nach Ursache der Atemnot, z.B. bei einer Bronchopneumonie sind auch die Standards: „Fieber I - IV", „Kp-Allg." und „Kp-Haut" durchzuführen. Auf genügende Trinkzufuhr, s. Standard „Trinken" ist zu achten. Die Vitalfunktionen, s. Standard: „Vitalktr." sind regelmäßig durchzuführen und im Verlauf zu dokumentieren.

7. Der Aqua destillata Behälter ist zwischendurch nach dem Flüssigkeitsstand zu kontrollieren und ggf. ist das Gerät auszuschalten, um den Behälter mit frischem Aqua dest. aufzufüllen.

8. Während der Sauerstoffverabreichung muß der Bewohner stets aufgefordert werden, über die Nase die Luft einzuatmen.

9. Nach der Sauerstoffverabreichung (Anordnung des Arztes) den Haupthahn, Druckminderer bzw. Flowmeter und Feinregler verschließen und den Katheter, die Sonde oder die Sauerstoffbrille aus der Nase vorsichtig entfernen.

10. Gebrauchte Einmalartikel entsorgen.

Dokumentation: Die durchgeführte Pflegemaßnahme ist im Pflegedurchführungsblatt festzuhalten. Krankenbeobachtungen und sonstige Veränderungen (Sputum, Husten, Hautfarbe, Atmung, Vitalfunktionen, Übelkeit etc.) sind im Berichteblatt deskriptiv (beschreibend) einzutragen. Diese Maßnahme ist eine behandlungspflegerische "indirekte" Pflegehandlung. Das Aufrechterhalten der Vitalfunktionen sind grundpflegerische „direkte" Pflegeleistungen. Bei Veränderungen muß der Arzt sofort informiert werden!
In stationären Pflegeeinrichtungen wird die Behandlungspflege über die Pflegekassen finanziert.
Im ambulanten Bereich erfolgt die Abrechnung von behandlungspflegerischen Leistungen (ärztliche Verordnung häuslicher Krankenpflege) über die Krankenkassen.

Qualifikation: Altenpfleger/in.

| Standard-Nr.: 81 | Abkürzung: **Sondenern. I** | Bezeichnung: **Sondenernährung: - Allgemeines -** *(Behandlungspflege)* |

„Essen und trinken" ist eine Aktivität und existentielle Erfahrung des täglichen Lebens! Die Ausführung der Lebensaktivität „essen und trinken" hat gerade in zunehmendem Alter einen besonders hohen Stellenwert erfahren. Bewohner, bei denen die orale Nahrungsaufnahme nicht möglich ist, da die Bewohner nicht essen *dürfen, können oder wollen,* können bei sonst intaktem Verdauungstrakt über gastrointestinale Sonden kurzfristig oder dauerhaft ernährt werden. Die Nahrungsaufnahme wird dann zu einem passiven Vorgang, bei dem die Geschmacksnerven, der Kauvorgang und die mechanische Zerkleinerung der Speisen durch die Zähne und den Schluckvorgang sowie die appetitabhängige Auswahl von Art und Menge der Nahrungsmittel als auch die farbliche Zusammenstellung der Speisen (*Sensorik*) wegfallen. Eine enteral, künstlich-gestützte Ernährung mittels einer Sonde ist eine gesundheits- und lebensqualitätsfördernde Maßnahme und darf auf gar keinen Fall als Quälerei von alten Menschen interpretiert werden. Der Begriff „künstliche Ernährung" bezieht sich dabei nicht auf die verwendeten Nährstofflösungen, sondern auf die von der normalen Ernährung abweichenden Zufuhrwege und Möglichkeiten. Die Hauptziele einer künstlich gestützten Ernährungstherapie konzentrieren sich darauf, den Energie- und Stickstoffbestand im menschlichen Körper zu sichern und somit die Zufuhr von allen lebensnotwendigen Nährstoffen und Energielieferanten auch weiterhin im Alter zu garantieren. Eine Ernährungstherapie soll so durchgeführt werden, wie der Bewohner es tun würde, wenn er für diese Lebensaktivität die Kraft und das notwendige Wissen hätte. Für die künstliche Ernährung existieren in verschiedener Hinsicht unterschiedliche Applikationswege und unterschiedliche Zugänge für die Sonden. Risiken der künstlichen Ernährung bestehen einerseits in den jeweiligen Zufuhrwegen und andererseits in den metabolischen, d.h. stoffwechselbedingten Komplikationen durch die verwendeten Substrate, denen durch Prävention begegnet werden muß.

Für die Altenpflege stehen zwei Möglichkeiten der künstlichen Ernährung zur Verfügung *(ausgenommen ist die parenterale Ernährung!)*:

1. Perkutane, endoskopisch kontrollierte Gastrostomie (*PEG*) bei längerfristiger Ernährung, durch intragastrale Sonden,
2. Nasoenterale (*transnasale*) Sonde (*über die Nase in den Magen*) bei kurzfristiger Ernährung.

Die zwei Grundprinzipien der künstlichen Ernährung sind:

1. Bedürfnisse des Körpers in dieser Hinsicht zu befriedigen, um dabei eine vollständige Funktion aller Körperorgane weiterhin zu garantieren, soweit sie von der Ernährung abhängig sind;
2. Dem Körper Energie zuzuführen, so daß das Normalgewicht, nach dem *Quetelet-Index* nicht nennenswert verändert wird.

Der *Quetelet-Index* ist eine neuere Berechnungsmethode, um Abweichungen vom Normalgewicht genauer feststellen zu können und sie hat den Vorteil, daß unterschiedliche Körpergrößen hierbei besser berücksichtigt werden. Als Normalgewicht gilt nicht nur eine starre Zahl, sondern ein Zahlenindex. Es werden unterschiedliche Einflüsse auf das Körpergewicht, wie z.B. „schwere Knochen" und Muskulatur besser damit berücksichtigt, was bei der alten herkömmlichen Brocca-Methode nicht möglich war.	Bei dem Quetelet-Index wird das Körpergewicht in Kilo, geteilt durch die Körpergröße in Metern im Quadrat berechnet! Beispiel: Bei einer Körpergröße von 170 cm und einem Gewicht von 65 kg lautet die Formel: $$65 : 2,89 = 22,5 \ (1,7 \times 1,7 = 2,89);$$ Der errechnete Quetelet-Index bedeutet: $\Rightarrow$ 15 - 18,8 Untergewicht, $\Rightarrow$ 25 - 29,9 Übergewicht, $\Rightarrow$ 19 - 24,9 Normalgewicht, $\Rightarrow$ 30 - 39,9 Fettsucht, $\Rightarrow$ 40 und mehr: extreme Fettsucht.

Fortsetzung nächste Seite

Standard-Nr.: 81	Abkürzung: Sondenern. I	Bezeichnung: Sondenernährung: - Allgemeines -

Formen der Trink- und Sondenernährung:	Folgende Anforderungen muß eine Sondenkost erfüllen:
1. Nährstoffdefinierte Diäten, z.B. Osmolite von Abbott®, 2. Chemisch definierte Diäten, z.B. Astronautenkost, 3. Supplemente (*zusätzliche Nährstoffgemische*), 4. Selbsthergestellte Sondennahrung. *Die vierte Form „selbsthergestellte Sondenkost" ist heute kaum noch anwendbar und hat von daher keine Bedeutung mehr.*	1. Der Gehalt an lebensnotwendigen Nährstoffen muß gedeckt sein, 2. Eine ausgewogene Zusammensetzung muß gewährleistet sein, 3. Eine physiologische Konzentration muß garantiert sein, 4. Die Sondenkost muß frei von unerwünschten Stoffen sein, 5. Die Sondenkost muß eine gute Fließeigenschaft besitzen.

Schwerkranke Menschen wurden in der Vergangenheit häufig nur deshalb hospitalisiert, weil die Ernährungssituation im häuslichen Milieu nicht ausreichend gesichert war. Mit den heutigen Versorgungsmöglichkeiten und den dazu erhältlichen Sondendiäten, steht ein kompaktes nutritives Versorgungssystem jedem Menschen zur Verfügung, das durchaus auch die ambulante Versorgung erlaubt. Die handelsübliche Verfügbarkeit als nutritiver Zugangsweg, erlaubt sowohl die Versorgung im Bereich der stationären Altenhilfe als auch im ambulanten Bereich! Durch ein enteral gestütztes Ernährungskonzept ist es möglich, stationäre Aufenthalte im Krankenhaus zu reduzieren und im Einzelfall auch effektive therapeutische Maßnahmen, z.B. eine Chemotherapie oder eine Strahlentherapie überhaupt erst durchführen zu können, da der Körper diätetisch mobilisiert und das Herz-Kreislaufsystem kompensiert wurde.

Grundsätzliches:
- Ermittlung und Dokumentation des Tagesbedarfs (*Aufgabe des Arztes in Zusammenarbeit mit einem/einer Ernährungsberater/in, z.B. durch die Firma Abbott*) und gemeinsame Erstellung eines Ernährungskonzeptes.
- Kalorienbedarf, Nährstoffzufuhr, Menge und Art genau ermitteln und festhalten.
- Nahrungsart und Form (*je nach Indikation*) kontinuierlich über den Tag verteilt verabreichen.
- Verträglichkeit muß beachtet werden (***Dokumentation!***).
- Zusatzerkrankungen, die eine bestimmte Sondenkost nicht erlauben, müssen ausgeschaltet oder berücksichtigt werden, z.B. beim Diabetes mellitus.
- Bestimmte Medikamente dürfen nicht über die Ernährungssonde gegeben werden.
- 30 Grad Oberkörperhochlagerung ***während*** der Nahrungsverabreichung (*bei transnasaler Ernährungssonde*) und 30 Minuten ***danach*** berücksichtigen, s. Standard: „Sondenern. III".

Pflegeprobleme:	Maßnahmen:
Durchfall, Erbrechen u. Bauchschmerzen	⇒ Sondennahrung bei Zimmertemperatur verabreichen in kleinen Portionen oder als Dauertropf über eine Ernährungspumpe bei einer PEG. Einschleichender Nahrungsaufbau und z.B. nach ä.A. ein Antidiarrhoikum verabreichen; evtl. Stuhluntersuchungen veranlassen; Ursache herausfinden (*zu große und zu kalte Portionen, verunreinigte Nahrung, ungünstiger Kostaufbau, ungeeignete Applikation, falsche Lage der Sonde, Wechselwirkung mit Medikamenten?*).

Fortsetzung nächste Seite

Standard-Nr.: 81	Abkürzung: Sondenern. I	Bezeichnung: Sondenernährung: - Allgemeines -

Pflegeprobleme:	Maßnahmen:
Obstipation	⇒ Flüssigkeitszufuhr beachten und ballaststoffreiche Sondenkost geben; Obstipationsprophylaxe, s. Standard: „Obstipr." durchführen;
Sondenverstopfung	⇒ Sonde regelmäßig durchspülen, s. Standard: „Sondenern. II" und Sondenverstopfungsprophylaxe nach jeder Nahrungsverabreichung mit ungesüßtem Tee durchführen;
Nasenflügeldekubitus bei nasoenteraler Sonde	⇒ Sondenlage beachten und täglich die Fixation mehrmals wechseln (re./li. Wange, Stirn und Jochbein); hautfreundliche Universalfixierung verwenden, z.B. Firmenprodukt: Urimed®-Klett oder mit Leukosilk fixieren und die Sonde im Bereich des Naseneingangs abpolstern;
Parotitis, Stomatitis und Soor	⇒ s. Standard: „Mund I" und „Mund II";
Irritation der Wunde bei der PEG	⇒ s. Standard: „Sondenern. II", Verbandwechsel und exakte Sondenpflege durchführen;

Pflegehinweise:

Die Pflegekräfte müssen eigenverantwortlich darauf achten, daß der Bewohner mit der Art und Form der Ernährung einverstanden ist und damit auch zurechtkommt! Wünsche und Sorgen des Bewohners haben dabei oberste Priorität. Der Bewohner muß während der künstlichen Ernährung gezielt beobachtet werden und das tägliche Befinden muß dabei erfragt werden, z.B.: „Spüren Sie die Flüssigkeit, tut es Ihnen weh, bekommen Sie Luft? usw". Exakte Dokumentation mit Zeitangaben im Pflegedurchführungsblatt und Abweichungen oder Probleme im Berichteblatt festhalten. Jedesmal, wenn eine Nahrung gegeben worden ist, muß die Art, Form und die genau verabreichte Menge (nach Anordnung) im Ernährungsplan festgehalten werden (Datum, Uhrzeit, Art, Menge, Besonderheiten und Handzeichen der ausführenden Pflegekraft).

1. **Nasoenterale Sonde**: Die Verabreichungstemperatur beträgt bei einer Bolusapplikation 25-30° Celsius;
   Perkutan, endoskopisch kontrollierte Gastrostomie: die Verabreichungstemperatur beträgt Zimmertemperatur;
2. **Angebrochene Nährlösungen** müssen innerhalb von acht Stunden verbraucht werden. Verschlossene Flaschen dürfen nicht über Zimmertemperatur gelagert werden und müssen nach dem Öffnen (Zeitpunkt auf der Flasche vermerken) kühl gelagert werden. Hygienische Sauberkeit (auch vorherige Händedesinfektion) im Umgang mit Sondenkost ist absolute Voraussetzung, um Kontaminationen der Sondenkost, Komplikationen oder andere Pflegeprobleme zu vermeiden. Medikamente werden mit Hilfe einer 100 ml Sondenspritze und ausreichend viel Flüssigkeit (ohne Zucker) extra sondiert. Danach muß die Sonde mit ungesüßtem Tee oder Mineralwasser ohne Kohlensäure nachgespült werden (Sondenverstopfungsprophylaxe!);
3. Spezielle **direkte** und **indirekte Pflege**, s. Standard „Sondenern. II" und „Sondenern. III";
4. Sollte eine **Schlucklähmung** die Indikation für eine künstliche Ernährung dargestellt haben, so ist auch weiterhin anzuraten vorsichtig oral, z.B. Joghurt oder andere Quarkspeisen anzubieten, um den Schluckreflex in Form eines Schlucktrainings wieder zu stimulieren. Das Schlucktraining wird eingesetzt, um den Schluckreflex anzubahnen und um das sichere, regelrechte Schlucken wieder langsam zu schulen und zu erlernen. Wenn der Schluckreflex fehlt, so kann dieser durch Reizung des vorderen Gaumens stimuliert werden. Dazu wird z.B. ein Zahnspiegel für ca. 10 Sekunden in Eiswasser getaucht und anschließend mit der Rückseite der Spiegelfläche 10 mal an den unteren Teil des vorderen Gaumens getippt. Rechter und linker Gaumen werden abwechselnd für ein paar Minuten insgesamt 5 mal täglich stimuliert.

Dokumentation: Die Verabreichung der Sondenkost mit Zeitangaben ist in einem Plan genau festzuhalten. Der Verbandwechsel oder die Lage der Sonde muß im Berichteblatt eingetragen werden. Veränderungen und Besonderheiten werden ebenfalls im Berichteblatt eingetragen. Die grund- und behandlungspflegerischen Maßnahmen zur Verabreichung der Sondenkost bei implantierter Magensonde (PEG) oder nasoenteraler Sonde sind im Pflegedurchführungsblatt jedesmal zu bestätigen. Veränderungen und Beobachtungen müssen im Berichteblatt festgehalten werden. Die Maßnahmen gehören zu dem Leistungskomplex (Sondenkost bei implantierter Magensonde, z.B. PEG) im Rahmen der Pflegeversicherung. Der Verbandwechsel ist eine behandlungspflegerische „indirekte" Pflegemaßnahme.
In stationären Pflegeeinrichtungen wird die Behandlungspflege (Verbandwechsel) über die Pflegekassen finanziert.
Im ambulanten Bereich erfolgt die Abrechnung von behandlungspflegerischen Leistungen (ärztliche Verordnung häuslicher Krankenpflege) über die Krankenkassen.

Qualifikation: Altenpfleger/in.

| Standard-Nr.: 82 | Abkürzung: **Sondenern. II** | Bezeichnung: **Sondenernährung: PEG** *(Behandlungspflege)* |

Die **perkutane, endoskopisch kontrollierte Gastro-stomie** (*PEG*) ist eine „Extraorale Ernährung", wobei die Sonde intragastral unter endoskopischer Sicht durch den Arzt (*Endoskopie*) gelegt wird. Die PEG bietet eine der besten Formen an, einen alten Menschen längerfristig künstlich (*u.U. über Jahre hinweg!*) zu ernähren. Die nach dem Amerikaner Keymling entwickelte und einge-führte PEG macht es möglich, einen nutritiv komprimier-ten Menschen über unbegrenzte Zeit zu ernähren, ohne daß Mangelerscheinungen auftreten. Die Langzeiternäh-rung dient insbesondere alten und verwirrten Bewoh-nern, die oral keine Nahrung mehr aufnehmen können, z.B. durch eine Schlucklähmung nach einer Apoplexie, Stenosen, Ösophagusvarizen oder durch andere Er-krankungen zur oralen Nahrungsaufnahme nicht mehr in der Lage dazu sind. Voraussetzung ist allerdings für die-se temporäre (*vorübergehend*) oder endständige Maß-nahme, ein funktionstüchtiger Magen-Darm-Trakt.

Während einer Magenspiegelung wird ein Katheter unter endoskopischer Sicht mit Hilfe des Endoskops in den Magen gelegt und dort mit einer Halteplatte fixiert. Die Lage der Sonde kann sich somit nicht mehr verändern und die Sonde kann auch vom Bewohner nicht mehr herausgezogen werden. Die Ernährungssonde wird am linken Oberbauchbereich (*Magen*) ausgeleitet! Die ente-rale Ernährung ist in der Handhabung einfach, wenig ri-sikoreich, diskret (*Bauch*), physiologisch und kosten-günstig, z.B. gegenüber einer kostenintensiveren paren-teralen Ernährung. Die genau auf die Bedürfnisse des Bewohners abgestimmte, nährstoffdefinierte Fertignah-rung und/oder Diät (*z.B. Osmolite® v. Abbott*), wird als Dauertropf über ein spezielles Ableitungssystem mit ei-nem integrierten Nutrimaternährungsbeutel kontinuierlich mit einer Ernährungspumpe über den Tag verteilt son-diert oder wenn der Bewohner tagsüber aktiv ist, kann

die Sondierung unproblematisch auch nachts erfolgen. Bei dieser Form der enteralen Ernährung liegt ein aus-gewogenes und abgestimmtes Ernährungsangebot von Eiweiß, Fett, und Kohlehydraten vor, wobei die jeweilige Konzentration genau durch den Arzt oder/und eine Er-nährungsberaterin festgelegt wird. Die Anlieferung der Ernährung erfolgt in Glasflaschen durch eine Firma (*z.B. Abbott*).
Wenn bei einer Bettlägerigkeit, trotz prophylaktischer Maßnahmen ein Dekubitus entstehen sollte, kann mit Hilfe der Ernährungstherapie gezielt mehr an Eiweißen zugeführt werden, um somit das Abheilen des Dekubitus zu beschleunigen.

Pflegeziele:
- Bedürfnisse des Körpers in der Hinsicht befriedigen, daß eine vollständige Funktion aller Körperorgane garantiert wird;
- Den Gehalt an lebensnotwendigen Nährstoffen am Tag für den Bewohner decken;
- Eine Zunahme des Körpergewichts soll erreicht werden.

Pflegemaßnahmen:	**Durchführung:**	**Materialien/sonstige Hinweise:**
1a) Die Nahrungsverabreichung wird mit Hilfe einer Ernäh-rungspumpe und dem Ableitungssystem mit integriertem Nutrimaternährungsbeutel durchgeführt. Der Nutrimater-nährungsbeutel hat zum Abmessen und zur Feststellung der Ernährungsmenge, z.B. beim Mischen von Osmolite® und Mineralwasser oder ungesüßtem Tee, eine Mililiter-Graduierung. 1b) Die Osmolite®-Ernährung wird in Flaschen, z.B. von der Firma Abbott angeliefert.	Die Nahrung, z.B. „Abbott Osmolite®„ wird als Dauertropf über den Tag (*oder nachts*) verteilt per Pumpe kontinuierlich gegeben. Die Nahrung wird zimmertemperiert verabreicht! Die Tagesmenge und der Zeitintervall wird genau von dem Arzt und von einem Außendienstmitarbeiter, z.B. der Firma Abbott festgelegt.	• s. Standard: „Sondenern. I"; • Ernährungspumpe Osmolite®-Ernährungsflaschen; Ableitungssystem mit integriertem Nutrimat-Ernäh-rungsbeutel, Stöpsel und Klemme zum Verschließen der Sonde, wird von der jew. Firma Abbott oder Fresenius usw. zur Verfügung gestellt (*Rezept*); • Infusionsständer;

Fortsetzung nächste Seite

Standard-Nr.: 82   Abkürzung: Sondenern. II   Bezeichnung: Sondenernährung: PEG

Pflegemaßnahmen:	Durchführung:	Materialien/sonstige Hinweise:
2) Für die Nachtruhe oder für Aktivitäten und sonstige Mobilisationsmaßnahmen den Durchlauf stoppen und das System abstöpseln und abklemmen.	Wenn die letzte Nahrung, z.B. am Abend oder vor Beginn von Mobilisationsmaßnahmen durchgelaufen ist, wird die Pumpe ausgeschaltet. Diese Aufgabe obliegt dem Pflegepersonal. Die Pumpe signalisiert einen leergewordenen Nutrimatbeutel mit einem dauernden, lauten Piepton. Die Pumpe wird ausgeschaltet und das Ableitungssystem muß diskonnektiert (*getrennt*) werden (Bettschutz bereitlegen). Die Sonde wird durchgespült mit ungesüßtem Tee, dann abgestöpselt und (z.B. zur Nacht) abgeklemmt. Mundpflege nach Standard: „Mund II" muß präventiv durchgeführt werden. Sofern das System bei der *Mobilisation* stört, sollte die Sonde für diese Zeit abgestöpselt werden: Pumpe ausschalten, System diskonnektieren, Sonde durchspülen, abstöpseln und abklemmen, System am Infusionsständer keimgeschützt fixieren und Material entsorgen.	• Nachts läuft in der Regel die Ernährungspumpe nicht, es sei denn, der Bewohner war es immer schon gewohnt nachts zu essen, bzw. wenn er am Tage unabhängig sein möchte, um an Aktivitäten teilzunehmen. Der Bewohner wird dann tagsüber nicht sondiert! Abwurfbehälter für das gebrauchte System etc. • Material zur Sondenspülung bereitlegen. • Der Bewohner muß bequem gelagert werden und es sollte nochmals eine Mundpflege nach Standard: „Mund II" durchgeführt werden, da der Bewohner mit einer PEG sehr stark Parotitis-/ und Soor gefährdet ist.
3) Verbandwechsel, Sondenpflege und Sondenspülung.	*Jeden Morgen* wird im Rahmen der Körperpflege, s. Standard: „Kp-Wasch" ein Verbandwechsel und eine Sondenpflege durchgeführt. Der Bewohner kann mit oder ohne Verband auch baden, wenn keine Entzündungszeichen vorhanden sind! Die Sonde muß dazu vorher diskonnektiert, durchgespült, abgestöpselt und abgeklemmt werden! *Verbandwechsel:* 1. Bewohner informieren, Fenster und Türen schließen, Bett auf Arbeitshöhe stellen und Bettschutz vorbereiten; 2. Händedesinfektion und mit Einmalhandschuhen den alten Verband entfernen und in eine Abwurfschale geben; 3. Wunde, Halteplatte und Sonde mit Kochsalzlösung reinigen und evtl. vorhandene Verkrustungen lösen; 4. Wundinspektion durchführen; 5. Evtl. mit Betaisodona®- Lösung (*nach ärztlicher Anordnung*) die Wunde von innen nach außen desinfizieren. *Wenn Entzündungszeichen o.ä. vorhanden sind, müssen diese Symptome im Berichteblatt festgehalten werden und es erfolgt eine Information an den Arzt.*	*Verbandmaterialien:* • Bettschutz: z.B. Krankenunterlage, • Händedesinfektionsmittel, • Wundreinigung: z.B. physiologische Kochsalzlösung, • Wunddesinfektion: z.B. Betaisodona® - Lösung, • Einmalhandschuhe, • ES-Kompressen zum Reinigen der Wunde, • 2 sterile Schlitzkompressen (*Steripak® / 5 x 5 cm*) zur Wundabdeckung, • Fixomull (*Klebepflaster*), • Abwurfschale für die gebrauchten Kompressen etc. • 1 Nierenschale für die Wundreinigung, • 1 Nierenschale für das Wunddesinfektionsmittel (*Betaisodona®*).

Fortsetzung nächste Seite

Standard-Nr.: 82   Abkürzung: Sondenern. II   Bezeichnung: Sondenernährung: PEG

Pflegemaßnahmen:	Durchführung:	Materialien/sonstige Hinweise:
3) Verbandwechsel, Sonden-pflege und Sondenspülung.	6. Nach der Wundreinigung, Wundinspektion und Wunddesinfektion werden sterile Schlitzkompressen um die Sonde angebracht und der Verband mit Fixomull (*Klebepflaster*) fixiert. Dabei ist die Lage der Sonde am Bauch (*re./li.*) täglich zu wechseln (*Dekubitusprohylaxe!*). Das Material muß entsorgt werden und der Bewohner wird nach Wunsch gelagert. Das Zufuhrsystem mit integriertem Nutrimaternährungsbeutel muß alle 24 Stunden gewechselt werden. Das Wechseldatum (*von System und Beutel*) sollte von daher am Beutel festgehalten werden!	Sonde muß nach *jeder* Unterbrechung und nach jeder Medikamentengabe mit 100 ml ungesüß-tem Tee oder Mineralwasser durchgespült wer-den. Ansonsten wird die Sonde 1 x täglich in Zusammenhang mit dem Systemwechsel ge-spült. Bei verstopfter Sonde kleinlumigere Spritze *(2 ml)* benutzen und mit Druck spülen (*Ver-stopfungsprophylaxe!*).
4) Ableitungssystem mit in-tegriertem Nutrimatbeutel an die Ernährungspumpe anschließen.	Nutrimatbeutel (*mit ml Graduierung*) am Infusionsständer aufhängen und mit der zuführenden Flüssig-keit (*aus den verschlossenen Flaschen*) füllen, System luftleer machen und den Deckel des Nutrimatbeu-tels oben verschließen. Häufig wird nach ärztlicher Anordnung folgendes Ernährungsgemisch festgelegt: 500 ml Osmolite® und 500 ml Mineralwasser (*ohne Kohlensäure*) oder ungesüßter Tee (*z.B. bei Erbrechen*). Pro Ernährung werden dann kontinuierlich 1000 ml sondiert. Die Tagesmenge wird ebenfalls ärztlicherseits angeordnet z.B. 2000 ml/Tag. Das Ableitungssystem mit dem Nutrimatbeutel *nach dem* Verbandwechsel oder sonstigen Unterbrechun-gen an die Ernährungspumpe anschließen und mit der Sonde am Bauch verbinden. Durchflußgeschwin-digkeit in Millimetern pro Stunde einstellen und die Pumpe einschalten. Die Durchflußrate und Tages-menge (*Liter*) wurde vorher vom Arzt in Millimetern genau festgelegt! Der Bewohner wird während der Applikation (*die Stunden andauert*) bequem gelagert und das Material wird entsorgt. Beobachtung des Heimbewohners nach Verträglichkeit der nährstoffdefinierten Ernährungsform;	• Nierenschale zum Entlüften des Ableitungs-systems; • Nahrung in den Flaschen muß Zimmertempe-ratur haben, s. Standard: „Sondenern. I"; • Abwurfbehälter, Osmolite®-Ernährungsfla-sche, Mineralwasser ohne Kohlensäure oder ungesüßten Tee; • Steril verpacktes Ableitungssystem mit dem integrierten Nutrimatbeutel; • 30 Grad Oberkörperhochlagerung während der Nahrungsaufnahme und s. Standard: „Dekupr.".
5) Medikamente müssen über die Sonde verabreicht wer-den.	Die normale Sondenernährung muß in ihrem Durchlauf unterbrochen werden. Medikamente werden zu-nächst in 100 ml Wasser aufgelöst und mit Hilfe der 100 ml Spritze und kleinem Trichter verabreicht. Anschließend muß die Sonde nachgespült werden. Medikamente müssen schnell ihre Wirkung im Zwölffingerdarm entfalten und von daher reicht die Zu-fuhrgeschwindigkeit der Sondenkost per Pumpe häufig nicht alleine aus (*z.B. bei oralen Antidiabetika*).	• 100 ml Spritze; • Trichter als Ansatzstück für die Spritze; • Bettschutz.

Dokumentation: Die Durchführung des Verbandwechsels als Behandlungspflege ist jedesmal im Pflegeplanungsblatt festzuhalten. Die tägliche Zufuhr der verabreichten Flüssigkeiten ist in einem Plan z.B. als **Bilanz** (*s. Standard: „Bilz."*) einzutragen! Veränderungen und Besonderheiten werden im Berichteblatt eingetragen. Die Durchführung der grundpflegerischen „direkten" Pfle-gemaßnahmen gehören zu dem Leistungskomplex (*Sondenkost bei implantierter Magensonde PEG*) im Rahmen der Pflegeversicherung.

Qualifikation: Altenpfleger/in.

| Standard-Nr.: 83 | Abkürzung: **Sondenern. III** | Bezeichnung: **Sondenernährung: Transnasale Sonde** *(Behandlungspflege)* |

Bei einer *kurzfristigen* Ernährungstherapie kann die Sondenkost (*über eine Pumpe oder per Schwerkraft mit Hilfe einer Spritze*) über eine nasale Ernährungssonde erfolgen. Das Legen der Ernährungssonde liegt im Zuständigkeitsbereich des Arztes. Unter bestimmten Voraussetzungen kann die Maßnahme auch (*Delegation ärztlicher Tätigkeiten!*) an staatlich anerkannte Altenpfleger/innen vom Arzt delegiert werden. Die Sonde wird über die Nase, Speiseröhre direkt in den Magen gelegt. Häufig ist es allerdings so, daß die Sonde - gerade weil sie im Gesicht fixiert werden muß - nicht gerne vom Bewohner toleriert wird und somit als Störfaktor empfunden wird. Nicht nur, daß die Lage der nasal liegenden Verweilsonde mit Hilfe eines Stethoskops und/oder Indikatorstreifens vor *jeder* Nahrungsverabreichung exakt kontrolliert werden muß, auch kann die Sonde jederzeit - gerade bei unruhigen und verwirrten Bewohnern - herausgerissen werden, da sie nur am Nasenflügel, an der Wange oder am Jochbein mit einem Pflaster fixiert wird. Bei einer nasal liegenden Verweilsonde stehen die Lagekontrolle, Sondenpflege, der Sondenwechsel und die prophylaktischen Maßnahmen (*Soor-, Parotitis, Nasenflügeldekubitus*) im Vordergrund. Auch müssen ernährungsphysiologische Aspekte besonders beachtet werden. Häufig wird die Fertignahrung mit einer entsprechenden 100 ml Spritze als sog. Bolusapplikation (*alles auf einmal, was nicht korrekt ist!*) innerhalb einer sehr kurzen Zeit in einem Vorgang sondiert. Längerfristig kann es bei einer solchen Bolusapplikation und Handhabung natürlicherweise nicht nur zu einer Epigastralgie kommen, sondern auch zu schwerwiegenden Komplikationen, wie z.B. Dumping-Syndrom, Malabsorptionsstörungen oder Erbrechen, da viel zu viel vorverdaute Nahrung auf einmal vom Magen gar nicht weiter verarbeitet werden kann. Folglich sollte immer einer Ernährungspumpe der Vorzug gelassen werden, um Komplikationen so gering wie nur möglich zu halten. Leider wird nur in sehr seltenen Fällen eine Ernährungspumpe eingesetzt. Mit Hilfe einer *Ernährungspumpe* (s. *Standard: Sondenern. I" und "Sondenern. II"*) kann die Fertignahrung auch kontinuierlich über eine transnasal liegende Sonde gegeben werden. Grundsätzlich muß der Bewohner mit der Durchführung der Maßnahme einverstanden sein. Bei der Durchführung der Maßnahme durch einen Arzt haben die Pflegekräfte eine assistierende Funktion! Bei der *Körperpflege* muß die Sondenlage am Jochbein, an der Stirn oder Wange ständig gewechselt werden, um einen Nasenflügeldekubitus zu verhindern. Die Fixation muß ständig erneuert werden mit einer Universalbefestigung, z.B. Urimed® - Klett oder Leukosilk, evtl. werden Mittel zur Pflasterentfernung benötigt (*kein Alkohol!*).

Pflegeziele:
- Bewohner soll kurzfristig über eine Magensonde ernährt werden und diese Maßnahme akzeptieren können;
- Nasenflügel und Wangen sollen keine Druckstellen aufweisen;
- Für eine geschmeidige und feuchte Mundschleimhaut sorgen;
- Bewohner soll jeden dritten Tag ohne Probleme einen weichen und geformten Stuhlgang haben;
- Bewohner soll ohne Magensonde auskommen können;
- Komplikationen verhindern.

Material:	Durchführung mittels Spritze:	Besonderheiten:
Tablett mit: - einem sauberen Abdecktuch für das Tablett, - Stethoskop, - 10 ml Spritze für die Luftinsufflation, - 100 ml Sondenspritze, - evtl. Indikatorstreifen, - Handtuch oder Serviette, - Nierenschale,	Fenster und Türen schließen; Bewohner informieren und in die Maßnahme immer einbeziehen. Für Ruhe während der Verabreichung sorgen. 30 Grad Oberkörperhochlagerung durchführen, evtl. vorher Mundpflege nach Standard: „Mund II" vornehmen. Korrekte Sondenlage mittels a) Stethoskop b) Indikatorstreifen überprüfen: a) *Kontrolle mit Stethoskop:* Spritze mit 10 ml Luft aufziehen und die Spritze mit der Ernährungssonde verbinden. Während der Luftinsufflation mit der 10 ml Spritze, muß am linken Oberbauch mit dem Stethoskop abgehört werden, ob dort während der Lufteinströmung ein lautes, blubberndes Geräusch im linken Epigastrium (*Magen*) hörbar ist.	**Die Sonde muß von einem Arzt gelegt worden sein!** Wenn ein blubberndes Geräusch im Magen hörbar ist, liegt die Sonde korrekt, ansonsten Sonde bis in den Magen vorsichtig vorschieben. Es kann durchaus sein, daß sich die Sonde in der Speiseröhre aufgerollt hat und deshalb ist es besonders wichtig, jedesmal die Sondenlage vor jeder Sondenkostverabreichung zu kontrollieren!

Fortsetzung nächste Seite

Standard-Nr.: 83	Abkürzung: **Sondenern. III**	Bezeichnung: **Sondenernährung: Transnasale Sonde**

Material:	Durchführung mittels Spritze:	Besonderheiten:
• Verbandmull, • Fertignahrung in einer Plastikkanne nach Plan (*Zimmertemperatur!*), • ungesüßten Tee zum Nachspülen, • Klemme, • Verschlußkappe, • Händedesinfektionsmittel.	b) *Kontrolle mit Indikatorstreifen:* Mit Hilfe einer 10 ml Spritze wird Magensaft aspiriert und auf den Indikatorstreifen aufgetragen, dieser verändert sich in der Farbe, bedingt durch die Säuren. Ernährungssonde mit einer Klemme verschließen; Serviette oder Handtuch unterhalb der Sonde vorlegen und Sondenkost in einer Kanne vorbereiten; Verabreichungstemperatur von 25-30 Grad Celsius der Sondenkost einhalten; Spritzenkonus (*ohne Kolben*) mit der Ernährungssonde verbinden und Nahrung mit der Plastikkanne in die Spritze (*Zylinder*) einfüllen, Bewohner informieren, danach die Klemme öffnen und Spritzenkörper hochhalten (*Einlaufgeschwindigkeit = 50 ml = ca. 5 Minuten*). Vor dem erneuten Nachfüllen der Spritze die Sonde jeweils wieder abklemmen und Vorgang wiederholen. Sondenverstopfungsprophylaxe: Nach der Verabreichung der Sondenkost, ca. 50 ml ungesüßten Tee einfließen lassen, damit die Sonde nicht verstopft oder verklebt. Nach der Verabreichung der Sondenkost die Sonde mit Verschlußkappe verschließen und mit feuchtem sauberem Waschlappen die Ernährungssonde von Nahrungsrückständen reinigen, bei Bedarf neu fixieren. Bewohner soll unmittelbar nach der Ernährung noch *30 Minuten* in mindestens 30 Grad Oberkörperhochlagerung bleiben. Nahrungsbehälter und Sondenspritze sorgfältig mit Wasser ausspülen und mit einem sauberen Tuch abgedeckt auf dem Tablett aufbewahren.	Die Tagesmenge, die ärztlich angeordnet ist, wird auf 14 Stunden/Tag verteilt und verabreicht. *Sondenlage überprüfen:* Vor jeder Nahrungsaufnahme muß eine Lagekontrolle durchgeführt werden, um eine Aspiration unbedingt auszuschließen! Sondenkost in einer Plastikkanne vorbereiten; Verabreichungsintervall: 200 ml Nahrung in ca. 20 Minuten; Nach zwei Tagen muß eine neue Sondenspritze für die Nahrung genommen werden! *Folgende Standards sind zu beachten und zu integrieren:* „Sondenern. I" „Sondenern. II" „Dekupr." „Nasenpfl." „Mund I" und/oder „Mund II". Nach 8 Tagen sollte der Arzt bei Fortsetzung einer transnasalen Ernährung die Sonde wechseln, wobei ein schleimhautfreundliches Sondenmaterial verwendet werden sollte.

Dokumentation: Die Zufuhrmenge etc. der verabreichten Flüssigkeiten, ist jedesmal in einem Plan genau festzuhalten! Veränderungen und Besonderheiten werden bei jeder Verabreichung im Berichteblatt eingetragen. Die Durchführung der grundpflegerischen „direkten" Pflegemaßnahmen gehören zu dem Leistungskomplex (*Sondenkost bei implantierter Magensonde*) im Rahmen der Pflegeversicherung.

Qualifikation: Altenpfleger/in.

| Standard-Nr.: 84 | Abkürzung: **Sterbpfl.** | Bezeichnung: **Die Begleitung und Pflege sterbender Menschen** |

Von einem Sterbenden wird in der Regel dann gesprochen, wenn er unheilbar krank ist und alle Therapiemöglichkeiten ausgeschöpft sind. Der Tod wird definiert, als ein Erlöschen aller Lebensfunktionen. Je nach Konfessionszugehörigkeit wird der Tod auch als ein Übergang in ein „anderes Leben", „ein Leben danach" oder ein Leben im Jenseits" interpretiert.

Die häufige Tabuisierung des Themas „Tod und Sterben" hat ihre Ursachen in der Ungewißheit über die Beantwortung der Frage: „was kommt nach dem Sterben?". Alles im Leben ist und war einschätzbar und in gewisser Hinsicht zielgerichtet und planbar. Das individuelle Sterben und der Tod ist es nicht und erscheint durch das Ungewisse als unheimlich!

Diese Ungewißheit macht den Menschen Angst. Die Angst und Ohnmacht gestaltet die Betreuung manchmal etwas problematisch. So gilt der Tod als etwas absolut Endgültiges und ist in seiner Erscheinungsform bei jedem Menschen, individuell und unabwendbar. Man könnte sagen: „Die Geburt ist der Anfang des Sterbens", oder wie Liliane Juchli dies ausdrückt in: „Werden, Sein und Vergehen."

Jedem Menschen sind von daher die Begriffe „Sterben und Tod" also nicht gerade fremd oder unbekannt, auch wenn man darüber sehr ungerne spricht und der Vorgang sehr multikausal ist. Dabei ist das „Loslassenkönnen und das Einüben in das alltägliche Sterben", ein lebenslanger Lernprozeß. Jedes Loslassen im Leben ist ein kleiner Tod und gibt uns die Möglichkeit das Loslassen „im Hier und Jetzt" zu üben. Jeder Mensch wurde im Laufe seines Lebens mit dem Tod und/oder Sterben mehr oder weniger häufig konfrontiert. Konfrontiert schon, was nicht gleichzusetzen ist mit einer direkten Auseinandersetzung, um seinen eigenen Standort zu überdenken. Das Sterben und der Tod hat zwei verschiedene Gesichter und begleitet den Menschen das

ganze Leben lang. Je nach Lebensspanne eines Menschen, setzt man sich dann mehr oder weniger mit diesem Thema wohl oder übel auseinander, was sehr wichtig ist, um sich etwas Klarheit verschaffen zu können, über sein eigenes Sterben und seinen eigenen Tod nachzudenken.

Auch Pflegende treten Sterbenden gegenüber manchmal sehr hilflos und etwas verängstigt auf, um bloß nichts falsch zu machen, was diese enge Beziehung negativ beeinflussen könnte. Und dies obwohl sie mit diesem Thema häufiger konfrontiert werden als z.B. andere Berufsgruppen. Leider wird gerade dieses Thema „Tod und Sterben" als etwas Unbekanntes, vielleicht auch als etwas Bedrohliches von Pflegemitarbeitern häufig deshalb tabuisiert bzw. totgeschwiegen, weil es mit dem eigenen Sterben zusammenhängt und weil man keine Antworten finden kann.

Gerade in diesen Situationen wird häufig von den Pflegenden bewußt wahrgenommen, wie hilflos doch manchmal Worte sein können und wie leer Sätze sind..., und dabei würde schon eine nette aufmunternde und ernstgemeinte Gestik oder Mimik dem Sterbenden helfen oder ein Dasein in der zwischenmenschlichen Beziehung etwas Trost spenden. Eine ehrliche, empathische Beziehung prägt häufig den Umgang mit Sterbenden sowie die Gesprächsführung nach C. Rogers, bei der die Sinnfindung bei dem Menschen allein zu suchen ist. Hier gilt es, den Sterbenden niemals mit seinen Ängsten und Sorgen alleine zu lassen oder abzuschieben in irgendeine Nische, oder gar die Ist-Situation zu verdrängen. Es darf auf gar keinen Fall über die Köpfe der Betroffenen hinweg gesprochen oder entschieden werden, was richtig oder falsch sein könnte.

Im allgemeinen ist es so, daß gerade der Sterbende seine Situation sehr gut einschätzen kann und auf dieser letzten Wegstrecke kompetente Wegbegleiter benötigt.

Neben den Sterbenden sind es sehr häufig die Angehörigen, die begleitet werden müssen, um für sich entsprechende Copingstrategien entwickeln zu können. Gerade die Angehörigenarbeit und Begleitung hat hier ihren berechtigten und wichtigsten Stellenwert überhaupt!

Die Lebenskrisen der Trennung, das Abschiednehmen und das Trauern erleben nicht nur Menschen deren „Lebensfunktionen" erlöschen. Gerade in Krisensituationen erlebt jeder Mensch alle fünf Sterbephasen nach Dr. E. Kübler-Ross:

1. Nicht-wahrhaben-wollen,
2. Zorn,
3. Verhandeln,
4. Depression,
5. Zustimmung.

Alle Phasen werden aktiv durchlebt, verlaufen nicht chronologisch, sondern durcheinander und wechseln sich ab. Eine bereits durchlebte Phase kann sich durchaus mit aller Intensität wiederholen! Sie lösen eine gefühlsmäßige Reaktion bei dem Sterbenden und seinen Begleitern aus. Bei sterbenden Bewohnern ist nicht der Anspruch wichtig, dem Leben mehr Stunden geben zu wollen, sondern den Stunden mehr Leben und Inhalt zu schenken, sich nach den momentanen Bedürfnissen des Sterbenden zu orientieren - auch wenn dies manchmal schwer fällt. Dies sollte eines der Grundsätze in der Pflege und Betreuung sterbender Bewohner sein und alle Handlungen prägen!

Sterbebegleitung beschränkt sich auf keinen Fall darauf, nur Wunschkost anzubieten.

Fortsetzung nächste Seite

Standard-Nr.: 84	Abkürzung: Sterbpfl.	Bezeichnung: Die Begleitung und Pflege sterbender Menschen

Pflegeziele:

- Alle Pflegemaßnahmen sanft und behutsam unter Berücksichtigung der jeweiligen Verfassung und Pflegebedürftigkeit (*Erforderlichkeit*) des Sterbenden durchführen;
- Bei dem Sterbenden auf jeden erfüllbaren Wunsch eingehen;
- Den Sterbenden nicht alleine lassen.

Unterstützung des Sterbenden bei der Bewältigung seiner körperlichen und seelischen Beschwerden:

Zimmergestaltung, Angehörigenarbeit und Erkennen der Bedürfnisse des Bewohners und seiner Begleiter	*Angehörige, Freunde, Betreuer etc. rechtzeitig informieren* und unbedingt am Sterbeprozeß teilhaben lassen (*evtl. Übernachtungsmöglichkeit und Verpflegung im Heim anbieten*); Den Sterbenden niemals aus seiner gewohnten Umgebung entfernen, z.B. sein Bett in ein sogenanntes „Sterbezimmer" fahren; Bewohner und Angehörige nicht alleine lassen und die Bedürfnisse und Wünsche ständig erfragen und erfüllen, z.B. Appetit, Durst etc. Schaffen einer ruhigen und angenehmen Umgebung für die Angehörigen und den Sterbenden. Einräumen von Zeit für den Sterbenden, hier kann sie wirklich ein Geschenk sein! Nach Wunsch das Zimmer etwas verdunkeln und auf dem Nachtschrank, z.B. Bilder von Angehörigen aufstellen, Religiosität ist strikt zu beachten und zu erfüllen, s. Standard: „Religiosität"; Blumenstrauß im Zimmer hinstellen, Klingel immer in erreichbarer Nähe des Bewohners befestigen, evtl. die Tür nicht schließen; für Dämmerlicht sorgen (*insbesondere nachts*) und eine regelmäßige Augenpflege nach Standard: „Augpfl." durchführen, da der Sterbende die Augen geöffnet und u.U. keinen Lidschlag mehr hat. Gemeinsam mit dem Bewohner und/oder seinen Angehörigen ein Gebet oder ein Lied sprechen oder singen; Lieblingsmusik im Zimmer leise im Hintergrund spielen lassen u.v.m.

Beschwerden unter denen Sterbende am häufigsten leiden, sind:

1. Müdigkeit und Erschöpfung	Sorge dafür tragen, daß der Bewohner die Ruhe bekommt, die er braucht zu dem Zeitpunkt, wo er sie benötigt. Pflege des Körperkontaktes, z.B. durch Händehalten, Hand auf die Stirn legen, Streicheln des Gesichts oder der Arme und seiner Hände. Ein sterbender Mensch darf nie in seinem Schlaf gestört werden, weil gerade Betten gemacht werden müssen oder weil Essenszeit ist. Sein Tagesablauf muß nach seinem Rhythmus gestaltet werden. Alle notwendigen Pflegemaßnahmen müssen so gestaltet werden, daß sie ihn nicht überfordern. So kann beispielsweise eine Körperpflege auf eine Teilwaschung reduziert werden. Wenn eine Körperpflege durchgeführt wird, muß diese bedürfnisgerecht und behutsam vorgenommen werden. Auf sorgfältige und regelmäßige Durchführung der notwendigen Prophylaxen ist zu achten. Unnötige Anstrengungen unbedingt vermeiden. Sehr wichtig ist es, dafür Sorge zu tragen, daß der Bewohner nicht unter Schlaflosigkeit in der Nacht, quälenden Schmerzen oder unter Unruhezuständen leidet.

Fortsetzung nächste Seite

Standard-Nr.: 84	Abkürzung: Sterbpfl.	Bezeichnung: Die Begleitung und Pflege sterbender Menschen

Beschwerden unter denen Sterbende am häufigsten leiden, sind:

2. Angst, Beklemmungsgefühle und Schmerzen	Durch die Verschlechterung der Kreislauf- und Atemsituation ist auch die Sauerstoffversorgung der Zellen gemindert. Diese Faktoren führen dazu, daß der Bewohner schon kurze Zeit nachdem er gelagert wurde, über Schmerzen beim Liegen klagen könnte und eine erneute Lagerung wünscht, s. Standard: „Dekupr."! Schmerztherapie mit dem Arzt besprechen! Regelmäßige Verabreichung schmerzlindernder Medikamente (*z.B. 30 Minuten vor der Grundpflege*) gemäß der Arztverordnung; gezielte Beobachtung auf Schmerzäußerungen und Wirkung der Analgetika. Auch die Atemnot bei einem Sterbenden kann verschiedene Ursachen haben. Angst- und Beklemmungsgefühle können zur Verengung (*Obstruktion*) und Verkrampfung der Atemorgane führen und Atemnot verursachen, die wiederum die Angst und die Beklemmung verstärken. Es ist dringend für frische Luft im Bewohnerzimmer zu sorgen! Die körperliche Schwäche der sterbenden Menschen führt meist zu einer oberflächlichen, ungenügenden Atmung, Sekrete sammeln sich an und können nicht ausreichend wegen der Kraftlosigkeit abgehustet werden. Atmungserleichternde Maßnahmen sind unter Einbeziehung des Bewohners durchzuführen. Die Mundschleimhaut und Nasenschleimhaut trocknet durch die Mundatmung häufig sehr schnell aus. Durchführung der Standards: „Pneupr.", „Mund I", „Mund II" und „Nasenpfl.". Der sterbende Bewohner muß absolut schmerzfrei sein!
3. Frieren, Schwitzen und kaltklebriger Schweiß	Bei einem Sterbenden ist die Funktion der Organe, die an der Regulierung der Körpertemperatur beteiligt sind, herabgesetzt. Dies kann dazu führen, daß er eine größere Umgebungswärme benötigt oder daß er unter Fieber leidet. Im Terminalstadium (*Endstadium*) ist die Schweißproduktion des Körpers häufig erhöht. Hinzu kommt, daß der Geruch des Schweißes sehr unangenehm für den Sterbenden ist. Eine exakte Haarpflege ist von daher wichtig, da die Haare sehr schnell verkleben können und die Kopfhaut sehr empfindlich ist („*Ameisenlaufen*"). Durchführung der Standards: „Kp-Versch.", „Fieber I", „Fieber II", „Haarpfl.", „Bartpflege" und vorsichtige Teilwaschungen des Körpers nach Standard: „Kp.-Wasch.". Der Bewohner darf bei den o.g. Maßnahmen nicht überfordert werden, von daher ist der Grundsatz: „eher zu wenig, als zu viel" zu beherzigen!
4. Sonstige Beschwerden	Erkennen von und Eingehen auf alle weiteren krankheitsbedingten oder individuellen Bedürfnisse im Bereich der ATL`s. Diese stehen oft im Zusammenhang mit Inkontinenz, Verwirrtheit, Blutzuckerschwankungen und offenen Wunden;

Erkennen der Zeichen des nahenden Todes:
- Rascher, schwacher und unregelmäßiger Puls und Blutdruckabfall;
- Kalter und klebriger Schweiß, kalte Extremitäten sowie blasse oder blau-marmorierte Haut, weißes Nasen-Mund-Dreieck;
- Cheyne-Stokes-Atmung (*unregelmäßig, oberflächlich und erschwert*);
- Motorische Unruhe, Benommenheit und Verwirrtheit.

Fortsetzung nächste Seite

Standard-Nr.: 84   Abkürzung: **Sterbpfl.**   Bezeichnung: **Die Begleitung und Pflege sterbender Menschen**

Sichere Todeszeichen:	Versorgung des Verstorbenen:
1. Leichenstarre durch ATP - Mangel (*Adenosintriphosphorsäure*), das in den Mitochondrien nicht mehr gebildet wird, da die Zellorganismen abgestorben sind. 2. Leichen- oder Todesflecken als blaßrote, später dunkelrote bis blaugraue Verfärbungen am Körper (*Beine, Unterbauch und Arme*). 3. Fehlen jeglicher Hirnströme, Atemstillstand, es ist kein Herzschlag und keine Pupillenreflektion mehr vorhanden. 4. Arzt ist unverzüglich zu benachrichtigen!	Der Tod ist im Berichteblatt und Stammblatt genau mit Datum und Uhrzeit sowie Handzeichen der Pflegekraft festzuhalten. Den **Arzt** unverzüglich benachrichtigen (*Hausarzt*) oder Bereitschaftsarzt verständigen. Es sollte vorher abgeklärt werden, ob der Hausarzt in jedem Fall über den Tod (*auch nachts*) informiert werden möchte, wenn bekannt ist, daß der Bewohner im Sterben liegt! Wenn der Bereitschaftsarzt den Tod bescheinigen muß, sollte der Personalausweis vorliegen, um die Identität sicherzustellen. Es ist die Aufgabe des Arztes, die Angehörigen (*Betreuer*) sofort zu benachrichtigen! Eine Betreuung nach dem Betreuungsgesetz endet mit dem Tod. Den Arzt (*wegen der Ausstellung des Totenscheines*) darauf hinweisen, wenn der Bewohner eine Feuer- oder Erdbestattung gewünscht hat. **Alle Mitarbeiter sollen und müssen von dem Verstorbenen Abschiednehmen dürfen!** **Die Versorgung Toter muß von zwei Pflegekräften in Ruhe und Würde erfolgen:** • Toten flach lagern, alle Lagerungshilfsmittel und sonstige Hilfsmittel (*Katheter etc.*) entfernen. • Augen mit nassen Kompressen verschließen und Verstorbenen evtl. noch waschen, ankleiden (*vorheriger Wunsch desToten!*) oder frisches Nachthemd anziehen sowie Haare ansprechend kämmen. • Zahnprothesen in den Mund geben und das Kinn mit einer feuchten Binde zur Fixierung hochbinden, da der Mund geschlossen sein sollte. • Einmalunterlage im Gesäßbereich unterlegen. • Schmuckgegenstände entfernen und mit einem Bettlaken den Leichnam zudecken; Religiosität ist zu berücksichtigen, z.B. Händefalten, Blumen in die Hände geben, Kreuz aufstellen und/oder Kerze anzünden und das Zimmer verdunkelt lassen sowie das Fenster etwas öffnen. • Bestattungsunternehmen informieren und Personalausweis, Totenschein (*vom Arzt*) und Versicherungskarte für das Institut bereitlegen. Ist das Beerdigungsinstitut nicht bekannt, sind keine Angehörigen vorhanden und lag auch keine Betreuung vor, ist das Ordnungsamt/Sozialamt zu verständigen. Das Sozialamt/Ordnungsamt beauftragt ein vertraglich gebundenes Bestattungsinstitut mit der Beerdigung (*Sozialbestattung*) des Verstorbenen. Außerhalb der Behördenöffnungszeiten kann jedes Beerdigungsinstitut auch weiterhelfen, wenn mitgeteilt wird, daß es sich um eine Sozialbestattung handelt. • Abmeldebescheinigung für die Verwaltung und Küche ausfüllen und die gesamte Dokumentationsmappe der Verwaltung zur Ablage vollständig aushändigen. • Die Bewohner sollen über den Tod eines Mitbewohners informiert werden. • Angehörige später nach dem Ort der Trauerfeier fragen um daran teilzunehmen. • Nachlaß den Angehörigen aushändigen. Sind keine Angehörigen vorhanden oder bekannt, muß über das Amtsgericht ein Nachlaßpfleger bestellt werden. Unter Umständen wird das Zimmer bis zur Klärung durch das Amtsgericht versiegelt.

Dokumentation: Alle Bewohnerbedürfnisse müssen im Berichteblatt festgehalten werden, damit jeder Pflegende Kenntnis erhält. Den Tod mit Datum und Uhrzeit im Berichteblatt festhalten! Kommt der Tod völlig unerwartet, so kann es sein, daß ggf. Reanimationsmaßnahmen eingeleitet werden müssen, bis der Notarzt im Heim eintrifft. Bei unklarer Todesursache kann eine Obduktion (*durch die Kriminalpolizei*) angeordnet werden. Falls kein Beerdigungsinstitut bekannt sein sollte, niemals einen beliebigen Bestattungsunternehmer beauftragen sondern das Ordnungsamt/Sozialamt benachrichtigen.

Qualifikation: Altenpflegerin und nach Erfahrung und exakter Anleitung auch Pflegehelfer/in.

| Standard-Nr.: 85 | Abkürzung: **Stoma I** | Bezeichnung: **Stomapflege: -Allgemein -** *(Behandlungspflege)* |

In der Bundesrepublik Deutschland müssen heute ca. 120.000 Menschen und mehr mit einem künstlichen Darmausgang leben. Der Verdauungskanal stellt ein System im Körper dar, das mit seinen vielen Sondereinrichtungen die Aufnahme und Verarbeitung der Nahrungsmittel sowie die Ausscheidung bestimmter Stoffe übernimmt. Für den langen und abwechslungsreichen Weg durch das gesamte Verdauungssystem benötigt die Nahrung bis zur Ausscheidung der unverdaulichen Bestandteile eine Zeit von 48 bis 72 Stunden. Durch verschiedene Ursachen (*Karzinome und chronische Dünn- und Dickdarmerkrankungen*) muß ein künstlich angeleg-

ter Darmausgang geschaffen werden. Der künstliche Darmausgang heißt lat. Anus-praeter-naturalis („*außernatürlich*") und die chirurgische Maßnahme bedeutet für die Betroffenen einen tiefseelischen Einschnitt in ihre Intimsphäre. Durch die Grunderkrankung kann es zur Einschränkung der Lebensqualität kommen, insbesondere im psychischen Bereich, wegen der Abhängigkeit der Beutelversorgung etc. Der Begriff Stoma Anus-praeter kommt aus dem griechischen Sprachgebrauch und hat in der Übersetzung folgende Bedeutung: Künstlich geschaffene Hohlorganmündung - Öffnung zur Körperoberfläche, z.B. als Anus-praeter, wo sich der Kot

entleeren kann! Stoma (*Mund, Öffnung*), Anus-praeter, Ostomie, künstlicher Darmausgang, Bauchafter, Kunstafter - diese Begriffe bedeuten alle das Gleiche. Der Darm wird bei einem künstlichen Darmausgang durch eine künstlich angelegte Öffnung in der Bauchdecke ausgeleitet. Das Darmvolumen ist von außen einsehbar. Darmschleimhaut und äußere Bauchhaut berühren sich am Stomarand. Beim Anlegen des Stomas werden Schleimhaut und Haut mit Hilfe der sog. mukokutanen Naht miteinander verbunden. Die Ausführung des Stomas kann endständig (*endgültig*) oder temporär (*vorübergehend*) sein.

Je nach Lokalisation gibt es folgende Arten des Anus-praeters:

- **Kolostomie** (*sehr häufig*) künstlicher Dickdarmausgang;
- **Ileostomie** künstlicher Dünndarmausgang;
- **Zökostomie** künstlicher Blinddarmausgang;
- **Jejunostomie** sehr selten. Jejunum (*Leerdarm*) ist der an den Zwölffingerdarm anschließende Teil des Ileums.

1. Kolostomie (*Sigmoidostomie*)

Wird der Dickdarm nach vorausgegangener Entfernung von Mastdarm und After mit Schließmuskulatur zur Bildung eines Stomas herangezogen, bezeichnet man dies als endständige oder endgültige Kolostomie (*Mastdarm bleibt, aber ohne Funktion*)! Das Stoma des Kolons verursacht je nach Lage entweder ständige flüssige Stuhlabgänge (*Ascendens - Anus*) oder geformte Stühle normaler Konsistenz, die sich in 2 bis 3 Schüben täglich entleeren (*Descendens - Anus, Sigma - Anus*). Der natürliche Anus ist nicht mehr vorhanden. Am häufigsten ist die Kolostomie im Bereich des absteigenden Dickdarms. Sie ist meist am linken Unterbauch lokalisiert. Da hier fast der gesamte Dickdarm noch vorhanden ist, werden das Entleerungsverhalten und die Beschaffenheit des Stuhls bald wie vor der Operation sein. Bei einer rechtsseitigen Kolostomie ist der Stuhl eher dünnflüssig, denn der Stuhl kann nicht mehr so eingedickt werden, da ja ein Teil des Darms fehlt! Hauptursache zur Anlage einer Kolostomie ist das Rektumkarzinom oder Kolonkarzinom.

Doppelläufige Kolostomie - Transversostomie. Sie werden mit dem Ziel angelegt, eine Stuhlentleerung des Darmes vor einem Hindernis oder einem entzündlich veränderten

Darmabschnitt zu erreichen. Die Anlage einer doppelläufigen Kolostomie am Querdarm nennt man Transversostomie. Der doppelläufige Anus-praeter ist meist *temporärer* (*vorübergehender*) Natur oder *palliativ* (*hier kann die Krankheitsursache nicht entfernt werden, sie gilt als lindernde Maßnahme, z.B. beim Karzinom*). Bei einer temporären Anlage ist eine Rückverlegung des Anus und Wiederherstellung der Darmpassage leicht möglich. Sie dient der Ausschaltung entzündeter Darmabschnitte, bis sich die Entzündung zurückgebildet hat oder bei Verletzungen; sie kann aber auch als Entlastung beim Darmverschluß und bei inoperabelen Tumoren angelegt werden. Bei der Anlage eines doppelläufigen Anus-praeters wird eine Darmschlaufe durch die Bauchwand gezogen, fixiert und auf der Schlingenkuppe eröffnet. Es entstehen zwei Öffnungen (*Ausgänge*). Aus dem zuführenden Teil des Darmes entleert sich der Stuhl, während der stillgelegte, abführende Teil des Darmes nur Schleim und Darmzellen absondert. Diese Absonderungen können sowohl über das Stoma, als auch auf natürlichem Wege über den After ausgeschieden werden. Die Stuhlkonsistenz kann dünnflüssig bis dickbreiig sein.

Fortsetzung nächste Seite

Standard-Nr.: 85	Abkürzung: Stoma I	Bezeichnung: Stomapflege: -Allgemein -

2. Endständige (endgültige) Ileostomie

Die Ileostomie (*Dünndarmöffnung*) ist eine endgültige Stomaanlage (*"definitives Stoma"*). Das Ileostoma wird angelegt, wenn der gesamte Kolon operativ entfernt wurde, man nennt dies auch Proctokolektomie (*Totale Dickdarmentfernung*) oder Hemikolektomie (*rechts- oder linksseitige Entfernung*). Das Ileostoma befindet sich meist im rechten Unterbauch zwischen Bauchnabel und Darmbeinstachel. Die nippelförmige oder auch prominente Stomaanlage ist zwingend, damit der unmittelbare Kontakt des Stuhls mit der Haut vermieden wird. Durch die entfallende Funktion des Kolon ist der Stuhl von dünnflüssiger Konsistenz und reich mit Verdauungssäften durchsetzt. Sie sind gegenüber der Haut sehr aggressiv, gefährden also den Säureschutzmantel der Haut. Damit der enzymhaltige, aggressive Darminhalt nicht auf die Haut gelangen kann, wird das Stoma so angelegt, daß es 2 - 3 cm über die Bauchwand hinausragt. Der dünnflüssige Stuhl kann somit direkt in den Beutel gelangen, ohne die Haut zu reizen. Der Ileostoma-Träger muß deshalb unbedingt auf eine gut sitzende Versorgung mit Hautschutz achten. Ursache einer Ileostomie ist die Kolitis ulcerosa, die als Präkanzerose (*Vorkrebserkrankungen*) gilt für die Entstehung eines Kolonkarzinoms.

3. Zökostomie

Die Zökostomie ist eine Eröffnung des Blinddarms. ***Sehr selten!!!*** Sie dient der entlastenden Darmentleerung des Kolons. Alternativ kann eine Zökumfistel statt einer Zökostomie angelegt werden. Sie wird angelegt, wenn nur eine kurzfristige, unvollständige Entlastung beabsichtigt ist. Hier wird vom Zökum aus eine Drainage in den aufsteigenden Dickdarm zur Entlastung gelegt. Die Darmpassage bleibt zum Teil erhalten. Die Zökumfistel kann sich von selbst wieder schließen, wenn der Drain entfernt wurde. Anlage bei Passagebehinderungen, frisch angelegter Darmanastomosen (*künstl. Verbindungen*) und bei direkter Zökumverletzung. Da hier noch keine Dickdarmbeteiligung vorliegt, ist der Stuhl ganz dünnflüssig.

4. Jejunostomie

Die Jejunostomie wird sehr selten angelegt. Jejunostomie ist die Verbindung einer Dünndarmschlinge mit der Bauchdeckenoberfläche (*Fistel*) bei Magenresektion, Zufuhr für künstliche Ernährung. Sie stellt auf die Dauer eine große Belastung des Bewohners dar, weil das Jejunum das Hauptresorptionsorgan des Körpers darstellt.

Allgemeine Pflegehinweise

Zunächst einmal muß versucht werden, eine verständnisvolle Beziehung zum Bewohner aufzubauen. Denn die Ileo- bzw. Kolostomie schafft für den Betroffenen eine ganz neue Lebens- und Lernsituation. Mit individuellen Gesprächen sollte dem Stomaträger bewußt gemacht werden, daß er auch mit einem künstlichen Darmausgang ein vollwertiger Mensch ist. Er muß lernen, sich selbst so zu akzeptieren. Der Bewohner sollte es schaffen, sein Stoma selbst zu versorgen. Es kann eine Enterostomatherapeutin hinzugezogen werden, die ihn im Krankenhaus oder zu Hause bereits versorgt hat. Kliniken können über die entsprechenden Verbindungen eine Auskunft geben.

Ernährung der Stomaträger

Eine spezielle Diät für Stomaträger gibt es nicht, aber man sollte:
- regelmäßig, zu festen Zeiten essen.
- viele kleine Mahlzeiten sind besser, als 3 große Mahlzeiten.
- man sollte auch bedenken, daß gewisse Speisen und Getränke Blähungen fördern, z.B. Kohl, Hülsenfrüchte, Zwiebeln, Sauerkraut, Fisch und Eier. Evtl. kann der Betroffene einen Ernährungsplan (*gut-geeignet, schlechter-geeignet*) erstellen.

- Ernährungsprobleme treten im allgemeinen nicht auf. Hautreaktionen können im Klebebereich auftreten beim Verzehr von beispielsweise: Apfelsinen, Zitronen, Grapefruit und auch Vitamin C-haltigen Säften.

Freizeitgestaltung

Da die Herniengefahr (*Bauchwandbruch*) sehr groß ist, können leider nicht mehr alle Sportarten (*insbesondere Kraftsport*) ausgeübt werden, die besonders die Bauchmuskulatur stark beanspruchen. Schwimmen etc. kann durchaus weiter durchgeführt werden. Mit Hilfe einer Stomakappe kann das Stoma für ein paar Stunden (*auch bis zu 24 Stunden nach einer Darmirrigation, s. Standard „Stoma IV"*) unauffällig verschlossen werden. Von außen sieht diese Stomakappe wie ein harmloses Pflaster aus. Darmgase können durch die Stomakappe entweichen. Es muß dem Bewohner geholfen werden, über seine Hemmungen, Schamschwelle etc. zu sprechen.

Fortsetzung nächste Seite

Standard-Nr.: 85	Abkürzung: Stoma I	Bezeichnung: Stomapflege: -Allgemein -

Allgemeine Hinweise

Schwerbehindertenausweise

Die Adresse des zuständigen Versorgungsamtes kann bei der Gemeindeverwaltung (*Rathaus*) erfragt werden. Das Versorgungsamt stellt den Grad der Behinderung (*GdB*) fest. Bei Bewohnern mit einer Stomaanlage gilt i.d.R. eine Einstufung von 50 - 70 % als Richtlinie. Bewohner mit einer Stomaanlage haben Anspruch auf die Ausstellung eines Schwerbehindertenausweises (*durch ihr Versorgungsamt*) und den damit verbundenen sozialen Hilfen.

Darüber hinaus können Stomaträger bei bösartiger Grunderkrankung (*Karzinom*) sogenannte Nach- und Festigungskuren über den Rentenversicherungsträger in Anspruch nehmen. Antragsformulare erhalten Stomaträger in der nächstgelegenen Geschäftsstelle. Bescheinigung über die Befreiung von Zuzahlung bei Arznei-, Verband- und Heilmitteln sowie Fahrtkosten sind bei der zuständigen Krankenkasse erhältlich. Die gesetzlichen Krankenkassen haben Stomaversorgungsartikel als Hilfsmittel anerkannt. Die Gültigkeitsdauer ist auf der Bescheinigung vermerkt.

Hilfe nach dem Schwerbehindertengesetz

Alle Schwerbehinderten können auf Anträge entsprechende Vergünstigungen in Anspruch nehmen.

Unterstützung nach dem Bundessozialhilfegesetz (*BSHG*)

ist abhängig vom Einkommen und von den Vermögensverhältnissen des Betroffenen:

- Hilfe zum Lebensunterhalt;
- Hilfe zur Pflege;
- Diät und Ernährungshilfe:
- Bekleidungshilfe (*evtl. stomagerechte Bekleidung*).

Die Deutsche ILCO

wurde im Jahre 1972 gegründet und ist ein eingetragener, als gemeinnützig anerkannter Verein. Der Name leitet sich aus den beiden Begriffen Ileostomie und Kolostomie ab. Die Deutsche ILCO ist eine Selbsthilfevereinigung und arbeitet in regionalen Gruppen, sie ist darüber hinaus auf Landes- und Bundesebene für die Belange aller Stomaträger tätig.

Dokumentation: Das Vorhandensein einer Stomaanlage sollte im Informationsblatt des Dokumentationssystems festgehalten sein ("*Ausscheidung*"). Bei Hautproblemen sollte der Arzt oder eine Stomatherapeutin zu Rate gezogen werden. Der Beutelwechsel ist im Pflegedurchführungsblatt festzuhalten. Die Anus-praeter-Pflege ist eine „indirekte" behandlungspflegerische Pflegehandlung.

In stationären Pflegeeinrichtungen wird die Behandlungspflege über die Pflegekassen finanziert.

Im ambulanten Bereich erfolgt die Abrechnung von behandlungspflegerischen Leistungen (*ärztliche Verordnung häuslicher Krankenpflege*) über die Krankenkassen.

Qualifikation: Altenpfleger/in und Pflegehelfer/in nach exakter Anleitung.

| Standard-Nr.: 86 | Abkürzung: **Stoma II** | Bezeichnung: **Stomapflege: Anus-praeter-naturalis** *(Behandlungspflege)* |

Die Stomatherapie bezeichnet alle Maßnahmen und Verrichtungen im Umgang mit einer Stomaversorgung. Zur Stomaversorgung gehören alle Artikel, die am Stoma und dessen unmittelbarer Umgebung benötigt werden. Die Schließmuskelfunktion und Stuhlkonsistenz sowie die Kontrolle der Ausscheidungen ist für den betroffenen Menschen nicht mehr in gewohnter Form möglich. Eine Stomaanlage bedeutet für die betroffenen Menschen häufig einen tiefen, seelischen Einschnitt und die Veränderung aller Lebensgewohnheiten. Die Pflegekräfte sind jetzt gefordert den Bewohner und Stomaträger bei der Überwindung seines Schamgefühls und seiner Ängste hinwegzuhelfen. Es beginnt für den Betroffenen ein neu-er Lebensabschnitt. Um eine gezielte, planvolle und optimale Versorgung für den Betroffenen vornehmen zu können, muß aus dem breiten Marktangebot eine Auswahl getroffen werden. Die geschlossenen Beutel für den Kolostomiebewohner mit integriertem Filter sind entweder im Beutel eingebaut oder können nachträglich aufgeklebt werden. Sie lassen Darmgase, die den Beutel sonst aufblähen würden, kontinuierlich durch ein kleines, mit Aktivkohle getränktes Kissen entweichen. Die Ausstreifbeutel für den Ileostomabewohner können den ganzen Tag am Körper belassen werden. Ausstreifbeutel besitzen ein verlängertes offenes Ende, durch das der flüssige Stuhl jederzeit - ohne den Beutel wechseln zu müssen - entleert und dann mit einer Klammer wieder dicht verschlossen werden kann. Die Klebebeutel mit integrierter Klebefläche (*komplette Beutelunterseite = Klebefläche*) müssen mit Hilfe von Meßschablonen stomagerecht ausgeschnitten werden. Sie sind geeignet für Stomaträger mit unempfindlicher Haut, und bei einem nicht runden Stoma.

Kragenklebebeutel finden Verwendung bei außergewöhnlichen Bauchdeckenveränderungen (*z.B.: bei Bauchfalten, gewölbte Bauchhaut und Bauchunebenheiten*). Bei Kragenklebebeuteln ist die Klebefläche nur um den Lochausschnitt herum mit dem Beutel verschweißt.

Die Ursachen der Schamschwellen liegen in:
- der Sauberkeitserziehung.
- dem Sehen- und Herumtragenmüssen der eigenen Ausscheidungen (*im Beutel*).
- der Stomaöffnung auf der Bauchdecke.
- der Angst um die Zuverlässigkeit der unauffälligen, knisterarmen und funktionierenden Versorgung.
- der Angst als Stomaträger entdeckt, ausgegrenzt oder erkannt zu werden.
- der Angst vor Beutelgeräuschen und das man unerwartet darauf angesprochen wird.

Pflegeziele:
- Schutz der peristomalen (*stomaumgebenen*) Haut vor Nässe und Ausscheidungen;
- Hautirritationen (*Reizungen*) verhindern;
- Hautfreundliche, bewohnerorientierte optimale Stomaversorgung auswählen;
- Bewohner/Stomaträger soll selbständig sein Stoma versorgen können;
- Keine Geruchsbelästigung und Beutelgeräusche haben.

Anforderungen an die Stomaversorgung:	**Hilfsmittel in der Stomaversorgung:**
Individuelle Auswahl der Versorgungsprodukte nach folgenden Kriterien: • Stomaanlage (*Art*); • Stomaform (*rund, Falten, Narben, Unebenheiten*); • allgemeine Hautbeschaffenheit und Hauttyp; • Stuhlkonsistenz, Häufigkeit und Menge der Ausscheidungen; • Hautverträglichkeit und allergische Reaktionen gegenüber der Klebefläche.	Geruchsbanner, Hautschutzmittel schützen die Haut und machen sie widerstandsfähiger. Entsorgungsbeutel, Abdichtpaste und Puder (*Karayapaste*), z.B. bei Hautvertiefungen, dichten ab und dienen der Vorbeugung von Hautirritationen. Beutelüberzüge verdecken den Beutel, saugen Feuchtigkeit auf und verhindern ein Knistern des Beutels. *Hautschutzplatten mit heilungsfördernder Schicht:* Die peristomale Dermatitis ist das häufigste Problem der Stomaträger, insbesondere bei der Ileostomie. Eine Hautschutzplatte (*mit heilungsfördernder Schicht*) ist 10 x 10 cm groß: 1. Platte verbleibt, je nach Wundexsudataufnahme, 3 - 5 Tage auf der Haut, 2. Beutelwechsel wie normal durchführen, 3. Wunde kann unter dieser Platte regenerieren und abheilen, 4. kein Aufreißen der defekten Haut (*Wundruhe!*), 5. einfacher Beutelwechsel auf der Platte (*ohne Hautirritationen*), 6. Haftung auch bei nässenden Wunden, 7. Nach Abheilung kann wieder ein normales System benutzt werden, 8. Wichtig: Hautschutzplatten haften besser auf frisch gewaschener, noch leicht feuchter Haut, 9. Hautschutzplatten sind teuer und (*nur bei Notwendigkeit erneuern*).

Fortsetzung nächste Seite

Standard-Nr.: 86	Abkürzung: Stoma II	Bezeichnung: Stomapflege: Anus-praeter-naturalis

Täglich mehrmaliger Beutelwechsel (nach Bedarf) bei einer Kolostomieanlage:

Material:	Durchführung:
Vorbereitung aller benötigten Hilfsmittel auf einem Tablett: • medizinisches Hautschutzmittel (*geeignet für eine Stomaanlage!*) oder/und Hautschutzplatten (*für empfindliche und bei entzündeter peristomaler Haut*); • Klebestomabeutel oder Karayaprodukte (*je nach Bauchhaut*) - Kolostomiebeutel (*einteiliges oder zweiteiliges System mit Basishalteplatte*) mit/oder ohne Bauchgürtel; • Abwurfsack, Schere und Meßschablone zum Abmessen der Stomagröße; • weiches Toilettenpapier; • Schüssel mit lauwarmem Wasser und pH-neutraler Seife; • fusselfreier Waschlappen und fusselfreies Handtuch, s. Standard: „Intim", evtl. Beutelüberzug; • Einmalhandschuhe; • evtl. Materialien für eine Inkontinenzpflege, s. Standard „Inkont." und „Intim."; • Elektrorasierer zum Rasieren und um Irritationen zu verhindern: keinen Einmalrasierer verwenden, wegen der möglichen Verletzungsgefahr!	1. Vor Beginn der Maßnahme ist eine hygienische Händedesinfektion durchzuführen. Bewohner informieren und auf die Maßnahme vorbereiten. Der Stomabeutel kann im Liegen (*Bett/Flachlagerung*) oder im Stehen in der Toilette (*bei ausreichendem Platz und guten Lichtverhältnissen*) gewechselt werden. Die Fenster und Türen sind zu schließen, für Sichtschutz sorgen und Wahrung der Intimsphäre. Evtl. vorher eine Inkontinenzpflege, s. Standard „Inkont." und Standard „Intim." durchführen. 2. **Prinzip:** Bewohner entsprechend auskleiden lassen (*Unterbauch*). Einmalhandschuhe anziehen und den vollen Stomabeutel vorsichtig von einer Seite (*von einer oberen Ecke nach unten*) abrollen. Niemals den Beutel abreißen, wie ein Pflaster. Gefüllten Stomabeutel inmitten der Klebefläche zusammenfalten und sofort im Abwurfsack entsorgen. Die Pflege eines Stomas beginnt mit der gründlichen Reinigung im peristomalen (*stomaumgebende Haut*) Bereich. **Grobreinigung:** Entfernen der Stuhlreste (*ohne Pflegeschaum*) von Haut und Stoma, mit weichem Toilettenpapier (*kein Zellstoff!*). Den peristomalen Bereich kreisförmig reinigen, d.h. grundsätzlich von außen nach innen! Anschließend erfolgt eine **Feinreinigung** mit lauwarmem Wasser, einem Waschlappen und einer pH-neutralen Waschlotion, z.B. Eubos, Dermamild. Die Waschlotion darf nicht parfümiert sein! Verboten sind: Wundbenzin, Alkohole, Babyöle und Pflegeschaum. Die das Stoma umgebende Haut wird mit einem weichen Handtuch gut abgetrocknet. Die Haare im Stomabereich werden mittels Schere oder Elektrorasierer (*keine Enthaarungscreme verwenden*) entfernt. Ein starker Haarwuchs beeinträchtigt den Kontakt der Klebefläche und verursacht starke Hautprobleme. Nach der Reinigung erfolgt eine Inspektion der Haut! Evtl. Stomarand mit Wattestäbchen säubern! 3. Nach dem Trocknen wird das Schutzpapier von der Klebefläche des Beutels abgezogen, der Beutel wird am Stoma genau passend angelegt, nach oben und unten faltenfrei ausgestrichen und sorgfältig angedrückt. Bei mobilen und gehfähigen Bewohnern kann der Beutel beinwärts und bei bettlägerigen Bewohnern seitwärts angebracht werden. Vorher die Beutelöffnung exakt der Stomagröße mit Hilfe einer Meßschablone anpassen, so daß der Klebering des Beutels an der Schleimhautgrenze eng anliegt. Vor dem Anlegen des Stomabeutels muß in den Beutel etwas Luft hineingeblasen werden, damit sich die Beutelinnenflächen auseinanderlegen. Die Versorgung muß unbedingt faltenfrei sitzen. Bei schlaffen oder faltenreichem Bauch evtl. Kragenklebebeutel benutzen. Ein Beutel mit Kragenklebefläche paßt sich der Wölbung problemlos an. Karaya-Produkte (*Paste*) dichten das Stoma ab und sind bei Unebenheiten zu verwenden, erst dann den Beutel von unten nach oben aufkleben. Zur Verbesserung der Haftwirkung kann der Karayring mit etwas Wasser angefeuchtet oder zwischen den Händen angewärmt werden. Der Beutel wird über das Stoma von unten nach oben angelegt und gut angedrückt. Luftfilter beachten, evtl. mit einer Nadel am oberen Rand einstechen, damit die Darmgase entweichen können.

Fortsetzung nächste Seite

Standard-Nr.: 86	Abkürzung: Stoma II	Bezeichnung: Stomapflege: Anus-praeter-naturalis

Täglich mehrmaliger Beutelwechsel (nach Bedarf) bei einer Kolostomieanlage:

Material:	Durchführung:
siehe oben	**Bei einer Ileostomieanlage:** Hier wird immer ein Ausstreifbeutel benötigt mit einer unter dem Beutel befindlichen Klammer, um den Beutel sicher verschließen zu können. Die Abdichtung um das Stoma mit einem Karayaprodukt ist unbedingt notwendig. Der Ausstreifbeutel verhindert, daß dieser jedesmal gewechselt werden muß. Die Verschlußkammer dichtet die Entleerungsöffnung absolut dicht und geruchsfest ab. Nach dem Anlegen des Beutels kann ein Beutelüberzug angeboten werden, damit die Feuchtigkeit (*bei schwitzenden Bewohnern*) aufgesaugt wird und um eine Knisterfreiheit zu erreichen. Der Tragekomfort wird dadurch stark erhöht und vermittelt ein sichereres Gefühl.
	4. Es ist wichtig, an die ausscheidungsfreie Zeit zu denken, z. B. beim Bewegungstraining oder beim Baden oder Duschen. Zum Baden oder Duschen kann der Stomabeutel durchaus entfernt werden, er würde sich sonst im Wasser sehr schnell ablösen. Evtl. kann eine Stomakappe getragen werden. Der eingebaute Geruchsfilter sorgt für den geruchsfreien Abgang der Darmgase. Nach Beendigung der Maßnahme ist der Bewohner wieder entsprechend seinen Bedürfnissen anzukleiden, die Hände sind zu waschen und alle Materialien sind zu entsorgen und aufzuräumen. Das Zimmer ggf. ohne Durchzug lüften. Die Maßnahme muß dokumentiert werden.

1. Hautprobleme um den peristomalen Bereich:

- **Peristomale Dermatitis** *(Hautirritationen)*:
  Hautirritationen, Mazeration (*Hautaufweichung und Aufquellung*) und allgemeine Hautläsionen werden meistens durch den ständigen feuchten Kontakt zwischen den Ausscheidungen mit der Haut hervorgerufen und durch das Nichtentfernen der Haare. Darüber hinaus kann es durch mangelhafte Hygiene zu Irritationen kommen. Die tägliche Reinigung und Pflege sowie die Prävention sind eines der wichtigsten Voraussetzungen.
  Ursachen von Hautirritationen:
  – Pflegefehler, z.B. falsche Hautreinigung, zu große Ringausschnitte, häufiger Beutelwechsel, feucht-warme Kammern, verbleiben von Stuhlresten;
  – Allergische Reaktionen auf Stomaversorgungsartikel und Hautpflegemittel.
- **Pilzinfektionen**:
  Hautkeime und Colibakterien können eine Infektion hervorrufen. Arzt kann u.U. ein Antimykotikum verordnen. Exakte peristomale Hautpflege durchführen, Beutelöffnung exakt zuschneiden, so daß ein feuchtwarmes-Klima und Wärmestau um den peristomalen Bereich verhindert wird.
- **Pseudoepithele Hyperplasie**:
  Dies sind warzenförmige Gewebsneubildungen. **Behandlungsziel**: trockene Stomaumgebung; diese kann erreicht werden durch Trockenfönen der Haut oder durch Anwendung von Karaya- oder eines Adhasiv-Puders. Gewebsneubildungen können sich bis zu einem gewissen Grad unter Druck, der mit einem enggestellten Gürtel erreicht wird, reduzieren.
- **Allergisches Kontaktekzem**:
  Hauptursache ist eine allergische Reaktion gegenüber dem verwendeten Beutelsystem (*Beschaffenheit der Beutel, z.B. Plastik*), der Klebefläche des Beutels usw. Das Wechseln auf ein anderes Beutelsystem, erfolgt nach Beratung durch eine Enterostomatherapeutin.
- **Follikulitis** *(Entzündung der Haarbälge)* und **peristomale Blutungen**:
  Sie zeigt sich durch Rötungen um den peristomalen Bereich. Die Follikulitis entsteht, wenn ständig Haare beim Ablösen der Klebeflächen abgerissen werden. Durch die Verschmutzung und durch das Eindringen der Keime in den Ausführungsgang der Haarbälge, kommt es dann zu schmerzhaften bis eitrigen Entzündungen. Die regelmäßige Entfernung der Haare durch eine Elektrorasur ist hier eine wichtige prophylaktische Maßnahme. Zuerst die Haare mit Hilfe einer Schere abschneiden und dann rasiert. Unzureichende Stomaversorgung, z.B. durch zu große oder zu kleine Beutelausschnitte, zu häufiges Wechseln der Beutel, oder zu seltenes Wechseln des Beutels kann zu Hautproblemen führen. Darüber hinaus führt mangelhafte Pflege, z.B. ungenügende bzw. fehlerhafte Reinigung der Haut beim Wechseln oder unzureichende Pflegemittel zu den o.g. Hautproblemen.

Fortsetzung nächste Seite

| Standard-Nr.: 86 | Abkürzung: Stoma II | Bezeichnung: Stomapflege: Anus-praeter-naturalis |

2. Spätkomplikationen

- Die häufigste Komplikation ist der **Bauchwandbruch** (*Hernie*). Als Vorbeugung kann das Tragen einer maßgeschneiderten Leibbinde empfohlen werden, in die eine Öffnung für den Stomabeutel eingearbeitet werden sollte. Außerdem sollten starke körperliche Belastungen, wie schweres Heben und Tragen, vermieden werden.

- Bei einem **Vorfall** (*Prolaps*) schiebt sich der Darm durch das Stoma nach außen. Der Prolaps kann die Ursache gefährlicher Komplikationen sein: Darmeinklemmungen mit nachfolgender Nekrose (*Gewebstod*) am vorgefallenen Darmteil, evtl. mit Perforation oder Schleimhautblutungen. Eine chirurgische Behandlung ist hier indiziert!

- Es kann aber auch zu einer **Verengung des Stomas** kommen (*Stenose*). Die Ausscheidungen sind erschwert und häufig nur unter Schmerzen möglich. Dieser Zustand kann auch zu einem Darmverschluß führen (*Auftreten von bleistiftförmigen Stühlen*). Als therapeutische Maßnahme ist hier eine Bougierung zu nennen, um einem Darmverschluß vorzubeugen.

- Es kann aber auch zu einer **Stoma-Einziehung** (*Retraktion*) kommen. Das Stoma zieht sich trichterförmig unter das Hautniveau zurück. Die Folge sind Entzündungen; operative Behandlung ist notwendig wegen der Gefahr einer Peritonitis (*Bauchfellentzündung*).

- **Blutungen** aus dem Stomarand sind im allgemeinen Einrißblutungen, dagegen muß jede Blutung aus dem Stoma sorgfältig ärztlich abgeklärt werden.

Dokumentation: Der Beutelwechsel und Wechsel der Hautschutzplatte (*spätestens nach drei Tagen, dazu ist das Wechseldatum auf der Platte mit einem Wäschestift festzuhalten*) ist im Pflegedurchführungsblatt festzuhalten. Bei Hautproblemen oder Auftreten von Komplikationen sollte der Arzt oder eine Stomatherapeutin zu Rate gezogen werden. Bei Schmerzen jeder Art um den peristomalen Bereich muß der Arzt benachrichtigt werden. Veränderungen im peristomalen Bereich sind im Berichteblatt festzuhalten. Der Stuhlgang muß genau nach Häufigkeit, Konsistenz und Beimengungen (*z.B. Blut, Schleim*) beobachtet werden. Die Stuhlausscheidung ist im Ausscheidungsblatt einzutragen. Die Anus-praeter-Pflege ist eine „indirekte" behandlungspflegerische Pflegehandlung.
In stationären Pflegeeinrichtungen wird die Behandlungspflege über die Pflegekassen finanziert.
Im ambulanten Bereich erfolgt die Abrechnung von behandlungspflegerischen Leistungen (*ärztliche Verordnung häuslicher Krankenpflege*) über die Krankenkassen.

Qualifikation: Altenpfleger/in und Pflegehelfer/in nach exakter Anleitung.

| Standard-Nr.: 87 | Abkürzung: **Stoma III** | Bezeichnung: **Stomapflege: Urostomie** *(Behandlungspflege)* |

Neben den Ängsten und Unsicherheiten, die besonders bei Tumoren (*z.B. Blasentumore, Papillome*) und angeborenen Mißbildungen (*z.B. die Blasenektrophie*) aus der Krankheit selbst entstehen, hat der Urostomieträger - mehr noch, als der Betroffene mit einer Kolostomie oder Ileostomie - nach der Entlassung aus dem Krankenhaus die Sorge, von seiner Familie oder der Gesellschaft nicht akzeptiert zu werden. Die Situation des Urostomiepatienten unterscheidet sich von den Anuspraeter Trägern durch folgende Punkte:

- Die harnableitenden Wege sind für kleinste Störungen oder Pflegefehler anfälliger als der Verdauungstrakt. Komplikationen in diesem Bereich können schnell zu akut bedrohlichen Zuständen für den Bewohner werden.
- Durch den ständigen Harnaustritt aus dem Urostoma (*in den Urostomiebeutel*) gestaltet sich die Versorgung auch technisch manchmal schwieriger.
- Das Urostoma ist wesentlich empfänglicher für Infektionen.

An die Versorgungssysteme für Urostoma sind weitaus strengere Bedingungen zu stellen als an die Versorgungssysteme für eine Kolostomie und Ileostomieanlage. Die harnableitenden Wege und Stomas reagieren auf insuffiziente oder undichte Versorgungssysteme viel empfindlicher.

Arten der künstlichen Harnableitung:

Man unterscheidet grundsätzlich zwischen einer inneren Harnableitung über den Darm, die keine Stomaanlage notwendig macht und der äußeren Harnableitung mit Anlage eines Urostomas mit Beutelversorgung. Der Begriff der supravesikalen Harnableitung umfaßt alle operativen oder instrumentalen Verfahren, die der Harnableitung dienen:

- die Uretero-Sigmoidostomie;
- der Ileum-Conduit;
- der Kolon-Conduit;
- der Transversum-Conduit;
- Uretero-Cutaneostomie (*beidseitige Harnleiterauspflanzung*) oder einseitige Ausleitung als Trans ureterouretero Cutaneostomie (*TUUC*);
- die Nierenfistelung (*Nephrostomie, Pyelostomie*) ist eine direkte Ausleitung aus dem Nierenbecken, hier ist ein geschlossenes Urindrainagesystem zur Harnableitung erforderlich, keine Urostomiebeutelversorgung;
- die suprapubische Blasenpunktion-Fistelung (*Zystostomie, s. Standard „Kathsupr."*).

1. Das Uretero-Sigmoidostomie (*Harnleiter-Darm Implantation*):

Hier erfolgt die Urindrainage über den Dickdarm, d.h. die Harnleiter (*ein- oder beidseitig*) werden (*meistens*) in das Sigma implantiert. Das ist die älteste Operationstechnik. Kot und Harn entleeren sich gemeinsam über den Mastdarm. Bewohner benötigt bei dieser Anlage keine Stomaversorgung. Eine besondere Komplikation bei dieser Form der Harnableitung ist die Rückresorption harnpflichtiger Substanzen, da das Kolon natürlicherweise Wasser in den Körper zurückholt. Dabei werden auch die im Harn befindlichen Substanzen rückresorbiert. Bei allen Bewohnern mit Uretero-Sigmoidostomie muß daher neben der Nierenfunktion auch laufend der Säure-Basen-Haushalt durch Blutuntersuchungen kontrolliert werden und es besteht Azidosegefahr und vermehrter Kaliumverlust. Es ist deshalb wichtig, die Verweildauer des Urins im Darm zu verkürzen.

Rektumblase:

Bei diesem Operationsverfahren werden die Harnleiter in den Mastdarm eingepflanzt. Der Harn kann sich bei dieser Methode nicht über den gesamten Dickdarm verteilen. Diese Operationsmethode wurde durchgeführt als man noch keine Erfahrungen mit der Urostomieversorgung hatte. Sie führte häufig zu Komplikationen im Afterbereich.

2. Ileum-Conduit (*Brickerblase*):

Diese Methode wurde vom Urologen Eugen Bricker 1950 eingeführt, daher die Bezeichnung „Brickerblase". Hier werden beide Harnleiter in eine künstliche - aus einem Stück Darm geschaffene - Blase (*Kolon-Conduit*) implantiert. Die max. 15 - 20 cm lange Darmschlinge dient als Durchlauf. Der Conduit wird von einer Seite durch eine Naht verschlossen. Das andere Darmende wird pilzförmig (*prominent*) in die Bauchhaut eingenäht. Das Stoma liegt 2- 3 cm über dem Hautniveau, um den Ablauf des Harns in den Beutel zu erleichtern. Das Transversum-Conduit ist die Ableitung über das Kolon-Transversum. Es wird angelegt bei extrem kurzen Harnleitern.
Die Stomaanlage macht eine Beutelversorgung notwendig!

3. Die kutane Harnleiterauspflanzung (*Uretero-Cutaneostomie*) und Transureterouretero Cutaneostomie (*TUUC*):

Ist die Harnleiterableitung ohne Zwischenschaltung eines Darmsegmentes, die Uretero-Cutaneostomie. Wenn beide Harnleiter in den Bauch ausgeleitet werden, müssen zwei Beutelversorgungen durchgeführt und getragen werden. Die Transureterouretero Cutaneostomie ist die ypsilonförmige Verbindung der beiden Harnleiter miteinander. Durch diese Urostomieart muß nur eine Beutelversorgung angebracht werden, da der Patient nur einen Ausgang am Bauch hat.

Fortsetzung nächste Seite

Standard-Nr.: 87	Abkürzung: Stoma III	Bezeichnung: Stomapflege: Urostomie

Pflegeziele:
- Schutz der Haut vor aggressiven Urinausscheidungen;
- Optimale bewohnerorientierte Stomaversorgung wählen;
- Keine Geruchsbelästigung und kein Beutelknistern;
- Unauffälliges Tragen der Urostomieversorgung;
- Hautirritationen verhindern.

Grundregeln bei der Wahl von Urostomie-Versorgungsartikeln:

Wichtige Grundregeln und Kautelen sind die Sauberkeit zur Vermeidung von Harnwegsinfektionen, gute Haft- und Klebefähigkeit und optimale Pflege der stomaumgebenen Haut. Der Urin darf nicht mit der Haut in Berührung kommen. Eine Meßschablone zum Abmessen der Stomagröße ist hier erforderlich. Um unangenehme Gerüche zu verhindern und aus hygienischen Gründen muß der Beutel jeden Tag erneuert werden.

Anforderungen einer Urostomie-Beutelversorgung:
- Exakte und sichere Hauthaftung, durch sicheres Kleben auf der Bauchhaut.
- Der Beutel muß über eine wirksame Rücklaufsperre verfügen, damit der einmal im Beutel befindliche Urin auf keinen Fall zum Stoma zurücklaufen kann und zu Irritationen führt.
- Geruchsdichte Aufbewahrung des Urins.
- Ventil am Beutelende zum Entleeren des Beutels.

Allgemeine Hinweise zur Versorgung:
1. Der Wechsel der Versorgung muß in Ruhe und ohne Hektik durchgeführt werden. Besonders günstig für den Beutelwechsel ist die Zeit frühmorgens nach dem Aufstehen. Um keine Harnflut während der Versorgung zu haben, sollte 2 - 3 Stunden vor dem Beutelwechsel nichts mehr getrunken werden (*harntreibende Getränke meiden!*). Während der Nacht ist ein Nachtdrainagebeutel anzuschließen. Dieser wird außerhalb des Bettes befestigt und hat ein größeres Fassungsvermögen. Er sorgt für eine ungestörte Nachtruhe und kann nicht, wie der am Körper getragene Tagesdrainagebeutel, durch ungewolltes Daraufliegen, aufreißen oder platzen.
2. Der Harnbeutel sollte über den Tag verteilt, regelmäßig entleert werden, damit der Beutel unter der Kleidung relativ unauffällig bleibt.
3. Die Versorgung kann im Liegen und im Stehen durchgeführt werden. Nicht zu empfehlen ist das Anlegen des Beutels in sitzender Haltung.
4. Vor der Versorgung ist eine hygienische Händedesinfektion unbedingt notwendig.
5. Bei der suprapubischen Harnableitung hat sich die Versorgung mit Beinbeuteln bewährt, die in einer Beinbeuteltasche mit Taillengurt aus Baumwolle getragen werden.
6. Für die Versorgung der Ileum-, Kolon- und Transversumconduits und der kutanen Harnleiteraußpflanzung sind Urostomie-Einmalbeutel die einzige Möglichkeit.
7. Grundsätzlich kann zwischen ein- und zweiteiligen Versorgungssystemen gewählt werden. Als einteiliges Versorgungssystem bezeichnet man die Beutel mit integrierter Hautschutzscheibe und Klebefläche, die bei jeder Versorgung komplett erneuert werden. Bei zweiteiligen Systemen ist ein Wechsel des Beutels möglich, ohne das Hautschutzmaterial von der Haut zu entfernen. Die Befestigung des Beutels erfolgt mittels eines Rastringes.

Wechsel der Versorgung

Vorbereitung der Artikel:	Vorbereitung des Bewohners:	Anlegen einer Versorgung:	Ärztliche Nachsorge und Bemerkungen:
• Händedesinfektionsmittel und Einmalhandschuhe; • Nierenschale/Abwurfschale für gebrauchte, pflaumengroße Kompressen oder weiches Toilettenpapier;	Vor Beginn der Maßnahme ist eine hygienische Händedesinfektion der Pflegekraft durchzuführen. Bewohner informieren und auf die Maßnahme vorbereiten. Der Stomabeutel kann im Liegen (*Bett / Flachlagerung*) oder im Stehen in der Toilette (*bei ausreichendem Platz und guten Lichtverhältnissen*) durchgeführt werden.	Bewohner so weit wie notwendig auskleiden. Einmalhandschuhe anziehen und Urostomiebeutel am Bodenauslaßventil (*in die Toilette im Sitzen, oder im Bett in ein Steckbecken/Urinflasche*) entleeren. Der entleerte Stomabeutel wird vorsichtig von einer Seite (*bzw. von einer Ecke*) abgerollt. Niemals den Beutel abreißen, wie ein Pflaster. Entleerten Stomabeutel sofort im Abwurfsack entsorgen.	• Bei intakten ableitenden Harnwegen entwickelt die Blase Abwehrmechanismen gegen bakterielle Infektionen. Bei supravesikalen Harnableitung sind diese Abwehrmechanismen ausgeschaltet, deshalb ist die Harnwegsinfektion eines der häufigsten Komplikationen.

Fortsetzung nächste Seite

Standard-Nr.: 87	Abkürzung: Stoma III	Bezeichnung: Stomapflege: Urostomie

Wechsel der Versorgung

Vorbereitung der Artikel:	Vorbereitung des Bewohners:	Anlegen einer Versorgung:	Ärztliche Nachsorge und Bemerkungen:
• Steckbecken/Urinflasche oder die Toilette, zum Ablassen des Harns; • warmes Wasser, evtl. milde Seife, Waschlappen und Handtuch; • Pflegemittel, z.B. Hautschutzplatten (*Lochöffnung ausschneiden*); • eine neue Urostomiebeutelversorgung (*ein- oder zweiteilig!*); • Meßschablone und Schere; • evtl. Elektrorasierer.	Die Fenster und Türen sind zu schließen, für Sichtschutz sorgen und Wahrung der Intimsphäre. Evtl. vorher eine Inkontinenzpflege, s. Standard „Inkont." und Stand. „Intim." durchführen.	2. Säubern der peristomalen Haut und Entfernen von Schleimabsonderungen mit Wasser und milder Seife von außen nach innen, wobei die Stomaöffnung mit Hilfe einer pflaumengroßen Kompresse abgedichtet wird. Pflegeschaum nicht verwenden, da er das normale Hautmilieu beeinträchtigen kann. 3. Haut nicht unnötig belasten durch Rubbeln oder Reiben. 4. Haut gut trocknen und Haare ggf. entfernen. Für den sicheren Sitz ist es wichtig, daß die Haare regelmäßig entfernt werden. Mit einer pflaumengroßen Kompresse wird dazu das Stoma kurz abgedichtet, um einen Urinaustritt zu verhindern. Inspektion des peristomalen Haut und des Stomas, um Veränderungen frühzeitig wahrzunehmen. 5. Stoma bis zum Schluß mit einer pflaumengroßen Kompresse abdecken, wegen der Feuchtigkeitsbildung und der Gefahr einer Hautirritation! Beutelöffnung mit Hilfe einer Meßschablone genau abmessen und Lochöffnung exakt zuschneiden.	• *Blutuntersuchungen* durch den Arzt im Rahmen der Nachsorge zur Beurteilung der Nierenfunktion sind Kreatinin- und Harnstoffbestimmung sowie die Kontrolle des Elektrolyt- und Säure-Basen-Haushaltes. • Bei einfachen *Harnuntersuchungen* ist die Bestimmung des pH-Wertes (*Harnreaktion*) normal; nicht infizierter Harn hat einen schwach-sauren pH-Wert von 6. Auf einen sauren Harn muß deshalb schon geachtet werden, weil alkalischer Harn die Haftfähigkeit des Beutels beeinträchtigt. Mit steigendem pH-Wert nimmt deshalb die Geruchsbelästigung stark zu, da sich aus Harnstoff rasch Ammoniak bildet. Auf Harnsäure muß geachtet werden, z.B. mit 2 - 3 Gläsern Preiselbeersaft, Vitamin C (*Ascorbinsäure*), säuerndes Mineralwasser, z.B. Apollinaris usw. • *Wichtig:* Stoma Inkrustationen (*Anlagerungen von Salzen*) lassen sich mit verdünnter Essigsäure (5%) leicht entfernen. Bei einem Urostoma ist die Harngewinnung so zu wählen, daß möglichst keine Verunreinigung durch Keime vom Stoma oder aus dem Conduit auftreten kann.
siehe oben	siehe oben	6. Die Befestigung des Beutels muß schnell und exakt durchgeführt werden, bevor nachfließender Urin das Anbringen auf trockener Haut gefährdet; anschließend Beutel nach allen Seiten gut, sicher und fest andrücken. 7. Als zusätzliches Hilfsmittel zur Befestigung kann auch ein Gürtel verwendet werden. Um den Tragekomfort zu erhöhen, kann über den Urostomiebeutel ein Beutelüberzug aus Baumwolle gezogen werden. 8. Bewohner ankleiden, Material entsorgen und Bewohner wieder entsprechend in das Zimmer begleiten oder im Bett lagern.	Bewährt hat sich eine *doppellumige Katheterisierung* mit einem sterilen *Telecath-Katheter*, bei dem unter Beachtung der richtigen Technik eine Kontamination des Harns mit Keimen des Stomas oder Conduits ausgeschlossen ist. Der Telecath-Katheter besteht aus einem 8er Ch.-Innenkatheter, der von einem 16er Ch.-Außenkatheter umgeben ist. Am Ende des Außenkatheters wird der Innenkatheter zur Urinentnahme vorgeschoben, nachdem der Außenkatheter bereits in das Stoma eingeführt wurde. Neben der Ansäuerung des Harns muß auf genügend Flüssigkeitszufuhr geachtet werden → *Infektionsprophylaxe*. • Schleim im Urin ist bei einem Darmconduit normal, da die Darmschleimhaut weiterhin Schleim produziert und dieser mit dem Urin ausgeschieden wird.

Fortsetzung nächste Seite

Standard-Nr.: 87	Abkürzung: Stoma III	Bezeichnung: Stomapflege: Urostomie

Hautprobleme und Komplikationen:

Rötung und Entzündung

Stomagröße mittels einer Meßschablone genau abmessen und passend zuschneiden. Salzkristalle können eine Ursache sein, vor allem bei alkalischem Harn (*Salzring um das Stoma*). Die Entfernung kann mit 5%iger Essigsäure erfolgen (*auf ärztliche Anordnung!*).

Schwellungen

Ursache: zu kleine Beutelöffnung, so daß die Innenkante des Kleberinges in das Stoma einschneidet und stark einengt.

Stenosen

Stenosen führen zu einem Harnrückstau und können damit eine Schädigung der oberen Harnwege herbeiführen. Symptome hierfür sind: Bauchschmerzen in der Stomaumgebung oder Nierengegend mit Temperaturanstieg usw.
Hat sich eine Stenose gebildet ist eine chirurgische Therapie notwendig.

Stomaträger mit einem Diabetes

Besonders disponiert für Hautreizungen; dieser Personenkreis sollte eine Versorgung wählen mit gleichzeitigem Hautschutz (*Preference*) wegen der Allergien gegenüber Kunststoffolien (*Abhilfe durch Baumwollüberzüge*).

Pilzinfektionen

Wegen des feuchtwarmen Milieus, Beutel täglich mehrmals wechseln. Klebebeutel sind kontraindiziert. Versorgungen mit Hautschutzmaterial und feuchtigkeitsabsorbierender Funktion wählen (*Antimykotika nach ärztlicher Anordnung einsetzen!*).

Irritationen

Undichtigkeit führt dazu, daß die Klebefläche nicht hält und die Haftfähigkeit beeinträchtigt ist. Ferner treten Hautirritationen und Infektionen auf.

Hyperkeratosen *(übermäßige Verdickung der Hornschicht der Haut)*

Ständiger Kontakt der Haut mit Urin, besonders bei alkalischem Harn, führt zur Verdickung der Haut. Als Spätfolge treten Einengungen des Stomas auf.
Ursachen: zu große Beutelöffnung oder Beutel mit fehlender Rücklaufsperre.
Pflege: Ansäuerung des Harns; zusätzlich kann das Stoma und die befallene Haut noch mit verdünntem Weinessig gespült werden, zweimal täglich getränkte Kompresse für kurze Zeit auf die Haut legen.

Follikulitiden *(Entzündung der Haarbälge)*

Pflege: Regelmäßige Haarentfernung, um den peristomalen Bereich. Korrekte und einwandfreie Pflege und Beutelversorgung.

Dokumentation: Der Beutelwechsel und Wechsel der Hautschutzplatte (*spätestens nach drei Tagen bei Hautschutzplatten, dazu ist das Wechseldatum auf der Platte mit einem Wäschestift festzuhalten*) ist im Pflegedurchführungsblatt festzuhalten. Bei Hautproblemen oder Auftreten von Komplikationen sollte der Arzt oder eine Stomatherapeutin zu Rate gezogen werden. Bei Schmerzen jeder Art um den peristomalen Bereich muß der Arzt benachrichtigt werden. Veränderungen im peristomalen Bereich sind im Berichteblatt festzuhalten. Der Harn muß genau nach Farbe und Beimengungen (*z.B. Blut, Schleim*) beobachtet werden. Die Harnmenge kann u.U. nach ärztlicher Anordnung bilanziert werden. Evtl. ist eine Einfuhrliste (*ansäuernde Getränke!*) zu führen. Die Urostomie - Pflege ist eine „indirekte" behandlungspflegerische Pflegehandlung.
In stationären Pflegeeinrichtungen wird die Behandlungspflege über die Pflegekassen finanziert.
Im ambulanten Bereich erfolgt die Abrechnung von behandlungspflegerischen Leistungen (*ärztliche Verordnung häuslicher Krankenpflege*) über die Krankenkassen.

Qualifikation: Altenpfleger/in und Pflegehelfer/in nach exakter Anleitung.

Standard-Nr.: 88	Abkürzung: **Stoma IV**	Bezeichnung: **Darmirrigation** *(Behandlungspflege)*

Bei der Darmirrigation (*Darmspülung*) handelt es sich um eine Durchspülung des Dickdarmes (*ähnlich wie bei einem Einlauf*) bzw. Spülbehandlung mit Hilfe eines Irrigators. Der gewünschte Effekt ist die starke Überdehnung des Darmes, durch Auffüllen mittels entsprechender warmer Wassermenge (*ohne Zusätze!*). Die Peristaltik wird angeregt und es kommt zur Stuhlentleerung. Durch die Darmirrigation kann der Bewohner tagsüber eine diskrete, unauffällige *Stomakappe (sieht aus wie ein Pflaster)* tragen und allen Aktivitäten des täglichen Lebens inklusive der Freizeitangebote, wie z.B.: Schwimmen durchaus nachgehen. Nach der Darmirrigation braucht der Bewohner keinen Stomabeutel zu tragen! Aber nicht jeder Stomaträger ist für eine Spülbehandlung geeignet!

Die Irrigation ist völlig ungeeignet bei einer Ileostomie; eine Kontrolle der Entleerungen läßt sich hier nicht erreichen (*häufige, flüssige Ausscheidungen am Tag!*). Außerdem läßt der Dünndarm sich nicht trainieren. Ebenso ungeeignet für eine Irrigation ist eine Zökostomie und Transversostomie, da hier der Stuhl dünnflüssig bis breiig ist und die Darmpassage nur kurze Zeit beträgt. Ungeeignet sind auch Bewohner mit Komplikationen im Darmbereich.
Für die Darmspülung ist ausschließlich eine Kolostomie im Bereich des absteigenden und S-förmigen Dickdarms geeignet und zulässig!
Es werden von der Pharmaindustrie Irrigations-Sets angeboten. Sie zählen nicht zu den Heilmitteln, sondern zu den Hilfsmitteln. Vorteil: Es werden keine Rezeptgebühren erhoben und 2 x im Jahr kann eine komplette neue Ausstattung durch den Arzt rezeptiert werden. Die Eingewöhnungszeit bei einer Darmirrigation beträgt etwa 4 - 6 Wochen. Die Ausspülung ist in der Ausführung sehr einfach, braucht aber viel Zeit in den frühen Morgenstunden (*ca. 1 Stunde täglich*). Besteht bei einem Stomaträger der Wunsch und die Möglichkeit zur Irrigation, muß ein Arzt oder ein/e Enterostomatherapeut/in die Entscheidung zur Eignung nach bestehenden Kriterien feststellen und den Betroffenen bzw. die Pflegeperson in der Handhabung anleiten. Die Standards „Stoma I-II" sind bei einer Darmirrigation zu beachten.

Pflegeziele:
- Keine weitere Stuhlentleerung während des Tages haben;
- Der Bewohner fühlt sich durch die Irrigation tagsüber sehr sicher und ist frei von unerwarteten Stuhlausscheidungen;
- Der Bewohner kann durch die ausscheidungsfreie Zeit eine Stomakappe tragen.

Bestandteile eines kompletten Irrigations-Sets:	Kurze Beschreibung der Durchführung:
<ul><li>1 Irrigationsbehälter mit Graduierung zur genauen Dosierung der Spülflüssigkeit. Das Fassungsvermögen beträgt 2.000 ml.</li><li>Fest verbunden mit dem Flüssigkeitsbehälter ist der Ableitungsschlauch, an dem der Durchflußregler angebracht ist;</li><li>1 Sicherheitskonus aus weichem Gummimaterial, der sich leicht in das Stoma einführen läßt;</li><li>1 Trägerplatte zum Aufkleben des Schlauchbeutels aus Plastik;</li><li>1 verstellbarer Gürtel zur Befestigung der Trägerplatte.</li><li>10 Schlauchbeutel mit Klebefläche;</li><li>2 stabile Klammern;</li><li>10 Mini-Klebebeutel zur Versorgung in der entleerungsfreien Zeit;</li><li>1 Stomakappe mit Gebrauchsanweisung.</li></ul>	Die Irrigation kann im Stehen und im Sitzen auf der Toilette durchgeführt werden. Wasserbehälter maximal über Schulterhöhe befestigen. Trägerplatte um das Stoma aufkleben; Schlauchbeutel darauf aufkleben, dieser entleert sich direkt nach der Irrigation in die Toilette. Den Sicherheitskonus in das Stoma einführen. In den Irrigationsbehälter 500 - 1.000 ml lauwarmes Wasser einlaufen lassen. Nach dem Einlaufenlassen der Spülflüssigkeit den Konus entfernen. Öffnung des Schlauchbeutels mit 2 Klammern an der Trägerplatte (*nach oben*) befestigen; der Stuhl entleert sich in den Schlauchbeutel; ca. 1 Stunde die Wirkungszeit abwarten. Nach der Stuhlentleerung den Schlauchbeutel (*darin befindet sich der Stuhl*) in die Toilette hängen und den Schlauchbeutel mit mehreren Bechern Wasser vom Stuhl befreien. Das Wasser wird von oben in den Schlauchbeutel gegossen. Die Öffnung am Ende des Schlauches, ermöglicht das Abfließen von Stuhl in die Toilette. Anschließend den Beutel mit den 2 Klammern und die Trägerplatte entfernen und das Stoma kreisförmig von außen nach innen säubern (*Grobreinigung und Feinreinigung*). *Nach der Entleerung:* Die Schlauchbeutel sind Einmalprodukte und können vernichtet werden. Irrigationsbehälter nach dem Gebrauch gut säubern und gut austrocknen. Die Trägerplatte muß gründlich gesäubert und abgetrocknet werden. Nach Beendigung der Irrigation kann der Bewohner eine Stomakappe tragen. Stomakappen gibt es ein- und zweiteilig mit Basisplatte und Rastring. Der weiche Schaumstoffstöpsel wird in das Stoma eingeführt. Der Stomastöpsel quillt durch die Feuchtigkeit auf und hält den Stuhl zurück. Die Darmgase werden über den Filter geruchsneutralisiert und geräuscharm nach außen abgegeben. Vorteil ist auch, daß die Stomakappe unauffällig ist und daß auch im Sommer sommerliche Kleidung getragen werden kann.

Dokumentation: Die Darmirrigation ist eine behandlungspflegerische „indirekte" Pflegeleistung, die durch den Arzt angeordnet werden muß. Die morgendliche tägliche Durchführung ist im Pflegedurchführungsblatt festzuhalten. Bei Hautproblemen oder Auftreten von Komplikationen sollte der Arzt oder eine Stomatherapeutin zu Rate gezogen werden. Bei Schmerzen jeder Art um den peristomalen Bereich muß der Arzt benachrichtigt werden. Veränderungen im peristomalen Bereich oder Probleme während der Irrigation sind im Berichteblatt festzuhalten.
In stationären Pflegeeinrichtungen wird die Behandlungspflege über die Pflegekassen finanziert.
Im ambulanten Bereich erfolgt die Abrechnung von behandlungspflegerischen Leistungen (*ärztliche Verordnung häuslicher Krankenpflege*) über die Krankenkassen.
Qualifikation: Altenpfleger/in nach Anleitung durch eine Stomatherapeutin.

Standard-Nr.: 89	Abkürzung: **Thromphle.**	Bezeichnung: **Pflege: Thrombophlebitis** *(Behandlungspflege)*

Eine Thrombophlebitis ist die akute Entzündung oberflächlicher Beinvenen. Sie ist relativ harmlos und tritt meistens in den Beinen auf. Die Entzündung kann allerdings auch, z.B. nach einer Infusion oder Verletzung in den Venen der Arme vorkommen. Die Phlebothrombose hingegen betrifft die tiefer gelegenen Venen und kann grundsätzlich alle Venen betreffen. Die Symptomatik bei einer Phlebothrombose ist bewegungs- und lokalisationsabhängig. Häufiger Ausgangspunkt ist der Unterschenkel, z.B. nach Operationen im Beckenbereich oder längerer Bettruhe (*Oberschenkelhals*). Hier besteht immer die Gefahr einer Lungenembolie (*Lebensgefahr*) als Frühfolge, oder ein Post-thrombotisches-Syndrom (*u.a. Varizen, Ulkus cruris*) als Spätfolge. Symptome die auf eine Thrombophlebitis hinweiisen sind ernstzunehmende Alarmsignale.

Pflegeziele:
- Verhinderung einer Thrombophlebitis und/oder Phlebothrombose;
- Beheben der Entzündung und Schmerzlinderung erreichen.

Diagnose:	Symptome:	Maßnahmen:
Thrombophlebitis:	**Klassische Entzündungszeichen:** Rötung im Bereich der betroffenen Vene(n), Druckschmerz (*Fußsohlendruck*) und Spontanschmerz beim Auftreten, bewegungsunabhängige, nächtliche Schmerzen im Verlauf der betroffenen Vene(n), lokale Überwärmung, die Venen sind strangartig (*geschlängelt*) verdickt, Puls und evtl. Temperaturanstieg mit Schüttelfrost.	Kompression der Venen: Kompressionsstrümpfe (*müssen sehr gut angepaßt werden*) oder Kompressionsverband, der Bewohner muß viel gehen statt liegen. Beim Liegen die Beine erhöht lagern (*Beinhochlagerung*). Körpergewicht reduzieren und ballaststoffreiche Kost anbieten, um eine Pressatmung beim Stuhlgang zu verhindern. Gute Hautpflege, insbesondere an den Waden und Schienbeinen. Nach ärztlicher Anordnung vorsichtig heparinoidhaltige Salben, im Verlauf der betroffenen Vene, auftragen. Ärztliche Anordnung von oralen Antiphlogistika (*entzündungshemmend*) oder Alkoholumschlägen beachten. Langsame stufenweise Mobilisation des Bewohners.
Phlebothrombose:	**Am Lokalisationsort:** Stauungsödem, blau-rote Verfärbung, Schwellung, Schweregefühl in den Beinen, Schmerzen in den Waden und intensiver Ruheschmerz.	Sofortige Bettruhe, Beine hochlagern und Deckenheber einsetzen (*Reifenbahre*). Bewohner darf nicht pressen, z.B. beim Stuhlgang, immer für weichen Stuhlgang sorgen. Keine Massagen im Bereich der betroffenen Venen durchführen. Ruckartige Bewegungen (*z.B. auch am Bettgestell*) unbedingt verhindern. Vorsichtig, stufenweise den Bewohner mobilisieren und nur mit Kompressionsstrümpfen oder Kompressionsverband (*Kompressionsdruck vom Knöchel zur Leiste hin abnehmend!*) aufstehen lassen. Ärztliche Anordnung von Antikoagulanzientherapie, z.B. Heparin® (*zur Überbrückung bis die Cumarine wirken, ca. 3 Tage*) usw. beachten. Exakte Kontrolle aller Vitalfunktionen und Krankenbeobachtung durchführen. Jede Schmerzäußerung etc. sehr ernst nehmen und sofort handeln.

Fortsetzung nächste Seite

Standard-Nr.: 89	Abkürzung: Thromphle.	Bezeichnung: Pflege: Thrombophlebitis

Ärztliche Anordnung von Alkoholumschlägen bei einer Thrombophlebitis (Bein):

Wirkungsweise:	Vorbereitung:	Durchführung:	Bemerkungen:
Alkoholwirkung: zusammenziehend, abschwellend, entzündungshemmend und kühlend. Die Bewohner empfinden die kühle Wirkung als sehr angenehm!	Material: – Alkohol (z.B. Isopropanol dabei die Prozentigkeit beachten evtl. Mischung 1:2 mit Wasser); – Bettschutz (z.B. Krankenunterlage); – Verbandmull oder Leinentücher; – 1 kleine Schüssel oder Nierenschale (für den Alkohol); – Einmalhandschuhe; – Reifenbahre als Bettdeckenschutz; – Befestigungsmaterial: Bindenklammer oder Sicherheitsnadel. • Bewohner muß im Bett liegen, da Alkoholumschläge nur am liegenden Bewohner durchgeführt werden dürfen. • Eine angenehme evtl. kühle Zimmertemperatur (18°C) bei erhöhter Körpertemperatur gewährleisten. • Für Ruhe und Entspannung sorgen und Hektik vermeiden. • Ruckartige Bewegungen am Bett oder an der Extremität unterlassen.	• **Zwei Pflegekräfte** sind für diese Maßnahme erforderlich: - ausführende Pflegekraft: Anlegen des Wickels; - assistierende Pflegekraft: Bein unterhalb der Wade anheben. • Bewohner über die Maßnahme, Dauer und den Anwendungszeitraum entsprechend informieren, Fenster und Türen schließen sowie Bett auf Arbeitshöhe stellen. Vor dem Anlegen des Umschlags einen Toilettengang anbieten und sonstige Wünsche erfragen. • Vor der Maßnahme, während und nachher ist eine gute Hautbeobachtung (Haut muß gerötet sein, sie darf nicht weiß, blaß, kalt oder zyanotisch werden/sein) durchzuführen. • Vorher und nachher eine Kontrolle aller Vitalfunktionen durchführen, s. Standard „Vitalktr." und dokumentieren. • Schüssel mit kaltem Alkohol wird im Zimmer vorbereitet und zwar darf nur soviel Flüssigkeit verwendet werden, wie tatsächlich bei jeder Einzelmaßnahme benötigt wird, da Alkohol sehr schnell flüchtig wird. In die Schüssel wird Verbandmull oder ein entsprechend großes gefaltetes Leinentuch gelegt. • Den Bewohner im Bett vorher entsprechend bequem auf dem Rücken lagern. Wahl der Zudecke nach Indikation und Bedürfnissen des Bewohners wählen, ggf. Lagerungshilfsmittel (z.B. Reifenbahre) einsetzen. • Bewohner wird halb aufgedeckt (Bettdecke abdritteln, von unten nach oben) und unter beiden Beinen (Waden) wird eine Krankenunterlage als Bettschutz placiert, dafür sind zwei Pflegekräfte erforderlich. Die erste Pflegekraft hält vorsichtig nach und nach mit beiden Händen ein Bein hoch, und die zweite Pflegekraft placiert die Krankenunterlage unterhalb der Waden. Nach Wunsch können die Beine mit Hilfe von Kissen, unterhalb der Matratze höher gelagert werden.	Der Arzt muß diese Maßnahme anordnen und die Anwendungszeit genau bekanntgeben. Die Lösung muß jedes Mal neu zubereitet werden, da Alkohol beim Stehen (offen) verdunstet. Alkohol muß in einem verschlossenen dunklen Gefäß aufbewahrt werden. An kalten Körperteilen darf niemals ein kalter Umschlag angelegt werden. Beachte bei einer Thrombophlebitis folgende Standards: Standard: „Dekupr." Standard: „Fieber I-II/IV" Standard: „Injekt./s.c." (Antikoagulanzientherapie!) Standard: „Kälte I" Standard: „Kp-Allg./Kp-Haut" Standard: „Lageart" Standard: „Medik." Standard: „Mobili. I/II" Standard: „Mund I" Standard: „Obstipr." Standard: „Pneupr." Standard: „Trinken" Standard: „Thrompr." Standard: „Vitalktr." Standard: „Wickel"

Fortsetzung nächste Seite

Ärztliche Anordnung von Alkoholumschlägen bei einer Thrombophlebitis (Bein):

Wirkungsweise:	Vorbereitung:	Durchführung:	Bemerkungen:
siehe oben	siehe oben	• Die ausführende Pflegekraft zieht die Einmalhandschuhe an und nimmt den Verbandmull oder das gefaltete Leinentuch aus der Schüssel. Der Alkoholumschlag muß feuchtkalt angelegt werden! Die unterstützende Pflegekraft hebt nochmals das erkrankte und berührungsempfindliche Bein an. Das Leinentuch oder der Verbandmull (*feuchtkalte Umschlag*) wird um das erkrankte Bein (*je nach Lokalisationsstelle*) locker angelegt oder ausgerollt. Anschließend wird der Umschlag befestigt. Einmalhandschuhe werden nach dem Anlegen wieder ausgezogen und entsorgt. Den Bewohner fragen nach der tolerierbaren Verträglichkeit des feuchtkalten Umschlages. Bewohner anschließend wieder leicht zudecken (*Reifenbahre als Bettschutz oder Bettlaken einsetzen zum Zudecken!*) und Wecker für ca. 20 Minuten (*Anwendungsdauer*) stellen. Der Bewohner soll - sofern er das kann - nach 20 Minuten klingeln. Die Klingel in erreichbarer Nähe befestigen und vor dem Verlassen des Zimmers noch Wünsche und Besonderheiten erfragen. • Nach ca. 20 Minuten muß der locker anliegende Umschlag mit Alkohol befeuchtet werden. Der Umschlag muß dazu nicht erneut abgenommen werden! Innerhalb einer Stunde werden die Umschläge 3-4 mal mit Alkohol befeuchtet. • Nach der Anwendung ist der Umschlag und alle benötigten Materialien (*inkl. der Krankenunterlage*) zu entfernen. Die Beinhaut ist leicht trocken zu tupfen. Anschließend muß eine exakte Hautpflege und Hautbeobachtung der Beine durchgeführt werden. Fetthaltige Salbe am Bein leicht auftragen, s. Standard: „Kp-Haut" und „Kp-Allg.", da Alkohol die Haut sehr stark austrocknet. Bewohner zudecken, ggf. Lagerungshilfsmittel entfernen. Vitalfunktionen kontrollieren und fragen, ob eine Verbesserung eingetreten ist. Sonstige Wünsche berücksichtigen und erkennen und evtl. den Arzt informieren.	siehe oben

Dokumentation: Die Durchführung eines Alkoholumschlages ist im Pflegedurchführungsblatt mit Uhrzeitangaben, Häufigkeit und Anwendungszeitraum pro Durchführung festzuhalten. Krankenbeobachtungen und sonstige Hautveränderungen (*Hautfarbe, Hautdurchblutung, Körperwärme, Aussehen, Atmung, Kontrolle der Vitalfunktionen etc.*) sind im Berichteblatt deskriptiv (*objektiv und beschreibend*) einzutragen. Der feuchtkalte Umschlag ist eine behandlungspflegerische „indirekte" Pflegehandlung.
In stationären Pflegeeinrichtungen wird die Behandlungspflege über die Pflegekassen finanziert.
Im ambulanten Bereich erfolgt die Abrechnung von behandlungspflegerischen Leistungen (*ärztliche Verordnung häuslicher Krankenpflege*) über die Krankenkassen.

Qualifikation: Altenpfleger/in.

| *Standard-Nr.: 90* | Abkürzung: **Thrompr.** | Bezeichnung: **Thromboseprophylaxe** *(Grund- und Behandlungspflege)* |

Dieser Standard ist insbesondere bei immobilisierten Bewohnern von größter Bedeutung. Alle Bemühungen einer Thromboembolieprophylaxe müssen sich an der Trias der Thrombogenese orientieren und dort sollte auch die Prophylaxe wirksam, kontinuierlich und effizient ansetzen. Eine Thrombose ist in einem Blutgefäß *(intravasal)* ein festsitzendes Blutgerinnsel. Der Thrombus entsteht sehr häufig in Zonen mit verlangsamter Strömungsgeschwindigkeit *(Venenklappen, Läsionen oder Intimaveränderungen)* und kann zu einer bedrohlichen Größe heranwachsen. Die Gefahr einer Venenwandthrombose ist die Embolie! So kann der an der Gefäßwand sitzende Thrombus plötzlich ganz- oder teilweise abreißen, z.B. durch Anstieg des intravasalen Druckes und dann als gefährlicher Embolus mit dem Blutstrom mitschwimmen. Der von einer meist tiefliegenden Gefäßwandthrombose losgelöste Embolus, gelangt dann über die Hohlvene mit dem venösen Rückstrom zum rechten Vorhof, über die Trikuspidalklappe in die rechte Herzkammer, über die Taschenklappe in die Lungenarterie *(Arteria pulmonalis)* zur Lunge. Dort bleibt er in den Gefäßverästelungen zwangsläufig stecken und verursacht eine lebensbedrohliche Lungenembolie mit kardiogenen Schocksymptomen! Die Beine haben von daher sehr viel mit der Lunge und der Atmung zu tun!

Gefährdet sind besonders alle Bewohner/innen, deren Veneninnenwand akut, entzündlich oder chronisch-degenerativ verändert ist, z.B. bei Entzündungen *(Phlebitis)*, Arteriosklerose, Varizen oder nach Operationen. Auch sind die Bewohner/innen davon betroffen, deren Blutrückfluß aus dem Bereich der unteren Extremitäten *(Unter- Oberschenkel- und Beckenvenen)* verlangsamt ist, z.B. durch langanhaltende Bettruhe, Immobilität *(Bewegungsmangel)* und bei einer verminderten Herzkraft. Bewohner/innen, mit einer erhöhten intravasalen Gerinnungsneigung, z.B. durch Bluteindickung bei Flüssigkeitsverlust und Polyglobulie sind ebenfalls sehr stark betroffen.

Eine Veränderung der Gefäßwände, Verlangsamung der Blutströmung und eine Beschleunigung der Blutgerinnung wirken sehr häufig zusammen und werden als „Virchow'sche Trias" bezeichnet. Der Pathologe Virchow sagte einmal: *„Der Mensch ist so alt, wie seine Gefäße!* Die Thrombogenese der „Virchow'schen Trias" läßt sich durch eine wirksame Thromboembolieprophylaxe durchführen.

Virchowsche Trias der Thrombogenese:

1. Veränderung der Veneninnenwand	**2. Verlangsamung des venösen Rückstromes zum Herzen**	**3. Erhöhte Gerinnungsneigung des Blutes**
Diese Thrombogenese ist durch prophylaktische Maßnahmen nur in geringem Maße positiv zu beeinflussen. Entzündungen lassen sich durch antiphlogistische Medikamente oder durch antiphlogistische Umschläge *(z.B. Alkoholumschlag)* auch im Sinne einer Thromboseprophylaxe behandeln. Ein *Alkoholumschlag* kann, z.B. bei einer Thrombophlebitis *(tiefliegende Venenwandentzündung)* nach ärztlicher Anordnung durchgeführt werden. Der Alkohol- bzw. 30%ige Isopropanolalkoholumschlag, wirkt antiphlogistisch und dadurch stark abschwellend, s. Standard: „Thromphle.".	Wichtigstes prophylaktisches Ziel ist es, den venösen Rückfluß zu beschleunigen und die Bildung und das wandständige Haften von Thrombozytenaggregation, die zu Thromben heranwachsen können, zu verhindern. Die Hämodynamik läßt sich durch krankengymnastische Bewegungsübungen, Hochlagern der Beine und durch elastische Kompression wesentlich positiv verbessern.	Durch Antikoagulanzien läßt sich die Hyperkoagulabilität beeinflussen. Durch die subkutane *(s.c.)* Heparingabe wird die Bildung von Thrombokinase blockiert und die intravasale Gerinnungsneigung herabgesetzt. Heparin muß in jedem Fall individuell angeordnet werden und ist abhängig vom Lebensalter, Körpergewicht, von der Art der Erkrankung und von den ermittelten Gerinnungswerten.

Bei der Durchführung prophylaktischer Maßnahmen muß die Leistungsfähigkeit der Bewohner/innen und der Allgemeinzustand besonders berücksichtigt werden. Eine enge Kooperation mit der Krankengymnastik ist unbedingt erforderlich, um die Therapie unterstützend zu begleiten und in diesem Sinne fortzusetzen.

Fortsetzung nächste Seite

Standard-Nr.: 90	Abkürzung: Thrompr.	Bezeichnung: Thromboseprophylaxe

Pflegeziele:
- Verhinderung einer Thrombenbildung;
- Verhinderung eines Rückstaus in den unteren Gefäßen;
- Beschleunigung der Strömungsgeschwindigkeit des Blutes;
- Herabsetzen der intravasalen (*innerhalb der Gefäße*) Blutgerinnung.

Symptome einer Thrombose:
- Druckschmerzen entlang der Venen, Fußsohlenschmerzen, Wadenschmerzen;
- Entzündungszeichen, Anstieg der Pulsfrequenz und Temperaturanstieg (*subfebrile Temperatur*);
- Appetitlosigkeit und allgemeines Unwohlsein.

Grundsätzliches:

Viele der hier genannten prophylaktischen und therapeutischen Maßnahmen setzen eine ärztliche Anordnung voraus! Vor Beginn der Maßnahme sind die Türen und Fenster zu schließen und der Bewohner muß vorher und während der Maßnahme genau instruiert werden. Während der Übungen darf der Bewohner nicht überfordert werden und ist es wichtig, daß die Atmung des Bewohners gleichmäßig (*einatmen durch die Nase, ausatmen durch den Mund mit Lippenbremse*) erfolgt. Vitalfunktionen vorher und nachher immer kontrollieren und dokumentieren, s. auch Standard: „Vitalktr.", „Mobili I" „Mobili II" und evtl. Standard: „Pneupr.!" Einige Maßnahmen, die die Strömungsgeschwindigkeit stark erhöhen sollen, haben den Nachteil, daß der Wert schon nach kurzer Beendigung der Übung wieder in die Nähe des Ausgangswertes herabsinkt. Deshalb reichen diese Maßnahmen alleine niemals aus. Frühestmögliches Aufstehen des alten Menschen mit krankengymnastischer Therapie und Unterstützung ist die bestmögliche Prophylaxe überhaupt. Die vom Bewohner ge- und erlernten Übungen sollen durch die Altenpflegekräfte nach Absprache und genauer Anleitung mit der Krankengymnastik fortgesetzt werden. Die Frühmobilisation soll langsam und schrittweise als auch kontinuierlich erfolgen:

Maßnahmen:	Durchführung und Besonderheiten:
langsame Frühmobilisation nach ärztlicher Anordnung:	
1. - 3. Tag:	⇒ Bewohner im Bett aufsetzen lassen (*Schaufelgriff/aktiv oder Stützgriff/passiv*) und später je nach Ist-Situation mit Unterstützung auf die Bettkante setzen;
4. - 6. Tag:	⇒ Erstes Aufstehen des Bewohners: vor dem Bett Stehübungen und Gleichgewichtsübungen mit Unterstützung (*Hilfsmittel?*) durchführen;
7. - 10. Tag:	⇒ Erstes Gehen im Zimmer des Bewohners: wenige Schritte im Zimmer langsam umhergehen lassen unter Begleitung einer Fachkraft; Sitzen im Sessel oder Lehnstuhl; stufenweise die Dauer der Steh- und Gehübungen steigern;
Ab 11. Tag:	⇒ In Begleitung einer Fachkraft vorsichtig und langsam kurze Strecken mit dem Bewohner gehen, je nach Ist-Zustand 4 - 5 Treppenstufen steigen lassen. Die Steigerung der Anzahl von Treppenstufen muß je nach Ist-Zustand mit dem Bewohner gemeinsam versucht werden. Durch beobachtbare Erfolge neigen die Bewohner häufig dazu sich selbst zu überfordern. Deshalb gilt es, diese Bewohner etwas zu bremsen, um einen Rückfall auszuschließen.

Fortsetzung nächste Seite

Standard-Nr.: 90   Abkürzung: Thrompr.   Bezeichnung: Thromboseprophylaxe

Maßnahmen:	Durchführung und Besonderheiten:
Mobilisation: „Prinzipiell ist jede gymnastische Übung der Fuß- und Beinmuskulatur empfehlenswert *(liegend, sitzend oder stehend)!"* Muskelpumpübungen durch die Physiotherapie *(Spannung-Entspannung im Wechsel durchführen lassen).*	***1. Wenn der Bewohner die Übungen selbst ausführen kann:*** Aktive und/oder resistierende Übungen dem Bewohner erklären, falls erforderlich regelmäßig daran erinnern bzw. nachfragen, ob die Übungen bereits durchgeführt worden sind. Beispiele dieser Übungen: Vorfußübungen, wie z.B. Fuß kreisen lassen rechts und links; Zehen spreizen; Zehen in alle Richtungen bewegen und Zehenstände durchführen lassen, wie z.B. „Brücke bauen" im Bett, beide Füße aus dem Stand heraus bis zum Zehenansatz hochdrücken und wieder absenken, abendliches Abbrausen der Beine mit kaltem Wasser usw. Diese Übungen müssen praktiziert werden. Unterstützt werden diese Übungen durch die Krankengymnastik! Auch ist darauf zu achten, daß gutes und festes Schuhwerk *(Schnürschuhe),* evtl. mit leicht erhöhtem Absatz und einer guten Fuß-betteinlage getragen werden. ***2. Wenn der Bewohner die Übungen nicht selbständig ausführen kann:*** Assistierende Bewegungsübungen durch die Pflegeperson *(Füße kreisen, Fuß- und Zehengymnastik, Füße heben und senken).* Vor Beginn der Übungen müssen beide Beine für fünf Minuten hochgelagert werden um die Venen zu entstauen.
Entstauungslage durch Beinhochlagerung *(intermittierend)* **nach ärztlicher Anordnung:**	Das Hochlagern der Beine *(5 Minuten)* ist eine wirksame und dauerhafte Methode der Thromboseprophylaxe. Für den Bewohner ist diese Art der Lagerung manchmal unangenehm, da seine Bewegungsfreiheit im und außerhalb des Bettes eingeschränkt ist. Der Bewohner wird hierzu in die Rückenlage gebracht. Das Fußende wird ca. 30 Grad hoch gestellt oder es werden entsprechende Keile für die Beinhochlagerung eingesetzt. Alternativ dazu, können auch jeweils zwei Kopfkissen unter die Unterschenkel gelegt werden. Die Kissen müssen vorher entsprechend zu einem „Schiffchen" geformt werden, damit sie auch genügende Stabilität während der Maßnahme gewährleisten können. Die Knopfleiste muß unbedingt verdeckt sein *(Druckstellengefahr ausschließen!).* Das Abknicken im Beckenbereich muß ausgeschlossen und die Knie dürfen nicht überstreckt werden. Die Beinhochlagerung kann auch im Sitzen auf einem Stuhl durchgeführt werden.
Ausstreichen der Beine:	Das kontinuierliche, vorsichtige Ausstreichen der Beinvenen kann mit einer Pflegelotion erfolgen. Das Ausstreichen der Venen erfolgt mit beiden Händen langsam und vorsichtig herzwärts und sollte immer vor dem Anziehen von Antithrombosestrümpfen *(ATS)* oder vor dem Anlegen von Kompressionsverbänden mit elastischen Kurzzugbinden durchgeführt werden. Das Ausstreichen der Venen soll ca. 5 Minuten durchgeführt werden, wobei eine Pflegekraft das Bein entsprechend anheben muß oder die Beine hoch gelagert werden. 1. Schritt: Oberschenkelvenen langsam herzwärts ausstreichen in gleichmäßigem ruhigem Tempo; 2. Schritt: Unterschenkelvenen langsam herzwärts ausstreichen, die Oberschenkelvenen können nun das ankommende Blut aus den Unterschenkelvenen problemlos aufnehmen, da diese bereits entstaut worden sind.

Fortsetzung nächste Seite

| Standard-Nr.: 90 | Abkürzung: Thrompr. | Bezeichnung: Thromboseprophylaxe |

Maßnahmen:	**Durchführung und Besonderheiten:**
Erzeugen eines Fußsohlendrucks:	Das Erzeugen eines Fußsohlendrucks wird erreicht durch den Einsatz einer Bettkiste mit Freilagerung der Fersen (*kontraindiziert nach einem Apoplex mit Hemiplegie, weil das spastische Muster gefördert werden kann!*). Auf Fersendekubitus muß geachtet werden, s. Standard: „Dekupr.." Es ist auch möglich, dem Bewohner für eine vorübergehende Zeit im Bett festes Schuhwerk (*Schnürschuhe*) anzuziehen, um einen Fußsohlendruck zu erzeugen.
Anti-Thrombose-Strümpfe (*ATS*) nach ärztlicher Anordnung: *(Druckerhöhung in den Venen und Beschleunigung der Blutströmung!)*	Die elastische Kompression der Beine durch gutsitzende Anti-Thrombose-Strümpfe (*Spezialstrümpfe*), die von den Zehen bis zur Leiste reichen und ein dynamisches Druckgefälle von distal nach proximal besitzen, bewirken eine nachhaltige Beschleunigung des venösen Rückstroms auch im Ruhezustand des Bewohners (*fast um das Doppelte*) und sie sind in manchen Fällen auch lebenswichtig. Das dynamische Gefälle von distal nach proximal, welches physiologisch erforderlich ist, wird während der gesamten Dauer des Tragens konstant auf das Bein ausgeübt. *Die Maßnahme muß durch den Arzt genau angeordnet werden. Die richtige Größe sowie das genaue Abmessen der Strümpfe muß durch einen Mitarbeiter eines Sanitätshauses erfolgen!* ATS sorgfältig abmessen (*s. Meßskala und Produktinformation*); Strümpfe müssen faltenfrei sitzen, können gewaschen werden (*nicht zu heiß*) und haben bei guter Pflege eine lange Lebensdauer. *Vor dem Anziehen:* Vor dem ersten Aufstehen müssen die ATS angezogen werden! Vor dem Anlegen müssen die Beine für 5 Minuten angehoben werden, als Entstauungslage der Venen. Die Strümpfe immer beim liegenden Bewohner an- oder ausziehen und ohne Schnürfurchen! Zur Prophylaxe können die ATS zur Nacht ausgezogen werden. Nur im Ausnahmefall wird keine Nachtentlastung durchgeführt (*mit dem Arzt abklären!*). Alternativ können die Beine auch gewickelt werden. *Anziehen von ATS:* Zuerst mit der Hand in den Stumpf bis zur Ferse fassen und dann bis etwa zur Ferse umstülpen. Den Strumpf über Fuß und Ferse des Bewohners streifen und darauf achten, daß die Ferse richtig in der Fersentasche liegt; Strumpf in Etappen über Knöchel und Wade streifen bis zum Oberschenkel (*unterhalb der Leistenbeuge*); auf korrekten faltenfreien Sitz unbedingt achten und tägliche Beobachtung der Beine und Zehen sowie eine exakte Hautpflege der Beine durchführen.

Fortsetzung nächste Seite

Standard-Nr.: 90	Abkürzung: Thrompr. Bezeichnung: Thromboseprophylaxe

Maßnahmen:	Durchführung und Besonderheiten:
Wickeln der Beine nach ärztlicher Anordnung:	Ausschlaggebend für den Erfolg der Thromboseprophylaxe durch einen Kompressionsverband ist ein vom Knöchelbereich bis zur Leiste kontinuierliches Druckgefälle. Dies erfordert viel Erfahrung bei dem Pflegepersonal. Kompressionsverbände mit Kurzzugbinden sind angezeigt bei: a) sehr dünnen/dicken Beinen, b) Unterschenkelgeschwüren, c) nicht Vorhandensein von ATS. Material: Unterschenkel: 8-12 cm breite Kurzzugbinden; Oberschenkel: 10-14 cm breite Kurzzugbinden. 5 Minuten lang die Beine anheben lassen (*2. Pflegeperson*) und/oder die Venen ausstreichen (*Entstauungslage*). Das Bein wird zur Stützung grundsätzlich von einer zweiten Pflegekraft gehalten. Am Zehengrundgelenk (*Zehenwurzel*) von innen nach außen achtertourig (*Fuß ist in 90 Grad-Stellung*) je nach Anordnung zum Unter- oder Oberschenkel bis zur Leistenbeuge wickeln und Binde anmodellieren. Ferse unbedingt beim Wickeln einbeziehen (*Fensterödem*); am Kniegelenk muß ein sog. Schildkrötenverband (*Kniegelenk muß trotzdem beweglich bleiben!*) durchgeführt werden. Die jeweils einzelnen Bindentouren zur Hälfte überlappen lassen. Bei der Bindenführung darauf achten, daß die ausführende Pflegekraft in den Bindenkopf sieht. Elastische Binde darf nicht gezogen werden, sondern muß am Bein ausgerollt und anmodelliert werden! *Kurzbeschreibung der bekannten Wickeltechnik: Die Binde unter mäßigem Zug, beginnend an den Zehengrundgelenken von innen nach außen, zweimal um den Mittelfuß wickeln. Die Binde über die Ferse zum Fußspann führen, am äußersten Fußknöchel vorbei wieder über den Fußspann und von dort, den äußeren Fußknöchel abdecken, um die Fessel führen. Bei den weiteren Touren bis zum Knie müssen sich die Bindengänge halb überdecken. Schließlich kann zur Erhöhung der Kompressionswirkung über den ersten Verband ein zweiter in entgegenlaufender Richtung (von außen nach innen) angelegt werden. Das Bindenende mit Leukosilk befestigen, nicht mit Klammern!* **Beachte:** Die Kurzzugbinden dürfen nicht mehr als 10 x gewaschen werden (*Elastizität läßt sonst nach!*), dürfen nicht in der Mangel getrocknet werden und die Binden dürfen nicht mit Zug aufgerollt werden!

Fortsetzung nächste Seite

Standard-Nr.: 90	Abkürzung: Thrompr.	Bezeichnung: Thromboseprophylaxe

Maßnahmen:	Durchführung und Besonderheiten:

Antikoagulanzientherapie durch s.c. Heparininjektionen nach ärztlicher Anordnung:	*Behandlungspflege:* medikamentöse Therapie (*z.B. Calciparin®, Heparin®, Thrombophob®, Liquemin® usw.*)
	 Injektionstechnik: subkutan (*Unterhautfettgewebe - Bauchfalte, Oberschenkel, Oberarm*) nach ärztlicher Anordnung, s. Standard: „Injekt./s.c.".
	
	 Es gibt zwei Gruppen von Antikoagulanzien:
	
	     1. Heparingruppe, als s.c. Injektion in der Altenpflege üblich.
	     2. Cumaringruppe (*z.B. Macumar®*), als Tablettenform wobei nur eine kleine Erhaltungsdosis über den Tag verteilt erforderlich ist.
	
	 Die Dosierung und die Dauer der Verabreichungszeit sind von verschiedenen Faktoren wie Körpergewicht, Lebensalter, Art der Erkrankung, Konstitution und von dem ermittelten Quick-Wert abhängig!
	
	 5-R-Regel im Umgang mit Medikamenten: Das richtige Medikament.
	      Der richtige Ort.
	      Der richtige Bewohner.
	      Die richtige Einnahme.
	      Die richtige Dosierung.
	
	 Beachte: 2500 IE Heparin = 0,5 ml,
	              5000 IE Heparin = 1,0 ml,
	              7500 IE Heparin = 1,5 ml,
	              usw.
	
	 Die o.g. Antikoagulanzien beeinflussen die intravasale Gerinnung (*folglich: erhöhte Blutungsgefahr*!). Es sollte regelmäßig die partielle Thromboplastinzeit (*PTT*) durch den Arzt ermittelt werden. Auch ist bei dieser Therapie eine Vitamin K-arme Kost erforderlich. Der Bewohner sollte einen Antikoagulanzienausweis bei sich tragen, um u.a. den Antagonisten zu kennen, als Sofortmaßnahme bei lebensbedrohlichen Blutungen.

Dokumentation: Die grund- und behandlungspflegerischen Pflegemaßnahmen der Thromboseprophylaxe sind jedesmal getrennt nach Grund- und Behandlungspflege im Pflegedurchführungsblatt zu bestätigen. Veränderungen und Beobachtungen müssen im Berichteblatt festgehalten werden. Der Maßnahmenkomplex gehört zu dem Leistungskomplex (*Lagern/Betten/Mobilisation*) im Rahmen der Pflegeversicherung.
In stationären Pflegeeinrichtungen wird die Behandlungspflege über die Pflegekassen finanziert.
Im ambulanten Bereich erfolgt die Abrechnung von behandlungspflegerischen Leistungen (*ärztliche Verordnung häuslicher Krankenpflege*) über die Krankenkassen.

Qualifikation: Altenpfleger/in und teilweise auch Pflegehelfer/in nach exakter Anleitung.

| Standard-Nr.: 91 | Abkürzung: **Trinken** | Bezeichnung: **Trinkzufuhr bei alten Menschen** *(Grundpflege)* |

„Essen und Trinken" gehören unmittelbar zusammen und stellen eine elementare Aktivität des täglichen Lebens dar. Sie ermöglicht überhaupt erst die Aufrechterhaltung der Körperfunktionen. Nur durch eine ausreichende Flüssigkeitsaufnahme können alle Körper- und Zellfunktionen aufrechterhalten werden. Der menschliche Organismus kann z.B. nur ca. 3 Tage ohne Flüssigkeitszufuhr existieren. Viele Menschen trinken am Tag zu wenig. Insbesonders alte Menschen haben oft ein verringertes Durstgefühl oder sind durch körperliche Einschränkungen nicht in der Lage, selbständig zu trinken. Der daraus resultierende Flüssigkeitsmangel begünstigt schmerzhafte Beschwerden und krampfartige Reizzustände in den Harnwegen und fördert Verwirrtheitszustände.

Die mangelhafte Flüssigkeitszufuhr über einen längeren Zeitraum, kann durch den damit verbundenen Anstieg der harnpflichtigen Substanzen im Blut, Bakterienansammlungen im Harn, Harngrieß und Harnsteine außerdem zur Eintrübung des Bewußtseins führen. Der Flüssigkeitsmangel im Körper macht sich innerhalb kürzester Zeit dadurch bemerkbar, daß die alten Menschen mit zeitlicher, räumlicher, örtlicher, situativer und personaler Verwirrtheit, Unruhe, Vergeßlichkeit, Konzentrationsstörungen, Müdigkeit, Schlappheit, Antriebslosigkeit und mangelnder Eigeninitiative reagieren. Die Verwirrtheitszustände verschwinden fast automatisch wieder, durch die steigende Wiederaufnahme von Flüssigkeit. Durch die verminderte orale Flüssigkeitsaufnahme verringert sich die Ausscheidungsmenge (*Oligurie, unter 500 ml/Tag*) und der Harn ist stark konzentriert, die Harnfarbe ist dunkelgelb bis bräunlich und der Harngeruch kann sehr stechend sein. Die mangelhafte Flüssigkeitsaufnahme führt auch zu aktuellen oder potentiellen (*verdeckten*) Pflegeproblemen, wie z.B. zu einer erhöhten Thrombose-, Pneumonie-, Soor-, Parotitis-, Stomatitis- und Obstipationsgefahr. Die verminderte Trinkzufuhr kann sich auch durch einen verminderten Hautturgor (*Spannungszustand der Haut*) bemerkbar machen. Die Haut ist dann sehr faltig und läßt sich mühelos in Falten abheben. Die Falten verbleiben auch beim Loslassen der Haut. Das Hautbindegewebe ist schlaff und es kommt zu einem Elastizitätsverlust. Jeder Flüssigkeitsmangel führt auch zu einer Verzögerung der Wundheilungsprozesse und auch zu einer reduzierten Infektabwehr, insbesondere bei immunsuprimierten Bewohnern.

Die Flüssigkeitsaufnahme (*tgl. Flüssigkeitsmenge*) ist durch den Arzt anzuordnen, wenn der Bewohner an Ödemen (*Wasseransammlungen*) infolge eingeschränkter Herz- und Nierentätigkeit leidet. Bei Herzerkrankungen und Nierenerkrankungen (*z.B. Dialysepatienten*) ist die genaue Flüssigkeitszufuhr am Tag durch den Arzt festgelegt. So kann die Flüssigkeitszufuhr bei Herzkranken, beispielsweise nur 1500 ml am Tag und bei Dialysepatienten nur 1000 ml am Tag betragen. Bei manchen Krankheiten hingegen, hat der Bewohner ein absolut gesteigertes Durstempfinden (*Polydipsie*), z.B. beim Diabetes mellitus oder Diabetes insipidius (*Adiuretinhormonmangel*). Schwitzende Menschen, z.B. bei fieberhaften Erkrankungen oder bei anhaltendem Erbrechen und Durchfällen müssen besonders viel trinken. Medikamente können durch die Flüssigkeitszufuhr besser aufgenommen werden! Genügend Flüssigkeitszufuhr beugt der Austrocknung der Mundschleimhäute vor! Lebensgewohnheiten und Abneigungen im Zusammenhang mit dem Trinken müssen beobachtet und erfragt werden, um darauf eingehen zu können. Vitaminreiche und schmackhafte Getränke sind dem Mineralwasser vorzuziehen. Bei der Flüssigkeitsaufnahme ist bei Diabetikern auch an die erlaubten Broteinheiten (*BE*) zu denken.

Pflegeziele:

- Der Bewohner soll mindestens 2.000 ml am Tag trinken;
- Durstgefühl stillen;
- Verwirrtheitszustände vermeiden;
- Exsikkose und Dehydration durch ausreichende Flüssigkeitszufuhr vermeiden;
- Flüssigkeitsverlust durch Medikamente (*z.B. Diuretika*) ausgleichen.

Fortsetzung nächste Seite

Dehydration → Wasserentzug aus d. Körpergewebe, z.B bei Erbrechen, Durchfall

Standard-Nr.: 91	Abkürzung: Trinken	Bezeichnung: Trinkzufuhr bei alten Menschen

Material:	Durchführung:	Bemerkungen:
• Geeignetes Trinkgefäß; z.B. Becher mit ein- oder beidseitigem Griff, Tasse, bzw. Schnabelbecher mit Strohhalm. • Unterschiedliche Getränke, z.B. auch Lieblingsgetränke anbieten.	• Bettlägerige Bewohner im Bett bequem lagern (Oberkörperhoch-Lagerung) wegen der Aspirationsgefahr! Kopfkissen aufschütteln und evtl. im Gesichtsfeld hängende Gegenstände (Bettgalgen) entfernen. • Hilfestellung beim Trinken, den Bewohner in kleinen Mengen trinken lassen, beobachten, ob evtl. Schluckbeschwerden oder andere Beeinträchtigungen auftreten oder vorliegen. Bewohner nicht mit zu großen Mengen überfordern, lieber öfter kleinere Mengen anbieten. • Am Tisch auf geeignete Sitzhaltung achten; Stuhl mit Armlehnen auswählen; Bewohner muß nah genug und bequem am Tisch sitzen, so daß er ohne Probleme das Getränk mit den Händen erreichen kann. • Bei heißen Getränken ist die Verbrühungsgefahr z.B. durch Kippgefahr **immer** auszuschließen. • Darauf achten, daß die Unterarme bis über die Ellenbogen auf dem Tisch liegen; evtl. das aufrechte Sitzen auf einem Stuhl durch Daunenkissen im Rücken und in der Flankengegend unterstützen. • Taschentuch, Handtuch, Serviette o.ä. als Oberbekleidungsschutz verwenden. • Wunschgetränke erfragen und anbieten, den Bewohner mehrmals täglich auffordern zu trinken. • Nach der Trinkzufuhr ist u.U. die Menge, die getrunken wurde zu dokumentieren. • Trinkbecher etc. sicher bzw. griffbereit hinstellen oder wegräumen.	**Beachte folgende Standards:** Standard: „Atmung" Standard: „Bilz." Standard: „Dekubeh. und Dekupr." Standard: „Ernähr." Standard: „Fieber I -IV" Standard: „Hospipr." Standard: „Infu." **Beachte folgende Standards:** Standard: „Juckrpfl."; „Kp-Allg."; „Kp-Haut"; Standard: „Kath.-Pfl."; „MahlZ."; „Medik."; Standard: „Mund I/II"; „Obstipr."; „Obstibeh."; Standard: „Pfleg./Apop. II"; „Pfleg./Herz"; Standard: „Pfleg./Diab."; „Pneupr."; Standard: „Sondenern. I-III"; „Stoma III"; Standard: „Thrompr."; „Verbwe."; „Zystipr.";

Einfuhrkontrolle (dies ist keine Bilanzierung!)

Eine Einfuhrkontrolle sollte automatisch bei allen Bewohnern im Zimmer angelegt werden, die generell sehr wenig trinken und dadurch potentielle Probleme zu befürchten sind!

Name des Bewohners: Frau Müller, Hertha		Zimmer: Nr.: 209 / Obergeschoß				
Datum:	Aufnahme: ml. / ltr.:	Trinkart:	Uhrzeit:	Handzeichen der Pflegekraft:	Gesamtmenge:	Besonderheiten:
20.04.96	50 ml. 30 ml. 25 ml.	Mineralwasser Buttermilch Buttermilch	10.^{00} 11.^{00} 12.^{00}	P. H. P. H. P. H.	= 105 ml.	Hat selbständig mit Anleitung getrunken; Hat beschwerdefrei getrunken

Einfuhrkontrollblatt, zum Erfassen der Trinkmenge. Hier ist darauf zu achten, daß einmalig das Fassungsvermögen (ml) von Trinkbechern usw. auf dem Einfuhrkontrollblatt festzuhalten ist; da sehr schnell das jeweilige Fassungsvermögen, z.B. vom Schnabelbecher (200 ml) vergessen werden kann. Die Trinkart sollte in dem Einfuhrplan festgehalten werden, um nicht nur die Quantität sondern auch die Qualität mitzuerfassen. Es ist ein Unterschied, ob 50 ml Multivitaminsaft oder 50 ml Mineralwasser getrunken worden sind.

Dokumentation: Veränderungen und Beobachtungen im Zusammenhang mit der Flüssigkeitsaufnahme müssen im Berichteblatt festgehalten werden. Der Maßnahmenkomplex und die hiermit im Zusammenhang stehende Hygiene gehört zu den Leistungskomplexen („Hilfe bei der Nahrungsaufnahme und Zubereitung einer warmen Mahlzeit in der Häuslichkeit des Pflegebedürftigen / nicht bei Essen auf Rädern") im Rahmen der Pflegeversicherung. Die Maßnahme ist eine grundpflegerische „direkte" Pflegeleistung.

Qualifikation: Pflegehelfer/in oder Haus- und Familienpfleger/innen.

| Standard-Nr.: 92 | Abkürzung: **Ulkus cru.** | Bezeichnung: **Pflege: Ulkus cruris** *(Behandlungspflege)* |

Das Ulkus cruris „offenes Bein" ist ein Geschwür, meist im Knöchel- und Schienbeinbereich, daß aufgrund einer chronischen Venenklappeninsuffizienz entsteht. Die Venenklappen sind wie Ventile und sorgen dafür, daß das Blut immer in eine Richtung (herzwärts) fließt, verhindern also das Zurückfließen. Der Bewegungsmangel ist die Hauptursache für die sog. Zivilisationskrankheit, an der ca. 800.000 Menschen in der Bundesrepublik Deutschland leiden. Es kommt zur Lumenerweiterung und Klappeninsuffizienz und zu einer Umkehr der venösen Fließrichtung, die Funktionsfähigkeit der Venenklappen wird zunehmend eingeschränkt. Die Folge ist Ödembildung und Ulzerationen, Thrombose mit Emboliegefahr bei einer Phlebothrombose. Durch das Versagen des Ventilmechanismus der Venenklappen, gelangt das Blut aus den tiefen in die oberflächlichen Venenbezirke. Das Blut führt dort zu Venenerweiterungen, Ödemen und trophischen Schädigungen der Unterschenkelhaut. Es kommt zu Abflußstörungen der intrafaszialen, d.h. der tiefen Venen, meist als Spätfolge einer Thrombose. Schon ein geringes Trauma kann bei einer Zirkulationsstörung in den Beinen, zu Ulzerationen der geschädigten Haut führen. Die Behandlung eines „offenen Beines" ist sehr langwierig, da sehr häufig gleichzeitig eine Wundinfektion mitbehandelt werden muß. Bei einem Ulkus cruris muß neben der Wundbehandlung gleichzeitig die Gefäßerkrankung therapiert werden, z.B. durch Kompressionsverbände (Kurzzugbinden verwenden). Es empfiehlt sich für den Bewohner „wenig zu stehen und zu liegen, viel zu gehen", mit festem Schuhwerk und richtigem Auftreten der Fußsohle.

Hauptaufgabe des Beinvenensystems ist der Rücktransport des Blutes zum Herzen, wobei es bis zu einem Meter angehoben werden muß; dies entsteht durch die Saugkraft des Herzens bei Ruhe. Bei Bewegung sind stärkere Mechanismen, die das Blut zum Herzen befördern erforderlich:

a) Die Sohlenmuskelpumpe
b) Die Sprunggelenkspumpe
c) Die Wadenmuskelpumpe

Die wichtigsten Erkrankungen des extrafaszialen, d.h. oberflächlichen Venensystems ist die **primäre Varikose** bzw. das Krampfaderleiden. Krampfadern oder Varizen sind sack- oder schlauchförmig überdehnte Venen, deren typisch geschlängelter Verlauf unter der Haut sichtbar ist.

Hauptursache: altersbedingter Elastizitätsverlust der Venenwände, der zur Gefäßdilatation (Erweiterung) und Klappeninsuffizienz führt. Begünstigt wird der Prozeß noch durch Bewegungsmangel, hormonelle Störungen, entzündliche Prozesse.

Pflegeziele:
- Förderung des venösen Rückflusses zum Herzen;
- Anregung der Epithelisierung und Granulation des Wundgebietes;
- Hautschutzpflege um die Wundumgebung;
- Wundinfektionen vermeiden;
- Bewohner soll viel spazierengehen und/oder Bewegungsübungen der Beine durchführen.

Allgemeines zur Vorbereitung von Materialien:	**Allgemeines zur Durchführung:**

• Händedesinfektion und streng aseptisches Arbeiten!
• evtl. Schutzkleidung, Einmalhandschuhe (unsteril) und sterile Handschuhe;
• Übersichtlich das Tablett zur Wundversorgung und Wundbehandlung oder auf einem Verbandwagen ordnen, je nach Wundart, Bedarf und ärztlicher Anordnung;
• Ein Verbandwechsel ist „bewohnernah" und so vorzubereiten, daß sich auf gar keinen Fall die Wege zur sterilen Fläche und zum Abwurf kreuzen:
 	
    - linke Seite: steriles Material,
    - rechte Seite: unsterile Gegenstände.
	1. Die Häufigkeit eines Verbandwechsels ist von der ärztlichen Anordnung und der Verbandart abhängig und von der Wundsekretion!
	2. Bewohner informieren über Sinn und Zweck der Maßnahme, Fenster und Türen schließen und für gute Beleuchtung im Zimmer sorgen. Entsprechende, bequeme sowie schmerzfreie Lagerung für einen Verbandwechsel durchführen. Schutz der Intimsphäre; evtl. Schmerzmittelgabe nach ärztlicher Anordnung zur Schmerztherapie (20-30 Minuten vor dem Verbandwechsel verabreichen, je nach Wirkungseintritt). Krankenunterlage als Bettschutz placieren.
	3. Unsterile Einmalhandschuhe anziehen.
	4. Kompressionsverband abwickeln, alten Hydrokolloidalverband entfernen und gebrauchten Gelverband nach Begutachtung in den Abwurfsack geben.

Fortsetzung nächste Seite

Standard-Nr.: 92	Abkürzung: Ulkus cru.	Bezeichnung: Pflege: Ulkus cruris

Allgemeines zur Vorbereitung von Materialien:	Allgemeines zur Durchführung:
• **Sterile Seite:** Steril verpackt auf steriler Unterlage (*evtl. Innenseite der Verpackung als Unterlage benutzen*) ablegen, wie z.B. sterile Handschuhe, hydrokolloider Wundverband (*z.B. Comfeel®*), Tupfer oder Kompressen, 50 ml Spritze, 2 Nierenschalen für die Wundreinigung und Wunddesinfektion; • **Unsterile Seite:** Unsterile Einmalhandschuhe, 4 Kurzzug-Kompressionsbinden (*8 cm*), bei einem Fußbad entsprechende, ärztlich verordnete Zusätze, mit Beinschüssel und lauwarmem Wasser, Händedesinfektionslösung, Heftpflaster, Schere, Nierenschale als Flüssigkeitsauffangschale bei einer Wundspülung (*je nach Durchführung*), Abwurfsack, Utensilien und Lösungen zur Wundspülung und Wunddesinfektion (*z.B. Lösung von je 100 ml*), Krankenunterlage als Bettschutz usw. • Verbandwagen vor dem Zimmer stehen lassen!	5. Sterile Handschuhe anziehen; 6. Ärztliche Anordnungen zur Wundbehandlung beachten: Wunde reinigen und desinfizieren mit der 50 ml gefüllten Spritze (*z.B. Kochsalzlösung*). Tupfer, die zur Wundreinigung dienen, nur einmal benutzen. 7. Nach der Wundreinigung muß eine exakte Wundinspektion durchgeführt werden; hier kann auch anstatt einer Wundspülung ein ärztlich angeordnetes Fußbad erfolgen. Anschließend ist das Bein vorsichtig abzutrocknen mit einem Leinenhandtuch. Die Wundumgebung wird mit einer sterilen Kompresse leicht getrocknet (*abtupfen!*). 8. Hydrokolloider Wundverband evtl. zuschneiden und auf die Wunde kleben. Der Wundverband muß hier anmodelliert werden und festen Kontakt mit gesunder Beinhaut haben. 9. Handschuhe ausziehen und eine Entstauungslagerung des Beines (*entstauter Zustand der Beine durch 5 Minuten lange Hochlagerung*) durchführen. Während dieser Zeit kann das benötigte Material entsorgt werden. 10. Nach der Entstauungslagerung einen Kompressionsverband des Beines anlegen, von distal nach proximal muß der Kompressionsdruck abnehmen, s. Standard „Thrompr.". Der Kompressionsverband muß auch nachts getragen werden! 11. Dokumentation der durchgeführten Wundbehandlung (*„indirekte" Pflegehandlung*)!

Dokumentation: Beobachtungen und sonstige Veränderungen im Zusammenhang mit dem Verbandwechsel sind bei jeder Durchführung im Berichteblatt deskriptiv (*objektiv und beschreibend*) einzutragen. Bei der Verwendung von Hydrokolloidal-Verbänden ist nicht täglich ein Verbandwechsel erforderlich, da dies abhängig gemacht werden muß von der Wundexsudataufnahme (*Gelbildung*), s. Standard „Verbwe."! Die Durchführung der Wundbehandlung „Ulkus cruris" ist jedesmal im Pflegedurchführungsblatt als Behandlungspflege einzutragen und mit dem Handzeichen zu bestätigen. Bei einem Ulkus cruris muß eine Pflegeplanung im Pflegeplanungsblatt durchgeführt werden, um die Effizienz, Verbesserungen, Wundheilung, Wundbeschreibung und den Verlauf der Wundbehandlung genau festzuhalten und kontrollieren zu können. Die Wundbehandlung ist eine behandlungspflegerische „indirekte" Pflegeleistung. Die wöchentliche Arztvisite ist unbedingt zwingend.

In stationären Pflegeeinrichtungen wird die Behandlungspflege über die Pflegekassen finanziert.

Im ambulanten Bereich erfolgt die Abrechnung von behandlungspflegerischen Leistungen (*ärztliche Verordnung häuslicher Krankenpflege*) über die Krankenkassen.

Qualifikation: Altenpfleger/in.

Standard-Nr.: 93	Abkürzung: **Venös.Zu.**	Bezeichnung: **Venöser Zugang** *(Behandlungspflege)*

Der kurzfristige *(ein paar Tage)*, peripher venöse Zugang wird ausschließlich durch einen Arzt, der die Punktion einer Vene vornimmt *(Handrücken, Ellenbeuge)*, geschaffen. Aufgabe der Pflege ist es, die Punktionsstelle täglich steril zu versorgen und steril mit einer Kompresse abzudecken. Die Fixierung muß sicher und einwandfrei *(ohne Abknickungen)* erfolgen. Darüber hinaus muß darauf geachtet werden, daß keinerlei Entzündungszeichen an der Einstichstelle auftreten und jede Manipulation an der Punktionsstelle unterlassen bleibt. Bei jeder Infusionstherapie ist ein Infusionsprotokoll anzufertigen!

Pflegeziele:
- Problemlose Infusionstherapie ermöglichen;
- Keine Entzündungszeichen im Bereich der Einstichstelle;
- Beendigung der Infusionstherapie;
- Keimfreies Abdecken der Einstichstelle.

Peripher venöser Zugang, allgemeine Pflegehinweise:

Material:	**Durchführung einer peripher venösen Punktion durch den Arzt:**	**Überwachung einer Infusion:**	**Zumischen, Unterbrechung der Infusion:**
• Infusionslösung mit Infusionsbesteck griffbereit und steril vorbereiten; • Infusion am Infusionsständer aufhängen; • 2 Venenpunktionskanülen, z.B. Braunüle oder Butterfly; die Kanüle verbleibt nicht in der Vene, sondern nur die Plastikhohlnadel der Braunüle. Die Größe der Punktionsnadel richtet sich nach Art, Zustand und Größe der Vene und nach ärztlicher Anordnung. Durch die farbliche Unterscheidung der Braunülen, kann der Arzt sofort die Größe der Punktionsnadel erkennen. Zu jeder Braunüle gehört ein steril verpackter Mandrin, zum Verschließen der Braunüle, bei Beendigung oder Unterbrechung der Infusion. • Hände- und Hautdesinfektionsmittel; • 5 x 5 cm Kompressen und Tupfer; • Oder: Transparentpflasterverband für Infusionen *(kein anderes Fixationsmaterial mehr erforderlich!)*; • Fixierpflaster oder Leukoplast;	• Hygienische Händedesinfektion und der Arzt informiert den Bewohner über den Sinn und Zweck der Punktion und der anschließenden Infusionstherapie. • Der Arzt muß die Punktionsstelle sorgfältig desinfizieren. • Anschließend führt der Arzt die Punktion mit der Braunüle durch, nach vorheriger Stauung am Oberarm mittels einer ihm angereichten Staubinde. • Stauung, so daß der Radialispuls noch getastet werden kann, ggf. den Arm des Bew. mehrmals hin- und herbeugen und die Faust dabei öffnen und schließen lassen. Dadurch wird eine bessere Füllung der Venen erzielt. • Oder: Beklopfen der Punktionsstelle durch den Arzt. • Dann Punktion der Vene; sobald die Nadelspitze das Gefäßvolumen erreicht hat, fließt das Blut und die Stauung ist sofort durch Öffnung der Staubinde zu lösen.	• Die Tropfenzahl ggf. nach einiger Zeit kontrollieren und nachjustieren. • Die Lage der Plastikhohlnadel regelmäßig kontrollieren und Bewohner nach Schmerzen *(z.B. Pochen etc.)* fragen sowie Einstichstelle nach den klassischen Entzündungszeichen, Ödemen und dem Venenverlauf beobachten. • Verband 1 x täglich erneuern: Bewohner informieren und hygienische Händedesinfektion vorher durchführen; alten Verband mit Einmalhandschuhen lösen und in die Nierenschale als Abwurfbehälter werfen; Sprühdesinfektion der Einstichstelle mit geeignetem Hautdesinfektionsmittel durchführen und dabei mit der Kompresse von innen nach außen reinigen; Inspektion der Einstichstelle nach Entzündungen, Veränderungen usw. Die Einstichstelle muß wieder mit einem Verband hygienisch einwandfrei, steril und trocken abgedeckt werden; Infusionsschlauch in seinem Verlauf kontrollieren und Schlauch in eine Schlaufe *(zum Daumen)* legen und mit Leukoplast fixieren.	• Kurzunterbrechung, z.B. bei *(Um-)* Lagerungen; Unterbrechung ist möglich durch das Abstöpseln der Plastikhohlnadel, mit einem Verschlußkonus oder Verschlußstopfen. • Langzeitunterbrechung ist möglich durch einen Kunststoffmandrin, der exakt auf das Lumen der jeweiligen Verweilkanüle abgestimmt ist. Farbdifferenzierung mit der liegenden Braunüle! • Zuspritzen von Medikamenten ist möglich über den distalen Gummipuffer! • Hahnenbank / Dreiweghahn: Bei mehreren Infusionen verwendet man Dreiweghähne, diese Hähne sind beliebig erweiterungsfähig, wobei jeder Hahn eine weitere Zuleitungsmöglichkeit bietet. Auch den Infusionsstrom kann man somit absperren und mit einem Stöpsel verschließen.

Fortsetzung nächste Seite

Standard-Nr.: 93	Abkürzung: Venös.Zu.	Bezeichnung: Venöser Zugang

Peripher venöser Zugang, allgemeine Pflegehinweise:

Material:	Durchführung einer peripher venösen Punktion durch den Arzt:	Überwachung einer Infusion:	Zumischen, Unterbrechung der Infusion:
• Schere; • Staubinde; • evtl. Lagerungshilfsmittel: Kramerschiene und Mullbinde.	• Der Arzt muß den Stahlmandrin zurückziehen und die Plastikhohlnadel vorsichtig weiter vorschieben. • Anschluß der Infusion. • Braunüle mit Fixationstransparentverband für Infusionen *oder 5 x 5 cm* Kompressen und Leukoplast (*mit eingeschnittenem Pflaster*) fixieren, wobei unter die Verbindungsstelle zwischen Braunüle und Infusionsschlauch zur Unterpolsterung eine Kompresse gelegt werden muß. • Tropfenzahl, Einlaufzeit einstellen; bei unruhigen Bewohnern eine mit Watte abgepolsterte Kramerschiene mit einer Mullbinde am Unterarm anbringen. • Dokumentation im Pflegedurchführungsblatt.	• Inkompatibilitäten usw. sofort dem Arzt mitteilen. • Infusionsprotokoll führen (*wann, wieviel, wie lange, Name der zu infundierenden Lösung...*) • Infusionsbesteck täglich erneuern unter streng aseptischen Maßnahmen. • Hygienische Händedesinfektion durchführen und Bewohner vorher darüber informieren. Benötigtes Material vorbereiten, Infusionsflasche soweit vorbereiten und an der Aufhängevorrichtung aufhängen, dabei die Schutzkappe des Infusionsbestecks noch nicht entfernen. Infusionsschlauch der durchgelaufenen Infusion mit Hilfe der Rollenklemme schließen und mit Einmalhandschuhen den Verband entfernen, Einstichstelle desinfizieren, abtrocknen und inspizieren. Kanülenanschlußstück des Infusionsschlauches von der intravenösen Kanüle trennen. Schutzkappe der neuen Infusion vom Konus entfernen und umstecken. Schlauch fixieren und einstellen der Tropfenzahl, Verband anbringen (*s.o.*). • Dokumentation im Pflegedurchführungsblatt. • Beachte folgende Standards: „Bilz.", „Infekt", „Infu.", „Medik.", „Verbwe.", und „Vitalktr."	• Im Krankenhaus: Einsatz von elektrischen Perfusoren = Spritzenpumpe (*50 - 100 ml*) und Infusomaten (*sind sehr genau*).

Dokumentation: Jeder steril durchgeführte Verbandwechsel bei einer peripher venösen Braunüle, wird im Pflegedurchführungsblatt festgehalten. Bei der Infusion ist ein Infusionsprotokoll mit Datum, Uhrzeit, Dauer, Infusionslösung und Handzeichen genau festzuhalten. Bewohner sehr genau beobachten, Verlauf überwachen, zunächst halbstündlich, später stündlich und Standard „Vitalktr." durchführen. Bei Komplikationen ist der Vorgang abzubrechen und der Arzt sofort zu informieren. Diese Maßnahme „Verbandwechsel bei einem peripher venösen Zugang" ist eine behandlungspflegerische „indirekte" Pflegeleistung.
In stationären Pflegeeinrichtungen wird die Behandlungspflege über die Pflegekassen finanziert.
Im ambulanten Bereich erfolgt die Abrechnung von behandlungspflegerischen Leistungen (*ärztliche Verordnung häuslicher Krankenpflege*) über die Krankenkassen.

Qualifikation: Altenpfleger/in.

Standard-Nr.: 94	Abkürzung: **Verbwe.**	Bezeichnung: **Verbandwechsel - Allgemein -** *(Behandlungspflege)*

Eine Wunde ist eine unfallbedingte (*Gelegenheitswunde, z.B. Platz- oder Schürfwunde*) oder iatrogene (*durch den Arzt hervorgerufene Wunde, z.B. OP-Wunde*), umschriebene flächenhafte Gewebszerstörung. Geschlossene, nicht durch die Körperoberfläche (*Haut*) dringende Verletzungen werden nicht als Wunde bezeichnet.

Je nach Entstehungsart kann man folgende Wundarten unterscheiden:
- aseptische Wunden, wie z.B. Operationswunden, sind unter keimfreien Bedingungen geschaffen worden;
- septische Wunden, sind alle infizierten Wunden, z.B. Dekubiti, Ulkus cruris;
- einfache Wunden, z.B. eine Hautabschürfung-Exkoriation (*oberflächliche Haut*);
- komplizierte Wunden, dies sind alle schlecht heilende Gewebsdefekte. Die Therapie ist oft sehr schwierig und langwierig, z.B.beim Ulkus! Hier können Haut (*Epidermis*), Lederhaut (*Corium*), Unterhaut (*Subcutis*), Muskulatur, Nerven, Knochen, Gefäße, Gelenke und Organe mitbeteiligt sein.

Auch die Einteilung nach der Ursache der Wundentstehung ist möglich:
- mechanische Wunden, z.B. durch Gewalteinwirkungen;
- thermische Wunden - Verbrennungen;
- chemische Wunden - bei chemischen Schädigungen der Haut können durch den pH-Wert abweichende Säurekonzentrationen hervorgerufen werden, z.B. durch den sauren Urin;
- penetrierende Wunden (*durchdringende*) oder perforierende (*durchbohrende*) Wunden eröffnen Körperhöhlen, Hohlorgane und Gelenke.

Eine Wundbeschreibung ist in der Pflege und der darauffolgenden Therapie besonders wichtig. Die Wunde kann beschrieben werden nach:

Wundrändern und Wundform:	Wundtaschen, glatt, zerfetzt, glatter Wundrand, Zerstörung der Hautschichten.
Wundgröße:	Wird in cm angegeben, oder Vergleichsmaße, wie z.B. Pfennig-, Markstück-, Handteller-, -flächig, -breit, -länglich usw.
Wundtiefe und Wundgrund:	Exkoriation (*Abschürfung*), tiefergehend, tiefe Wundtaschen und tiefe Wundkanäle.
Wundsitz (*Lokalisation*):	Körperregion.
Wundsekret:	*Transsudat:* ist ein nicht entzündlicher Erguß in Körperhöhlen, ist nicht infektiös und besteht aus seröser Beschaffenheit. *Exsudat:* ist ein entzündlich bedingter Austritt von Flüssigkeit und Zellen aus den Blut- oder Lymphgefäßen, ist infektiös und besteht aus einer serösen, eitrigen, fibrösen und hämorrhagischen Beschaffenheit.
Wundblutung:	Die Blutungen aus Wunden können von der Verletzung der Gefäße abhängig sein: • kapillar (*Sickerblutung*); • venös (*dunkelrotes Blut*); • arteriell (*Blut hellrot*). Bei großen Wunden mit sehr großen Blutungen kann es zum Volumenmangelschock kommen. Die Schockbehandlung steht hier als Erstversorgung im Vordergrund, abgesehen von blutstillenden und vor Infektionen schützende Maßnahmen.

Fortsetzung nächste Seite

Standard-Nr.: 94	Abkürzung: Verbwe.	Bezeichnung: Verbandwechsel - Allgemein -

Wundschmerz:	Der Wundschmerz wird durch Reizung der feinsten sensiblen Nervenäste im Wundgebiet hervorgerufen und ist abhängig von der Traumatisierung. Der Wundschmerz äußert sich: • brennend; • schneidend; • auch kolikartig; • mit dem Pulsschlag klopfend, bei Entzündungen.

Die Wundheilung:

Unter Wundheilung versteht man die Fähigkeit des Organismus, eine Wunde zur Heilung zu bringen. Man unterscheidet folgende Wundheilungsarten:

- **Primäre Wundheilung:**
  Bei der primären Wundheilung verkleben die aneinandergefügten Wundränder durch Fibrin-Ausscheidungen und verwachsen unter minimaler Neubildung von Gewebe. Die Wundränder legen sich nahtlos aneinander.
  Eine Infektion tritt bei der primären Wundheilung nicht ein, die Wundheilung verläuft nichteitrig und ungestört. Sie wird durch Naht, Klammer oder Pflasterverschluß erreicht. Das Resultat einer Primärheilung ist eine strichförmig fast unsichtbare Narbe. Primär verheilte Wunden werden mit p.p., der Abkürzung für „Sanatio per priman intentionem" bezeichnet, d.h. Wundheilung auf ersten Anhieb!

- **Sekundäre Wundheilung:**
  Eine sekundäre Heilung ist immer dann gegeben, wenn Gewebslücken aufzufüllen sind und wenn eine eitrige Entzündung die direkte Vereinigung der Wundränder verhindert. Bei der sekundären Wundheilung, die meist durch Infektionen verursacht wurde, klaffen die Wundränder häufig unter Absonderung von Eiter auseinander. Die abgestorbenen Gewebsteile werden resorbiert (*aufgesaugt*) und sequestriert (*abgesondert*). Die Arbeitsleistung, die dabei vom Körper erbracht werden muß, ist also unvergleichbar größer als im Falle der Primärheilung, weil hier neues Ersatzgewebe aufgebaut werden muß, das sog. Granulationsgewebe. Breit klaffende und infizierte Wunden, wie Druck- oder Beingeschwüre, können nicht primär heilen. Sekundär verheilte Wunden werden mit p.s., der Abkürzung für „Sanatio per sekundam intentionem" bezeichnet, d.h. Heilung über einem klaffenden Wundspalt, oder Wundheilung auf zweiten Anhieb, meist muß gleichzeitig eine Infektion bekämpft werden.

Unabhängig vom Entstehungsmechanismus läßt sich die Wundheilung in 4 Phasen einteilen:

1. **Traumatische Phase**
   Schorfbildung oder provisorischer Wundverschluß; zunächst bildet sich bei jeder Gelegenheitswunde ein Schorf, der einen provisorischen Wundverschluß nach außen darstellt.

2. **Entzündungsphase oder Exsudatphase** *(Reinigungsphase)*
   Die Entzündungsphase ist immer mit Exsudation verbunden. Sie ist durch das Einwandern der Leukozyten gekennzeichnet. Dieser mehrere Stunden andauernde Prozeß dient der Infektabwehr und Wundreinigung. Exsudat: entzündlich bedingter Austritt von Flüssigkeiten und Zellen aus Blut oder Lymphgefäßen; Eiweißgehalt über 3%; das Wundsekret (*Exsudat*) ist infektiös.

3. **Proliferationsphase oder Granulationsphase** *(dauert einige Wochen oder Tage)*
   Es beginnt der planmäßige Wiederaufbau von Granulationsgewebe, das pro Tag etwa 0,2mm des geschädigten Gewebes wiedergewinnt. Es werden neue Blutgefäße gebildet (*Einwandern von Fibroblasten*) und von Wundrändern wandern neue Hautzellen ein. Das Granulationsgewebe entsteht, es füllt den Gewebedefekt von unten nach oben wachsend auf. Gut durchblutet, tiefrote Farbe und infektresistent ist es gekennzeichnet durch eine Narbe.

4. **Epithelisierungsphase / reparative Phase**
   Das letzte Stadium ist die über mehrere Wochen andauernde Narbenbildung. Durch Neubildung von Bindegewebe kommt es zur Umwandlung des roten Granulationsgewebes in straffes weißes Narbengewebe. Das Narbengewebe ist sehr empfindlich.

Fortsetzung nächste Seite

Standard-Nr.: 94   Abkürzung: **Verbwe.**   Bezeichnung: **Verbandwechsel - Allgemein -**

Ursachen für Wundheilungsstörungen:

Es kann angenommen werden, daß enge Beziehungen zwischen Konstitution, Lebensalter, Einnahme bestimmter Medikamente, Zusatzerkrankungen, wie z.B. Stoffwechselerkrankungen sowie der Körperzustand bei der Wundheilung vorhanden sind. So besteht z.B. bei adipösen Bewohnern eine oft verschlechterte örtliche Wundheilungsneigung und eine verminderte Abwehrkraft, wenngleich sich diese Zusammenhänge nicht immer exakt nachweisen lassen. Bekannt ist auch der Einfluß des Lebensalters auf die Wunde; die Tendenz zur Regeneration und Heilung nimmt mit fortschreitendem Alter zumeist ab. Es wurde beispielsweise nachgewiesen, daß alternde Epithelien langsamer auf eine Verwundung reagieren, wie natürlich insgesamt ein dünnes Epithelium eine herabgesetzte Barrierefunktion hat. Die Immunantwort der Haut ist mit zunehmendem Alter reduziert. Nach dem 65. Lebensjahr finden sich in der Haut etwa 15% weniger Abwehrzellen als bei einem jungen Menschen. Ebenso wirken sich Stoffwechselstörungen wie Diabetes mellitus, Leberschäden, Eisenmangel und Eiweißmangel hemmend aus. Durchblutungsstörungen verzögern die Heilung und verstärken die Gefahr von Wundinfektionen. Verständlicherweise haben Qualität und Quantität der Nahrungs- und Trinkmengenzufuhr Auswirkungen auf die Wundheilung. Bei jeder Wunde muß von daher auf die Qualität ausreichender Nahrungs- und Flüssigkeitszufuhr geachtet werden. Wesentliche Faktoren sind dabei ein ausreichendes Angebot an Eiweiß und an Vitaminen. Bei Avitaminosen wird die Wundheilung verzögert und die Fähigkeit der Bakterienabwehr herabgesetzt. Positiven Einfluß auf die Wundheilung haben die Vitamine A, B, D und vor allem Vitamin C. Bindegewebsneubildung ist sonst nicht möglich. Auch Hormone und gewisse Pharmaka haben Bedeutung für die Wundheilung. Hemmend wirken nach neuesten Erkenntnissen, z.B. die Steroide der Nebennierenrinde, die Antikoagulanzien sowie verschiedene Antibiotika (*Verzögerung der Abläufe der Wundheilung, insbesondere in den ersten Tagen nach dem Gewebstrauma*) und das Hormon der Schilddrüse Thyroxin. Die Vitalfunktionen müssen wie im Standard „Vitalktr." beschrieben sind, täglich genau kontrolliert werden.

Wundinfektion:

Wenn Keime im Wundmilieu pathogen werden oder wenn pathogene Keime direkt in die Wunde eindringen, kann vom Bestehen einer Infektion gesprochen werden. Jede Lokalinfektion ist durch die klassischen Entzündungszeichen charakterisiert (*Rötung, Schwellung, Schmerz, lokale Überwärmung, evtl. Fieber und Leukozytose*) und bewirkt eine Verzögerung der Wundheilung! Bei einer Wunde muß der Standard „Infekt." genau beachtet werden! Es ist wichtig, aseptische Wunden *vor* septischen Wunden zu versorgen. Die Verbandstoffe, Wirkstoffe zur unmittelbaren Wundbehandlung (*antiseptische Wirkung*) und Wund- und Heilsalben (*die mit Hilfe eines Spatels aufgetragen werden*) werden durch den Arzt genau angeordnet! Manche Wirkstoffe zur unmittelbaren Wundbehandlung verfärben die Haut, wie z.B. Betaisodona® - flüssig (*braun*) Rivanol® (*gelb*), Mercuchrom® (*rot*) und Kaliumpermanganat® (*lila*). Diese Medikamente erschweren durch ihre Verfärbung die Beurteilung der Wunde!

---

1. Problematik bei Wunden:
- Fehlende Schutz- und Barrierefunktion der Haut,
- Infektionsgefahr,
- Auftreten von Wundheilungsstörungen,
- Schmerzzustände.

2. Ziele des Wundverbandes:
- Wundabdeckung und Wundabheilung,
- Verhinderung der Keimbesiedelung,
- Verhinderung der Keimübertragung,
- Mechanischer und / oder chemischer Schutz des Wundgebietes,
- Erhalten der primären Wundheilung,
- Schmerzlinderung und Schmerzbekämpfung.

3.0 Verbandstoffe:

Die Wundauflage muß: keimfrei, rückstandsfrei, hautfreundlich, hautneutral, saugfähig, ggf. elastisch, wirtschaftlich (*ökonomisch*) vertretbar sein (*Verpackungsgrößen*) und eine gefahrlose Anwendung gewährleisten.

3.1 Spezielle Verbandstoffe und Materialien zur Wundbehandlung und Wundabdeckung:
a) ohne Wirkstoff:
Kompressen (*Zellstoffmullkompressen*) → Tupfer, ES-Kompressen, Mesoft, ... (*Vliesstoff, Mischgewebe*) Peha-Krepp-Binden, Schlitzkompressen, Saugkompressen → Zetuvit, Augenkompressen → Eyepad, Mullbinden, Polsterbinden, Schlauchverbände, elastische Binden (*Idealbinden*);
b) präparierte Kompressen:
Diese Kompressen müssen kühl und vor allen Dingen liegend gelagert werden! Trachealkompressen (*Metalline*), Kompressen bei Verbrennungswunden, gefettete Kompressen (*Oleotüll*), imprägnierte Kompressen (*Sofratüll*).

3.2 Klebendes Fixiermaterial:
Pflasterverband, Verbandpflaster für Venenverweilkanülen, überdeckende Klebefolien (*z.B. Fixomull stretch*) Sprühverband (*Nobecutan*), Pflasterstreifen (*Leukoplast oder Leukosilk*).

Fortsetzung nächste Seite

Standard-Nr.: 94	Abkürzung: Verbwe.	Bezeichnung: Verbandwechsel - Allgemein -

Die drei grundsätzlichen Schritte der Wundversorgung:

1. Wundreinigung:	• Durch Spülungen mit Kochsalzlösungen (*NaCl 0,9%ig*) oder Auflegen feuchter Kompressen mit Ringer-Lösung; • Chirurgische (*Arzt!*) oder enzymatische (*schonender und physiologischer!*) Nekrosenentfernung (*Debridement*), um Infektionen frühzeitig zu verhindern und um eine Sauerstoffzufuhr der Wunde zu ermöglichen;
2. Bekämpfung der Wundinfektion:	• Wunddesinfektion mit Antiseptika, z.B. mit Polyvidon-Jod (*Betaisodona*®) oder Wasserstoffperoxid 3%ig (H_2O_2). Bei der Anwendung von H_2O_2 muß in jedem Fall mit physiologischer Kochsalzlösung (*NaCl 0,9 %*) nachgespült werden. Die Wundreinigung erfolgt von außen nach innen bei septischen (*infizierten*) Wunden; bei aseptischen (*keimfreien*) Wunden von innen nach außen. Jeder Tupfer darf dabei nur einmal benutzt bzw. über die Stelle geführt werden und muß anschließend in einem verschließbaren Abwurfsack abgeworfen werden.
3. Förderung der Wundheilung:	• Schutz der Wunde vor Druck und aggressiven Exkreten: • Verbesserung der Blutzirkulation, bei z.B. Ulkus cruris durch Kompressionsverbände; • Verbesserung des Allgemeinzustandes; • Einsatz von geeigneten Wund- und Heilsalben; • Druckentlastung.

Pflegeziele:
- Wundreinigung und Wundheilung durch Granulation des Wundgebietes erreichen;
- Schmerzfreiheit;
- Wohlbefinden;
- Wirtschaftlichkeit beim Verbandwechsel;
- Infektionsprophylaxe.

Allgemeines zur Vorbereitung von Materialien:	Allgemeines zur Durchführung:

• Händedesinfektion und streng aseptisches Arbeiten!
• evtl. Schutzkleidung, Einmalhandschuhe (*unsteril*) und sterile Handschuhe;
• Übersichtlich das Tablett zur Wundversorgung und Wundbehandlung oder auf einem Verbandwagen ordnen, je nach Wundart, Bedarf und ärztlicher Anordnung;
• Ein Verbandwechsel ist „bewohnernah" und so vorzubereiten, daß sich auf gar keinen Fall die Wege zur sterilen Fläche und zum Abwurf kreuzen:
 	
    - linke Seite: steriles Material,
    - rechte Seite: unsterile Gegenstände.
	1. Die Häufigkeit eines Verbandwechsels ist von der ärztlichen Anordnung abhängig und von der Wundsekretion!
	2. Bewohner informieren über Sinn und Zweck der Maßnahme, Fenster und Türen schließen und für gute Beleuchtung sorgen. Entsprechende, bequeme sowie schmerzfreie Lagerung für einen Verbandwechsel durchführen. Schutz der Intimsphäre; evtl. Schmerzmittelgabe nach ärztlicher Anordnung zur Schmerztherapie (*20-30 Minuten vor dem Verbandwechsel verabreichen, je nach Wirkungseintritt*), Krankenunterlage als Bettschutz placieren.
	3. Unsterile Einmalhandschuhe anziehen.

Fortsetzung nächste Seite

Standard-Nr.: 94	Abkürzung: Verbwe.	Bezeichnung: Verbandwechsel - Allgemein -

Allgemeines zur Vorbereitung von Materialien:	Allgemeines zur Durchführung:
• **Sterile Seite:** Steril verpackt auf steriler Unterlage (*evtl. Innenseite der Verpackung als Unterlage benutzen*) ablegen, wie z.B. sterile Handschuhe, sterile Wundauflagen, wie z.B. Kompressen, Tupfer und sterilisierte, chirurgische oder anatomische Pinzetten (*ggf. im Autoklaven*), Utensilien zur Wundspülung, z.B. Knopfkanüle für die Wundtaschen, 50 ml Spritze, zwei Nierenschalen für die ärztlich verordneten Lösungen zur Wundspülung und Wunddesinfektion. • **Unsterile Seite:** Unsterile Einmalhandschuhe, Händedesinfektionslösung, Heftpflaster, Binden, Schere, eine Nierenschale als Auffangschale bei Wundspülungen (*je nach Durchführung*), Abwurfsack, Utensilien und Lösungen (*in einer Flasche*!) zur Wundspülung und Wunddesinfektion (*z.B. je 100 ml*), Wund- und Heilsalben, Spatel etc., Krankenunterlage als Bettschutz usw. • Verbandwagen vor dem Zimmer stehen lassen!	4. Verband vorsichtig entfernen und begutachten. Verklebungen vorsichtig und schmerzfrei, z.B. mit Kochsalzlösung oder H_2O_2 - Lösung, ablösen; Wundauflage mit Pinzette oder Einmalhandschuhen entfernen und gebrauchte Verbandmaterialien nach der Begutachtung in den Abwurfsack geben und falls eine Pinzette zur Verbandentfernung benutzt worden ist, muß diese in der Nierenschale abgelegt werden. 5. Sterile Handschuhe anziehen. 6. Ärztliche Anordnungen zur Wundbehandlung beachten! Wunde reinigen und desinfizieren, z.B. mit Kochsalzlösung aus einer 50 ml Spritze. Tupfer, die zur Wundreinigung dienen, nur einmal benutzen. Nach der Wundreinigung muß eine exakte Wundinspektion durchgeführt werden. Nekrosen sind vom Arzt abzutragen! 7. Salben, Lösungen und andere Medikamente zur Wundbehandlung auftragen. Wundrand mit einer vom Arzt verordneten Paste/Salbe mit Hilfe eines Spatels abdecken, um einer Mazeration (*Erweichung*) der Haut vorzubeugen. Wunde mit einer sterilen Wundauflage abdecken. Nach der Wundabdeckung erfolgt die Fixierung des Verbandes durch verschiedenes Fixiermaterial. Bei einer Feuchtbehandlung der Wunde müssen sterile Kompressen (*2-lagig*) auf die Wunde gelegt werden, um sie anschließend mit NaCl 0,9% anzufeuchten. Die Wunde darf nicht austrocknen und von daher müssen die Kompressen mehrmals am Tag nachgefeuchtet werden! 8. Bewohner wieder bequem lagern, für konsequente Druckentlastung, z.B. bei einem Dekubitus sorgen und den Bewohner nach seinen Wünschen befragen. Auf Schmerzäußerungen des Bewohners reagieren. 9. Material entsorgen; bevor das Zimmer verlassen wird, den Abwurfbeutel zuknoten, Instrumente desinfizieren, reinigen und wenn möglich anschließend in einem Autoklaven sterilisieren; nicht benötigtes Material resterilisieren. Dokumentation der durchgeführten Wundbehandlung (*„indirekte" Pflegehandlung*).

Fortsetzung nächste Seite

Standard-Nr.: 94	Abkürzung: Verbwe.	Bezeichnung: Verbandwechsel - Allgemein -

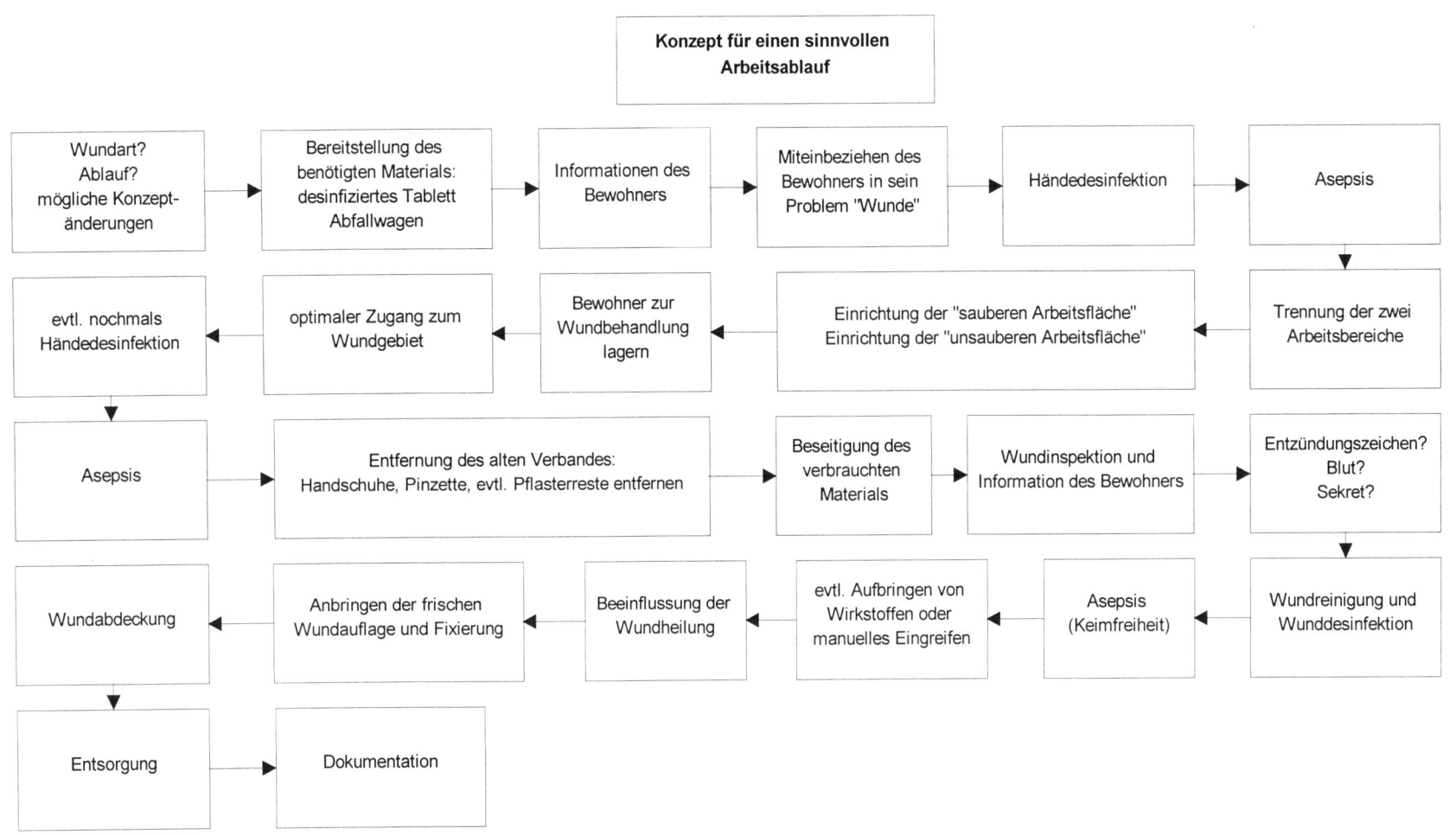

Konzept für einen sinnvollen Arbeitsablauf

Wundart? Ablauf? mögliche Konzeptänderungen → Bereitstellung des benötigten Materials: desinfiziertes Tablett Abfallwagen → Informationen des Bewohners → Miteinbeziehen des Bewohners in sein Problem "Wunde" → Händedesinfektion → Asepsis

evtl. nochmals Händedesinfektion ← optimaler Zugang zum Wundgebiet ← Bewohner zur Wundbehandlung lagern ← Einrichtung der "sauberen Arbeitsfläche" Einrichtung der "unsauberen Arbeitsfläche" ← Trennung der zwei Arbeitsbereiche

Asepsis → Entfernung des alten Verbandes: Handschuhe, Pinzette, evtl. Pflasterreste entfernen → Beseitigung des verbrauchten Materials → Wundinspektion und Information des Bewohners → Entzündungszeichen? Blut? Sekret?

Wundabdeckung ← Anbringen der frischen Wundauflage und Fixierung ← Beeinflussung der Wundheilung ← evtl. Aufbringen von Wirkstoffen oder manuelles Eingreifen ← Asepsis (Keimfreiheit) ← Wundreinigung und Wunddesinfektion

Entsorgung → Dokumentation

Fortsetzung nächste Seite

Standard-Nr.: 94	Abkürzung: Verbwe.	Bezeichnung: Verbandwechsel - Allgemein -

Die Hydrokolloidalverbände zur feuchten Wundbehandlung:

Die Methode der feuchten Wundbehandlung ist in der Praxis der Altenpflege mittlerweile ein anerkanntes Behandlungsprinzip, von dem akute, sekundär heilende Wunden und insbesondere chronische Ulzerationen besonders profitieren. Die einfachste Form der feuchten Wundbehandlung ist die mit Ringer-Lösung oder physiologischer Kochsalzlösung getränkte Mullkompresse (*hoher Pflegeaufwand*!). Diese Art eine Wunde feuchtzuhalten, ist nicht nur sehr pflegeintensiv, da der Verband ständig feucht gehalten werden muß sondern wenn der Verband austrocknen sollte, kommt es zu schmerzhaften Verklebungen der Wunde mit dem Wundgrund und führt bei einem Verbandwechsel zur wundheilungsstörenden Traumatisierung von Granulation und jungem Epithel. Bei dieser Methode ist sehr viel Pflegezeit erforderlich, um den Verband kontinuierlich feuchtzuhalten. Daraus ergeben sich insbesondere Probleme bei der ambulanten Pflege und Betreuung, weil so häufig kein Pflegeeinsatz vorgesehen ist. Die Entdeckung, daß Hydrokolloide für die feuchte Wundbehandlung geeignet sind, war mehr oder weniger ein Zufall. In der Zahnmedizin existierte eine visköse Paste (*Orabase*), die die Eigenschaft hatte, sich mit dem feuchten Gewebe in der Mundhöhle zu verbinden, Sekrete zu absorbieren und sich dabei in ein schützendes Gel umzuwandeln. Diese Eigenschaft führte dazu, daß eine Weiterentwicklung zunächst in der Stomatherapie und schließlich für Wundauflagen erfolgte.

Hydrokolloide sind wasseranziehende, quellende Partikel. Das hydrokolloidale Verbandsystem nimmt Wundexsudat auf, ohne die Wunde dabei auszutrocknen, es sorgt durch regulierende Wasserdampfabgabe für das ideale Feuchtigkeitsmilieu und es ist sauerstoffdurchlässig. Die Hydrokolloid-Anteile des Verbandes quellen auf und gehen in ein Gel über, das in die Wunde expandiert und diese feucht hält. Das Gel ist so lange saugfähig, bis die Hydrokolloide gesättigt sind und aufquellen.

Eine Studie über den Hydrokolloidverband zeigte, daß ca. 40% der chronischen schlecht heilenden Wunden schneller heilen (*schlechte Heilungstendenz bei: Durchblutungstörungen Ulkus cruris venosum, bei Geschwüren, z.B. auch bei einem Dekubitus, bei Verbrennungen, Schürfwunden*). Die Aufnahme von Wundexsudat geschieht durch Quellung von Partikeln, es entsteht ein Gel, das das feuchte Milieu erhält und neugebildetes Gewebe wie ein Kissen schützt. Die Gelbildung und die Wundexsudataufnahme ist von außen als Blase sichtbar. Keime können von außen nicht in die Wunde eindringen, weil die semipermeable Folie zusätzlich als keim- und wasserdichte Deckschicht fungiert. Verschmutzungen der Wunde durch Schweiß, Stuhl und Urin sind bei inkontinenten Bewohnern nicht möglich. Ein Verbandwechsel hat nicht wie üblicherweise in regelmäßigen Abständen zu erfolgen, sondern richtet sich nach der jeweiligen Exsudatabsonderung der Wunde. Bei starker Exsudatbildung wird der Verband täglich gewechselt, bei beginnender Granulation verringert sich die Exsudatbildung; in diesem Stadium braucht der Verbandwechsel nur noch alle 2 - 3 Tage vorgenommen werden. Ein schmerzloser Verbandwechsel ist dann angezeigt, wenn das gebildete Gel von außen als Blase sichtbar und sich etwa 1 - 2 cm dem Verbandrand genähert hat. Das Exsudat kann nicht durchnässen!

Die keimfreie Wundabdeckung kann der Größe der Wunde genau angepaßt werden und schmiegt sich Hautfalten optimal an wie eine zweite Haut und kann selbst bei schwierigen Stellen angebracht werden, z.B. am Steißbein und in Gelenknähe, wo andere Verbandmaterialien versagen. Eine Zunahme des Durchmessers und der Tiefe der Wunde ist normal. Dieser Umstand ist auf die Tatsache zurückzuführen, daß der Wundverband eine Wunde vollständig reinigt, bevor es zur Vernarbung kommt. Der Hydrokolloidalverband ist wasserundurchlässig, kann also auch beim Baden oder Duschen getragen werden.

Grundsätzliches zum Anlegen und Entfernen von Hydrokolloid-Verbänden:

1. Vorbereitung und Reinigung der Wunde, z.B. mit 3 % Wasserstoffperoxid und physiologischer Kochsalzlösung zum Nachspülen; die umgebene Haut vorsichtig trocknen, Gelreste vorsichtig entfernen.

2. Wundverband auf die Wunde auftragen und glätten. Hydrokolloid-Wundverbände sind steril; der Verband muß ca. 3 cm über den Wundrand herausragen, damit er auf der gesunden Haut haften kann. Die Klebefläche darf nicht mit den Fingern berührt werden.

3. Bei einer sichtbaren Blasenbildung muß der Verband erneuert werden.

Dokumentation: Beobachtungen und sonstige Veränderungen im Zusammenhang mit dem Verbandwechsel sind bei jeder Durchführung im Berichteblatt deskriptiv (*objektiv und beschreibend*) einzutragen. Die Durchführung der Wundbehandlung ist jedesmal im Pflegedurchführungsblatt einzutragen und mit dem Handzeichen zu bestätigen. Bei einer Wunde muß eine Pflegeplanung im Pflegeplanungsblatt durchgeführt werden, um die Effizienz, Verbesserungen, Wundheilung, Wundbeschreibung und den Verlauf der Wundbehandlung genau festzuhalten und kontrollieren zu können. Die Wundbehandlung ist eine behandlungspflegerische „indirekte" Pflegeleistung. Die wöchentliche Arztvisite ist unbedingt erforderlich.
In stationären Pflegeeinrichtungen wird die Behandlungspflege über die Pflegekassen finanziert.
Im ambulanten Bereich erfolgt die Abrechnung von behandlungspflegerischen Leistungen (*ärztliche Verordnung häuslicher Krankenpflege*) über die Krankenkassen.

Qualifikation: Altenpfleger/in.

| Standard-Nr.: 95 | Abkürzung: **Vitalktr.** | Bezeichnung: **Vitalfunktionen kontrollieren** *(Grund- und Behandlungspflege)* |

Für Sicherheit sorgen und ein Wohlbefinden schaffen, ist eines der wichtigsten Aufgaben in der Pflege überhaupt. Dazu gehört die regelmäßige, zweckmäßige Kontrolle der Vitalfunktionen *(kardiale Kompensation)* und Krankenbeobachtung. Um Veränderungen bzw. Beobachtungen richtig werten und erkennen zu können, ist es wichtig den Grundzustand zu kennen. Krankenbeobachtung, sei es durch die eigene subjektive Wahrnehmung oder objektiv, durch Hilfsmittel ist wichtig, um Situationen oder Veränderungen *(psychisch, physich oder sozial)* schnell registrieren zu können und um die Pflege der jeweiligen Situation sofort anpassen zu können und ggf. zu verändern. Die Vitalfunktionen zu kontrollieren ist wichtig, um andere an der Pflege beteiligte Personen zu informieren und um dem Arzt wichtige Informationen zu vermitteln. Die Vitalfunktion ist abhängig von der Herz- und Kreislauftätigkeit, der Atmung und von der Körpertemperatur, s. Standard „Fieber I - II". Die Herztätigkeit kann durch das Blutdruckmessen und durch das Pulsen kontrolliert und festgestellt werden. Die Atmung wird durch das Zählen der Atemfrequenz *(Inspiration und Exspiration)* kontrolliert und die Körpertemperatur durch das Fieber-

messen. Darüber hinaus geben Hautdurchblutung, Hautzustand, Hautfarbe, Ausscheidungen und der Bewußtseinszustand *(Grade der Bewußtseinslagen: Desorientierung, Somnolenz, Sopor, Bewußtlosigkeit und Koma)* des älteren Menschen eine genaue Auskunft über die Vitalfunktionen. Um Veränderungen sofort wahrnehmen zu können, um Gefahren und evtl. zu erwartende Komplikationen zu verhindern und aktuelle als auch potentielle *(verdeckte)* Probleme frühzeitig zu erkennen, sollte in regelmäßigen Abständen eine entsprechende routinemäßige Kontrolle von Blutdruck, Atmung und Pulsfrequenz durchgeführt werden.
Bei speziellen Krankheitsbildern, in akuten Situationen, bei der Einnahme von bestimmten Medikamenten und vor, während und nach einer bestimmten „indirekten" und „direkten" Pflegehandlung muß eine Kontrolle der Vitalfunktionen vorgenommen werden. Die Vtalfunktionen werden vor bestimmten „direkten" und „indirekten" Pflegehandlungen deshalb festgestellt, um entscheiden zu können, ob die geplante Pflegemaßnahme bei dem älteren Menschen jetzt durchgeführt werden kann oder evtl. zu einem späteren Zeitpunkt aufgeschoben werden

muß. Falls die Vitalwerte abweichen von dem Normalbereich sollte die geplante Maßnahme nicht durchgeführt werden, um z.B. eine Kreislaufdekompensation oder eine Verschlechterung des Allgemeinbefindens zu verhindern. Die ermittelten Werte sind in das entsprechende Dokumentationssystem schriftlich genau und deskriptiv *(beschreibend)* festzuhalten. Der Arzt kann die regelmäßige Kontrolle der Vitalfunktionen anordnen. Die Kontrolle der Vitalwerte darf nur nach vorheriger Ruhe des Bewohners, entspannt im Liegen oder Sitzen durchgeführt werden. Bei Feststellung der Atemfrequenz muß der Bewohner im Bett liegen. Der Allgemeinzustand des Bewohners ist sehr häufig von der momentanen Herz- und Kreislauffunktion abhängig. Die Ergebnisse der Vitalwerte sind durch physiologische Faktoren, wie Freude, Angst, Trauer, körperliche Belastungen, Aufregung, als auch von den Umgebungstemperaturen, Nahrungsaufnahme, Alter, Tageszeit, Schlaf und Körperlage u.v.m. abhängig. Folgende Standards sind in diesem Zusammenhang unbedingt zu beachten: „Bilz.", „Erbre.", „Fieber I-II", „Pfleg./Herz", „Sauerst." und „Trinken."

Pflegeziele:
- Kontinuierliche Kontrolle der Vitalfunktionen;
- Krankhafte Veränderungen frühzeitig wahrnehmen;
- Bei Abweichungen vom Normbereich sofort reagieren;
- Vitalwerte ermitteln.

1. Kontrolle und Feststellung der Pulsfrequenz:	**Durchführung:**	**Bemerkungen:**
• Die Pulswelle *(Häufigkeit/Frequenz, Rhythmus und Qualität)* ist überall dort tastbar, wo Arterien an der Hautoberfläche dicht verlaufen *(distal)* und gegen einen Knochen gedrückt werden können. Die Stellen sind: - Speichenschlagader: Arteria radialis, - Schläfenschlagader: Arteria temporalis, - Halsschlagader: Arteria carotis, - Fußrückenschlagader: Arteria dorsalis pedis.	Technik: 1. Bewohner entsprechend vorher informieren und Pulsstelle im Liegen oder Sitzen aufsuchen *(A. radialis)*, für Ruhe sorgen. 2. Material vorbereiten: Armbanduhr mit Sekundenzeiger, oder Pulsuhr *(Sanduhr)* für 15-30 Sekunden *(vorher feststellen!)*, Stift und Block.	Die Pulsfrequenz bei einem erwachsenen Menschen beträgt in der Regel 60 - 80 Pulsschläge pro Minute. Bei älteren Menschen ist eine Pulsfrequenz von 60 durchaus als „normal" zu bezeichnen.

Fortsetzung nächste Seite

Standard-Nr.: 95   Abkürzung: Vitalktr.   Bezeichnung: Vitalfunktionen kontrollieren

1. Kontrolle und Feststellung der Pulsfrequenz:	Durchführung:	Bemerkungen:
• Kontrolle sollte 1x wöchentlich oder je nach Situation und nach ärztlicher Anordnung durchgeführt werden.	3. Vorgehensweise: Fingerkuppen der Pflegekraft von Zeige-, Mittel- und Ringfinger in die Grube zwischen Speiche und Sehnenstrang legen und Pulswelle palpatieren. Der Daumen der Pflegekraft muß *immer* abgespreizt sein, da sonst die Gefahr besteht, den eigenen Puls zu fühlen. 4. Ermittelten Wert im Dokumentationssystem mit Uhrzeit und Datum eintragen.	Eine Pulsfrequenzerhöhung (*in Ruhe ermittelt*) über 100 Schläge pro Minute wird als Tachykardie, und eine Pulserniedrigung unter 60 Schlägen pro Minute wird als Bradykardie bezeichnet. Unregelmäßigkeiten in der Pulsschlagfolge wird Arrhythmie genannt. Wenn jedem Pulsschlag eine Extrasystole folgt, kann eine Digitalisüberdosierung vorliegen (*Bigemie oder Zwillingspuls*). Grundsätzlich muß bei Herzkranken und bei akuten Veränderungen eine volle Minute durchgezählt werden. Ansonsten wird eine Viertelminute durchgezählt und dieses Ergebnis mit vier multipliziert: 15 Frequenz mal 4 = 60 Schläge/pro Minute. Kann der Puls an der Arteria radialis nicht palpatiert werden, muß der andere Arm benutzt werden. Ist dies auch nicht möglich, sollte eine andere Pulsstelle, z.B. die Arteria carotis aufgesucht werden. Gründe, warum ein Puls nicht am Handgelenk palpatiert werden kann, können sein: Hypotonie, Lageanomalien, zu dicker Arm und Schockzustände aller Art. Die ermittelten Werte sind im Dokumentationssystem festzuhalten. Bei einer Erhöhung der Körpertemperatur ist die Pulsfrequenz immer im Fieberkurvenblatt mit roter Farbe festzuhalten, da Temperatur und Pulsfrequenz sich gleichgerichtet verhalten. Eine Temperaturerhöhung um 1 Grad Celsius, bewirkt eine Pulsfrequenzerhöhung von 8 - 12 Schlägen pro Minute!

Fortsetzung nächste Seite

Standard-Nr.: 95 Abkürzung: Vitalktr. Bezeichnung: Vitalfunktionen kontrollieren

2. Kontrolle und Feststellung von systolischen und diastolischen Blutdruckverhältnissen:	**Durchführung:**	**Bemerkungen:**
• Der Blutdruck ist in den Schlagadern der herrschende Druck, der für die Verteilung des Blutes im Körper notwendig ist. Er steigt bei jeder Herzkontraktion an (*Systole*) und sinkt während der Erschlaffung und Füllung des Herzens auf einen niedrigen Wert (*Diastole*) ab. Die Differenz zwischen systolischem und diastolischem Wert wird „Amplitude" genannt. • Palpatorische Messung zur Ermittlung des systolischen Wertes; • Akustische Messung mittels Stethoskop und Blutdruckmanschette, zur Ermittlung des systolischen und diastolischen Wertes. • Der Blutdruckwert wird mit „RR" (*nach Riva Rocci*) abgekürzt und in mmHg festgehalten. Beispiel: RR 130/80 mmHg, 130 mmHg = systolischer Wert, 80 mmHg = diastolischer Wert, 50 mmHg = Amplitude. • Kontrolle sollte 1 x wöchentlich oder je nach Situation und nach ärztlicher Anordnung durchgeführt werden.	1. Bewohner vor dem Blutdruckmessen im Sitzen oder Liegen informieren und rechten oder linken Oberarm freimachen. 2. Material vorbereiten: Je nach Meßart: Blutdruckmanschette mit (*akustische Methode*) oder ohne Stethoskop (*palpatorische Messung*), Stift und Block. 3. Vorgehensweise: Beengende Kleidungsstücke am Oberarm entfernen, z.B. Strickjacke und den Arm auf glatter Unterlage (*Tisch*) in Herzhöhe lagern. Bewohner nach dem letzten gemessenen Blutdruckwert fragen. Manschette luftleer machen und straff am Oberarm anlegen. Ventil an der Blutdruckmanschette schließen, Radialispuls am Handgelenk palpatieren und Luft in die Manschette pumpen bis der Radialispuls verschwunden ist. Wenn kein Puls mehr palpatierbar ist, den Druck um ca. 20 mmHg erhöhen. Die Oberarmschlagader ist nun ganz komprimiert! Stethoskop in der Ellenbeuge (*Arteria brachialis*) ansetzen (*vorher den Schallempfänger der Membran leicht mit der Handfläche anwärmen*), Oliven am Ohrbügel in die Ohren stecken und das Ventil der Blutdruckmanschette sehr langsam öffnen. Nun sehr aufmerksam arbeiten, da die Pochtöne registriert und sofort abgelesen werden müssen: Den ersten Pochton (*Systole*) auf der Skala ablesen und weiter das Ventil der Manschette ablassen, abhören und in dem Augenblick, wenn der letzte Pochton (*Diastole*) hörbar ist, wieder den Wert sofort ablesen! Manschettendruck weiter ablassen bis die Manschette luftleer ist. Falls kein Wert ermittelt werden konnte, am anderen Arm nochmals die Messung durchführen! Dann ist der Wert zu notieren und die Kleidungsstücke am Oberarm werden wieder angezogen bzw. heruntergezogen und ggf. zugeknöpft. 4. Ermittelten Wert (*RR*) in Dokumentation mit Uhrzeit und Datum eintragen.	Normwerte bei älteren Menschen: Der Blutdruck soll auch bei alten Menschen nicht über 160 mmHg systolisch steigen. Ebenso soll der diastolische Wert nicht über 90 mmHg ansteigen. Hypotonie bezeichnet einen niedrigen Blutdruckwert von 90 mmHg systolisch und unter 60 mmHg diastolisch. Hypertonie ist ein hoher Blutdruck bei Werten über 160 mmHg systolisch und 95 mmHg diastolisch. Die speziellen Pflegemaßnahmen (*die hier nicht berücksichtigt werden*) richten sich bei Abweichungen vom Normbereich nach den Symptomen und Beschwerden der Hypotonie oder Hypertonie, als auch nach den ärztlich angeordneten Maßnahmen, wie z.B. medikamentöse Therapien usw. *Symptome bei einer Hypotonie:* Klagen über Schlappheit, rasche Ermüdbarkeit, Neigung zu Kopfschmerzen, Anlaufschwierigkeiten, insbesondere morgens, Hautblässe, leichtes Frieren und Frösteln, usw. *Symptome bei einer Hypertonie:* Kopfschmerzen, Schwindel, Kurzatmigkeit, starkes Herzklopfen, manchmal Nasenbluten, gute hochrote Gesichtsfarbe, usw. **Wichtiger Hinweis:** Nach der Messung erfolgt grundsätzlich eine Desinfektion und Reinigung der Oliven mit einer geeigneten Desinfektionslösung. Die Tuchmanschette sollte regelmäßig mit Desinfektionslösung eingesprüht und abgewischt werden. Die Blutdruckmanschette kann abgenommen und gewaschen werden, z.B. bei starker Verschmutzung mit Erbrochenem usw. Um richtige Meßergebnisse erzielen zu können, muß das Blutdruckmeßgerät regelmäßig geeicht werden (*Plakate mit Jahreszeichen auf der Rückseite des Manometers!*). Nach dem Gesetz über das Meß- und Eichwesen (*Eichgesetz*) vom 23. März 1992, in Verbindung mit der Eichordnung - Allgemeine Vorschriften - vom 12. August 1988, in der zur Zeit geltenden Fassung vom 21. Juni 1994, sind nichtinvasive Blutdruckmeßgeräte eichpflichtig. Die Eichung erfolgt beim Eichamt.

Fortsetzung nächste Seite

Standard-Nr.: 95	Abkürzung: Vitalktr.	Bezeichnung: Vitalfunktionen kontrollieren

3. Kontrolle und Feststellung der Atemfrequenz:	Durchführung:	Bemerkungen:
• Die Atemfrequenz ergibt sich aus der Atemmechanik, die aus einer Inspiration (*Einatmung*) und Exspiration (*Ausatmung*) besteht. Eine Inspiration und die dazugehörende Exspiration, ist eine Atemfrequenz bzw. ein Atemzug, die gezählt und beobachtet werden kann. • Ein älterer Mensch hat 12 - 16 Atemzüge (*Atemfrequenzen*) pro Minute. • Bei einer Inspiration (*Einatmung*) heben die Interkostalmuskeln (*Zwischenrippenmuskeln*) die Rippen, der Thorax hebt sich und wölbt sich stärker nach vorne. Das nach vorne gewölbte Diaphragma (*Zwerchfell*) wird flach und abwärts bewegt, somit vergrößert sich der Thoraxraum. Bei der Exspiration verkleinert sich der Brustkorbraum durch die Erschlaffung der Einatmungsmuskulatur, die Rippen senken sich und das Zwerchfell erschlafft und wölbt sich in zwei Kugeln nach oben unter die Lungen.	1. Der Bewohner darf über das Zählen seiner Atemfrequenz nicht informiert werden, da die Atemfrequenz willkürlich beeinflußt werden kann, z.B. durch bewußtes schnelles oder langsames Atmen. Das Zählen der Atemfrequenz muß beim liegenden Bewohner durchgeführt werden. Am besten wird dazu die Bettdecke etwas von der Bauchdecke entfernt und man palpatiert den Puls am Handgelenk. Gleichzeitig wird aber nicht die Pulsfrequenz ermittelt sondern es wird 1 Minute lang die Atmung durch Bewegen der Bauchdecke gezählt. Bei bewußtlosen Menschen eine Hand flach auf die Magengrube legen, die andere Hand seitlich an den Rippenbogen und dann eine ganze Minute die Atemfrequenz zählen. 2. Bei Ausbleiben der Atmung (*Apnoe*) und vorhandener Bewußtlosigkeit, die Mundhöhle freimachen und sofort den Bewußtlosen in die stabile Seitenlage bringen, um eine Aspiration durch Reklination des Kopfes zu verhindern. Bei einem Herz- Kreislaufstillstand (*kein Carotispuls und keine Atmung mehr vorhanden*) eine Reanimation (*Wiederbelebung*) einleiten. 3. Durch Hilfsmittel kann nach ärztlicher Anordnung die Atmung unterstützt werden, z.B. durch einen Beatmungsbeutel. Die Beatmung kann bei vorhandener Atmung „assistierend" und bei Fehlen der Atmung „kontrolliert" durch einen Beatmungsbeutel durchgeführt werden!	Die Atemfrequenz ist abhängig vom Alter, von körperlicher Betätigung, vom Einfluß durch Medikamente, von physiologischen und pathologischen Faktoren. Die gleichmäßige Atemfrequenz wird ebenfalls bestimmt vom Atemrhythmus eines Menschen, d.h. Regelmäßigkeit, Gleichmaß und die zeitliche Folge der Atemzüge pro Minute und wird beeinflußt durch den Säure-Basen-Haushalt (*metabolische = stoffwechselbedingte und respiratorische = atmungsbedingte Alkalose und / oder Azidose*). Atemrhythmusveränderungen treten bei einer Schonatmung, Kußmaul'schen Atmung, Cheyne-Stokes-Atmung und bei einer Biot'schen Atmung auf. Eine ungenügende Atemfrequenz führt zu einer mangelhaften Aufnahme von Sauerstoff und zur Zyanose (*Blaufärbung*) der Akren (*Endgliedmaßen*), wie z.B. Fingernägel, Ohrläppchen, Lippen und Nasenspitze und erfordert ein sofortiges Handeln. Bradypnoe bezeichnet eine verlangsamte Atmung; Tachypnoe ist eine beschleunigte Atmung; Bei Atemrhythmusveränderungen, Atemgeräuschen, Atemgeruch oder Atemnot (*Dyspnoe*) ist sofort der Arzt zu verständigen, da eine lebensbedrohliche Situation vorliegen kann!
4. Kontrolle der Ausscheidungen:	**Durchführung:**	**Bemerkungen:**
• Urin und Stuhl - Kontrollen sind individuell und problemorientiert durchzuführen. Bei älteren Menschen ist der Stuhlgang zu kontrollieren. Aktuelle und potentielle Pflegeprobleme sind im Pflegeplan und ggf. im Berichteblatt festzuhalten.	1. Ausfuhr messen oder Sammelurin nach Arztanordnung durchführen; 2. Flüssigkeitsbilanz, s. Standard „Trinken" und „Bilz."; 3. Stuhlgang schriftlich erfassen;	Konsistenz, Farbe, Miktionsvorgang (*Vorgang des Wasserlassens*) etc. beobachten.

Dokumentation: Beobachtungen und sonstige Veränderungen (*Hautfarbe, Hautdurchblutung, Körperwärme, Aussehen, Atmung, Kontrolle der Vitalfunktionen etc.*) sind im Berichteblatt deskriptiv (*objektiv und beschreibend*) einzutragen. Das Aufrechterhalten der Vitalfunktionen ist eine grundpflegerische „direkte" Pflegeleistung. Die spezielle Krankenbeobachtung, Kontrolle und die ärztliche Anordnung die Vitalfunktionen zu kontrollieren ist eine behandlungspflegerische „indirekte" Pflegehandlung.

In stationären Pflegeeinrichtungen wird die Behandlungspflege über die Pflegekassen finanziert.

Im ambulanten Bereich erfolgt die Abrechnung von behandlungspflegerischen Leistungen (*ärztliche Verordnung häuslicher Krankenpflege*) über die Krankenkassen.

Qualifikation: Altenpfleger/in und Pflegehelfer/in nach exakter Anleitung.

Standard-Nr.: 96	Abkürzung: **Wärme I**	Bezeichnung: **Wärmeanwendung: feucht** *(Behandlungspflege)*

Bei einem zuführenden, *feuchtwarmen Wickel* oder *Umschlag,* bei *Kataplasmen* und *Bädern* (*Wassertemperatur von 36°-40° Celsius*) kann die Wirkung wärmeerzeugend, wärmestauend, krampflösend, beruhigend, schmerzlindernd und durchblutungsfördernd sein, bei einer Liegedauer von mindestens 30 - 75 Minuten. Jeder feuchtwarme Wickel führt zu einer entsprechenden Erwärmung durch die transdermale (*über die Haut*) Aufnahme der Wärme und der verwendeten Zusätze. Die feuchtwarmen Wickel werden an bestimmten Körperregionen angelegt, wie z.B. Unterbauchwickel oder Oberbauchwickel der sog. Leberaufschlag zur Anregung der Stoffwechselfunktion, Schmerzlinderung und Obstipationsprophylaxe oder an der Brust bei Erkältungskrankheiten oder bei einer Pneumonie. *Feuchtheiße Wickel* (*Wassertemperatur von 40° - 45° Celsius*) hingegen wirken schweißtreibend (*Schwitzpackung*) und anregend für den Stoffwechsel bei einer Liegedauer von mindestens 75 - 120 Minuten. Bei der Anwendung von feuchtwarmen Wickeln ist eine exakte Hautbeobachtung unerläßlich, wobei die Hauttemperatur beachtet werden muß. Die Liegezeit und der Anwendungszeitraum der Wickel richtet sich in jedem Fall nach der ärztlichen Anordnung, der Hautreaktion, *Wärmeverträglichkeit (1 Minute Kontrolle am eigenen Unterarm oder der eigenen Wange)* und dem allgemeinen Befinden des Bewohners. Die Kontrolle der Haut muß bereits nach 3 Minuten erfolgen. Die Wickel und deren Zusätze, wie z.B. Kamille usw. nehmen „kranke" Stoffe auf, leiten diese weiter und scheiden diese aus. Berühren sich, z.B. zwei verschieden warme Körper, so fließt die Wärme zum kälteren Körper! Die Durchführung feuchtwarmer Wickel setzt eine genaue ärztliche Anordnung voraus, da die Wickel sehr kreislaufbelastend sind. **Grundsätzlich ist dieser Standard in Verbindung mit dem Standard „Wickel" zu betrachten!**

Ziele einer Wärmeanwendung:

- Gefäße und Zellen erweitern sich (*Vasodilatation*);
- Wärme dehnt sich aus und entspannt die Muskulatur;
- Bewirken eine reaktive Hyperämie;
- Ermöglicht mehr an Sauerstoffaufnahme und Weiterleitung;
- Mehr Nährstoffaufnahme und Stoffwechselerhöhung;
- Besserer Abtransport von Schlackenstoffen;

Indikation:	Pflegeziel:
• schwache Durchblutung:	⇒ Durchblutungsfördernd;
• Kältegefühl:	⇒ Erwärmung;
• bei Krankheiten anfälliger Organe:	⇒ Stärkung der Infektabwehr;
• verspannungsbedingte Schmerzen:	⇒ Muskelentspannung und Schmerzlinderung;
• Nervosität, Unruhe:	⇒ Beruhigung;
• chron. Entzündungen:	⇒ Schmerzlinderung; Verbesserung der Durchblutung, Abtransport der Abbaustoffe;
• Magen-Darmkrämpfe:	⇒ Krampflösung;
• träge Verdauung:	⇒ Verdauungsfördernd;
• chron. Gelenkserkrankungen:	⇒ Muskelentspannung und Schmerzverminderung.

Fortsetzung nächste Seite

Standard-Nr.: 96	Abkürzung: Wärme I	Bezeichnung: Wärmeanwendung: feucht

Beispiel für einen feuchtwarmen Wickel:

Wickelart:	Indikation:	Pflegeziele:	Durchführung:	Bemerkungen:
Feuchtwarmer „Leberaufschlag":	• Verlangsamter Stoffwechsel; • Obstipationsprophylaxe; • Gallen- und Lebererkrankungen; • Darmstörungen, z.B. Koliken und Darmspasmen.	• Schmerzlinderung und Wärmezufuhr; • Verdauungsfördernd; • Anregung der Stoffwechselfunktion der Bauchorgane; • Krampflösend.	• *Körperregion*: Rechter Oberbauch oder als Bauchwickel nach ärztlicher Anordnung. • *Material* griffbereit vorbereiten: 1 Schüssel mit 35°- 40° Celsius warmem Wasser (*nach Wunsch des Bewohners*), Badethermometer, Wärmflasche gefüllt mit 60° Celsius heißem Wasser, evtl. ärztlich verordnete Zusätze, 2 Wickeltücher (*Leinen- und Außentuch*) evtl. Bettschutz (*saugfähige Unterlage*). • *Zubereitung und Durchführung:* Es muß vor der Wickelanwendung für eine angenehme Raumtemperatur gesorgt werden! Vor dem Anlegen bei dem Bewohner den Bewußtseinszustand und die Vitalfunktionen beobachten und kontrollieren. Die Wassertemperatur von max. 40° Celsius in der Schüssel muß mit einem Badethermometer überprüft werden; anschließend wird das Leinentuch in das heiße Wasser gelegt. Materialien im Bewohnerzimmer systematisch und griffbereit vorbereiten. Der Bauch des Bewohners wird entsprechend aufgedeckt. Unter dem Bauch des Bewohners wird das Außentuch placiert. Der Bewohner liegt auf dem ausgebreiteten Außentuch, evtl. kann im Bett noch ein Bettschutz (*z.B. Krankenunterlage*) placiert werden. Das heiße Leinentuch wird nur leicht ausgewrungen, gefaltet und zügig nach Kontrolle der Wärmeverträglichkeit auf die entsprechende Körperregion (*hier: rechter Oberbauch*) angelegt.	• Der feuchtwarme Leberaufschlag kann zur Verdauungsförderung nach dem Essen durchgeführt werden. • Der Bewohner muß über die Maßnahme, Dauer und den Anwendungszeitraum entsprechend informiert werden. • Der Wickel sollte mindestens 60 Minuten wirken. • Für Ruhe und Entspannung sorgen. • Vor der Anwendung ist ein Toilettengang anzubieten. • Der Bewohner muß vorher und nachher Bettruhe einhalten. • Unruhige oder verwirrte Bewohner nicht mit dem Wickel alleine lassen; • Nicht anwenden bei schwachen älteren Menschen, bei Störungen der Ober- und Tiefensensibilität, bei Herz- und Kreislauferkrankungen und Ödemen. • Gefahr: Verminderte Schweißverdunstung und Wärmestau.

Fortsetzung nächste Seite

Standard-Nr.: 96	Abkürzung: Wärme I	Bezeichnung: Wärmeanwendung: feucht

Beispiel für einen feuchtwarmen Wickel:

Wickelart:	Indikation:	Pflegeziele:	Durchführung:	Bemerkungen:
siehe oben	siehe oben	siehe oben	Anschließend wird der feuchtwarme „Leberaufschlag" um die Körperregion mit dem ersten Teil (eine Seite) des daruntergelegten Außentuches bedeckt. Auf das feuchtwarme Tuch wird die vorbereitete Wärmflasche gelegt. Die andere Seite des Außentuches (zweiter Teil des Tuches) über den Bauch legen (inkl. der Wärmflasche) und den Leberaufschlag befestigen. Der Bewohner wird entsprechend bequem gelagert und warm zugedeckt. Die Klingel ist für den Bewohner erreichbar zu befestigen. Der Bewohner soll ruhig im Bett liegen bleiben und die Körperregion mit dem Wickel ruhig halten. Wünsche und Besonderheiten sind zu erfragen und zu berücksichtigen. Es kann durchaus ein warmer Tee etc. angeboten werden. Zur Einhaltung der Liegezeit sollte ein Wecker gestellt werden. Nach der Anwendungszeit ist die betreffende Körperregion mit einem feuchten Waschlappen leicht und vorsichtig abzuwaschen (evtl. Kleidungs- und Bettwäschewechsel) und es erfolgt eine exakte Hautpflege, s. Standard: „Kp-Haut" und „Kp-Allg." Der Bewohner sollte danach noch mindestens 60 Minuten eine Bettruhe einhalten.	• Wenn das Außentuch durchgefeuchtet ist, muß dies sofort erneuert und ausgewechselt werden. **Beachte folgende Standards:** „Vitalktr." „Wickel"

Dokumentation: Die Durchführung des feuchtwarmen Wickels ist im Pflegedurchführungsblatt mit Uhrzeitangaben, Häufigkeit und Anwendungszeitraum pro Durchführung festzuhalten. Krankenbeobachtungen und sonstige Hautveränderungen (Hautfarbe, Hautdurchblutung, Körperwärme, Aussehen, Atmung, Kontrolle der Vitalfunktionen etc.) sind im Berichteblatt deskriptiv (objektiv und beschreibend) einzutragen. Diese Maßnahme ist eine behandlungspflegerische „indirekte" Pflegehandlung. Bei Veränderungen, bei Unverträglichkeiten gegenüber den Wickelzusätzen, Herzklopfen oder anderen abweichenden Reaktionen muß die Maßnahme abgebrochen und der Arzt sofort informiert werden! In stationären Pflegeeinrichtungen wird die Behandlungspflege über die Pflegekassen finanziert. Im ambulanten Bereich erfolgt die Abrechnung von behandlungspflegerischen Leistungen (ärztliche Verordnung häuslicher Krankenpflege) über die Krankenkassen.

Qualifikation: Altenpfleger/in.

| Standard-Nr.: 97 | Abkürzung: **Wärme II** | Bezeichnung: **Wärmeanwendung: trocken** *(Behandlungspflege)* |

Die Anwendung von trockener Wärme speichert die Wärme, führt zur Schmerzlinderung, Muskelentspannung, Erweiterung der Blutgefäße, Verbesserung der Durchblutung und wirkt krampflösend. Eingesetzt werden hier Wärmflaschen, Rotlicht *(entsprechender Abstand zur Körperregion halten!)* Lichtbogen/-kasten *(zur beschleunigten Resorption von Ergüssen)* und trockenwarme Wickel und Umschläge. Heizkissen sollten in der Altenpflege wegen der Verbrennungsgefahr *(Bewohner kann evtl. das Ausschalten des Heizkissens vergessen)* nicht verwendet werden. Im Allgemeinen und immer nach ärztlicher Anordnung soll die trockenwarme Wärmezufuhr mindestens 20 Minuten bis maximal 1 - 2 Stunden betragen. Vor jeder Anwendung ist die Hauttemperatur zu überprüfen und evtl. ist vorher ein Hautschutz anzulegen. ***Grundsätzlich ist dieser Standard in Verbindung mit dem Standard „Wickel" zu betrachten!***

Beispiele der trockenen Wärme:

Art:	Indikation:	Pflegeziele:	Durchführung:	Bemerkungen:
1. Brustwickel mit heißen Kartoffeln:	• Pneumonie; grippale Infekte; • Bronchitis; • Husten; • Schmerzzustände.	• Bewohner soll schwitzen; • Sekrete sollen sich lösen; • Wärmespendend für den Körper.	• ***Körperregion***: Kartoffeln sind überall geeignet, wo Wärme zuzuführen ist *(Rücken, Nackenverspannungen, Brust, Nieren- und Blasengegend)*. Vorher sollte eine Rücksprache mit dem Arzt erfolgen. • ***Material*** griffbereit vorbereiten: 4 - 6 Kartoffeln, Innen-, Zwischen- und Außentuch *(Baumwolle)*, Wärmflasche, Klebeband für das Innentuch und Befestigungsmaterial. • ***Zubereitung und Durchführung***: Kartoffeln kochen, Wasser abgießen und mit den zusätzlich benötigten Materialien *(s.o.)* in das Bewohnerzimmer mitnehmen. Mit Kartoffelschale auf das Innentuch legen und sofort damit die Kartoffeln einschlagen. Die heißen Kartoffeln werden anschließend mit der Faust zügig zerdrückt und das Innentuch wird mit einem Klebeband verschlossen. Vor dem Anlegen bei dem Bewohner den Bewußtseinszustand und seine Vitalfunktionen beobachten und kontrollieren. Es muß vor der Wickelanwendung für eine angenehme Raumtemperatur gesorgt werden! Außentuch und Zwischentuch unterhalb der Körperregion placieren. Dann ist die Wärmeverträglichkeit zu überprüfen.	• Der Bewohner muß über die Maßnahme, Dauer und den Anwendungszeitraum entsprechend informiert werden. • Der Wickel soll über Nacht einwirken. • Für Ruhe und Entspannung sorgen. • Durch die Wärmewirkung kann Juckreiz verstärkt auftreten; hier sind die Wickel für kurze Zeit zu entfernen. • Vor der Anwendung ist ein Toilettengang anzubieten und die Fenster und Türen sind zu schließen. • Kontrolle der Vitalfunktionen *(vorher und nachher)*. • Der Bewohner muß vorher und nachher Bettruhe einhalten.

Fortsetzung nächste Seite

Standard-Nr.: 97	Abkürzung: Wärme II	Bezeichnung: Wärmeanwendung: trocken

Beispiele der trockenen Wärme:

Art:	Indikation:	Pflegeziele:	Durchführung:	Bemerkungen:
siehe oben	siehe oben	siehe oben	Das Innentuch mit den darin befindlichen Kartoffeln wird an die Körperregion angelegt und mit dem Zwischen- und Außentuch entsprechend eingeschlagen, anmodelliert und befestigt. Der Wickel wird mit einer Wärmflasche von außen auf dem Wickel warmgehalten (*Wärmflasche wird dazu flach gefüllt*). Entsprechende Körperregion mit dem Unterhemd etc. bedekken. Bewohner entsprechend bequem lagern und warm zudecken. Der Bewohner soll ruhig im Bett liegenbleiben und die Körperregion ruhighalten. Die Klingel ist für den Bewohner erreichbar zu befestigen. Wünsche und Besonderheiten sind zu erfragen und zu berücksichtigen. Es kann durchaus ein warmer Tee etc. angeboten werden. Nach dem Kartoffelwickel (*evtl. erst am darauf folgenden Tag*) ist eine exakte Hautpflege mit rückfettenden Substanzen erforderlich, s. Standard: „Kp-Haut" und „Kp-Allg.".	• Nicht anwenden bei schwachen älteren Menschen, bei unruhigen, gelähmten und verwirrten Bewohnern, bei Störungen der Ober- und Tiefensensibilität, bei Herz- und Kreislauferkrankungen und Ödemen. • Haut vor Verbrennungen schützen und die Verträglichkeit der wärmespeichernden Maßnahme kontrollieren. **Beachte folgende Standards:** „Vitalktr." „Wickel"
2. Wärmflasche:	• bei Magen-Darmbeschwerden; • zur Aufwärmung (*kalte Füße*); • zum Warmhalten des Bettes, oder Wickel.	• Wärmespendend für den Bewohner; • Lokales oder generalisiertes Aufwärmen bei frösteln und frieren (*nicht bei Kälteschäden, da jede Wärmezufuhr durch Wärmflaschen, und jede aktive und passive Bewegung durch den plötzlichen Zufluß von kaltem Blut aus der Körperschale in den Körperkern den Bergungstod verursachen kann. Unterkühlte Menschen dürfen sich nicht bewegen*).	• *Körperregion*: Grundsätzlich alle Körperregionen und zum Aufwärmen und Warmhalten des Bettes. • *Material* griffbereit vorbereiten: Wärmflasche, Schüssel mit heißem Wasser, Badethermometer und Baumwollschutzbezug für die Wärmflasche, warme Socken. • *Durchführung*: Das in die Wärmflasche einzufüllende Wasser muß 60° Celsius betragen und wird mit einem Badethermometer (*heißes Wasser befindet sich in einer Schüssel*) vorher kontrolliert.	• Der Bewohner muß über die Maßnahme, Dauer und den Anwendungszeitraum entsprechend informiert werden. • Für Ruhe und Entspannung sorgen. • Vor der Anwendung ist ein Toilettengang anzubieten und die Fenster und Türen sind zu schließen. • Kontrolle der Vitalfunktionen (*vorher und nachher*). • Wassertemperatur soll ca. 60°C betragen.

Fortsetzung nächste Seite

Standard-Nr.: 97	Abkürzung: Wärme II		Bezeichnung: Wärmeanwendung: trocken	

Beispiele der trockenen Wärme:

Art:	Indikation:	Pflegeziele:	Durchführung:	Bemerkungen:
siehe oben	siehe oben	siehe oben	Die noch leere Wärmflasche wird in der Mitte gefaltet und bis zum Schraubenverschluß mit heißem Wasser halb gefüllt. Der Verschlußstopfen wird leicht zugedreht und anschließend wird die Wärmflasche auf eine gerade Oberfläche (z.B. Tisch) gelegt, um die gesamte in der Wärmflasche befindliche Luft mit der Hand leicht auszustreichen; dabei wird der Verschluß mit der linken Hand nach oben gehalten; die rechte Hand streicht die Luft heraus (nicht am Oberkörper ausstreichen!). Wenn die Luft entfernt worden ist, muß der Verschlußstopfen der Wärmflasche endgültig exakt zugedreht werden. Zur Kontrolle vor dem Auslaufen und der Dichtigkeit muß die Wärmflasche nach unten gehalten werden. Die Wärmflasche ist nun mit einem Baumwollschutzbezug zu versehen. Im Bewohnerzimmer muß eine entsprechend warme Raumtemperatur hergestellt werden. Die Wärmflasche ist an der angeordneten Körperregion so zu placieren, daß der Verschluß seitlich von der Körperregion liegt; der Bewohner darf niemals auf dem Verschluß liegen (Dekubitusgefahr und Schmerzen beim Liegen). Bewohner vorher fragen nach der tolerierbaren Verträglichkeit der Wärmflasche und Verbrennungen immer ausschließen! Der Bewohner kann zum Aufwärmen zusätzlich eine Wolldecke erhalten und es sollen Baumwollsocken im Bett getragen werden. Den Bewohner im Bett entsprechend bequem lagern und warm zudecken. Die Klingel ist für den Bewohner erreichbar zu befestigen. Wünsche und Besonderheiten sind zu erfragen und zu berücksichtigen. Es kann durchaus ein warmer Tee etc. angeboten werden (inneres Aufwärmen). Nach der Anwendung ist eine exakte Hautpflege mit rückfettenden Substanzen erforderlich, s. Standard: „Kp-Haut" und „Kp-Allg.".	• Niemals bei Sensibilitätsstörungen, unruhigen, gelähmten und verwirrten Bewohnern anwenden. Bei starkem Hitzeempfinden ist die Wärmflasche zu entfernen. • Wenn die Wärmflasche nicht mehr heiß sein sollte, ist die Maßnahme beendet oder (wie beschrieben) wiederholt frisches heißes Wasser einzufüllen. • Haut vor Verbrennungen schützen und die Verträglichkeit der Wärmezufuhr kontrollieren. **Beachte folgende Standards:** „Vitalktr." „Wickel"

Dokumentation: Die Durchführung von einem trockenwarmen Wickel oder anderen trockenwarmen Pflegemaßnahmen ist im Pflegedurchführungsblatt mit Uhrzeitangaben, Häufigkeit und Anwendungszeitraum pro Durchführung festzuhalten. Krankenbeobachtungen und sonstige Hautveränderungen (Hautfarbe, Hautdurchblutung, Körperwärme, Aussehen, Atmung, Kontrolle der Vitalfunktionen etc.) sind im Berichteblatt deskriptiv (objektiv und beschreibend) einzutragen. Evtl. müssen die Maßnahmen des Standards: „Fieber I - III" durchgeführt werden. Diese o.g. Tätigkeiten sind behandlungspflegerische „indirekte" Pflegehandlungen. Bei Veränderungen, bei Unverträglichkeiten oder anderen abweichenden Reaktionen muß die Maßnahme sofort abgebrochen werden und der Arzt ist zu informieren!
In stationären Pflegeeinrichtungen wird die Behandlungspflege über die Pflegekassen finanziert.
Im ambulanten Bereich erfolgt die Abrechnung von behandlungspflegerischen Leistungen (ärztliche Verordnung häuslicher Krankenpflege) über die Krankenkassen.

Qualifikation: Altenpfleger/in.

| Standard-Nr.: 98 | Abkürzung: **Wickel** | Bezeichnung: **Wickel** *(Behandlungspflege)* |

Der Begriff „Thermotherapie" bezieht sich auf eine Reihe von physikalischen Therapieverfahren der Wärme- und Kälteapplikationen. Die Wärmezufuhr ist durch nasse, *feuchtwarme* und *feuchtheiße* Wickel, Umschläge, Auflagen, Packungen, Kataplasmen (Breiumschläge) und Bäder mit unterschiedlichen Badewassertemperaturen (warmes Vollbad, heißes Vollbad, warmes Halbbad, an- und absteigendes Halbbad usw.) zu erreichen. Die *trockene Wärme* wird verabreicht mit trockenwarmen Wickeln (z.B. heiße Kartoffelwickel), Heizkissen und mittels einer Wärmflasche. Die *feuchte Kälteanwendung* wird mit einem feuchtkalten Wickel erreicht. Die Anwendung von Eisblase, Kühlelementen oder einer Eiskrawatte bezeichnet die *trockene Kälteanwendung*.

Ein Wickel bezeichnet die zirkuläre Einhüllung eines Körperteils in zwei oder bestenfalls drei Tüchern, wobei das Innerste in einer Wickellösung, je nach ärztlicher Anordnung, getränkt oder mit einem Zusatz bestrichen wurde. Der Wickel wird bezeichnet entweder nach dem Körperteil, das zu umhüllen ist (wie z.B. Fuß-, Waden-, Bein-, Lenden-, Brust-, Hand-, Arm- und Halswickel) oder nach dem verwendeten Wickelzusatz, z.B. Senf- u. Kamillenwickel, Alkoholumschlag usw. Auflagen, Kompressen oder Umschläge sind physikalische Maßnahmen, die nur aufgelegt werden und mit denen das Körperteil umwickelt wird.

Jeder Wickel hat seinen urtypischen und unverwechselbaren Namen und seine eigene Wirkungsweise, die lokal oder generalisierend im gesamten Organismus wirken. Durch feuchtwarme oder feuchtkalte, korrekt angelegte Wickel, werden eine Reihe von Arbeitsleistungen im Gesamtorganismus ausgelöst, die in der Lage sind, die Abwehr zu fördern, zu wecken und Schmerzzustände zu lindern.

Die Liegedauer der Wickel (Anwendungszeitraum), Anzahl der Häufigkeit und die richtige Indikation und Durchführung beim Anlegen eines Wickels ist ausschlaggebend für die gewünschte und therapeutische Wirkungsweise. Dieses Wirkungsprinzip der Wärme- und Kälteanwendung wird durch die verschieden ärztlich angeordneten Lösungen und Wickelzusätze entsprechend mehr oder weniger stark verstärkt und beeinflußt.

Pflegeziele:
- Wickel, Umschlag etc. sollen die Wärme entziehen;
- Wickel, Umschlag etc. sollen Wärme erzeugen;
- Wickel, Umschlag etc. sollen schweißtreibend wirken.

Allgemeine Informationen und Vorbedingungen für alle Wickelarten:	Wickeltücher:	Qualität von Wickelzusätzen:
- Genaue ärztliche Anordnung mit Angaben über die Liegedauer (Zeitangabe) bzw. Anwendungshäufigkeit der Wickel und Wickelzusätze. - Wassertemperatur (mit Badethermometer überprüfen) und Indikation des Wickels ist stets zu beachten (feuchtwarm, feuchtheiß, feuchtkalt), einzuhalten, zu überprüfen und ist letztendlich ausschlaggebend für die therapeutische Wirkungsweise und den Nutzen im Organismus. - Feuchte Wärmeanwendungen müssen fest angelegt werden, um Luftzirkulationen zu verhindern.	*Stoffart:* Natürliche Faser (Wolle, Baumwolle, Flanelltuch, Leinen) evtl. alte Tücher verwenden; Tücher aus Synthetik regen die Haut zum unnatürlichen Schwitzen an. Die Folge ist ein unerwünschter Stau von Wärme und Feuchtigkeit. Keine Gummitücher um den Körper packen, höchstens als Unterlage verwenden. Innentücher müssen saugfähig sein. *Anzahl der Wickeltücher:* Am besten zwei bis drei Tücher je nach Anwendung.	Je natürlicher eine Pflanze gewachsen ist, um so heilkräftiger ist sie. Die Zusammensetzung der Inhaltsstoffe sowie das Aroma und damit der Gehalt an ätherischen Ölen können nach Anbaumethoden, Sorte und Erntezeitpunkt stark variieren, s. Standard: „Aromath." Bei der Auswahl des Zusatzes beachtet man: – Zustand, – Fremdstoffe, – Herstellung und Verkauf, – Haltbarkeit, – Aufbewahrung.

Fortsetzung nächste Seite

314

Allgemeine Informationen und Vorbedingungen für alle Wickelarten:	Wickeltücher:	Qualität von Wickelzusätzen:
• Feuchte Kälteanwendungen müssen locker angelegt werden und es dürfen keine feuchten Kammern entstehen (paradoxe Wirkung!). • Wickelarten sind eine echte Alternative gegenüber einer medikamentösen Therapie. • Wickel werden nur am liegenden Bewohner durchgeführt. • Evtl. muß das Bett vor der Durchführung der Maßnahme vorgewärmt werden (Wärmflasche) und eine angenehme Zimmertemperatur hergestellt werden. • An kalten Körperteilen darf niemals ein kalter Wickel angelegt werden. Eine Wärmeanwendung ist verboten bei Störungen der Blutzirkulation und Störungen der Sensibilität (Zustand nach einem Apoplex), Blutungen, Ödemen usw. • Bei jedem Wickel müssen die Füße warm sein (Kontrolle) evtl. sind dem Bewohner im Bett Baumwollsocken anzuziehen. • Vor jedem Wickel ist der Bewohner zu informieren, ein Toilettengang (Blase und Darm) ist anzubieten und Fenster und Türen sind zu schließen; evtl. Sichtschutz. • Wickel dürfen nicht nach dem Essen angelegt werden; (Ausnahme ist der Lendenwickel u. Leberaufschlag für die Verdauung). • Vorher, während und nachher ist für Ruhe und Entspannung für den Bewohner zu sorgen. Nach dem Wickel soll der Bewohner mindestens 1 Stunde nachruhen. • Sorgfältig, ruhig aber zügig arbeiten und sich die Zeit dafür nehmen; hier kann sie wertvoll sein; störende Faktoren ausschließen.	*Feuchtwarme Wickel:* Ein *Innentuch* aus Baumwolle oder Leinen. Das Innentuch hat immer die kleinste Größe! Ein *Zwischentuch*, daß größer ist als das Innentuch. Das *Außentuch* (größtes Tuch) soll aus Baumwolle oder ein Flanell-Handtuch sein (läßt Feuchtigkeit durch, bleibt aber warm und dient als Abschlußtuch). *Feuchtkalte Wickel:* Zwei Tücher, da die Verdunstung besser gewährleistet ist. Am besten Leinen als Innentuch verwenden, da Leinen die Kälte am besten behält. Das Außentuch sollte aus Baumwolle bestehen, z.B. Handtücher sollte 4 cm breiter und länger sein als das Innentuch. Bei stark schmutzenden Zusätzen kann ein Zwischentuch verwendet werden. *Breite der Tücher:* Das Außentuch sollte ca. 4 cm breiter und länger sein als das Innen- und Zwischentuch. *Befestigungsmaterial:* Klettverschluß, Bindenklammer, Sicherheitsnadel und Binden. Warmhalten: Rohwolle, Kirschen- u- Kieselsteinkissen und mit 60° Celsius Wasser gefüllte Wärmflasche.	Da manche Wickelzusätze sehr flüchtig sind, bewirken sie nicht nur eine intensive Reizung der Haut, insbesondere bei hautempfindlichen Bewohnern, sondern sind auch sehr geruchsintensiv. Die Mund- und Nasenschleimhäute können darauf sehr empfindlich reagieren und müssen u.U. davor geschützt werden.

Fortsetzung nächste Seite

Standard-Nr.: 98	Abkürzung: Wickel	Bezeichnung: Wickel

Allgemeine Informationen und Vorbedingungen für alle Wickelarten:	Wickeltücher:	Qualität von Wickelzusätzen:
• Alle Materialien sind vollständig, griffbereit und strukturiert vorzubereiten: Gummiunterlage oder saugfähige Krankenunterlage als Bettschutz, Bettlaken oder Wolldecke zum Zudecken, Reifenbahre, ggf. Lagerungshilfsmittel zur Ruhigstellung einsetzen, Blutdruckmeßgerät, ggf. Fieberthermometer und Fieberkurvenblatt, evtl. Zusätze, Schüssel mit kaltem, warmem oder heißem Wasser (Temperatur unterschiedlich, nach ärztlicher Anordnung!), Badethermometer, Wickeltücher, Befestigungsmaterial und Hautpflegeprodukte, z.B. Hautöl nach der Anwendung. • Grundsätzlich eine bequeme Lagerung für die Liegedauer durchführen. • Vorher, während und nachher ist eine gute Hautbeobachtung (Haut muß gerötet sein, sie darf nicht weiß, blaß, oder zyanotisch werden/sein) und Kontrolle der Vitalfunktionen durchzuführen, s Standard: „Vitalktr." • Bei unerwarteten u. unerwünschten Reaktionen Wickel abnehmen. • Nach Beendigung der Maßnahme mit Hautöl das Körperteil pflegen, s. Standard: „Kp-Allg." und „Kp-Haut" und nach heißen Wickeln den Bewohner nachruhen lassen.	siehe oben	siehe oben

Wirkungsweisen eines Wickels:

Beeinflussung der Durchblutung:	- Je nach Technik und Dauer entzieht der Wickel Wärme, führt Wärme zu, steigert durch den lokalen und/oder generalisierten Reiz die Durchblutung. - Alle heißen u. kalten Wickel mit anregendem Effekt erhöhen die Durchblutung. - Wärme spielt für das körperliche und seelische Gleichgewicht eine nicht unbedeutende Rolle für Heilung u. Gesunderhaltung.
Ausleitende Wirkung:	- Haut ist ein Ausscheidungsorgan. - Wärme regt die Schweißproduktion an. - Neben Wasser und Kochsalz werden Stoffwechselabbauprodukte abgegeben, wie z.B. die Förderung von Sekretion oder Eiterungen bei Geschwüren, bei Harnstoff und Harnsäureausscheidungen.
Spezifische Wirkung der verwendeten Substanz:	- z.B. Senf verursacht durch starke Reizung die Durchblutung. - Manche Zusätze wirken entzündungshemmend, krampflösend, schmerzlindernd usw.
Beruhigende u. entspannende Wirkung:	- Wärme setzt bei Verkrampfung den Muskeltonus herab. - Vertiefung der Atmung.

Dokumentation: Die Durchführung von Wickeln ist im Pflegedurchführungsblatt mit Uhrzeitangaben, Häufigkeit und Anwendungszeitraum pro Durchführung festzuhalten. Krankenbeobachtungen und sonstige Hautveränderungen (Hautfarbe, Hautdurchblutung, Körperwärme, Aussehen, Atmung, Kontrolle der Vitalfunktionen etc.) sind im Berichteblatt deskriptiv (objektiv und beschreibend) einzutragen. Evtl. müssen die Maßnahmen des Standards: „Fieber I - III" durchgeführt werden. Diese o.g. Tätigkeiten sind behandlungspflegerische („indirekte") Pflegehandlungen. Bei Veränderungen, bei Unverträglichkeiten gegenüber den Wickelzusätzen oder anderen abweichenden Reaktionen muß die Maßnahme sofort abgebrochen werden und der Arzt ist zu informieren!
In stationären Pflegeeinrichtungen wird die Behandlungspflege über die Pflegekassen finanziert.
Im ambulanten Bereich erfolgt die Abrechnung von behandlungspflegerischen Leistungen (ärztliche Verordnung häuslicher Krankenpflege) über die Krankenkassen.

Qualifikation: Altenpfleger/in.

| Standard-Nr.: 99 | Abkürzung: **Zystipr.** | Bezeichnung: **Zystitisprophylaxe** *(Grundpflege)* |

Die Zystitis ist eine Harnblasenentzündung, die vorwiegend Frauen und Kinder betrifft. Blasenentzündungen treten sehr häufig bei älteren Frauen auf, insbesondere dann, wenn sie unter Harn- und Stuhlinkontinenz leiden, durch anhaltenden feuchten Kältereiz, mangelhafte Intimhygiene beim Wechsel oder zu langes Belassen der Inkontinenzeinlage. Blasenentzündungen und Harnwegsinfektionen können darüber hinaus noch andere Ursachen haben, wie z.B. aufsteigende Bakterien *(retrograde Infektion)*, schlechte allgemeine Abwehrlage, immunsuprimierte Bewohner, Diabetiker und ungenügende Flüssigkeitsaufnahme. Typische Beschwerden treten hier bei der Miktion *(Vorgang des Wasserlassens)* in Form von Dysurie *(Schmerzen und Brennen beim Wasserlassen)*, Pollakisurie *(häufiges Wasserlassen in kleinen Mengen)* durch die entzündlichen Prozesse und Blasentenesmen *(Blasenschmerzen)* auf. Der Harn ist bierbraun und stark konzentriert. Zu den Zystitisbeschwerden kommen u.U. noch Fieber, Schüttelfrost und allgemeines Unwohlsein hinzu.

Blasenentzündungen und andere Infektionen der Harnwege müssen durch fach- und sachgerechte Pflege sowie Aufklärung des Bewohners verhindert werden.

Pflegeziele:
- Verhinderung einer Blasenentzündung;
- Bewohner soll beschwerdefreie Miktionen haben.

Zystitisprophylaxe:	**Zystitisbehandlung:**
1. Auf Schmerzsymptome stets achten und Konsistenz des Harns beobachten bzw. danach fragen und prädisponierte Faktoren frühzeitig erkennen und ausschalten.	1. Durchspülungstherapie *(„Blase oral spülen")* und somit Anregung der Ausscheidungsfunktion bei Entzündungen der Blase, Harnwege, Nieren- und Nierenbecken, z.B. mit Blasen- und Nierentee *(z.B. von Heumann, Solubitrat®)* oder anderen harntreibenden / desinfizierenden Tees, s. Standard „Trinken" und „Bilz."
2. Bei Blasenschmerzen oder Miktionsstörungen den Arzt darüber informieren.	2. Feuchte Inkontinenzeinlage sofort auswechseln, s. Standard „Inkont." und warme Unterwäsche anziehen lassen.
3. Exakte gründliche Intimhygiene durchführen und Keimverschleppung im Genitalbereich durch richtiges Waschen verhindern, s. Standard „Intim.", „Kp-Allg." und „Kp-Wasch."	3. Durchführung von Standard: „Intim", „Kp-Allg.", „Kp-Wasch.", „Ankl./Auskl.", „Kath.-Pfl.", „Infekt.", „Trinken" und „Bilz.":
4. Für eine witterungsgerechte Bekleidungshygiene *(warmhalten)* sorgen. Die Bewohner sollen ebenfalls eine warme und angemessene Fußbekleidung *(der Jahreszeit entsprechend)* anziehen. Ältere Menschen frieren schnell *(verminderte Durchblutung und verlangsamte, reduzierte Stoffwechselvorgänge)*, s. Standard „Ankl./Auskl."	4. Beobachtung der Harnkonsistenz *(Menge, Farbe, Beimengungen)* und Schmerzsymptomatik.
5. Bettlägerige Bewohner sollen auch im Bett, warme Unterwäsche tragen, insbesondere bei einem liegenden Dauerkatheter, s. Standard „Kath.-Pfl."	5. Warme Sitzbäder durchführen.
6. Durchspülungstherapie *(„Blase oral spülen")* mit mindestens 2000 ml Flüssigkeiten am Tag, s. Standard „Trinken" und „Bilz."	6. Intimbereich warmhalten, Bettruhe und nach ärztlicher Anordnung lokale trockene Wärmeanwendungen, z.B. s. Standard „Wärme II".
7. Den pH-Wert des Harns überprüfen und bei Normabweichungen den Arzt informieren.	7. Verbesserung des Allgemeinzustandes, körperliche Überbeanspruchung verhindern und vitaminreiche Kost anbieten.
8. Bewohner soll Blasenentleerung üben *(aufrecht sitzend, Bauchpresse)* und evtl. Toilettentraining durchführen, s. Standard „Inkont."	8. Bei Fieberzuständen, s. Standard „Fieber I - IV" und „Vitalktr."
9. Infektionsprophylaxen durchführen s. Standard „Infekt."	9. Ärztliche Anordnung von antibiotischen Medikamenten, wie z.B.:
10. Beckenboden-Gymnastik, d.h. bewußtes Zusammenkneifen der Blasenmuskulatur nach jedem Wasserlassen mit krankengymnastischer Anleitung durchführen lassen.	- Urotarivid® - Gyrasehemmer, TMS-480,-forte oder Bactrim® forte. Diese Medikamente haben eine bakteriostatische Wirkung auf die Lactubakterien *(Milchsäurebakterien)*.
11. Für warme Raumtemperatur *(nicht zu warm!)* sorgen.	

Dokumentation: Die Durchführung einer Zystitisprophylaxe ist eine grundpflegerische „direkte" Pflegeleistung, die im Pflegedurchführungsblatt festgehalten werden muß. Bei Veränderungen und Beobachtungen, z.B. in der Miktion oder Schmerzäußerungen sind im Berichteblatt deskriptiv *(beschreibend)* festzuhalten und es muß der Arzt darüber informiert werden. Die Pflegemaßnahmen sind abhängig von den Symptomen, die der Bewohner zeigt oder äußert und von den Arztanordnungen. Die dafür zur Verfügung stehenden Pflegestandards sollen dabei eingesetzt werden. Bei einer bestehenden diagnostizierten Zystitis sind behandlungspflegerische „indirekte" Pflegeleistungen z.T. nach Arztanordnung erforderlich.

Qualifikation: Altenpfleger/in.

Stichwortverzeichnis

318